균형잡힌 S라인을 만드는 필라테스

Pilates Illustrated

균형잡힌 S라인을 만드는

필라테스

• 근력 • 유연성 • 자세 • 균형

PILATES Illustrated

PORTIA PAGE

영 문 출 판 사

옮긴이

정연옥 Ph. D
동원대학 휘트니스건강관리과 교수
건국대학교 대학원 졸업(체육학 박사)
AFAA Consultant & 필라테스 Instructor Certified

김정한
동원대학 휘트니스건강관리과 겸임교수
건국대학교 대학원 졸업(체육학 석사)
AFAA 필라테스 Certification

김연희
정형외과 부설 바른자세 교정 센터 실장
한남대학교 대학원 졸업(체육학 박사)
필라테스 Certification & 전문지도자

황선정
동원대학교 휘트니스건강관리과 외래교수
건국대학교 대학원 체육학 졸업(체육학 석사)
AFAA 필라테스 Certification

유미정
동원대학교 휘트니스건강관리과 외래교수
건국대학교 대학원 재학
AFAA 필라테스 Certification

조민아
동원대학교 휘트니스건강관리과 외래교수
성동구생활체조연합회 회장
AFAA 필라테스 Certification

Pilates Illustrated
by Portia Page

이 책을 출판한 출판사에는 번역 · 출판권을 갖고 있지만, 의학적 · 법적으로 전문적인 책임을 지지는 않습니다.
의학적 도움이 필요하신 경우, 독자분이 전문가를 만나서 조언을 구하기를 바랍니다.

균형잡힌 S 라인을 만드는

필라테스

2012년 1월 11일 초판인쇄
2012년 1월 18일 초판발행

지은이 : Portia Page
옮긴이 : 정 연 옥 외
발행인 : 박 병 조
발행처 : 도서출판 영문출판사
등　록 : 1987년 12월 21일 제2-419호
주　소 : 서울시 강남구 삼성동 69-1
전　화 : (02) 514-5590, 776-5590
팩　스 : (02) 756-8943
E-mail : yeongmunsa@empal.com
정　가 : 22,000원
ISBN　978-89-7224-268-0 93510

※ 파본은 교환해 드립니다.

차 례

머리말

나는 국가 에어로빅스 챔피언십 시합에 참가하고 있는 동안에 필라테스에 대해서 처음으로 소개를 받았다. 나의 친구이자 지도 교사인 '브루노 보사르디'는 우리 팀에 필라테스를 소개했으며, 나는 "그래, 나도 한 번 해 봐야지. 손해 볼 것 없지 않아?" 라고 생각했다. 그 이유는 나의 신체를 바닥에서 양다리 splits를 하거나, 팔굽혀 펴기를 하는 것보다는 확실히 나았으며, 사실상 기분 좋았다. 그것은 긍정적이고 좋았으며, 매우 직관적이고 유익한 운동 자세였으며, 지속적이고 심한 펀치와 착지동작으로 지치고 쇠약해진 나의 몸을 회복시켜 주리라는 생각이 들었다. 내가 곧 필라테스 지도교사로 되리라고는 조금도, 생각지 못했고 교사를 지도하는 교사가 되리라고는 더더구나 몰랐었다.

나는 필라테스가 나의 생활의 모든 분야에 들어와 있다는 것을 알게 되었다. 나는 보다 나은 자세, 명료한 마음, 그리고 효율적인 신체를 위한 필라테스의 원칙들이 나의 에어로빅스 지도, 사이클링, 킥 복싱, 그리고 강화훈련 등을 향상시켜 준다는 것을 곧 알아차렸다. 필라테스는 내가 더 나은 지도교사, 더 나은 멘토가 되도록 용기를 북돋아 주었는데, 그 이유는 필라테스 원칙들이 지도활동에 몰입하기 위해서 내가 추구하는 것과 일치하였기 때문이었다. 처음으로 나는 남을 위하여 내가 해주려던 것, 즉 직관과 열정으로 가르치려던 나의 평생의 꿈을 실현하게 하였다. 내가 한국 서울에서 지도한 최초의 필라테스 워크샵을 통해서, 젊은 개인 트레이너들과 그룹운동 지도자들을 가르치는 것이야 말로 내가 하고 싶어 했었고, 세상에 주고 싶어 했던 것이었음을 알게 되었다. 이 책을 저술하는 것이 바로 그 이유이기도 하다.

처음으로 필라테스에 접하는 것은 심지어 가장 숙련된 휘트니스 열성팬에게도 위험한 것일 수도 있지만, 조그마한 이해와 시간으로도 그 운동은 직관적이고 순조로운 것이 될 수 있다. 규칙적인 필라테스 연습은 여러분들에게 운동스타일과 속도에 따라 크게 보답될 것이며, 휴식이 되거나, 또는 원기를 북돋워 주는 것이 될 것이다. 여러분이 필라테스에 대해 생소하거나 또는 그저 호기심이 있는 정도이건 간에 본 필라테스 교제에 실린 사진은 여러분들에게 일상생활 속에서 필라테스를 실현시키는 실질적이고도 실용적인 안내서가 될 것이다.

이 책은 100가지 이상의 사진과 함께 상세히 설명된 개별운동들과 여러분들이 시작할 17가지 필라테스 검정된 프로그램을 제시하고, 운동들은 범주별로 제시되고, 신체 자세로부터 시작하여 설명된다. 운동 사진들은 시작부터 끝까지의 동작들을 수정동작과 어려운 상급자 동작들을 포함하여 보여주고 있다. 각각의 운동에 있어서 이점(利點), 금지사항, 호흡지도, 그리고 정렬자세 등이 기술되어 있다. 각각의 운동에 대한 단계적인 지시 목록뿐만 아니라 각각 동작마다 초점과 강조점들이 제시된다.

제1장은 필라테스의 이점, 역사, 그리고 원칙뿐만 아니라 필라테스 운동 시작방법의 필수적인 정보를 포함하였다. 필라테스 역사는 상대적으로 짧지만 인상적이다. 필라테스 개발과 수

정에 있어서 주요 일정들을 이해하는 것이 중요하다. 필라테스의 정신적 및 신체적 이점들이 토의될 것이며, 여러분들은 그 변화를 이해할 수 있을 것이다.

운동 시작시에는 운동에 미치는 호흡의 영향과 효율적이고 용이하게 움직이기 위한 정확한 호흡법을 배우는 것으로부터 시작된다. 호흡법의 숙달은 여러 가지 면에서 도움이 될 수 있는데, 동작의 촉진으로부터 자세의 난제해결, 동작의 이점을 수용하거나 정지하기 위한 모멘트를 제공하는 것 등이다.

제2장에서 제10장까지는 책 속의 100가지 이상의 운동을 상세히 설명하고 있다. 각각의 운동은 모두 그림이 함께 있는데, 이들은 시작 자세, 전진 동작, 그리고 종료 자세 등을 설명한다. 그림에는 정확한 자세를 취하도록 하기 위한 자세신호(setup cues)들과 종료 자세로 이동을 통해 전진하는데 도움이 되도록 하기 위한 후속 신호 등 전반적인 신호 목록들이 포함되어 있다. 운동은 신체의 시작자세에 의해 분류되며, 이들은 서서 몸 풀기와 스트레치 시리즈, 무릎 꿇기 운동, 옆 누워 운동, 그리고 엎드려, 누운, 앉은 운동 등이다. 각각 운동의 이점과 금지사항들을 배우게 된다. 각각 운동들의 중급 및 상급과정을 위한 특정 문제와 난제들의 개선방안도 제공된다. 비록 대부분의 운동이 매트에 초점을 두었지만, 고정 볼, 필라테스 링, 그리고 스트레치 밴드(띠) 등 작은 장비를 사용하는 운동도 포함된다. 이러한 장비들은 신체에 다른 자극을 제공하며, 필라테스 연습을 보조한다.

매트 운동 다음에 제8, 9, 10장은 고정볼, 필라테스 링, 그리고 스트레치 밴드(띠) 등의 보조기구(props)를 사용하는 운동을 위주로 설명한다. 비록 조셉 필라테스는 고정볼 또는 스트레치 밴드를 사용하지 않았지만(이들은 필라테스계에서 최근에 개발된 것임) 이러한 보조기구들은 필라테스 링과 함께 다소간 안정을 제공하거나 다소간의 난이도(challenge)를 부여하는 등 여러 가지 이점을 제공한다. 어느 경우에는 보조기구가 핵심 또는 극단의 고난이도를 부여하거나, 강도를 증가시킴으로써 운동을 더욱 벅차게 하기도 한다. 다른 한편, 보조기구는 모든 수준의 참여자들이 운동에 쉽게 접근할 수 있도록 해주기도 한다. 각각의 보조기구를 이용한 운동은 기립자세, 앉는 자세, 측면 누운 자세, 엎드린 자세, 그리고 누운 자세로 분류된다. 고정볼, 필라테스 링, 그리고 스트레치 밴드 등의 각각의 보조기구는 앞 장에서 설명한 표준 또는 수정된 필라테스에 다양하고 색다른 느낌을 제공한다. 표준 안전지침 또는 상급 동작들이 각각의 보조기구에 포함된다. 이러한 보조기구는 당신의 운동에 변화와 다양성을 제공할 뿐만 아니라, 보다 고난이도의 운동 또는 일련의 동작들로 진행하는 데에 굉장한 도움을 제공하게 된다.

제11장은 개별 운동들에서 끌어온 17가지의 필라테스 프로그램을 상세히 설명하는데, 체중감량과정, 아침 및 저녁 실습, 전신 밴드, 그리고 상급자를 위한 볼 필라테스 등을 포함한다. 그들은 범주 또는 명칭에 의해 순서가 정해진다. 이러한 잘 구비된 운동은 모든 실습생을 만족시키며, 시간의 제약을 받는 여러분들에게 도움이 될 것이다. 운동 완료시간은 여러분의 휘트니스 수준과 각각 운동의 동작에 대한 여러분의 완성도에 따라 다양할 것이다. 모두가 이러한 과정을 알 수 있다. 이 프로그램에는 실습 완료에 필요한 대략의 시간, 필요한 장비, 운동의

수준 등이 포함되어 있으므로 여러분은 자신에게 알맞은 과정을 선택할 수 있다.

정확하게 실습하는 것을 명심해야 한다. 원하는 결과를 얻기 위해 꼼꼼하게, 천천히 실습하면서, 여러분의 신체가 만드는 각각의 동작에 주의를 기울여야 한다. 조셉 필라테스가 "여러분은 10분 이내에 뭔가 다르다는 것을 느낄 것이며, 30분 이내에 신체가 전혀 달라지는 과정에 들어서게 될 것이다."라고 말했듯이 끈기가 중요하다.

나는 세계를 순회하며 필라테스를 교육하고 이처럼 환상적인 형태의 운동에 관한 언어를 보급하는 행운을 누려 왔다. 나의 전 여행기간 동안, 나는 남녀노소, 운동선수, 비선수 모두에게 필라테스가 적절하다는 것을 알았다. 여러분들이 어디에 있든, 여러분들은 필라테스를 할 수 있으며, 필라테스의 오묘한 효과와 이점을 느낄 수 있다. 그것은 남부 캘리포니아, 중국의 상하이, 태국의 방콕, 체코 공화국, 또는 스페인 어디에 있든지 간에 누구나 말할 수 있고, 실행할 수 있고, 성취할 수 있는 언어이다.

이 책은 처음 필라테스를 배우는 학생으로부터 필라테스 열성팬에 이르기까지 모두를 지도할 수 있는 책이다. 즐겁게, 바른 자세로 서자!

감사의 말

많은 사람들이 이 책을 쓰는데 다방면으로 도움을 주었다. 이 과정을 완료함에 있어서 최상의 인내와 기술을 나에게 제공해주고 이 책을 쓰도록 요청해 준 인체역학회(Human Kinetics)에 감사드린다. 나의 최초의 필라테스 멘토인 브루노 보사르디와 코치 겸 친구일 뿐만 아니라 막역한 사이이며, 상사이며, 지도자이기도한 노라 존에게 감사드린다.

나에게 있어서 가장 절친하고 영원한 친구일 뿐만 아니라, 내가 진정으로 존경하고 칭송해 마지않는 진정한 역할 모델인 리즈 가르시아에게 감사드린다. 나의 아이디어를 위한 판로와 나의 아이디어를 세상에 발표하도록 강단을 마련해준 밸런스트 바디의 모든 멤버들에게 감사드린다. 훌륭한 사진작가인 폴 바디와 이 책의 모델인 브루노 보사르디, 베쓰 플라슨, 그리고 리즈 베쓰 가르시아에게 인내와 재능에 대해 감사드린다. 나의 가족, 특히 나에게 수년간 사랑과 지원을 베풀어주고, 훌륭한 여성으로서의 조언과 배려뿐만 아니라 끝없는 신뢰를 보내준 나의 어머니와 이모에게 감사드리며, 그리고 항상 나의 미소가 유지될 수 있도록 해주고 생활에서 단순한 것들을 잊지 않도록 해준 나의 형과 형수, 그리고 조카들에게 감사한다. 내가 세상에서 가장 훌륭한 직업을 가졌음을 항상 일깨워 준 수 년간의 나의 고객들과 학생들에게 감사한다!

나의 남자친구이며, 파트너인 게리 훈과 애견 네슬에게 그들의 헌신과 신뢰, 그리고 지난해에 내가 일을 계속할 수 있으리라고 생각할 수 없었을 때에 밤새도록 주말에도 집필해주고, 가족이 함께 희생과 헌신해 주었으며, 나에게 힘과 용기를 주었고, 나의 얼굴에서 미소가 사라지지 않도록 해준데 대하여 특별한 감사를 표한다. 또한 나의 노력은 윌리엄 어니스트 헨리가 저서 「인비터스(Invitus)」에서 "나는 내 운명의 주인이며, 내 영혼의 주관자이다."라고 말했듯이 항상 나를 일깨워주셨던 나의 할머니 코린 월레티에게 영예를 돌린다.

역자 서문

현대에는 한가지 운동만으로 몸매가 근사해지고 체력요소를 다 갖출 수는 없다. 심폐지구력 운동을 위해서 무리하게 달리기를 하고 체육관에서 지칠 때까지 무거운 운동기구와 씨름을 하고나면 피곤에 지친 몸으로 집에 돌아와서 무너지듯 쇼파에 쓰러진 경험이 많다. 하지만 필라테스를 하고 난 후에는 그 반대로 편안히 휴식을 취한 듯 생기가 돌고 몇 년이나 더 젊어진 느낌까지 든다.

필라테스는 나이와 현재의 체격조건과 무관하게 모든 성인남녀가 함께 할 수 있는 운동으로 개개인의 상황에 따라 운동하는 속도와 운동량을 조절할 수 있는 것이 필라테스의 특징이다. 오늘날에는 그룹운동에서 개인운동지도까지 인기가 현저히 높아져 전 세계인이 함께 즐기는 운동으로서 재활치료 및 외과의사들도 매우 안전하고 효과적인 치료방법으로 인정하고 있다.

필라테스는 동서양의 철학을 모두 응용해서 만든 전인적인 운동법으로 몸의 근육 하나하나에 정신을 집중해서 운동을 하면 근육을 탄력있고 길게 만들 뿐만 아니라 동작을 할 때 집중력을 발휘해 정확하게 움직여야 몸과 마음의 연결이 확실해진다.

필라테스의 원칙은 호흡. 집중력. 통제. 중심. 정확성. 흐름으로 기본 원칙 여섯 가지를 지키면서 꾸준히 지속적으로 해나가면 몸과 마음이 놀랍게 변화한다. 이러한 원칙을 가지고 본 교재를 지속적으로 잘 활용할 수 있도록 도움을 주고자 한다.

본 책의 저자 Portia Page는 에어로빅 강사시절에 늘 지치고 부상이 많은 에어로빅운동을 지도하고 있던 중 자신의 몸을 위해 필라테스를 배우고 수련하여 유연하고 강하게 달라진 자신의 경험을 통한 실제 운동지도법이기도 하다.

또한 필라테스 동호인과 지도강사를 위해 목적에 따라 동작들을 구성하고 연결해서 다양한 수준별로 지도할 수 있도록 소개해줌으로써 동작마다 사진을 통해 누구든지 활용 가능하도록 하여 쉽게 배울 수 있도록 했다. 또한, 개인별 수준 맞도록 구분하여 정확하고 자신에게 맞는 필라테스 동작들을 선택할 수 있도록 세심히 배려해주고 있다.

본 교재가 완성될 때까지 물심양면으로 도와주는 영문출판사 박병조 사장님과 직원분들께 깊이 감사드리며, 올바른 자세를 유지하고 늘 건강하고 활기찬 삶을 위한 모든분들께 본 교재를 적극 추천하고자 한다. 본 교재를 널리 사용해 모든 분들이 늘 건강하고 평화로운 일들만 가득하길 바란다.

역자 일동

제 1 장

필라테스의 기술과 연습
Art and Practice of Pilates

필라테스는 놀라운 결과와 함께 일상생활의 일부라 할 수 있다. 그것은 균형, 정렬, 호흡법, 그리고 핵심 안정 및 강화를 강조함으로써 신체를 신장시키고 강화시키기 위한 운동이다. 조셉 필라테스(Joseph H. Pilates)는 건전한 신체가 건전한 정신을 만든다는 것을 이해하였으며, "육체적 건강은 행복의 첫째 조건이다."라고 말했다. 몇 번만 수업을 받고나면, 정확하고 유연한 동작이 당신의 심신에 어떻게 도움이 될 수 있는지를 당신은 이해할 수 있을 것이다.

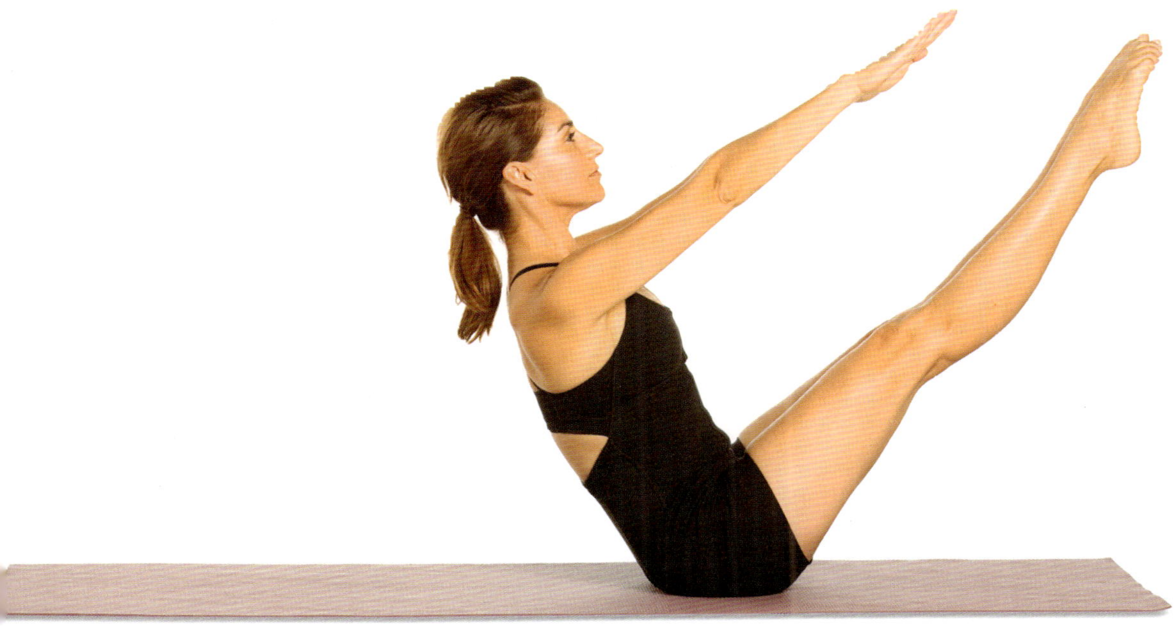

필라테스의 이점
Benefits of Pilates

필라테스의 이점〔조셉 필라테스는 '*컨트롤러지(contrology)*' 라고 불렀다〕들이 창안자의 다음 말에 잘 요약되어 있다. "컨트롤러지는 몸을 균일하게 발달시키며, 잘못된 자세를 교정하며, 육체적 생기를 회복시키고, 정신에 활기를 불어넣어 주며, 영혼을 고양시킨다."

필라테스는 이제는 일상적인 집안일의 하나로 되어 있으며, 여러분들을 곧게 서게 하고, 보다 쉽게 움직이게 하며, 더욱 보기 좋게 해주는, 이제는 일상적인 생활의 하나로 된 행동들을 비교적 단기간에 성취하였다. 나이와 조건에 관계없이 누구든지 이 운동을 쉽게 할 수 있다.

필라테스는 부상의 회복, 유연성과 힘의 증진, 그리고 그들의 전반적인 건강과 웰리스를 증진시키는데 도움이 된다. 필라테스의 실행에는 여러 가지의 이점이 있으며, 다음은 그 중에서 가장 공통적인 것들이다.

- 신체의 자각능력
- 길고 강한 근육 발달
- 활동적인 신체 발달
- 유연성 증가
- 전체적인 핵심(核心)의 강화
- 전반적인 자세의 개선

이러한 6가지 이점들은 정신과 영혼과의 더 깊은 연관뿐만 아니라 더 나은 건강과 활동적인 신체의 발달로 오랫동안 지속된다.

규칙적인 필라테스 연습으로 모든 동작을 정확하게 하는 것은 신체의 예민한 인식능력을 형성하는데 도움이 된다. 이것은 실습에서 최상의 결과를 얻기 위해서 핵심적이다. 일단, 신체의 인식능력을 개발하면, 근력 형성을 시작할 수 있다. 이 근력은 부피가 크거나 한정적이지 않은 길고 강한 근육 내에서 얻어진다. 일단 근육들이 동시에 길게 근력과 함께 움직이면, 작거나 큰 여러분의 모든 움직임은 보다 우아하게 될 것이며, 보다 동작하기 쉽고, 효율적으로 될 것이다.

필라테스는 신체와 팔다리의 전반적인 유연성을 또한 증가시킨다. 이것은 번갈아 가며, 동작을 용이하도록 도우며, 또한 동작을 향상시킬 것이며, 척추, 둔부, 그리고 어깨와 같은 부분의 긴장도를 감소시킬 것이다. 골반저(骨盤底) 근육의 수축은 대략 배꼽과 치골 사이에 위치하여 허리둘레를 싸고 있는 것들과 복근을 움직이는데 도움이 될 것이다. 복횡근은 하 등배와 척추를 위한 중요한 고정장치이다. 핵심의 강화 운동은 필라테스에 있어서 가장 큰 목표이며 이것은 신체의 중앙부 또는 원동력(powerhouse)으로부터 발동되고 실행되기 때문이다. 만약 강력한 원동력을 팔다리를 가지고 있다면, 강력한 팔다리와 기관들은 자연적으로 개발된다.

좋은 자세는 필라테스의 가장 두드러진 이점의 하나이며, 제1장에서 익힐 수 있다. 머리와 목을 약간 후상방(後上方)으로 움직이고, 어깨를 뒤로 감싸며, 흉곽골을 둔부에서 들어 올리는 자세에서 작은 차이점은 개인의 외적 모습과 그의 동작방식에서 큰 차이를 만든다. 그들의 최초의 필라테스 수업 후 또는 10번째, 또는 20번째 수업 후에 사람들이 말하는 가장 공통적인 것은 그들이 기분이 좋아진다는 것이다. 가장 핵심적인 개선은 자세이다. 좋은 자세는 몇몇 척추 통증을 즉시 완화시키는데 도움이 되는데, 내가 생각하기에 이것은 필라테스에 관한 매우 훌륭한 면이다.

필라테스의 역사
History of Pilates

조셉 필라테스는 사람들이 완벽하게 균형잡힌 신체와 정신의 중요성과 이점을 알 수 있도록 고무하였고, *컨트롤러지(contrology)*라고 명명한 그의 운동 요법(섭생법)이 바로 그러한 이점을 만든다고 강의했다. 그는 우리의 능력 내에서 최선의 결과를 달성하기 위해서 우리는 강하고 건강한 몸을 얻기 위해 끊임없이 노력해야하며, 우리 능력의 최대한도까지 우리의 정신을 개발하여야한다고 믿었다. 비록 심신상관과 필라테스에 관한 개념과 가장 최근의 발간물은 지난 10년간 꾸준히 증가해 왔지만, 그가 이것을 개발한 것은 지난 1900년대 초엽이라는 것을 생각해보면 놀라운 것이었다.

자신의 시대보다 훨씬 앞선 사람이었던 그는 심지어 80대 중반의 나이에도 놀라운 모습을 유지했으며, 1967년에 사망할 때까지 근력과 유연성을 유지하기 위해 자신만의 일상운동을 계속해 왔다. 1800년대 말에 독일에서 태어난 조셉 필라테스는 그의 몸을 허약하게 한 천식, 류머티스열, 그리고 구루병(곱사병) 등의 여러 가지 어린이 병으로 고통을 겪어왔으며, 신체의 허약함을 극복하고 다양한 운동 요법을 실천하고 개발하면서 평생을 보냈고, 성공한 운동선수와 신체적인 표본이 되었으며, 심지어 14세의 나이에 신체해부도 도면의 모델이 되었다. 1900년도 초 동안, 운동에 중점을 둔 건강에 대한 새로운 인식이 샘솟기 시작했다. 정신과 육체에 대한 운동의 긍정적인 효과 관계가 준비 중에 있었으며, 조셉 필라테스가 이러한 모든 현상의 선두에 있었다. 그 자신의 신체의 변화는 그가 컨트롤러지를 개발할 수 있도록 했다.

제1차 세계대전 동안, 필라테스는 영국군 영내에서 인턴직에 있었으며, 전쟁 후에는 잠깐동안 독일로 귀환했고, 그 후 1926년에 미국으로 이민을 갔다. 미국으로 건너가는 도중에, 그는 그의 아내 클라라를 만났으며, 그들은 뉴욕에 정착했고, 그는 그곳 8번가에서 그의 스튜디오를 열었고, 많은 댄서, 운동선수, 그리고 사업가들을 유치했다. 그의 스튜디오가 같은 건물 내에 있었기 때문에, 뉴욕시 발레단원으로서의 그는 많은 댄서들과 함께 일했으며, 부상당한 댄서들을 치료하고 도우면서 큰 성공을 거두었고, 따라서 그의 사업은 댄서 공동체와 함께 매우 인기가 높았다. 심지어 그는 그의 사업이 누군가에게 의해 그리고 어린 학생들로부터 가정주부, 그리고 사업계 최고경영자에 이르기까지 실행될 것을 전망했다.

필라테스(운동)는 비록 그의 생전에는 많이 알려지지 않았지만, 그가 가르친 몇몇 사람들이 그의 사업을 계속해 왔고, 지난 20년간 운동의 주류가 되어왔다. 조셉 필라테스와 함께 일을 해왔던 사람들 중에 몇 명은 로마나 크리자노프스카, 론 플레처, 캐스린 스탠포드 그란트, 로

리타 산 미구엘, 그리고 메리 보원 등이며, 그들 중 대부분은 지금도 필라테스를 가르치고 있다. 오늘날 미국 내에서만도 자신의 운동방법으로서 필라테스를 활용하고 있다(책자: 필라테스 방식, 2009.1). 비록 필라테스가 현재처럼 발전되는 데는 수 년이 걸렸다.

사람들이 효과를 보고 느낌이 더욱 좋아짐에 따라 그 이점이 명백해져 갔고, 그에 따라 애호가들의 수효도 늘어갔다. 주요 언론인들이 그 이점을 선전하였을 뿐만 아니라, 구두 언어의 영향 덕택에 필라테스가 전 세계의 체육관, 스튜디오, 가정 등에 널리 전파될 수 있게 되었다.

조셉 필라테스는 모든 사람들에게 실질적으로 사용할 수 있는 스트레칭과 근력강화의 효과적인 혼합방법을 개발하였다. 그가 남긴 가장 위대한 유산은 그의 고전적 매트 운동, 원초적인 34개 운동들로서 그의 저서인 「컨트롤러지를 통한 생활로의 복귀」에 상세히 기술되어 있다. 많은 필라테스 학교가 다르게 가르치거나 또는 발전을 시킴으로써 개선된 방법으로 발전되었다. 비록 보다 최근의 건강 연구에 의해 그의 척추정렬 아이디어들이 바람직하지는 않지만, 만약 당신이 어떤 조건들 또는 통증이 있을 때 몇몇 운동들은 실행할 때 주의가 필요하다고 의견을 제시할 수도 있다. 그의 원래의 아이디어들과 운동들의 대부분은 좋은 것들이므로, 자세와 정렬문제를 교정하는데 실질적인 해결책을 제시하는데 도움이 될 것이다. 그의 저서에서 나는 34개의 원래 대부분의 운동들을 기초 운동으로 사용하려고 선정했으며(비록 순서는 다르지만) 개선점과 변환, 그리고 흐름 등의 난이도를 보다 쉽게 또는 보다 고난도로 실행하는 운동으로 개발하였다. 추가적으로, 보조기구(props)를 사용하는 것은 전통적인 것으로는 생각되지 않지만, 원래 운동을 확장시키는 방법의 하나이다. 1965년에 86세의 나이인 조셉 필라테스는 "나는 틀림없이 괜찮을 것이다. 아스피린은 결코 필요없다. 내 인생에 다치는 일은 없다. 국내외를 막론하고, 반드시 나의 운동을 하게 된다. 그들은 더욱 행복해질 것이다." 어떤 음식은 생각해 보아야 한다!

필라테스 원칙
Pilates Principles

필라테스는 몸과 마음을 하나로 연결시켜 보다 효율적인 방법으로 몸을 움직일 수 있도록 하여 주는 하나의 운동 방법이다. 이러한 운동 형태는 근력, 유연성, 그리고 조절능력을 활용하여 신체를 최대한으로 유익하게 하는 방식으로서, 매 동작마다 신체에 주의를 기울일 것을 요구한다. 강력한 심신상관을 성취하는데 도움을 주기 위해서, 다음의 원칙들을 명심해야 한다.

- **호흡(breathing)**. 호흡의 통제와 정확하게 호흡하기는 필라테스를 이해하고 운동으로부터 최대의 이점을 얻는데 있어서 매우 중요하다. 올바른 호흡은 당신이 초점을 두어야 할 첫 번째 사항이므로 모든 동작에 있어서 초점을 유지해야 한다. 초점이 주어지고, 통제된 호흡은 당신이 적절한 정렬을 유지하는데 도움이 될 뿐만 아니라, 수축이 필요한 근육을 수축하게하고 수축이 불필요한 근육은 이완하도록 해준다. 호흡을 완전하고 정확하게 하는 것은 또한 당신이 프로그램을 끝까지 하는 동안 운동과 동작의 흐름을 함께할 수 있도록 도와준다. 호흡은 당신의 신체기관에 산소를 공급하고 머리를 맑게 해주며, 따라서 동

작을 촉진하도록 해준다.

- **집중(concentration)**. 이것은 정신과 신체간의 중요한 연결을 포함한다. 여러분이 행하는 것에 대한 주의 집중은 정확하고 이점을 위한 움직임에 있어서 핵심적이다. 집중은 정신이 몸을 효과적이고 적절하게 통제 및 동작할 수 있도록 해준다.
- **통제(control)**. 필라테스에 있어서 각 동작은 통제되며, 결코 낭비되어서는 안된다. 여러분의 능력 안에서의 동작의 지속은 운동간 신체의 정렬과 안정의 유지에 중요하다.
- **중심(centering)**. 필라테스에 있어서 모든 것은 원동력 또는 핵심이라고 부르는 몸의 중심으로부터 시작된다. 동작을 정확하게 실행하는 것은 중심에서부터 출발한다. 강력하고 안정되며, 유연한 중심의 형성은 정규적인 기본과정에 있어서 필라테스를 하는 최상의 성과의 하나이다. 강력한 중심은 강력한 신체를 만드는데 전반적으로 도움이 된다.
- **정확성(precision)**. 집중, 통제, 그리고 중심을 연습하는 것은 각 동작을 정밀하게, 그리고 정확하게 할 것이다. 여러분은 신체의 모든 부분을 주의하여 알아차리고 정렬을 계속해서 점검하고, 각 동작을 정밀하게 실행할 수 있도록 자세를 취하라.
- **동작의 흐름 또는 율동(flowing movement or rhythm)**. 중심으로부터의 정확성과 정확한 호흡법 및 중심과 통제를 함께 유지하여 행하는 모든 근육의 동작은 율동적이고 순조로운 동작모형을 만들어 낸다. 이것은 당신이 최상의 효율성과 유동성, 그리고 적당한 분량의 노력을 가지고 동작하고 있음을 의미한다. 참아라. 순조로운 동작을 만들기 위해서 여러분의 신체와 정신이 일체화가 되는데 필요한 시간을 부여하라.

측면호흡법
Lateral Breathing

호흡법의 중요성과 순간에 우리가 그것을 행하고 있다는 사실이 필라테스의 다음 말에 요약되어 있다. "호흡은 생명의 최초의 행위이며, 최후의 행위이다." 그럼에도 불구하고, 여러분이 호흡하고 있다는 사실을 아는 것만으로는 충분하지가 않다. 정확하고 완전한 호흡은 여러분의 필라테스 연습을 완전히 다르게 할 것이다. 필라테스 운동은 여러분이 호흡을 완전하고 깊게, 모든 들숨은 맑은 공기를 다량으로 들이 마시고, 날숨은 탁한 공기를 배출하는 방식을 취할 것을 요구한다. 이 과정은 혈액에 산소를 공급하고, 순환이 진행되도록 한다. 깊고 완전한 호흡은 모든 동작에 활력을 불어 넣는다. 호흡은 필라테스 동작과 이 책 속의 운동은 특정한 호흡법 지도에 대해서 특정한 동작과 함께 개괄적으로 설명한다. 호흡은 동작을 시작하고, 지원할 뿐만 아니라, 동작을 촉진하고 활력 있게 한다.

사용할 호흡 기술은 '측면호흡법'이라고 부른다. 측면호흡법은 측면과 등 또는 하폐엽(下肺葉)속으로 깊고 완전하게 호흡하는 것을 의미한다. 이러한 형태의 호흡으로 하척추 및 등을 지지하면서, 복근의 수축을 지속할 수 있다. 이 과정을 더욱 순조롭게 하기 위해 숨을 코로 들이쉬고, 마치 촛불을 끄듯이 숨을 입으로 내쉬라. 코로 숨을 들이쉴 때, 마치 우산이 펴지듯이 또는 아코디언을 연주할 때처럼 흉곽을 옆으로 확장하는 것을 상상하라. 입으로 숨을 내쉴 때는 마치

코르셋이 조여지듯이, 흉곽을 좌골방향으로 가져가서 안으로 당기는 것을 상상하라.

필라테스 연습에 있어서 적당한 측면호흡은 정확한 정렬과 초점을 유지하는데 중요하다. 이러한 형태의 호흡법을 매일 거울 앞에서 실습하여 들숨 시에 흉곽이 바깥쪽으로 움직이고, 날숨 시에 흉곽이 안쪽으로 움직임을 알아차릴 수 있을 것이며, 그래서 실제의 운동 시에 따라하고, 실습하는 것을 더욱 쉽게 할 수 있다.

골반저 운동
Pelvic Floor Engagement

골반저가 무엇이며, 골반저의 연동법을 왜 알아야 하는가? 필라테스 지도자들이 이 질문을 자주 접하는데 그 이유는 이것이 대부분 초보자들에게 공통적인 의문사항이기 때문이다. 골반저는 방광, 직장, 여성은 자궁, 남성은 전립선을 지지해주는 조직이다. 골반저는 가장 깊은 핵심근육조직과 복강의 하부 지지대의 최하층 부위이다. 이것은 호흡을 도와주며, 척추를 지지해준다.

골반저의 수축은 도움을 제공할 뿐만 아니라 또한 필라테스 연습에 도움을 주며 일반적으로 자세를 향상시킨다. 골반저를 좌골과 치골 사이 그리고 허벅지 사이에 놓인 근육으로 이루어진 해먹(그물 침대)으로 생각하라. 이러한 근육 그룹들을 사용하고, 숨을 들이 쉬라. 그리고 숨을 내쉴 때는 골반저를 들어 올리고 긴장시키라. 소변의 흐름은 참으려고 하거나, 엘리베이트(승강기) 안에 있는 듯한 느낌이 들 것이다. 이 과정에서 둔부근 또는 복근 등 다른 어떤 근육도 사용하지 않도록 하라. 동작은 미세하며, 대부분 체내동작이어서 남들은 알아차리지 못한다. 골반저의 사용은 일상생활 중에 언제라도 연습할 수 있다. 그것을 동작하고 있는 동안 그것은 호흡할 때 쉽고, 자동적으로 된다.

적절한 정렬
Proper Alignment

일단 호흡법과 골반저 연동을 숙지하고 나면, 일반적으로 척추와 신체의 정렬을 숙달하여야한다. 이상적인 것은 운동을 정확하게 그리고 정확한 정렬상태에서 운동을 실행할 수 있도록 보장하기 위해서는 자격을 갖춘 트레이너와 함께 스튜디오에서 실행하는 것이 바람직하다. 만약 이것이 가능하지 않다면, 거울 앞에서 다음의 절차를 시도하라. 신체에서 가장 두드러진 표식지점들을 사용하게 될 것이며, 이들은 보기 쉽고, 이상적인 정렬을 무엇인지를 잘 알 수 있도록 해줄 것이다(그림 1.1). 바람직한 역동적 자세를 이루는 방법은 오직 연습을 통해서만 가능하다는 것을 알아차리는 것이 중요하다. 운동을 위한 좋은 자세와 시작을 이루기 위해서는 매일 다음과 같은 상태에서 실행하라. 바닥에서 시작하여 뒤로 바로 세우고, 몸을 적당히 정렬하기 위해 시도한다.

1. 키 높이 거울의 정면에서 바로 본다.

2. 다리를 보면서 시작하라. 다리가 평평하게 나란히 서 있는지 내려다본다. 무릎 중앙 아래 좌골과 발목 관절의 중앙을 연결하는 직선상에 슬개골의 중앙이 있는지 본다.
3. 다음에 둔부를 보고, 상둔부가 평평하게 나란히 줄지어 있는지 본다. 만약 그렇지 않다면 할 수 있는 데까지 평평하게 한다.
4. 다음에 어깨의 수평을 보라. 대부분의 사람들은 한 쪽 어깨가 치켜 올라가 있으며, 등의 상부와 목 부분에 압박을 가한다. 신체의 다른 부분에 압박을 가하지 않은 상태에서 어깨를 될 수 있는 한 최대로 수평을 유지한다. 이것은 몸이 풀렸을 때 더 쉽게 되지만, 운동시 그렇게 되려면 무엇이 필요한지를 알기 위해서 거울 앞에 서서 정확한 정렬이 되도록 한다.
5. 머리 부분을 점검해 본다. 눈으로 앞을 나란히 보라. 만약 나란하지 않다면, 머리는 한 쪽으로 기울어져 있는 것이며, 이것은 몸통 또는 목 부분이 긴장되어 있음을 나타낸다. 만약 눈이 수평이 아니라면, 눈이 수평으로 유지될 때까지 조금씩 움직여서 눈을 수평으로 유지하도록 한다.

지금 이러한 조정은 어렵거나 달성불가능한 것으로 보일 수도 있지만, 적어도 이러한 위치에서 당신의 신체의 정렬을 알아차려야 한다. 여기에서 측면 또는 등을 보기위해서 몸을 비틀지 않고도 자신의 신체의 정면을 잘 볼 수 있다. 이러한 정렬을 보고 지금은 그것을 알아차리는 것이 최선이며, 이어서 연습 운동의 진도를 점검하는 동안 이 지식을 활용할 수 있다.

기립자세 이외의 자세를 위해서, 신체의 특정 부위(그림 1.2, 1.3, 1.4)를 정렬시키기 위해 다음의 표준을 학습하라. 근육 긴장 또는 부상은 이상적인 정렬을 처음으로 달성하는 것을 어렵게 한다는 것을 명심하라. 인내하라. 최소한의 불편 또는 통증을 허용하는 방법을 찾으면서 당신의 동작범위 내에서 천천히 실행한다.

머리자세. 기립자세 또는 앉은 자세시에 경부(목)에서 안으로 약간 굽은 척추 곡선과 함께 귓불은 어깨의 상부선 위에 놓여야 한다. 등을 대고 누웠을 때, 어깨를 이완하고, 힘을 빼고 목 뒤를 길게 뺀다는 느낌으로 가슴 안쪽으로 볼을 늘어뜨리도록 한다. 지지를 위해서 머리 아래에 작은 베개 또는 타월을 걸치는 것이 필요할 것이다. 무릎을 꿇을 때, 눈은 앞으로 똑바로 보고, 목뒤 등을 뒤의 벽과 일렬로 정렬되게 하라. 복부 자세시, 등 뒤 목을 빼는 듯한 느낌으로 아래의 바닥

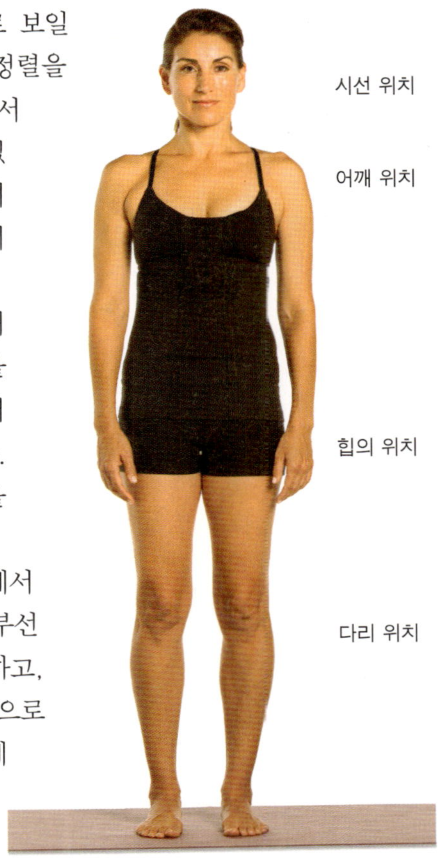

그림 1.1 바른 선자세.

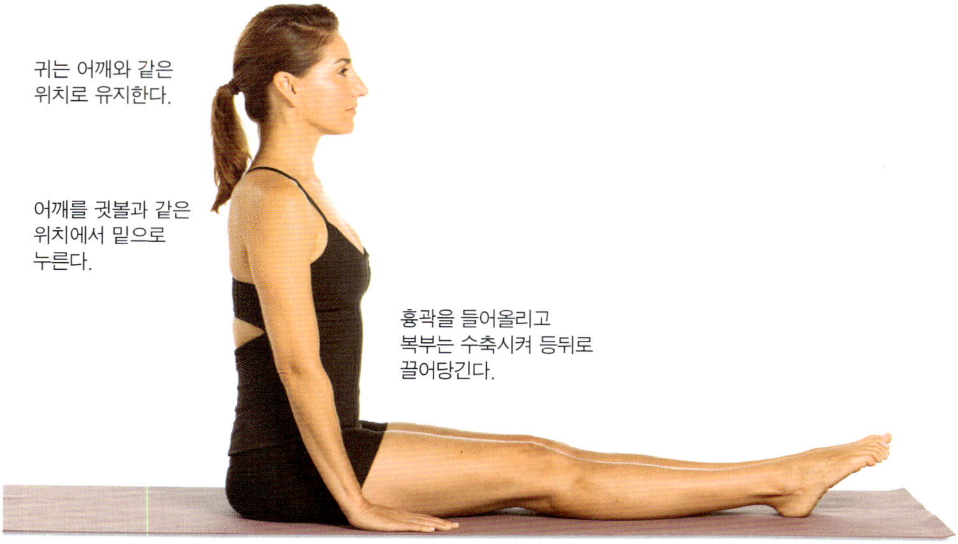

그림 1.2 바른 앉은 신체 정렬.

매트에 이마를 가져간다.

골반 및 척추 정렬. 이 부분의 중립자세는 위앞엉덩뼈가시〔전상장골극, anterior superior iliac spine(ASIS)〕와 두덩결합(치골결합, pubic symphysis)이 누운 바닥에 평형이 되었을 때 윤곽이 나타난다. 예를 들면, 등을 대고 누웠을 때, ASIS는 바닥에 평행이 된다. 옆으로 누었을 때, 앉아 있을 때, 또는 무릎을 꿇어앉았을 때, ASIS는 정면, 또는 등 뒤의 벽과 평행하게 된다.

흉곽(rib cage) 자세. 서거나, 앉거나, 또는 누워 있을 때, 신체의 등 부분을 길게 하면서, 흉곽, 특히 하부 갈비뼈를 둔부골 방향인 안으로 당겨준다.

어깨뼈와 어깨 위치. 어깨뼈(견갑골, scapula)는 등위의 날개부분이다. 어깨뼈는 기본적으로 흉곽 뒤로 수평으로 미끄러져야 한다. 어깨는 항상 귀 아래에 떨어져 있어야 한다. 빈약한 자세와 앉은 자세로 인한 어깨의 지나친 구부림은 이 자세를 취하는데 있어서 처음에는 어렵지만, 연습을 끈기있게 지속한다면 시간이 지남에 따라 달성가능하게 된다.

연습 시기
When to Practice

조셉 필라테스는 매일 정확하게 15분간 운동하도록 권유하며, 비록 필라테스가 매일 할 수 있는 운동이지만 이것은 개인이 시간 계획상 현실적이지 못할 수도 있다.

매일 운동하려는 목표로 계획을 세우고 실행하지 않는 것보다는 지속할 수 있는 실제적인 운동계획을 세우는 것이 중요하다. 성취는 큰 동기유발이 되며, 실질적인 목표를 세우는 것이 그 성공의 핵심이다. 앞에서 토의한 호흡법은 매일 연습할 수 있으며, 일과의 시작 또는 종료

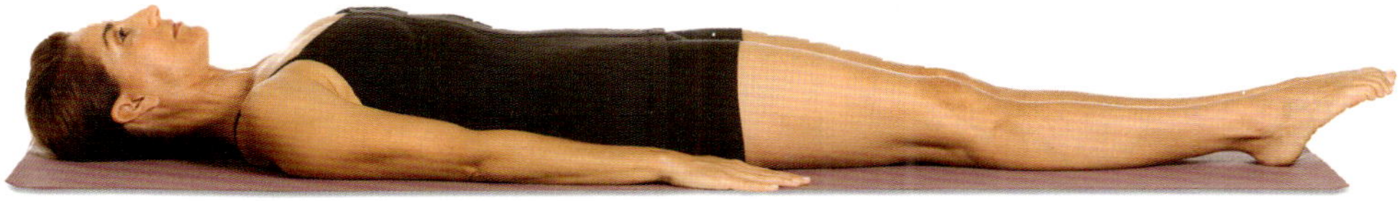

그림 1.3 누운자세.

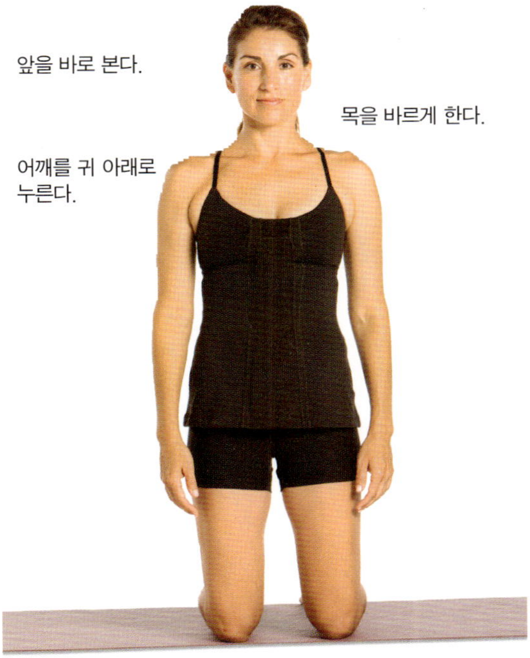
앞을 바로 본다.
목을 바르게 한다.
어깨를 귀 아래로
누른다.

그림 1.4 무릎 꿇기 자세.

를 위한 좋은 방법이 된다. 거기에서 시작 운동의 몇 가지를 시도하기 위해 주당 2회에 걸쳐 10~15분의 시간을 따로 만들어 두도록 한다. 이러한 것을 마스터하고 나면 몇 가지를 더 추가하고 주 2회씩 20~30분간 운동하도록 한다. 운동에 익숙해지면, 앞장에서 나와 있는 일상적인 운동으로부터 보다 격렬한 운동을 시도하거나 중급 또는 상급 동작으로 이동하거나 주 2회씩 45~60분간으로 실습시간을 증가시킬 수도 있다. 여기에서, 날짜 수를 증가시키거나, 난이도를 상향시키거나 또는 날짜 수 및 난이도 모두를 증가시킬 수도 있다. 필라테스는 비충격 운동이며 엄청난 효과와 함께 매일 실시할 수 있다. 일상적 운동을 하면서 즐겨라. 그리고 매 운동마다 유연성과 근력의 수준을 점검하라, 그러면 당신의 진도를 도표로 그릴 수 있다. 필라테스는 운동을 시작하거나 현재의 실습계획에 추가할 수 있는 완벽한 방법이다. 만약 여러분들이 자신과 약속에 충실하다면, 그 성과는 빨리 나타날 것이다.

식사 종류와 시기
When and What to Eat

비록 필라테스에 있어서 특별한 식이 요법이 있는 것은 아니지만, 필라테스 실습을 위해 이동할 때, 어떤 음식을, 얼마나, 그리고 언제 섭취할 것인지를 고려해야 한다. 정신 및 신체운동으로서의 필라테스의 이점을 완전히 얻으려면 당신을 편안하고 균형있게 유지할 수 있도록 해주는 음식을 섭취하라. 또한 필라테스 운동은 핵심 특히 복근을 사용하는 것을 강조하기 때문에, 당신은 배불리 식사해서는 안된다. 비록 실습하는 동안 기운이 절반이나 소진되는 것을 원하지 않겠지만, 어느 정도 공복상태에서 아마 실습이 더 잘 될 것이다. 복합탄수화물과 저지방 단백질은 이들이 단순탄수화물 또는 설탕보다 에너지를 더 잘 지속하기 때문에 좋은 선택이다. 필라테스와 함께 당신은 특별한 별도의 스포츠 음료가 필요 없지만, 탈수가 되지 않도록 유지하려고 하기 위해 항상 수분을 적절히 섭취하도록 한다.

안 전
Safety

운동 전 · 후에는 본장(제1장)에서 설명한, 정확한 신체정렬을 복습하라. 왜냐하면 몸의 형태는 본장(제1장)의 운동에 적절하기 때문이다. 어떤 운동이든지 주의 사항을 지키라. 만약 그것이 첫 수업일 때 특히 그러하다. 만약 어떤 부상을 입었거나 또는 만성 질환이 있거나 또는 임신 중일 때는 반드시 의사를 만나보고 그의 조언을 듣거나 또는 운동 시작전에 허락을 받도록 하라. 어떤 새로운 운동 프로그램이든지 처음 몇 번의 수업은 어떻게 움직이고 호흡할 것인지 짐작하기가 어려울 것이다. 침착하게 자신을 가다듬어라. 일단 그것을 몇 번 하고 나면, 그것은 점점 쉬워질 것이며, 여러분들은 운동을 정확히, 지속적으로 할 때마다 점점 더 쉽게 동작할 수 있게 될 것이다. 연습이 숙달의 지름길이다. 즐기면서 하라!

제 2 장

서서 준비운동과 스트레치
Standing Warm-Up Exercises and Stretches

이 장에서 서서 준비운동 및 스트레치 순서는 매트 운동에 있어서 다양한 자세를 위한 몸과 마음을 준비함으로써 운동의 나머지 부분을 위한 기초를 준비한다. 서있는 상태의 정확한 정렬에서 몸의 자세를 배우는 것은 매일의 자세와 전반적인 균형에 또한 근본적으로 중요하다. 이 운동은 강력하고 안정될 뿐만 아니라 각성되고, 생생하고, 역동적인 기분을 남김으로써 견고한 필라테스 운동의 기초를 준비한다.

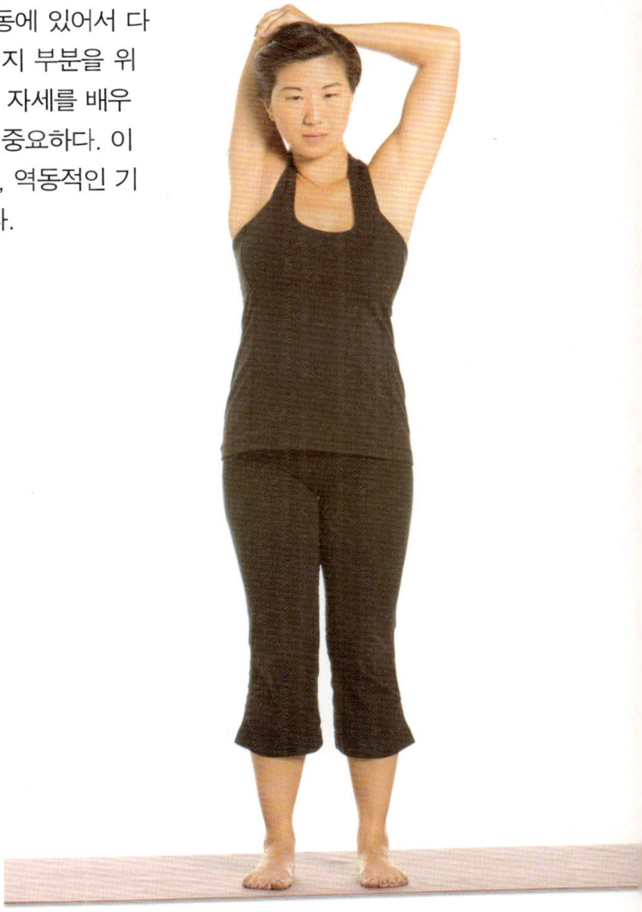

수정된 필라테스 자세
Modified Pilates Stance

수준

- 초급자

금기사항

- 하부 등, 둔부, 무릎, 발목 또는 발의 부상

초점

- 전신의 인식능력 및 정렬

이점

- 전신의 인식능력 개발
- 중립 및 자연적인 자세 그리고 정확한 정렬
- 마음과 정신의 초점

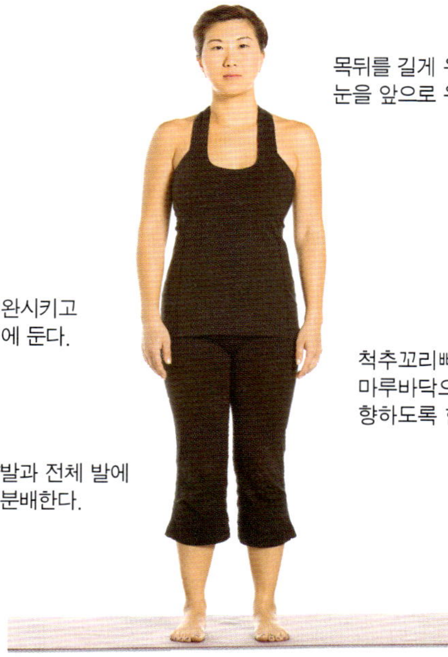

머리끝을 천장 방향으로 뻗는다.
목뒤를 길게 유지하고 눈을 앞으로 유지한다.
양팔을 이완시키고 양 옆구리에 둔다.
척추꼬리뼈는 마루바닥으로 향하도록 한다.
체중을 양발과 전체 발에 수평으로 분배한다.

1 발뒤꿈치를 좌골 아래에 두며 양발을 11번 글자처럼 평행자세로 위치한다. 숨을 들이쉬고 흉곽을 둔부로부터 등으로 끌어 올리는 듯 느끼고 척추를 길게 뻗어라. 숨을 내쉬고 척추를 길게 뻗었을 때, 흉곽을 안과 등 쪽으로 끌어당기는 듯 느낀다. 이것이 대부분의 기립운동의 표준 시작자세이다.

2 이 자세에서 4~5회 호흡한다. 키가 가장 크게 되도록 느낀다. 각각의 호흡은 당신의 전신 인식능력에 중심을 두고 초점을 두는데 도움이 될 것이다.

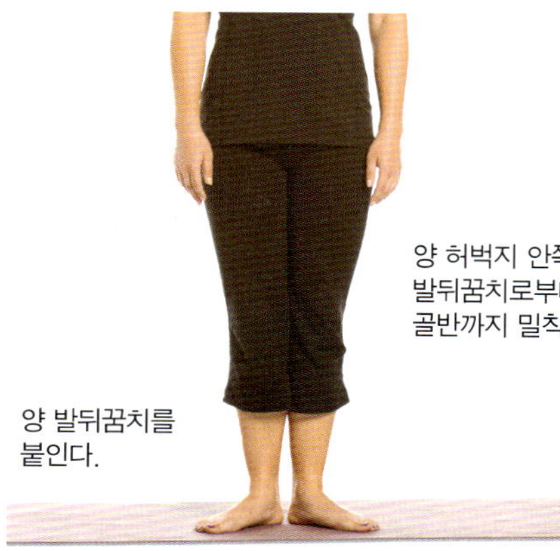

양 허벅지 안쪽을 발뒤꿈치로부터 골반까지 밀착시킨다.
양 발뒤꿈치를 붙인다.

변형 (Variation)

숨을 들이쉬고, 숨을 내쉴 때, 양 발끝을 "V" 자가 되게 벌려라.

어깨 준비 자세
Shoulder Warming

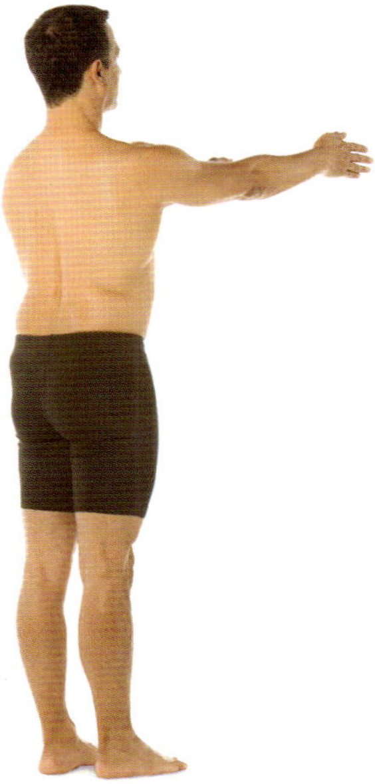

수준
- 초보자

금기사항
- 어깨부상 주의

초점
- 어깨와 상등부 근육

이점
- 흉곽 위의 어깨뼈 동작범위 증가
- 더 좋은 자세와 호흡법 증진
- 어깨띠의 풀기 및 활성화

1 양팔을 어깨높이로 하고, 양 손바닥을 안쪽 방향으로 하여 수정된 필라테스 자세를 취한다. 복근을 사용하고 척추를 길게 하여 숨을 들이쉬고, 동작을 위한 준비를 한다.

2 숨을 내쉬고 어깨를 앞쪽으로 감아서 어깨뼈가 넓게 벌려지도록 한다. 어깨를 손끝 방향쪽 앞으로 미끄러지게 하고, 하체를 고정 시킨다. 호흡으로 상체가 움직일 때 하체를 움직이지 않도록 한다.

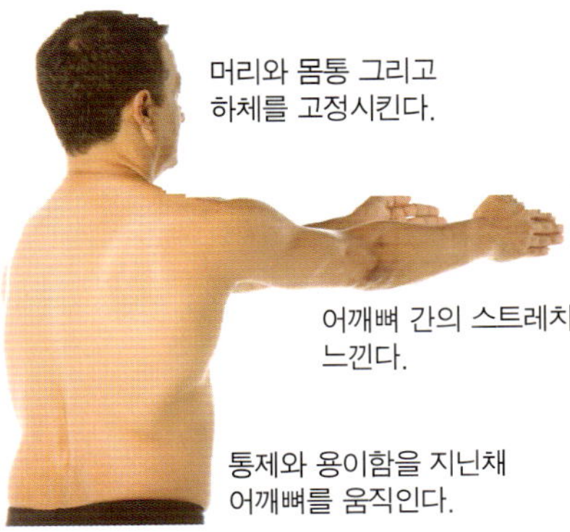

3 숨을 들이쉬고, 어깨뼈(견갑골, scapula)를 상대 방향으로 중립 이상으로 비틀어준다. 양팔은 양어깨 앞에서 머물도록 하고, 각각 호흡시 약간 더 깊이 움직이고, 스트레치를 약간 더 느끼도록 한다. 5~10회 연습을 반복하도록 준비를 한다.

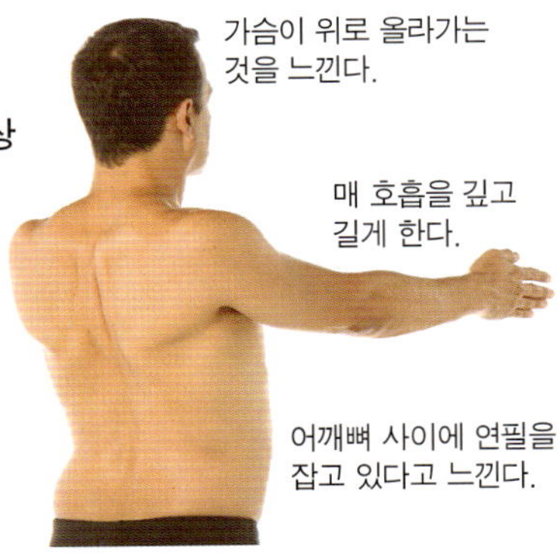

Squat 자세로 발뒤꿈치 들기 자세
Heel Raise With Squat

수준
- 초급자

금기사항
- 둔부, 무릎, 또는 발목 부상 주의

초점
- 양 다리
- 핵심

이점
- 몸 풀기
- 호흡과 동작의 조화
- 보다 격렬한 활동을 위한 몸상태 준비

1 골반을 중립상태로 하고, 양팔을 옆에 두며, 양발을 평행으로 하면서, 수정된 필라테스 자세로 곧게 선다. 뒤에 있는 벽에 평행 삼각형을 이루도록 볼기뼈(관골, hip bone)(ASIS)와 두덩뼈(치골, pubic bone)을 가져감으로써 골반의 중립을 이룬다. 하등배 근육과 둔부 굽힘근에 긴장이 없도록 한다.

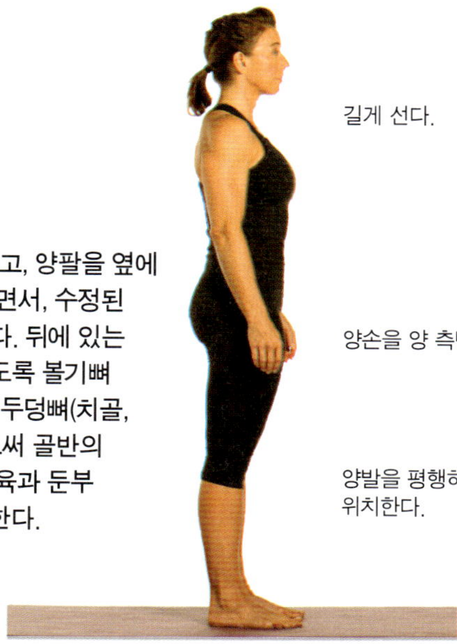
길게 선다.
양손을 양 측면에 댄다.
양발을 평행하게 위치한다.
체중을 양발 위로 집중한다.

2 숨을 들이쉬고, 양팔을 머리 위로 올릴 때, 양발뒤꿈치를 들고 양발의 볼 위에 균형을 유지한다.

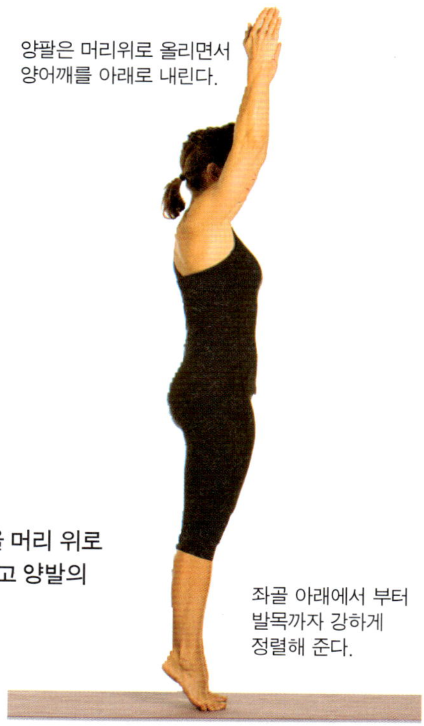
양팔은 머리위로 올리면서 양어깨를 아래로 내린다.
좌골 아래에서 부터 발목까지 강하게 정렬해 준다.

가벼운 변형 (Gentle variation)

매트 위로 양발 뒤꿈치를 약간 올리든지 또는 전혀 올리지 않는다.

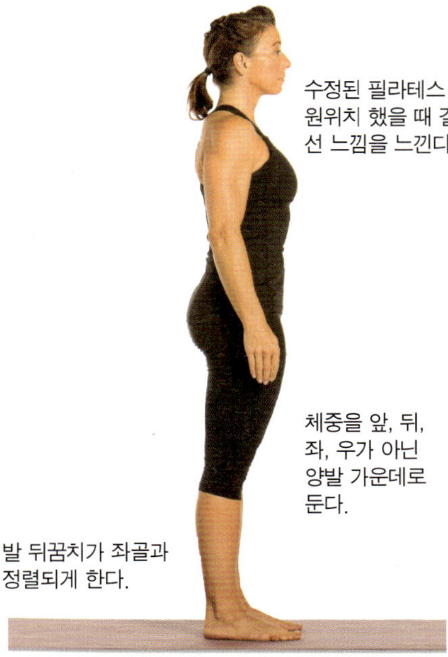

3 숨을 내쉬고, 양 측면에 의해 수정된 필라테스 자세, 팔로 원위치해준다.

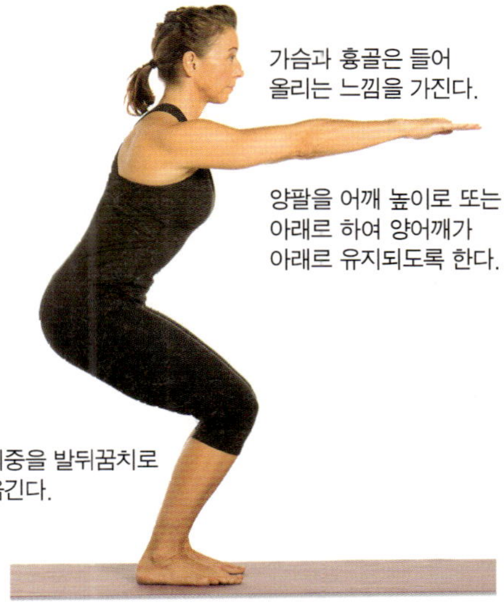

4 숨을 들이쉬고, 둔부에서 중심을 잡고 무릎을 구부리고 둔부를 뒤로 압박하여 작은 squat 자세가 되도록 한다. 양발뒤꿈치 위로 squat 할 때 양팔을 어깨높이 위로 들어 올린다.

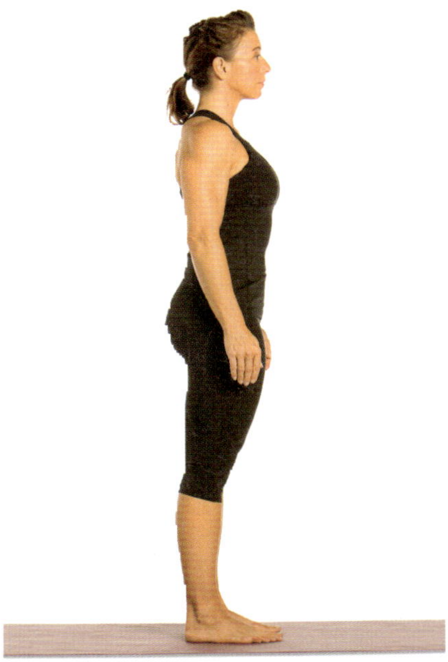

5 숨을 내쉬고, 수정된 필라테스 자세로 원위치한 후, 연습을 5~10회 반복한다.

가벼운 변형 (Gentle variation)

양팔을 어깨 높이로 들어 올릴 때, 무릎을 곧게 펴준다.

팔 스트레치 자세
Arm Stretch

수준
- 초급자

금기사항
- 하등배부, 어깨 또는 양팔의 부상

초점
- 상완, 등배 및 어깨 근육

이점
- 상체 및 양팔 풀기
- 어깨 관절 이완
- 운동의 증가된 범위를 위한 어깨뼈의 자유로운 미끄러짐 허용
- 상체를 감싸기 위한 양팔의 준비

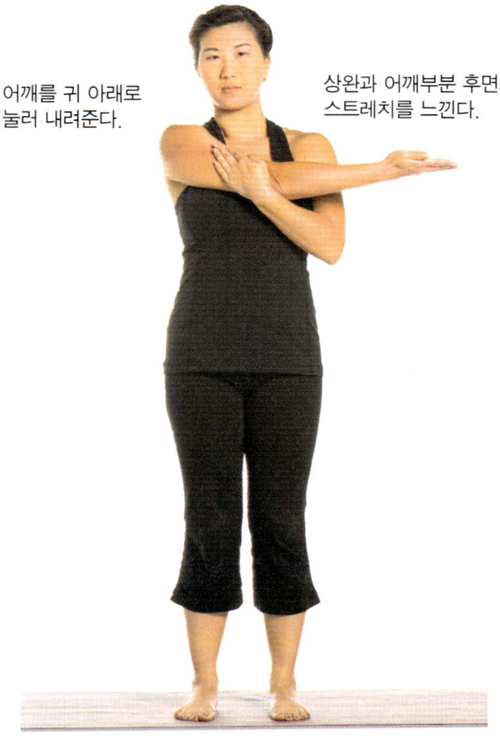
어깨를 귀 아래로
눌러 내려준다.
상완과 어깨부분 후면의
스트레치를 느낀다.

1 바르게 서서 가슴 높이에서 오른팔을 몸통에 가로지르고, 오른팔꿈치 위로 왼손을 올리고 오른팔을 잡는다. 양 어깨를 마치 어깨뼈를 등배의 홈 속으로 미끄러져 넣듯이 뒤 귀 아래로 눌러주면서, 이러한 스트레치를 30~45초간 또는 호흡을 3~4회 그리고 왼팔로 반복한다.

2 바르게 서서 중간 등배 또는 왼쪽 어깨 뒤로 오른손을 뻗고, 유연성에 따라서 오른 어깨 위에 오른팔을 가져간다. 세갈레근(삼두근, triceps) 스트레치를 위해 왼손으로 오른쪽 팔뒤꿈치를 잡는다. 오른쪽 둔부부터 옆구리 그리고 상박 뒤에 이르기까지 스트레치를 느낀다. 이 스트레치를 30~45초간 유지하거나, 3~4회 호흡을 하고, 왼팔로 반복한다.

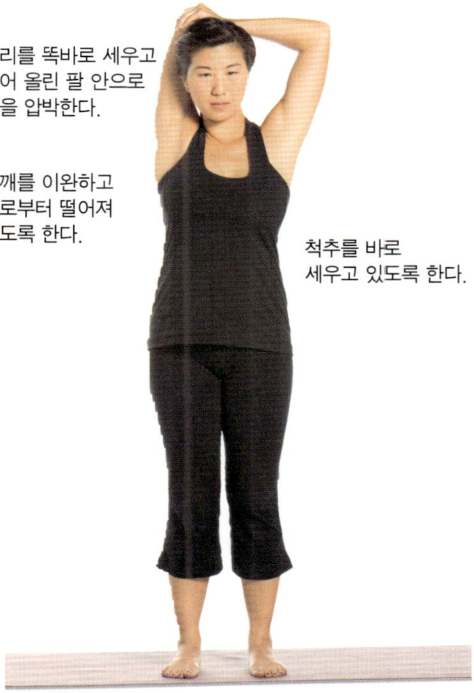

3 바르게 서서 오른팔을 머리위로 가져가서 왼쪽으로 기울이고, 왼팔은 옆구리에 있도록 한다. 이 스트레치는 호흡을 돕고, 심호흡 하도록 하는 갈비사이근(늑간근, intercostals) (갈비뼈 사이의 근육)을 열도록 하는 것을 도와준다. 이 스트레치를 30~45초간 또는 3~4회 호흡을 유지하고, 왼팔과 함께 반복한다.

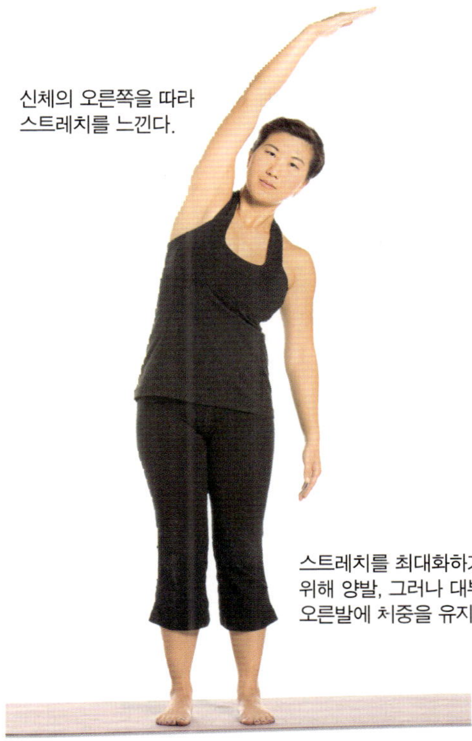

다리 스트레치 자세
Leg Stretch

수준

- 초급자

금기사항

- 둔부, 무릎, 또는 발목의 부상
- 현기증(vertigo)

초점

- 양다리, 둔부, 하등배를 위한 스트레치

이점

- 다리와 둔부를 풀고 이완시킴
- 균형과 신체통제 개발
- 보다 격렬한 활동을 위한 하체의 준비

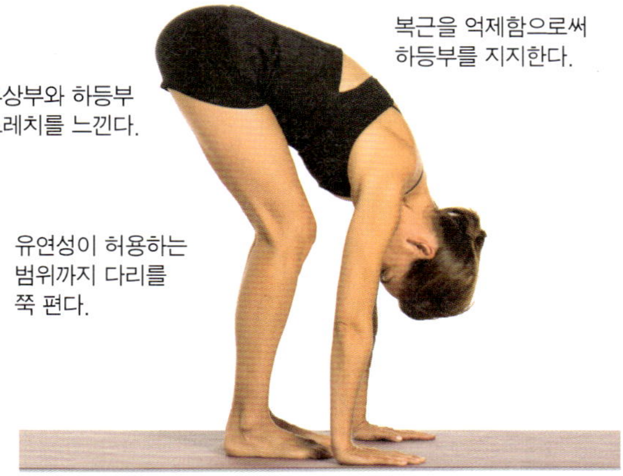
복근을 억제함으로써
하등부를 지지한다.
다리 후상부와 하등부
에 스트레치를 느낀다.
유연성이 허용하는
범위까지 다리를
쭉 편다.

1 수정된 필라테스 자세로 선다. 숨을 들이쉬고, 무릎을 굽힐 때 몸을 앞으로 굽힌다. 숨을 내쉬고 아래로 감기를 계속하며, 필요시 무릎으로 더 굽힌다. 어깨를 이완할 때 가슴이 허벅지까지 가도록 한다. 30~45초 또는 3~4회 호흡간 스트레치를 유지하며, 선 자세로 되돌아가기 위해 위로 감는다.

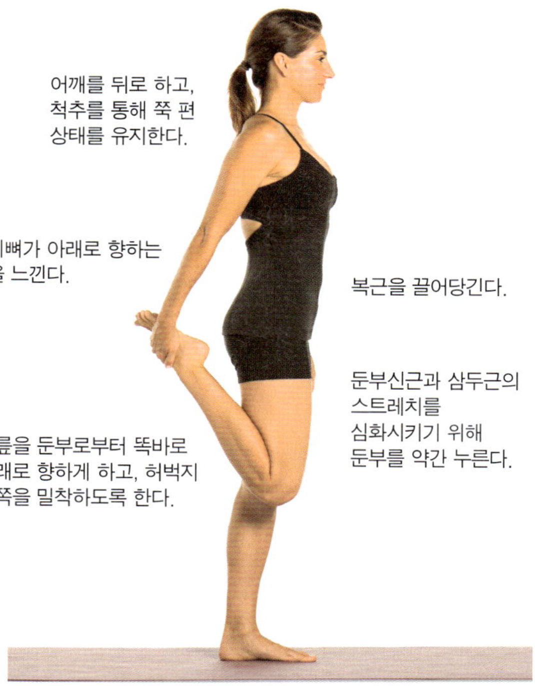
어깨를 뒤로 하고,
척추를 통해 쭉 편
상태를 유지한다.
꼬리뼈가 아래로 향하는
것을 느낀다.
복근을 끌어당긴다.
둔부신근과 삼두근의
스트레치를
심화시키기 위해
둔부를 약간 누른다.
무릎을 둔부로부터 똑바로
아래로 향하게 하고, 허벅지
안쪽을 밀착하도록 한다.

2 왼발로 선다. 오른손으로 둔부가 앞으로 미끄러질 때 오른발을 둔부로 가져간다. 발을 손으로 압박하며, 숨을 내쉬고, 둔부근과 네갈래근(사두근, quadriceps)에 스트레치를 느낀다. 30~45초간 또는 3~4회 호흡간 스트레치를 유지하고, 다리를 교체한다.

3 왼다리로 서서 조금 웅크린 자세로 뒤로 앉은 듯이 오른발 발목을 왼다리 허벅지 위에 교차시킨다. 양손은 둔부에 두든지 또는 옆구리에 둘 수 있다. 측방 회선근의 더 큰 스트레치로 더 깊이 앉을 때 복근을 앞으로 그리고 위로 끌어당긴다. 30~45초간 또는 3~4회 호흡 간 스트레치를 유지하고, 다리를 교체한다.

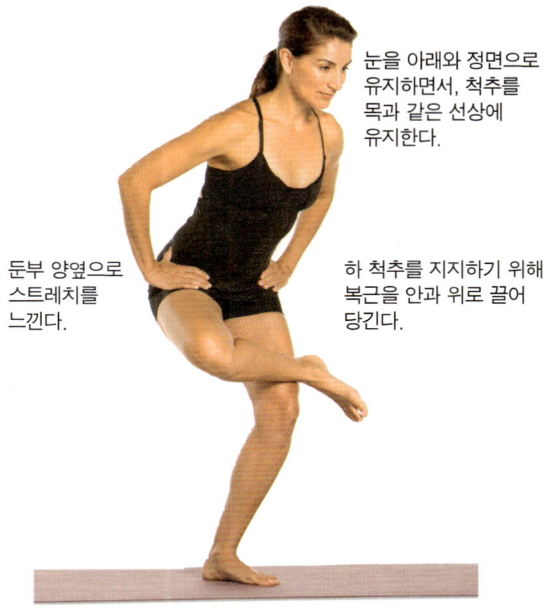

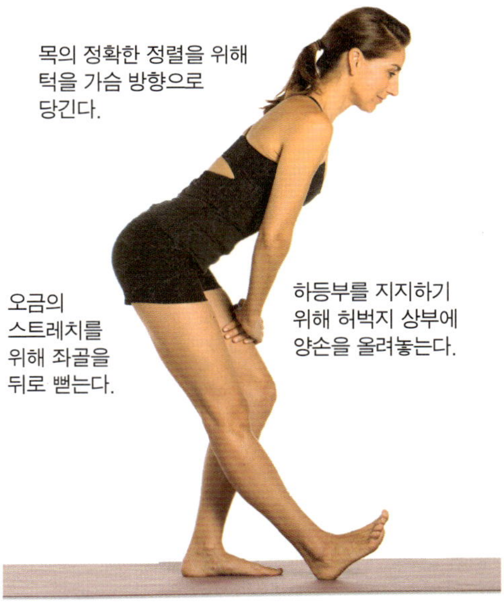

기립자세의 가벼운 변형
(Gentle standing variation)

수정된 필라테스 자세로부터, 숨을 들이쉬고 좌측 무릎을 굽힐 때, 오른쪽 다리를 앞으로 가볍게 움직이라.
둔부를 경첩으로 하여 움직일 때 숨을 내쉬며, 상체를 앞과 아래로 가볍게 가져가라. 하둔부를 지지하기 위해 양손을 왼쪽 허벅지 위에 올려 두라. 30~45초간 또는 3~4회 호흡간 스트레치를 유지하고, 다리를 교체한다.

앉은 자세의 가벼운 변형
(Gentle seated variation)

오른 다리를 오른쪽 둔부와 선상에서 정면으로 쭉 펴고 앉는다. 왼쪽다리는 굽히며 발은 오른 다리 방향으로 둔다. 둔부를 경첩으로 하여 상체방향으로 스트레칭 하고, 좌골을 뒤로 뻗으면서 숨을 내쉰다. 척추를 곧게 그리고 길게 펴도록 하고, 어깨를 아래와 뒤로 당기고, 양손을 허벅지와 무릎방향으로 뻗는다. 스트레치를 30~45초간 또는 3~4회 호흡간 유지한 후, 다리를 교대한다.

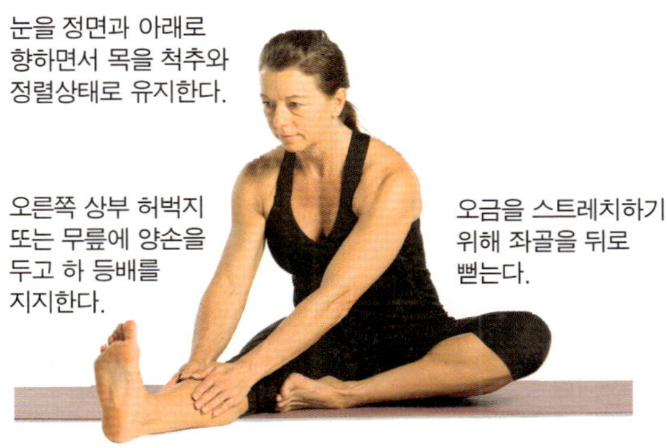

골반 조이기 자세
Pelvic Clock

수준

- 초급자

금기사항

- 척추의 부상 또는 만성 증세

초점

- 몸통과 골반 근육

이점

- 척추 관절 개발 지원 및 인식능력 형성
- 하등배 유연성 증가
- 척추근육 풀기
- 골반의 중립, 중앙의 정확한 위치 교육

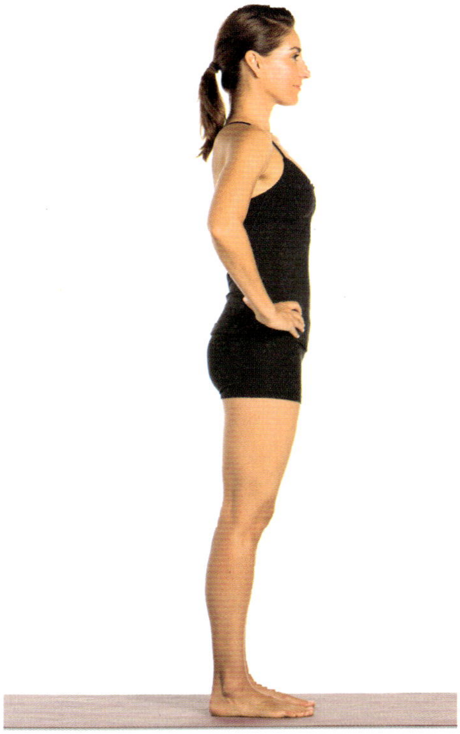

1 양손을 둔부에 두고, 수정된 필라테스 자세로 선다. 둔부의 손은 둔부와 골반의 움직임에 대한 위치와 방법을 아는데 좋은 길잡이로 안내를 제공할 것이다.

2 마치 배꼽이 빠져나오고 있듯이 골반저와 횡복근을 연동하면서 동작을 시작한다. 꼬리뼈가 들리고, 골반이 가벼운 아크(반원) 속으로 흔들어 넣을 때 숨을 들이쉰다 [앞굽이 경사(anterior tilt) 또는 척추앞굽음증(척추전만증, lordosis)]. 이것은 6시 자세이다.

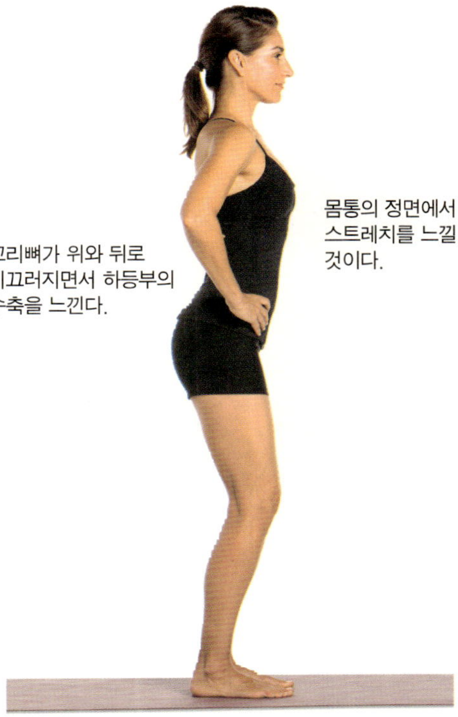
몸통의 정면에서 스트레치를 느낄 것이다.
꼬리뼈가 위와 뒤로 미끄러지면서 하등부의 수축을 느낀다.

3 복근이 안으로 굽고 꼬리뼈가 아래로 처질 때 숨을 내쉰다(뒷굽이 경사). 이것은 12시 자세이다. 5~10회 반복한다.

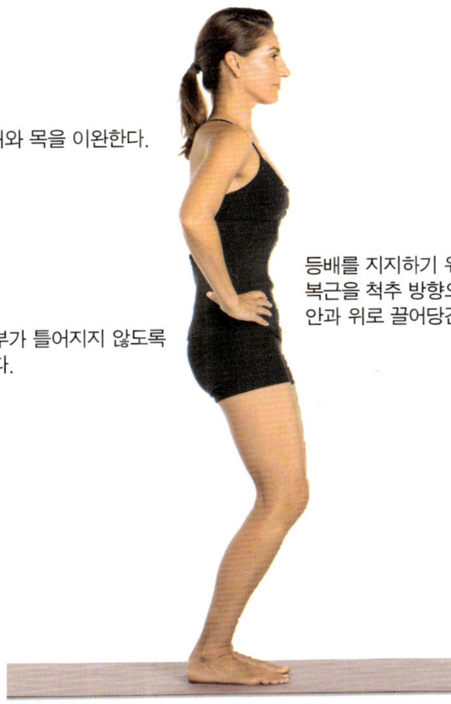
어깨와 목을 이완한다.
등배를 지지하기 위해 복근을 척추 방향으로 안과 위로 끌어당긴다.
둔부가 틀어지지 않도록 한다.

아래로 감기 자세
Roll-Down

수준
- 초급자

금기사항
- 저혈압 또는 고혈압
- 척추의 부상 또는 만성 증세

초점
- 몸통과 다리의 근육

이점
- 상등부 및 하척추 스트레치
- 오금 스트레치
- 척추 관절 발달 및 심화

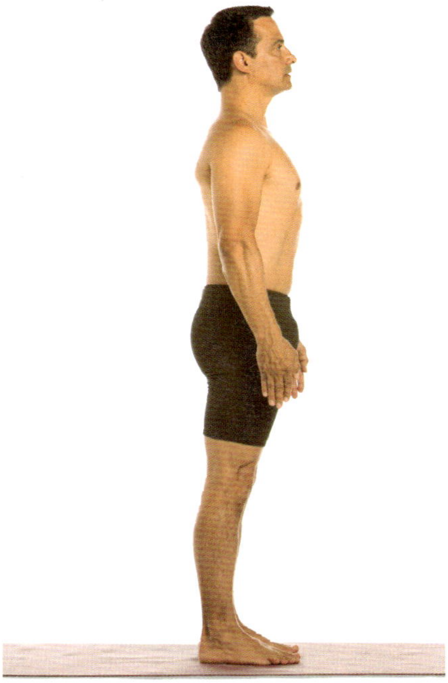

1 수정된 필라테스 자세로 바르게 선다.

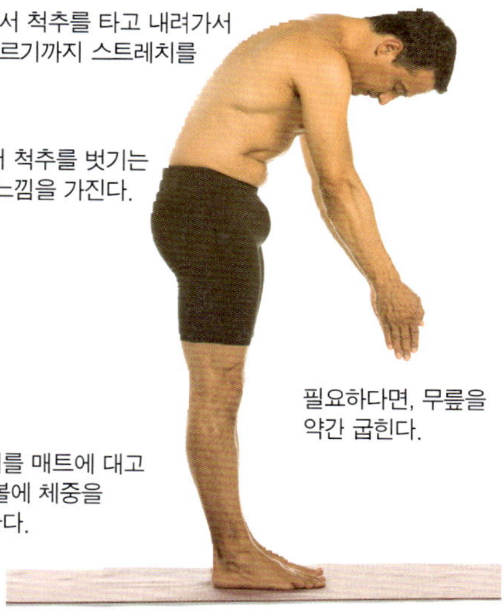

2 턱이 가슴 쪽으로 내려갈 때 숨을 들이쉰다. 한 번에 한 개의 척추골을 아래로 감는다. 아래로 감기를 계속하여 양손이 매트에 닿을 때 숨을 내쉰다.

3 상체가 바닥에 매달리고, 양손은 유연성에 따라 매트를 스치거나 거의 닿을 정도로 한다. 숨을 들이쉬고, 감기를 시작한다. 일어설 때까지 감기를 계속하며 숨을 내쉰다. 일어설 때까지 한 번에 한 개씩 척추를 쌓는다고 느낀다.

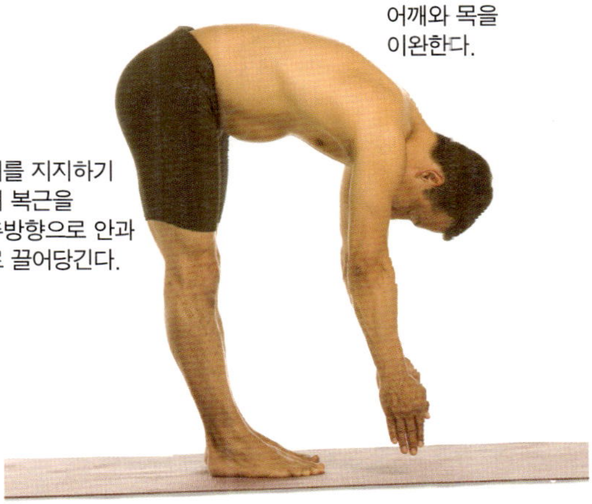

어깨와 목을
이완한다.
등배를 지지하기
위해 복근을
척추방향으로 안과
위로 끌어당긴다.

가벼운 변형 (Gentle variation)

만약 오금이 긴장되었다면, 무릎은 굽히고 양손을 무릎에 두고 감기를 중지한다. 척추를 스트레치하기 위해 하척추에서 목을 척추와 정확하게 정렬하기 위해 턱을 가슴쪽으로 내린다. 심호흡을 하며, 똑바로 선 자세로 원위치하도록 감기를 풀어준다.

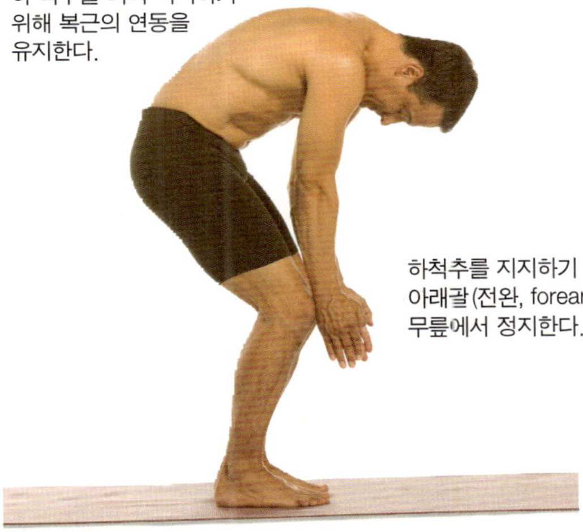

하 척추를 더욱 지지하기
위해 복근의 연동을
유지한다.
하척추를 지지하기 위해
아래팔(전완, forearm)을
무릎에서 정지한다.

어깨 으쓱이기 자세
Shoulder Shrug

수준

- 초급자

금기사항

- 어깨 부상

초점

- 상 등배 및 어깨 근육

이점

- 어깨 띠(girdle) 풀기
- 어깨 및 어깨뼈의 동작 범위 증가
- 상체의 보다 격렬한 활동을 위한 준비

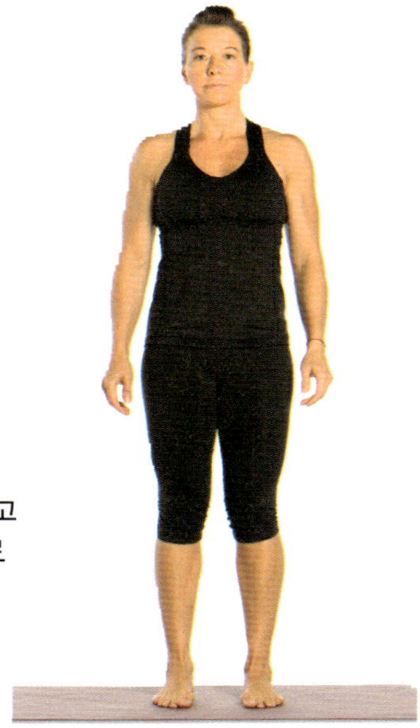

1 양팔을 옆구리에 대고 골반 및 척추를 중립으로 하여 수정된 필라테스 자세로 바르게 선다.

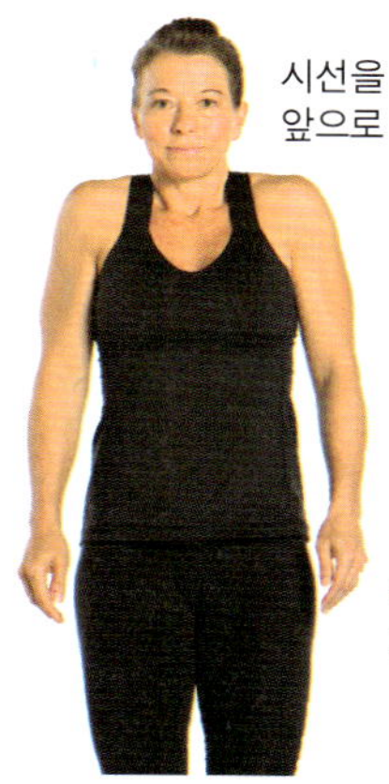

2 숨을 들이마쉬고, 어깨를 으쓱하는 것처럼 귀 방향으로 어깨를 올린다. 귀걸이처럼 어깨가 귀에 닫을 듯한 느낌을 가진다.

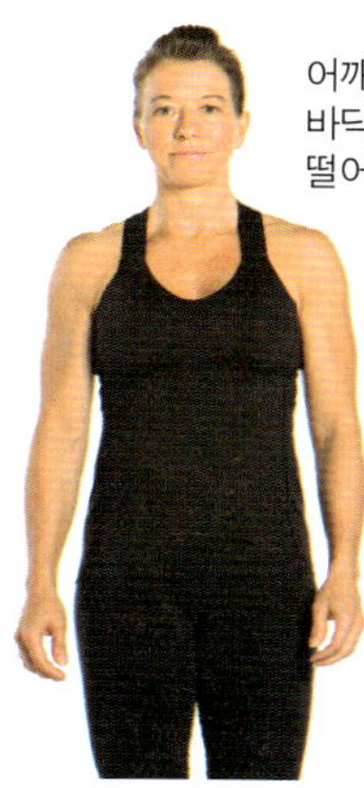

3 어깨를 크게 이완시켜 떨어뜨리면서 숨을 내쉰다. 어깨가 중력에 의해서 속도를 가지고 아래로 떨어지게 한다. 어깨를 무겁게 떨어뜨릴수록 상체가 강하게 이완된다. 5~10회 반복한다.

제 3 장

무릎 구부려 매트 운동
Kneeling Mat Exercises

무릎 구부린 운동은 다음 장에서 설명된 누워 매트 운동을 위한 준비를 계속하기 위한 좋은 방법의 하나이다. 무릎 구부린 운동은 보다 어려운 운동에 선행하여 신체를 풀고 준비할 수 있도록 해줄 뿐만 아니라. 신체에 기동성과 유연성을 부여해 준다. 이러한 운동은 그 자체로 또는 다른 운동을 위한 몸풀기 또는 전환운동이 될 수 있다. 무릎 구부린 매트 운동은 한 무릎과 한 팔로, 양 무릎으로, 또는 양손과 양 무릎 모두로 할 수 있다.

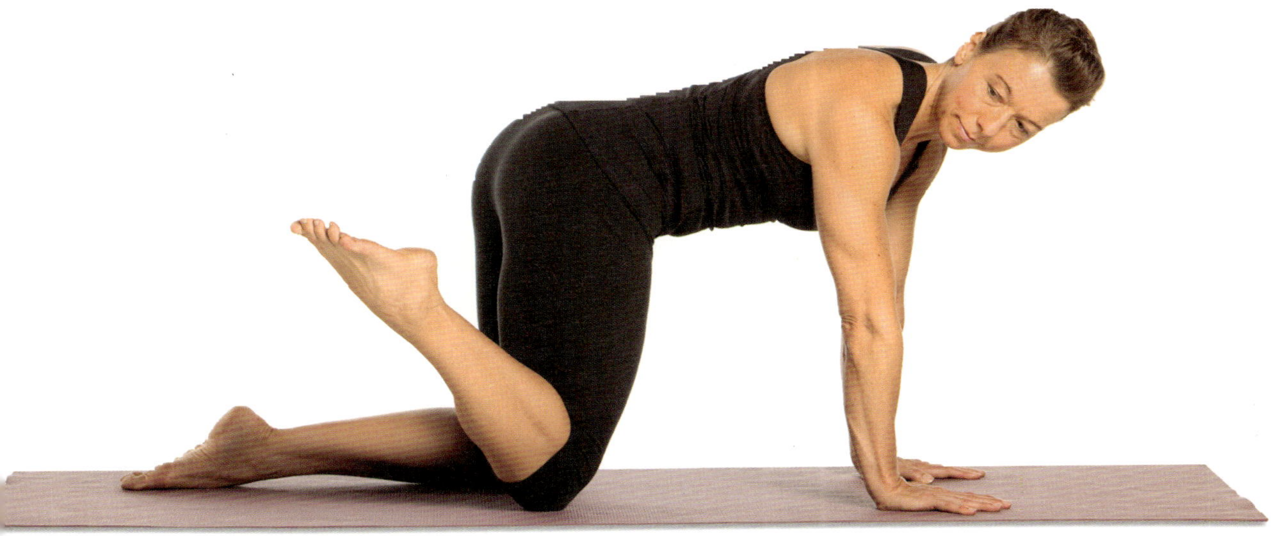

어린아이 자세
Child's Pose

수준

- 초급자

금기사항

- 무릎, 하등배, 또는 어깨 부상

초점

- 등배 및 어깨 근육

이점

- 목으로부터 꼬리뼈까지 등배 전체 스트레치
- 어깨의 동작 범위 및 거리 생성
- 상등배의 기동화
- 무릎 운동 또는 프랭크 (plank) 자세 후 손목을 휴식해준다.

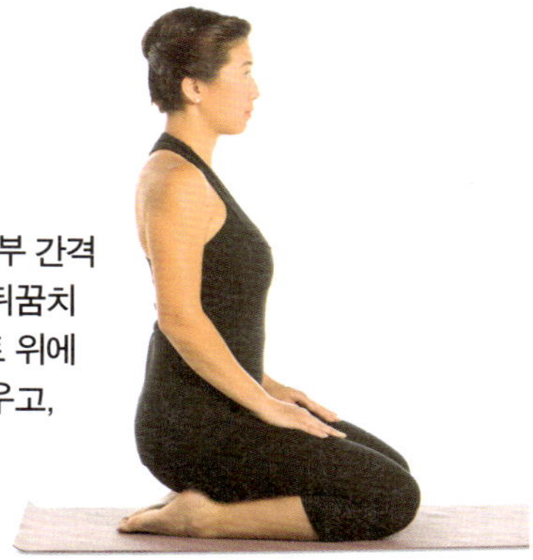

1 발끝을 모으고, 무릎은 무릎-둔부 간격 또는 약간 넓게 벌리고, 둔부를 발뒤꿈치 위에 올려놓고 앉는다. 발끝은 매트 위에 둔다. 어깨는 둔부 위에 바르게 세우고, 양손은 무릎 위에 올려놓는다.

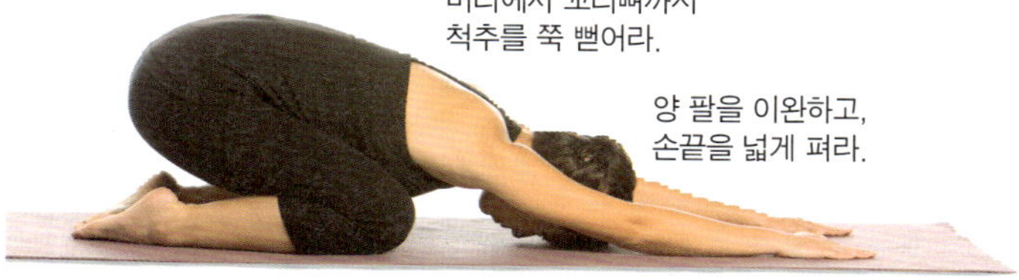
하척추를 지지하기 위해
복근을 끌어당겨 유지한다.
머리에서 꼬리뼈까지
척추를 쭉 뻗어라.
양 팔을 이완하고,
손끝을 넓게 펴라.

2 앞으로 기울여서 양손을 쭉 펴서 머리 위에 둔다. 이마는 무릎 앞의 매트에 가져가라. 이 자세를 4~6회 호흡간 유지한다.

가벼운 변형 1 (Gentle variation)

만약 발끝이 실질적으로 긴장된다면, 발끝을 아래로 내릴 수 있다.
만약 허벅지 꼭대기가 매우 긴장된다면, 무릎간의 간격을 벌린다.

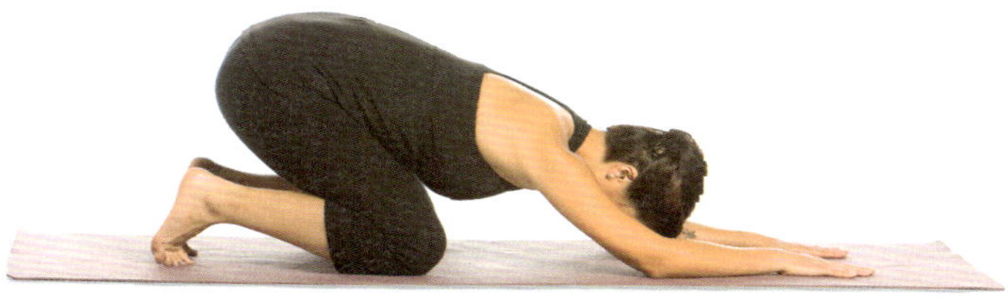

가벼운 변형 2 (Gentle variation)

만약 어깨가 긴장이 되고, 다른 부위에 부상이 있다면, 한손을 주먹을 쥐고 다른 손도 주먹을 쥐서 두손을 포개놓고 그 위에 이마가 닿도록 한다.

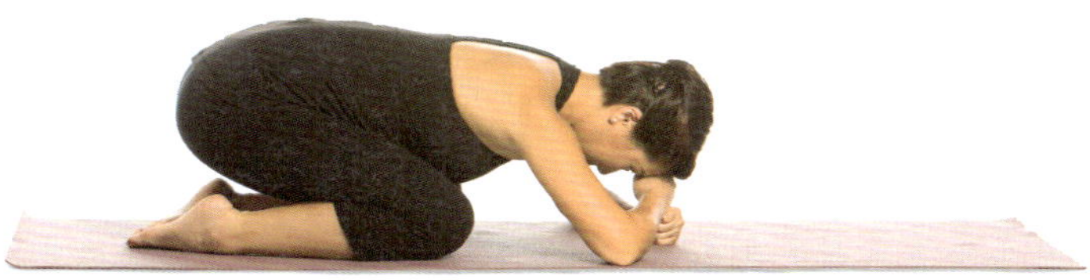

양팔 외전 회선 자세
Eternal Rotation With Arms

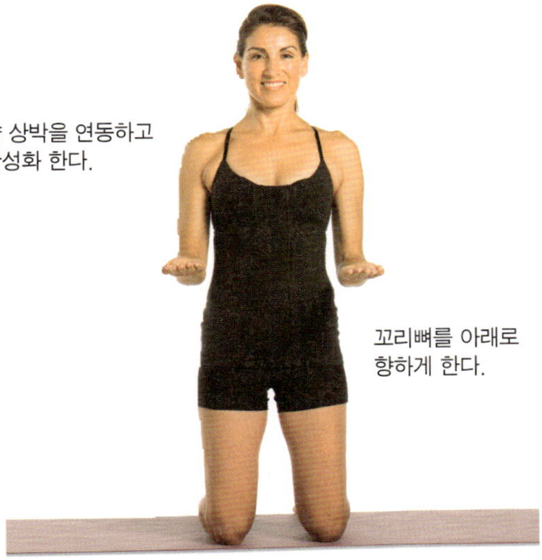

1 양팔을 굽히고, 손바닥을 위로 향하게 하며, 몸 앞으로 바닥과 평행하게 하여, 무릎을 구부린다. 만약 필요하다면, 무릎 아래에 타월을 추가적으로 깔아라. 양 무릎은 나란히(균형잡기가 더욱 어렵다), 또는 둔부 넓이만큼 약간 벌릴 수도 있다. 꼬리뼈는 좌골과 나란히 아래로 향하도록 한다. 숨을 들이쉬고 어깨는 눌러서 귀로부터 멀어지는 듯이 느끼며, 하등배를 보호하기 위해 복근은 척추 방향으로 안으로 들어오는 것을 느끼도록 한다.

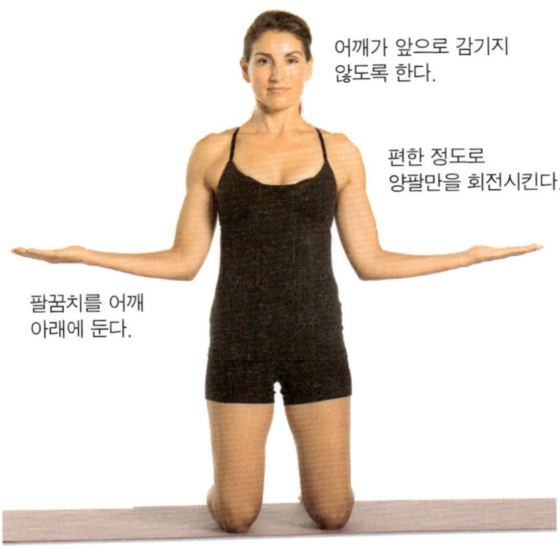

2 숨을 내쉬고 앞 팔을 양 옆구리로 회전시킨다.

3 숨을 들이쉬고 양팔을 출발점으로 원위치시킨다. 5~10회 반복한다.

수준
- 초급자

금기사항
- 하척추 또는 무릎의 부상

초점
- 양0-깨와 양팔 근육

이점
- 어깨뼈의 기동성 증진
- 상체의 활성화 및 안정화
- 핵심의 활성화 및 핵심의 인식 증진

배빗근 크런치 자세
Oblique Crunch

수준
- 초급자

금기사항
- 무릎, 하등배 부상

초점
- 몸통 및 척추 근육

이점
- 경사진 복근 강화
- 상등배 인식능력 생성
- 골반과 둔부 안정 증진

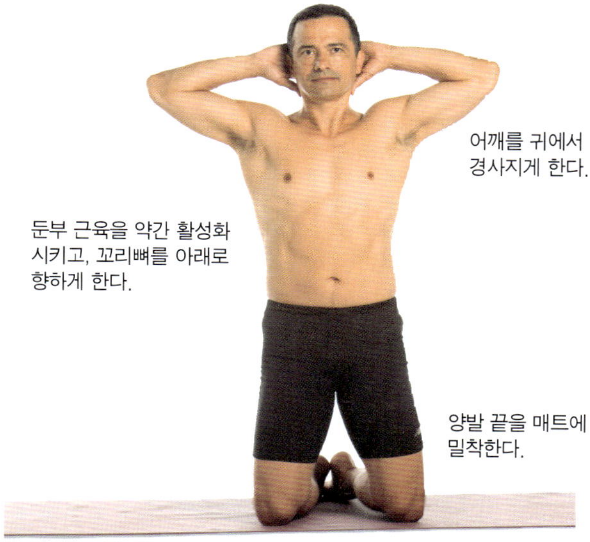
어깨를 귀에서
경사지게 한다.
둔부 근육을 약간 활성화
시키고, 꼬리뼈를 아래로
향하게 한다.
양발 끝을 매트에
밀착한다.

1 무릎을 둔부골에 나란히 하여 무릎을 구부린다. (필요시 추가적인 타월을 무릎 아래에 깐다) 숨을 들이쉬고 양팔을 머리 위로 올리고, 양손을 머리 뒤에 두고, 팔꿈치를 굽하며, 숨을 내쉰다. 상체동작과 복근 연동을 위한 준비가 되었을 때 다시 숨을 들이쉰다.

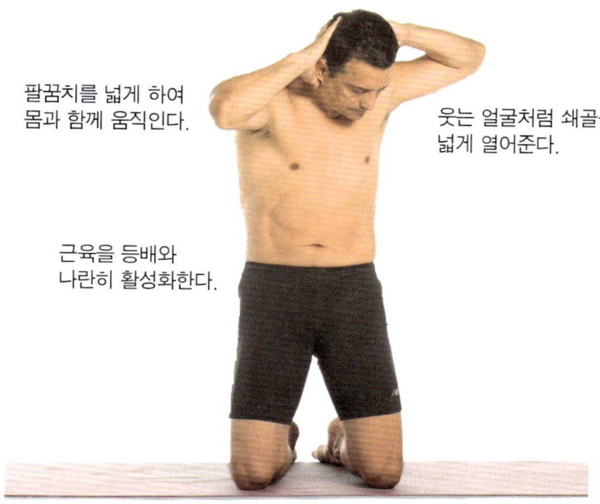
팔꿈치를 넓게 하여
몸과 함께 움직인다.
웃는 얼굴처럼 쇄골을
넓게 열어준다.
근육을 등배와
나란히 활성화한다.

2 숨을 내쉬고 우측 흉곽을 좌측 둔부골 쪽으로 움직인다. 등배의 양 옆구리를 따라 근육을 활성화 시킨다. 높은 무릎 꿇기 자세로 되돌아가기 위해 양손은 여전히 머리 뒤에 두면서, 숨을 들이쉰다.

3 숨을 내쉬고 좌 흉곽을 우측 둔부골 쪽으로 회전시켜 준다. 시작 위치로 되돌아갈 때 숨을 들이쉰다. 균형을 잡기 어려우면, 발끝을 아래로 내리고 양발로 매트를 누르고, 양쪽으로 각각 6~10회 반복한다.

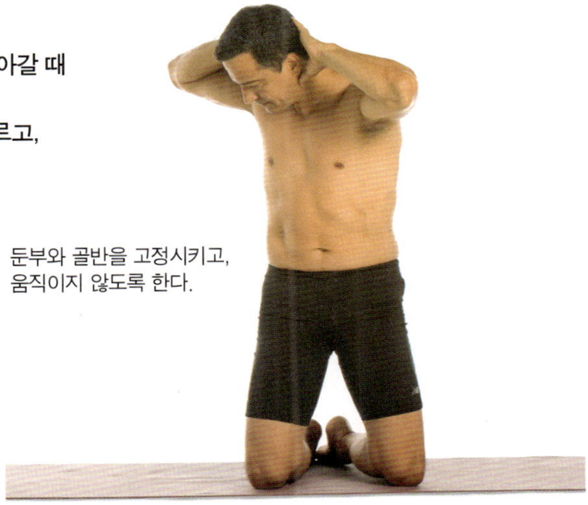

고양이-소 자세
Cat-Cow

수준

- 초급자

금기사항

- 하등배, 무릎, 손목 부상

초점

- 척추 및 등배 근육

이점

- 척추 유연성 증진
- 하부, 중부, 상부 등배 스트레치
- 신체의 앞 옆구리 열기

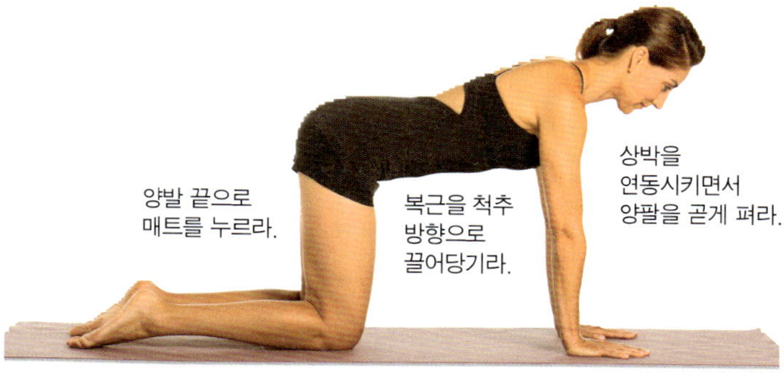
양발 끝으로
매트를 누르라.
복근을 척추
방향으로
끌어당기라.
상박을
연동시키면서
양팔을 곧게 펴라.

1 무릎을 둔부골 바로 아래에 두고, 손목을 어깨 바로 아래에 두어서 팔 · 다리를 이용해 무릎을 구부린다. 숨을 들이쉬고, 체중을 팔 · 다리에 골고루 분배하며, 손가락은 넓게 펴서 아래를 누르면서, 머리끝에서 꼬리뼈까지 몸을 쭉 뻗는다.

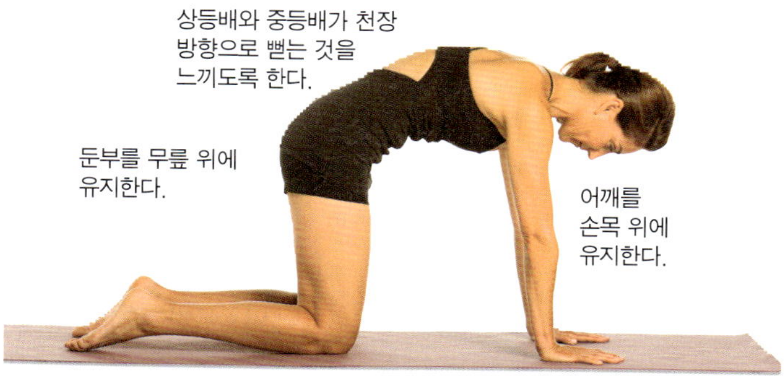
상등배와 중등배가 천장
방향으로 뻗는 것을
느끼도록 한다.
둔부를 무릎 위에
유지한다.
어깨를
손목 위에
유지한다.

2 숨을 내쉬고 양손으로 누르면서, 안으로 집어넣듯이 깊게 복근을 당기면서, 척추를 감아라. 골반을 내리고, 골반저가 연동하며, 복부와 횡격막 방향으로 엘리베이터처럼 들어 올리라. 이것이 고양이 자세이다.

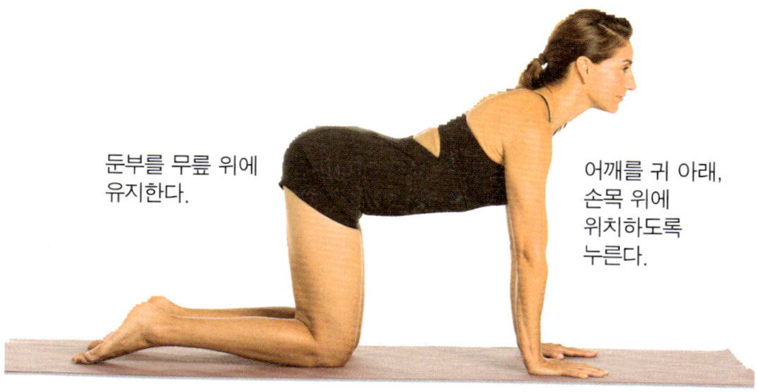
둔부를 무릎 위에
유지한다.
어깨를 귀 아래,
손목 위에
위치하도록
누른다.

3 숨을 들이쉬고 흉곽과 가슴을 바닥으로 내리면서, 꼬리뼈를 천장 방향으로 기울인다. 천장 방향으로 머리, 흉골, 그리고 눈을 들어올리고, 3~10회 호흡간 2~3보를 반복한다. 어린이 자세로(26쪽 참조) 뒤로 밀며, 호흡간 손목과 등배를 쉬게 한다.

꼬리 흔들기 자세
Tail Wag

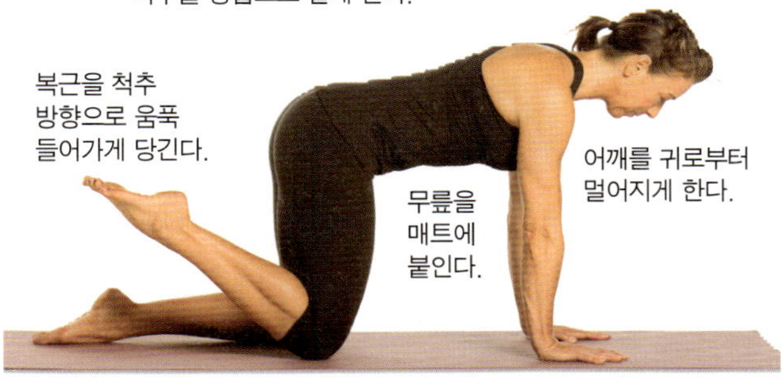
척추를 중립으로 길게 편다.
복근을 척추
방향으로 움푹
들어가게 당긴다.
무릎을
매트에
붙인다.
어깨를 귀로부터
멀어지게 한다.

1 팔 · 다리를 바닥에 닿은 자세로부터 양 무릎을 매트에 대고, 숨을 들이쉴 때, 발끝을 몸통 바깥으로 향하게 하여 우측 정강이를 들어 올린다.

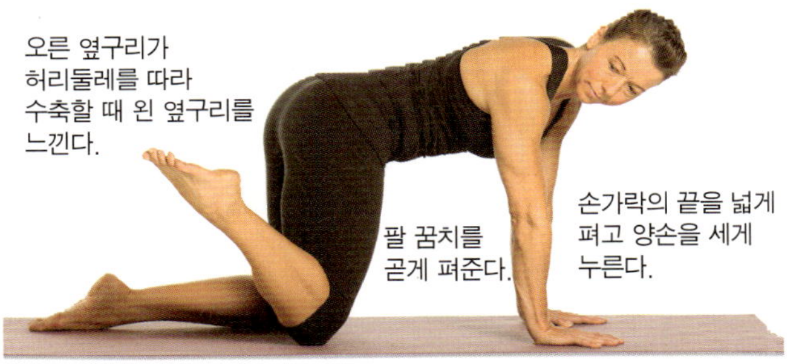
오른 옆구리가
허리둘레를 따라
수축할 때 왼 옆구리를
느낀다.
팔 꿈치를
곧게 펴준다.
손가락의 끝을 넓게
펴고 양손을 세게
누른다.

2 숨을 내쉬고, 몸통을 오른쪽으로 돌리고 오른발을 보면서, 오른발을 오른쪽으로 돌린다. 아래 다리를 움직일 때 오른 무릎을 매트에 유지한다.

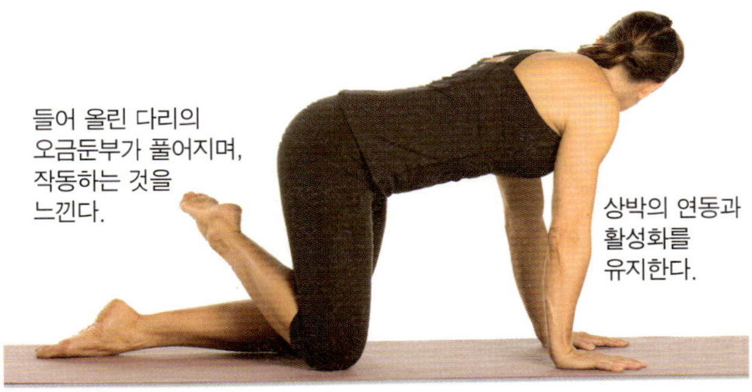
들어 올린 다리의
오금둔부가 풀어지며,
작동하는 것을
느낀다.
상박의 연동과
활성화를
유지한다.

3 숨을 들이쉬고 몸통을 왼쪽으로 틀어 오른발을 보면서 오른발을 왼쪽으로 휘둘러 좌에서 우로 이동하면서, 이 방식을 5~7회 호흡간 반복한다.

수준
- ▶ 초급자

금기사항
- ▶ 척추, 무릎 또는 손목 부상

초점
- ▶ 몸통 및 다리 근육

이점
- ▶ 척추 측방 기동성 증진
- ▶ 오금과 몸통 옆구리 풀기
- ▶ 핵심의 활성화

복장뼈(흉골) 떨어뜨리기 자세
Sternum Drop

수준

- 초급자

금기사항

- 척추, 무릎, 손목 또는 어깨 부상

초점

- 어깨 및 상 등배 근육

이점

- 자세 향상
- 어깨 띠 풀기 및 활성화
- 흉곽에 연하여 어깨뼈 가동화

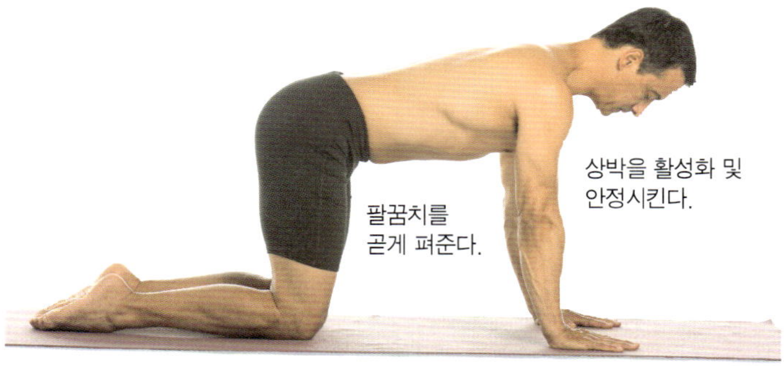

1 무릎을 둔부 아래에 두고, 손목을 어깨 아래에 두어서 무릎을 구부린다. 길고 중립적인 몸통자세를 형성한다.

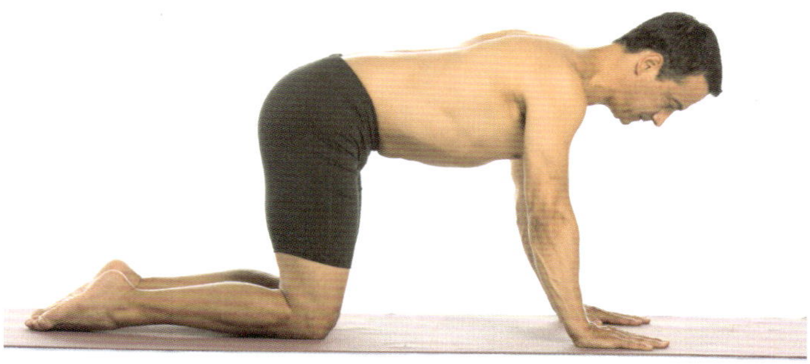

2 숨을 들이쉬고 흉골과 가슴을 바닥 방향으로 낮추도록 한다. 어깨뼈는 상등배를 가로질러 서로 향하도록 한다.

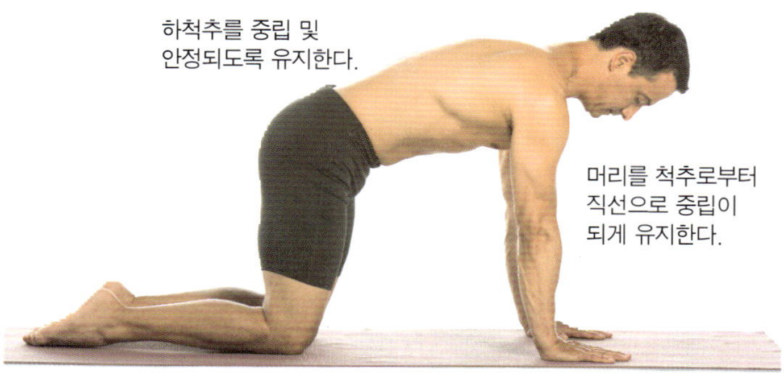

3 숨을 내쉬고 손바닥을 누르면서 양 어깨 사이에서 천장방향으로 중부 등배를 들어 올려라. 양 어깨뼈(견갑골, scapula) 사이에 서류가방을 가지고 있으며, 누군가가 서류가방을 집어 올리는 것을 상상한다. 어깨뼈가 상부 등배를 가로질러서 넓게 벌려진다. 6~10회 반복한다.

가벼운 변형 (Gentle variation)

만약 손목부상으로 이 운동의 실행이 곤란하다면, 유사한 느낌을 갖고, 어깨 관절을 풀기 위해 기립 어깨 준비 운동(13쪽 참조)을 할 수 있다.

무릎 구부려 옆차기 자세
Kneeling Side Kick

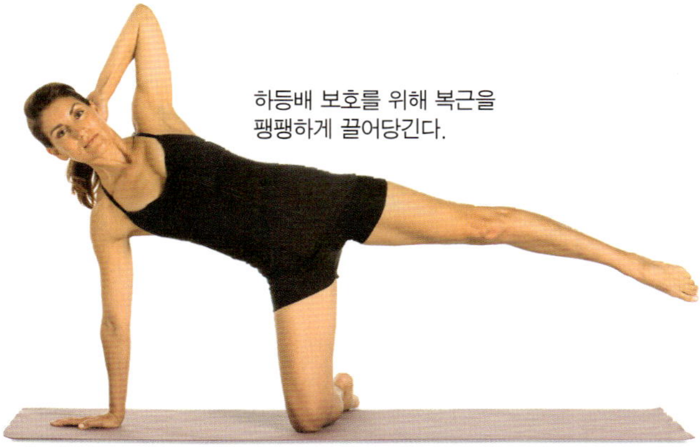
하등배 보호를 위해 복근을
팽팽하게 끌어당긴다.
상박을 연동하면서 오른팔을
쭉 뻗는다.

1 오른 무릎을 구부려 매트에 대고, 왼다리를 둔부로부터 밖으로 뻗는다. 왼발을 왼쪽 둔부방향으로 향하게 매트 위에 놓고, 오른손은 오른 무릎과 일직선이 되게 오른 어깨 아래의 매트에 둔다. 왼팔을 굽혀서 왼손을 머리 뒤에 두고, 복근을 준비하기 위해 숨을 들이쉰다. 하등배를 보호하기 위해 그들이 수축하는 것을 느낀다. 왼 다리를 둔부 높이로 옆구리 방향으로 들어 올려준다.

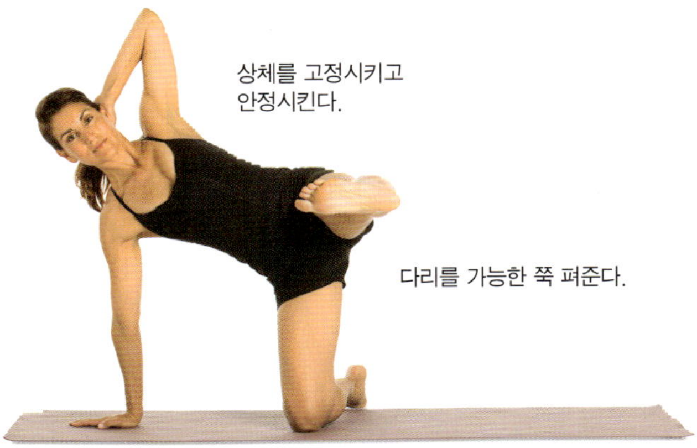
상체를 고정시키고
안정시킨다.
다리를 가능한 쭉 펴준다.

2 오금에 스트레치를 느낄 때까지 왼발을 앞으로 가져가며, 숨을 두 번 들이쉰다. 왼다리를 쭉 펴고 발을 구부려준다.

수준
- 초급자

금기사항
- 무릎, 손목, 척추 부상

초점
- 다리 및 둔부 근육

이점
- 오금과 둔부 신근 스트레치
- 외부 허벅지 강화 및 견갑대 (sculpts)

(계속)

무릎 구부려 옆차기 자세 *(계속)*

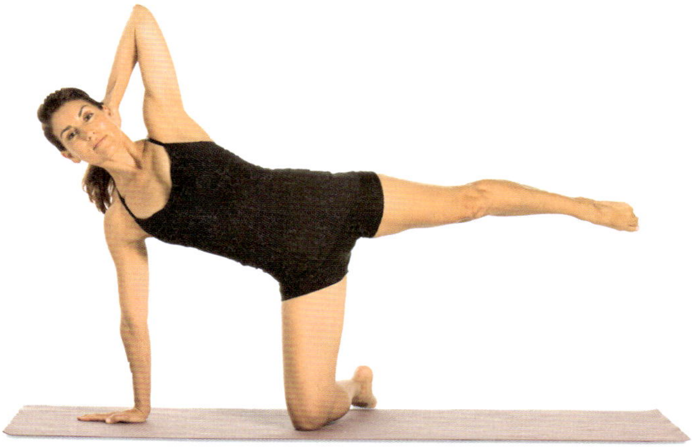

3 숨을 내쉬고, 둔부 신근에서 스트레치를 느낄 때까지 왼 다리를 발끝을 편 상태로 둔부 높이에서 뒤로 휘둘러준다. 만약 몸의 유연성에 제한이 있다면, 동작의 범위를 줄여준다. 왼쪽 다리로 10회 반복을 하고, 다리를 교체하여 오른 다리로 10회 반복한다.

가벼운 변형 (Gentle variation)

만약 필요하다면, 무릎을 약간 굽혀서 할 수 있다.

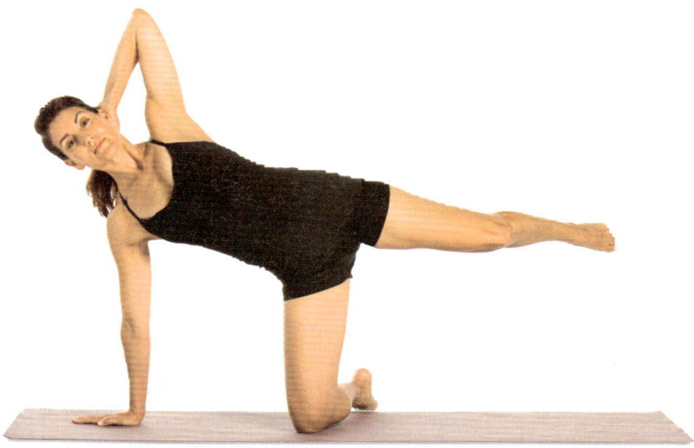

제 4 장

측면 누워 매트 운동
Side-Lying Mat Exercises

필라테스에 있어서 매트에 누워서하는 운동에는 3가지 자세가 있다. 측면 누워 운동은 이번 장에서 설명하며, 엎드려(복부를 바닥에 닿는 자세)운동은 제5장에서, 누운 자세(등을 바닥에 닿는 자세)는 제6장에서 설명한다. 측면 누워 운동은 어깨와 옆구리를 위해 훌륭한 스트레치와 함께 시작하며, 다리를 보기 좋게 만드는 매우 공통적인 측면 누워 운동들로 계속된다. 이 운동들은 한 쪽을 완전히 할 수 있으며, 다음에 다른 쪽에 반복할 수 있거나, 또는 각 운동마다 한쪽에서 다른 쪽으로 교대할 수 있다. 심지어 각 운동에서 숙달된 기술을 익힌 후에도, 운동감각과 그 이점을 계속 느끼기 위해 최초의 운동처럼 정확하게 정형화 할 수 있도록 보장해야 한다.

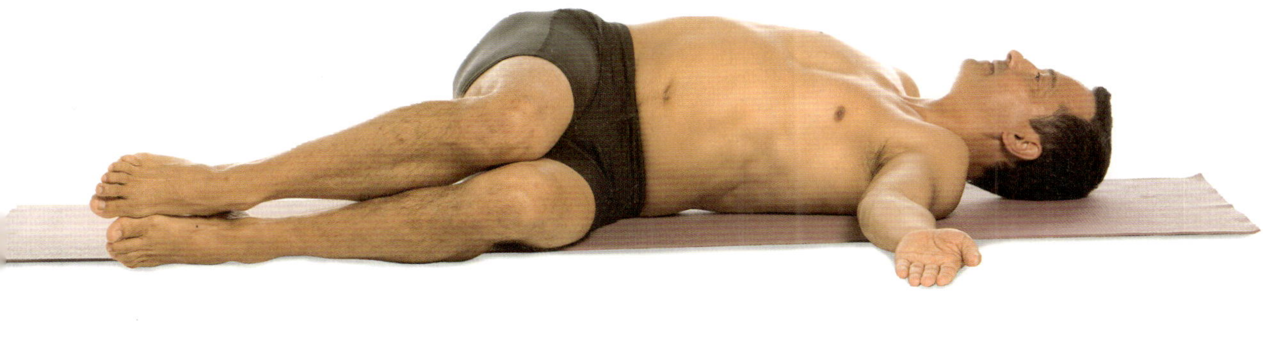

측면 누워 운동을 위해, 당신은 표준자세(그림 4.1) 또는 보다 쉬운 수정된 자세들 중의 하나를 선택할 수 있다(그림 4.2, 4.3). 측면 누워 운동을 위해 사용할 자세들 중에서 어떤 자세를 선택할 때, 편안함이 최초의 결정 요소가 될 것이다. 둔부의 측면과 얼마간 큰돌기(대전자, greater trochanter)에 많은 압박이 있을 수 있으며, 이 압박을 해소하는 것이 긴장과 불편함이 없이 이 운동을 완료하기 위해서 중요하다. 몸 아래에 또 다른 매트를 추가하는 것은 선택사항이지만, 추가적인 타월이 항상 도움이 되는 것은 아니다. 큰돌기의 휴식을 위해 구멍이 있는 민감한 부분의 주변에 타월을 추가하는 것은 어느 정도는 도움이 되겠지만 어려움과 불편을 줄 수도 있다. 그림 4.3에 보이는 부드럽게 수정된 자세를 사용하는 것이 더 쉽고 보다 많은 도구를 구입하지 않아도 되게 할 것이다. 목 부분의 편안함도 유념하는 것이 중요하다. 당신 어깨 넓이의 크기에 따라서는, 머리를 목과 어깨에 일직선이 되도록 하기 위해서, 그림 4.2에 보이는 보조기구가 필요할 수도 있다.

당신이 측면 누워 자세로 있을 때, 핵심 근육 조직을 연동시키는 것과 척추의 양측 모두의 근육 연동의 균형을 찾는 것을 유념한다. 당신은 마치 당신의 몸통이 두 개의 벽 또는 판유리 사이에 끼어서 지탱되고 있는 듯한 느낌을 받을 것이다. 핵심과 몸통 근육의 이러한 연동은 옆구리의 균형을 잡고 상체를 긴장 없이 정확한 자세를 유지하게 하는데 도움이 될 것이다. 또한, 바닥에 있는 다리의 근육 연동을 유지하는 것이 균형을 돕고 몸통과 몸의 중립적인 정렬을 유지하는데 중요하다. 이것은 이러한 운동에 대해 당신이 완전한 정신적 육체적 접근을 하는데 도움을 주고, 당신이 약간 더 열심히 실습을 하게 해준다.

표준 측면 누워 자세를 위해서는 옆으로 누워서(그림 4.1), 마치 당신이 서 있는 것처럼, 양다리를 둔부 아래로 내려라. 당신의 양발, 발목, 무릎, 그리고 둔부를 붙이고, 마치 당신이 서 있는 것처럼 양발을 구부리라. 이제 둔부와 약간 각이 지도록 당신의 발을 몸 앞으로 조금 당겨라. 머리 위 귀밑으로 팔을 쭉 뻗어서 바닥에 밀착시킨다. 손바닥은 위로 또는 아래로 어느 것도 무방하며, 편리한대로 한다.

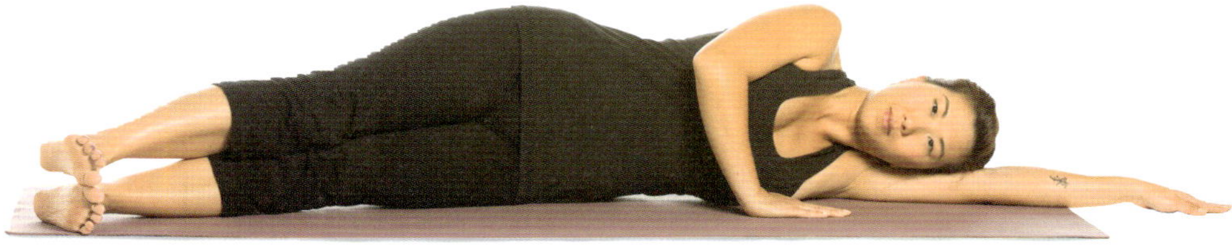

그림 4.1 표준 측면 누워 자세.

만약 목이 긴장되거나 뻣뻣하다면, 베개나 블럭 위에 머리를 지탱한다(그림 4.2). 작은 베개 또는 블럭을 사용하는데 큰 것은 목과 머리의 선을 비틀 수 있기 때문이다. 이 수정된 자세는 팔이 어깨 앞에 있을 때, 또는 머리 위의 매트에 팔을 두고 누워 있을 때 사용할 수 있다.

만약 측면 누운 자세에서 양다리를 길게 펴주는 것이 어렵다면, 수준을 낮추기 위해 다리 밑의 무릎과 둔부를 구부려 운동해 주는 방법이 있다(그림 4.3).

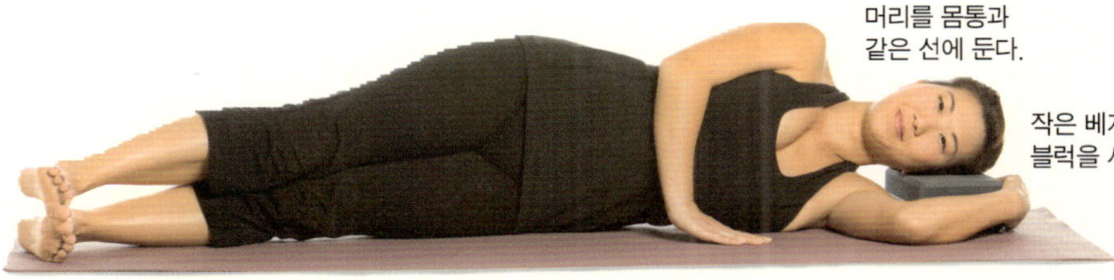

그림 4.2 측면 누워 자세의 가벼운 수정 자세: 머리를 베개 또는 블럭 위에 둔다.

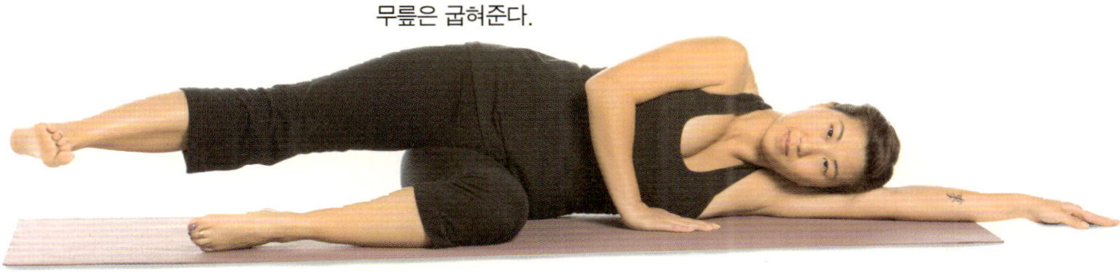

그림 4.3 측면 누워 자세의 가벼운 수정 자세: 바닥 무릎을 굽힌다.

팔랑개비 자세
Pinwheel

수준
- 초급자

금기사항
- 어깨 또는 목 부상

초점
- 어깨 및 상 등배, 그리고 가슴 근육

이점
- 어깨뼈의 기동성 향상
- 상체를 고정시키고 어깨 및 어깨뼈의 동작을 조절하는데 도움이 된다.
- 가슴과 어깨를 스트레치한다.

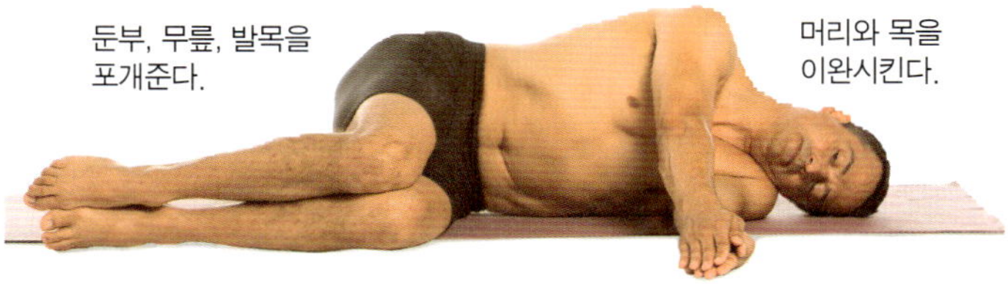

1 둔부 앞으로 양 무릎을 굽히고 옆으로 눕는다. 매트의 뒷면 가장자리에 나란하게 등을 펴서 정렬한다. 가슴 앞으로 양손을 포개어서 양팔을 앞으로 뻗어라. 머리는 매트에 밀착한다.

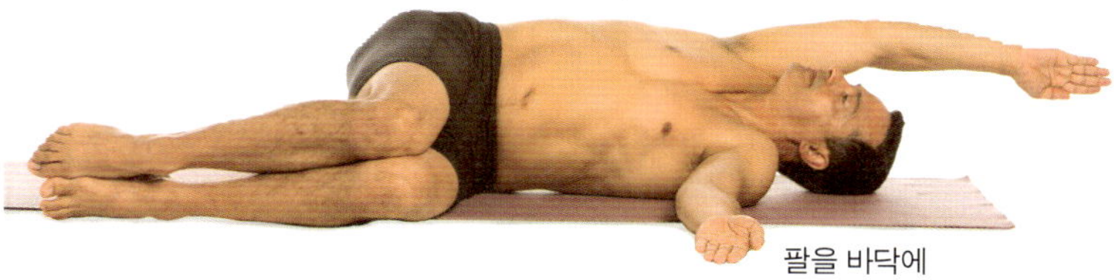

2 숨을 들이쉬고 손가락 끝을 매트에 닿게 하고, 머리 위로 반원을 그리면서, 매트에 나란하게 손끝을 움직인다. 만약 양어깨가 긴장되면, 필요한 곳의 팔을 매트에서 떨어지게 들어 올린다.

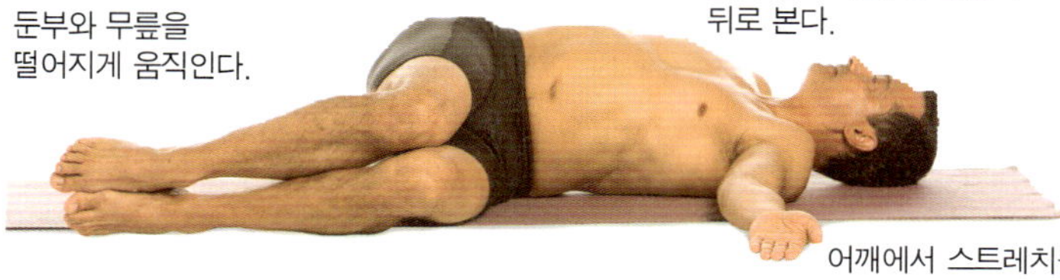

3 머리 위로 반원을 그리면서, 유연성이 허락하는 범위 내에서 등배와 어깨 뒤로 가까이 손가락 끝을 가져가면서, 날숨과 함께 하는 동작 방식을 계속한다. 팔을 쭉 펴고, 만약 필요하다면, 손가락 끝을 들어올려서 매트로부터 떨어지게 한다. 상체부분을 따라서 상박 아래의 스트레치를 위해 천천히 그리고 절도 있게 움직인다.

4 팔과 손가락 끝으로 머리위로 원을 그리면서 들숨을 다시 시작한다. 날숨을 쉬면서, 머리위로 반원을 그리면서, 위의 손을 아래손 위에 다시 포개도록 한다. 5~8회 이 동작을 반복하고, 반대편 옆구리로 자세를 교대하여 반복해준다.

다리 들기 자세
Leg Lift

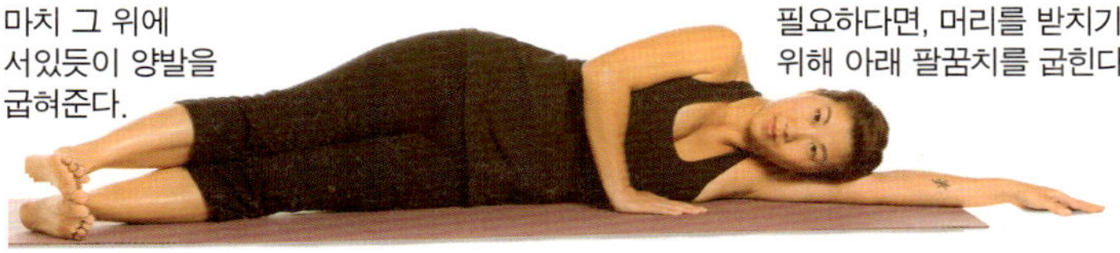
바닥으로부터 허리를 끌어당기고,
갈비뼈로부터 길게 떨어지는 것을 느낀다.
마치 그 위에
서있듯이 양발을
굽혀준다.
필요하다면, 머리를 받치기
위해 아래 팔꿈치를 굽힌다.

1 매트의 후면 가장자리를 따라 일직선이 되도록 몸통을 쭉 펴서 옆으로 눕는다. 양다리가 몸통 앞으로 약간 나오도록 둔부를 굽힌다. 발끝을 앞으로 굽히고, 양다리를 길게 쭉 펴서 포갠다. 손바닥을 위 또는 아래로 향하게 하여, 아래 팔 위로 머리를 눕힌다. 위 팔꿈치를 굽히고, 지지를 위해 손을 가슴 앞에 둔다.

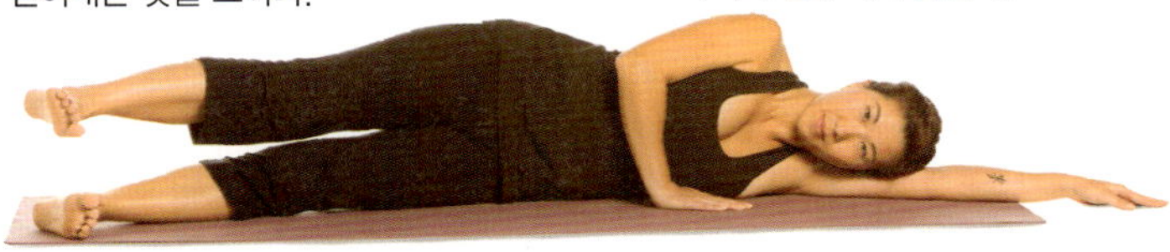
윗다리를 아래 다리로부터 떼어 둔부로부터
뻗어내는 것을 느끼라.
다리를 들어 올릴 때 허리에서가
아니라 둔부에서 굽힌다.
신체의 균형을 돕기 위해
아래 다리도 수축되도록 한다.

2 숨을 들이쉬고, 윗다리를 둔부높이 또는 그냥 약간 위로 들어 올려준다.

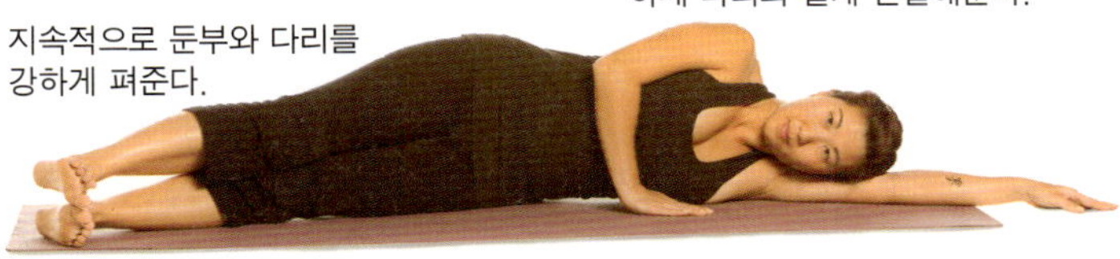
지속적으로 등을 길게 펴서
하체 다리와 길게 연결해준다.
지속적으로 둔부와 다리를
강하게 펴준다.

3 숨을 내쉬고, 아래다리 위로 다리를 원위치시킨다. 8~10회 반복한다. 당신은 이 측면 또는 반대측면으로 교대하여 다음 단계의 측면 누워 운동으로 진행할 수 있으며, 다른 측면의 다리 위로 다리 들기를 반복한다.

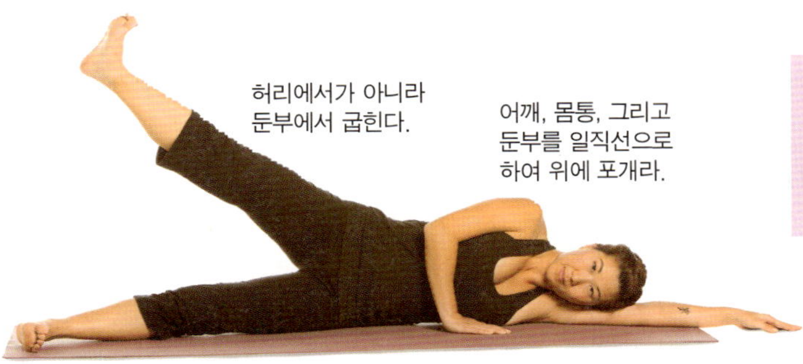
허리에서가 아니라
둔부에서 굽힌다.
어깨, 몸통, 그리고
둔부를 일직선으로
하여 위에 포개라.

수준
- 초급자

금기사항
- 외둔부 부분 민감성 [큰돌기(대전자, greater trochanter)]
- 둔부, 목, 어깨, 팔꿈치, 또는 손목의 부상

초점
- 내외부 허벅지 회선근

이점
- 둔부, 좌골, 그리고 몸통의 안정성 향상
- 둔부(hip), 엉덩이(butt) 그리고 측방 허벅지 근육의 강화

고난이도 (Challenge)

허리를 짧게 하지 않으면서, 다리를 가능한 만큼 들어올릴 수 있도록 윗다리를 둔부에서 틀어준다.

측면 누워 다리 돌리기 자세
Side-Lying Leg Circle

수준

- 초급자

금기사항

- 외둔부 부분 민감성 [큰돌기(대전자, greater trochanter)]
- 둔부, 목, 어깨, 팔꿈치, 또는 손목 부상

초점

- 내 · 외부 허벅지, 외부 회전근

이점

- 둔부, 골반 및 몸통의 통제와 안정성 향상
- 둔부, 엉덩이, 그리고 측방 허벅지 근육의 강화

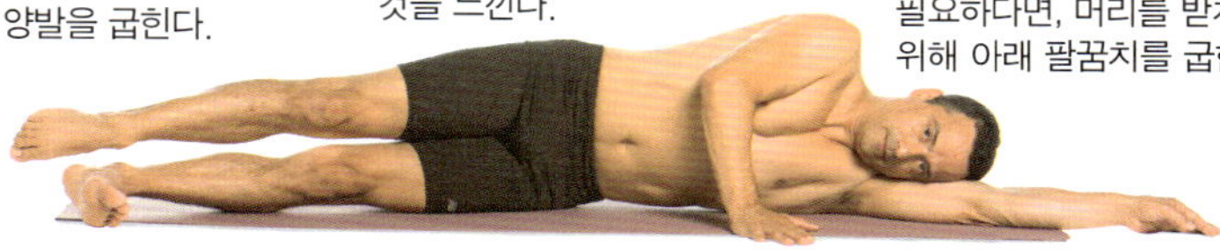

1 몸통을 매트 뒤 가장자리에 나란하게 일직선으로 펴서 옆으로 눕는다. 둔부를 굽혀서 양다리가 몸 보다 약간 앞으로 나오도록 한다. 한쪽 다리가 다른 쪽 다리 위로 가도록 하여 다리를 포개고, 위의 발끝을 펴고, 아래 발끝을 앞으로 굽힌다. 머리는 아래 팔위에 두고 손바닥은 위로 또는 아래로 향하게 한다. 위 팔꿈치는 굽히고, 지지를 위해 손은 몸통의 앞에 둔다.

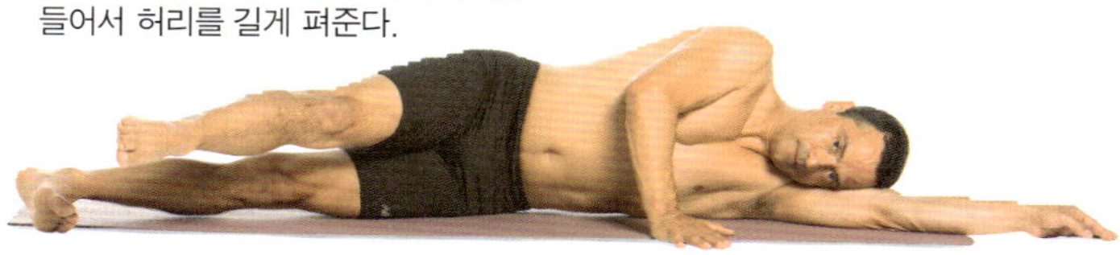

2 숨을 들이쉬고 다리를 앞과 위로 돌린다. 원은 식탁의 접시 크기 정도로 작게 유지하고, 몸통 내에서 안정을 유지한다.

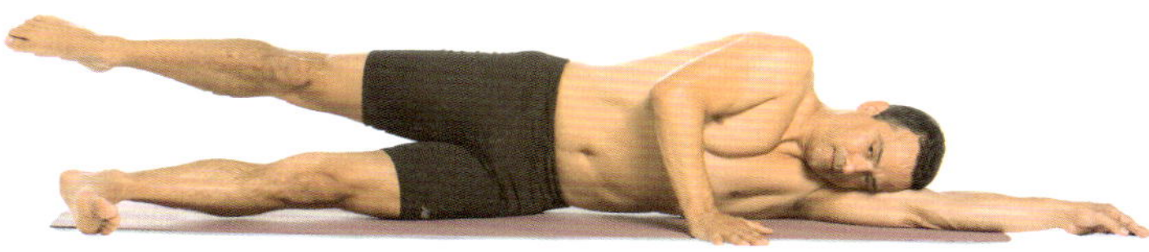

3 숨을 내쉬고 윗다리를 뒤와 아래로 아랫다리 위까지 내리며, 계속하여 원을 그린다. 이처럼 앞 방향에서 8~10회 원을 그리고, 8~10회 뒤로 반복한다. 이 옆구리 자세에서 다음 측면 누워 운동으로 넘어가거나, 또는 옆구리를 바꾸어서, 각 방향으로 다리 돌리기 운동을 반복할 수도 있다.

앞차기 자세
Front Kick

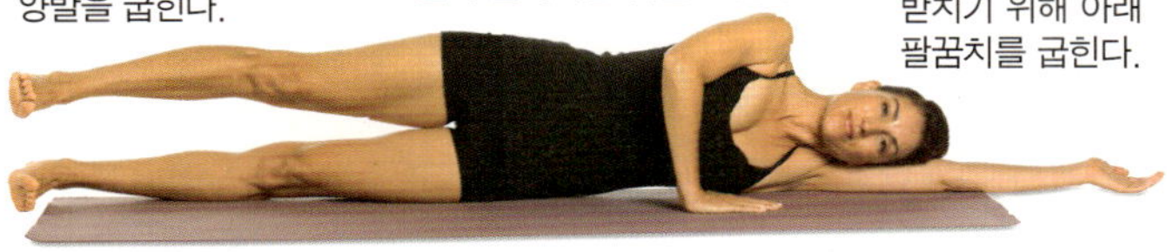
마치 그 위에 서있듯이
양발을 굽힌다.
바닥으로부터 허리를
끌어당기고, 갈비뼈로부터
길게 떨어지는 것을 느낀다.
필요하다면, 머리를
받치기 위해 아래
팔꿈치를 굽힌다.

1 매트의 후면 가장자리를 따라 일직선이 되도록 몸통을 쭉 펴서 옆으로 눕는다. 양다리가 몸통 앞으로 약간 나오도록 둔부를 굽혀준다. 발끝을 앞으로 굽히고, 양다리를 길게 쭉 펴서 포개준다. 손바닥을 위 또는 아래로 향하게 하여, 아래 팔 위로 머리를 눕힌다. 위 팔꿈치를 굽히고, 지지를 위해 손을 가슴 앞에 둔다.

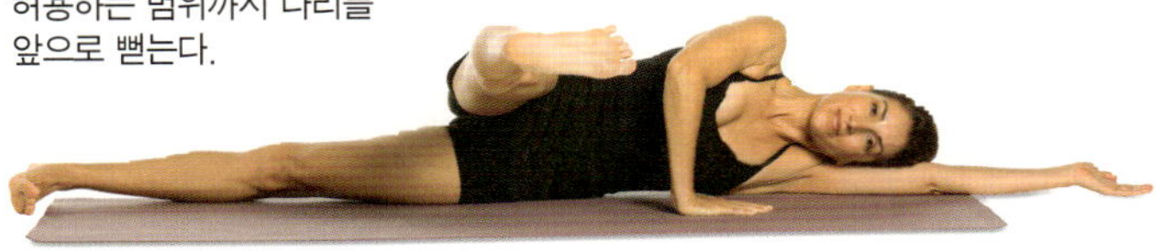
몸통을 굽히지 않고 오금이
허용하는 범위까지 다리를
앞으로 뻗는다.
위의 다리를 둔부높이에서
유지한다.

2 코로 숨을 쉬면서, 위에 있는 발로 2회 앞차기를 하는 동안 2회 숨을 들이쉰다. 윗 발은 스트레치의 강도를 높이기 위해 발을 굽힌 상태에서 유지한다.

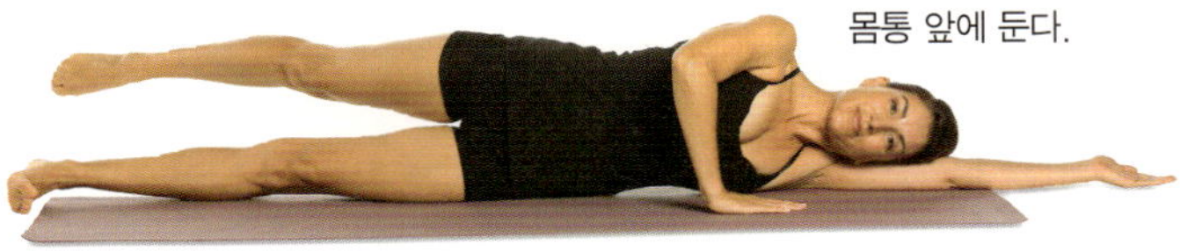
상체를 쭉 펴서 고정시킨다.
윗 손은 지지를 위해
몸통 앞에 둔다.
몸통을 고정시키기 위해
복근을 이용한다.

3 숨을 내쉬고, 발끝을 펴서, 몸통의 자세를 감거나 변화시키지 않으면서 둔부 굴근이 허용하는 범위까지, 둔부 뒤로 위의 다리를 원위치시킨다. 발차기를 8~10회 반복한다. 당신은 이 측면 또는 반대측면으로 교대하여 다음 단계의 측면 누워 운동으로 진행할 수 있으며, 다른 측면의 앞차기를 반복할 수 있다.

수준
- 중급자

금기사항
- 외둔부 부분 민감성 [큰돌기(대전자, greater trochanter)]
- 둔부, 목, 어깨, 팔꿈치, 또는 손목의 부상

초점
- 내 · 외부 허벅지 외부 회선근, 오금, 둔부 신근

이점
- 둔부, 좌골, 그리고 몸통의 통제 및 안정성 향상
- 둔부(hip), 엉덩이(butt) 그리고 측방 허벅지 근육의 강화
- 오금과 둔부 신근의 스트레치

다리 두드리기 자세
Leg Tap

수준

- 중급자

금기사항

- 외둔부 부분 민감성 [큰돌기(대전자, greater trochanter)]
- 둔부, 목, 어깨, 팔꿈치, 또는 손목 부상

초점

- 내·외부 허벅지, 외부 회선근, 오금, 둔부 굴근, 그리고 엉덩이

이점

- 둔부, 골반 및 몸통의 통제와 안정 향상
- 둔부, 엉덩이, 그리고 측방 허벅지 근육의 강화

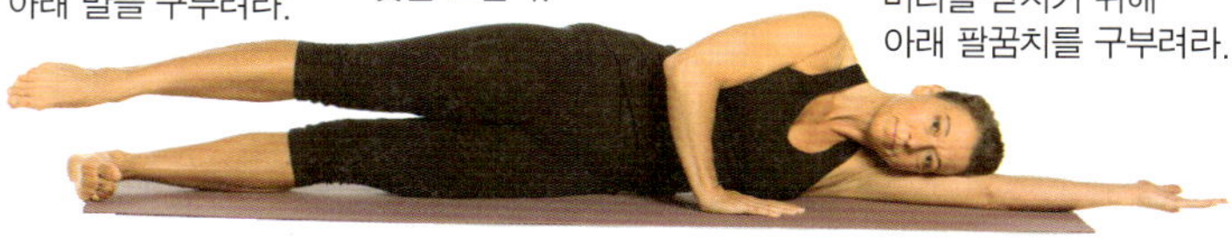

1 몸통을 매트 뒤 가장자리에 나란하게 일직선으로 펴서 옆으로 누워라. 둔부를 굽혀서 양다리가 몸 보다 약간 앞으로 나오도록 한다. 한쪽 다리가 다른 쪽 다리 위로 가도록하여 다리를 포개고, 위의 발끝을 펴고, 아래 발끝을 앞으로 구부려라. 머리는 아래팔 위에 두고 손바닥은 위로 또는 아래로 향하게 한다. 위 팔꿈치는 구부리고, 지지를 위해 손은 몸통의 앞에 두라.

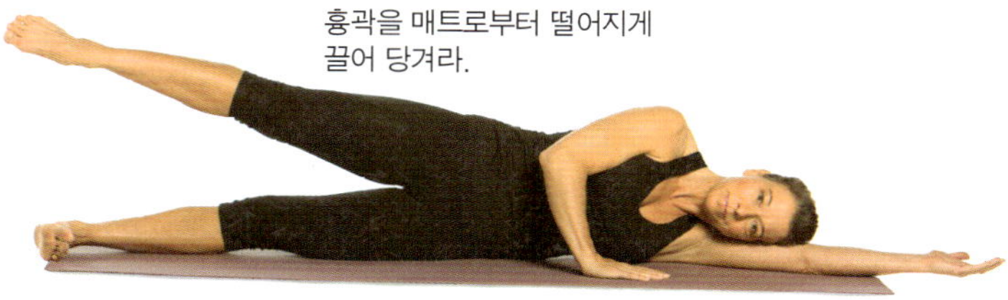

2 숨을 들이쉬고 다리를 둔부 위로 들어 올려라. 흉곽을 매트 방향으로 무너지지 않게 하면서 될 수 있는 한 높이 들어 올려라.

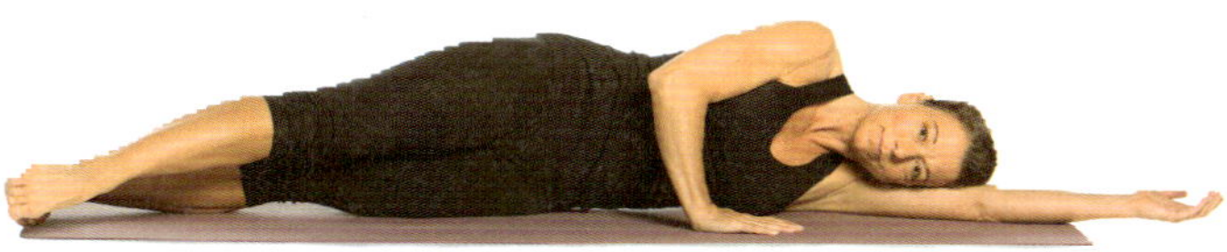

3 발을 몇 인치 또는 센티미터 정도 아래 발 앞으로 내려라. 내측 허벅지에 초점을 두고 강력한 이중 날숨을 쉬고 이중으로 두드려라.

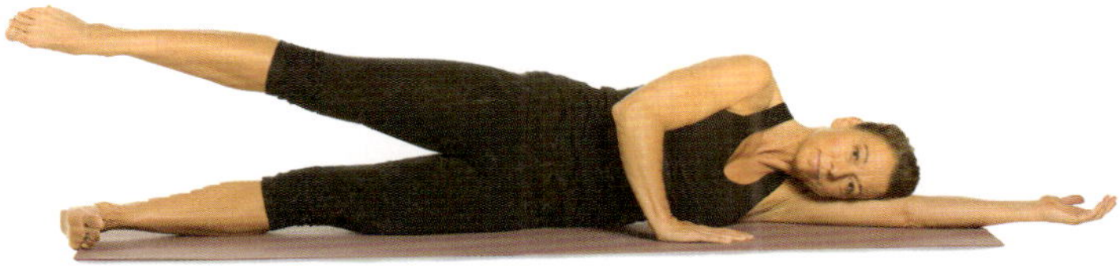

4 숨을 들이쉬고 윗다리를 둔부 위로 들어 올려라. 흉곽을 매트 방향으로 무너지지 않게 하면서, 다리를 될 수 있는 한 높이 들어 올려라.

상체를 고정시키고, 호흡을 강하게 그리고 초점을 둔다.

위의 발을 내릴 때, 내측 허벅지에 초점을 둔다.

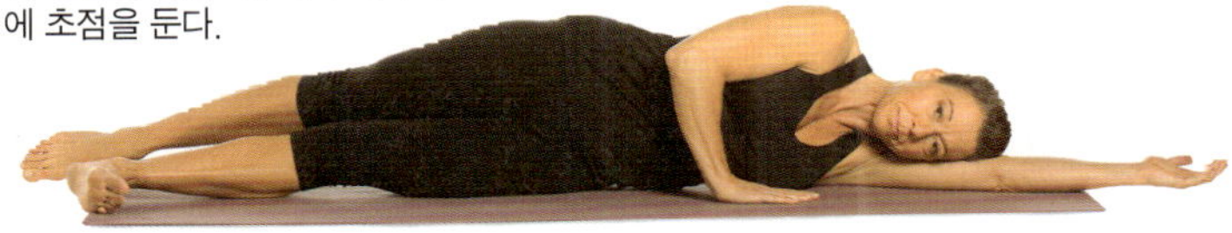

5 크게 두 번 숨을 내쉬고, 발을 아래 발 뒤로 수 인치 또는 센티미터 가량 내려서 두 번 두드린다. 5~10회 반복한다. 이 자세에서 측면 누워 자세의 마지막 운동까지 계속하거나, 또는 자세를 반대로 바꾸어서 다리 두드리기 운동을 반복할 수도 있다.

측면 누워 자전거타기 자세
Side-Lying Bicycle

수준

- 중급자

금기사항

- 외둔부 부분 민감성 [큰돌기(대전자, greater trochanter)]
- 둔부, 목, 어깨, 팔꿈치, 또는 손목 부상

초점

- 내 · 외부 허벅지, 외부 회선근, 오금, 둔부 굴근, 그리고 엉덩이

이점

- 둔부, 골반 및 몸통의 통제와 안정 향상
- 둔부, 엉덩이, 그리고 측방 허벅지 근육의 강화
- 둔부 굴근 및 오금의 강화

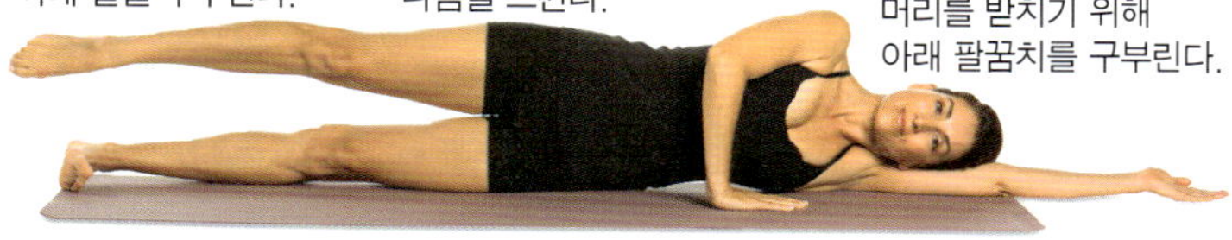
마치 서 있는 것처럼
아래 발을 구부린다.
허리를 바닥으로부터 끌어
당기고, 흉골로부터 떨어져
나옴을 느낀다.
만약 필요하다면,
머리를 받치기 위해
아래 팔꿈치를 구부린다.

1 몸통을 매트 뒤 가장자리에 나란하게 일직선으로 펴서 옆으로 눕는다. 둔부를 구부려서 양다리가 몸 보다 약간 앞으로 나오도록 한다. 한쪽 다리가 다른 쪽 다리 위로 가도록 하여 다리를 포개고, 위의 발끝을 펴고, 아래 발끝을 앞으로 구부린다. 머리는 아래 팔위에 두고 손바닥은 위로 또는 아래로 향하게 한다. 위 팔꿈치는 구부리고, 지지를 위해 손은 몸통의 앞에 둔다.

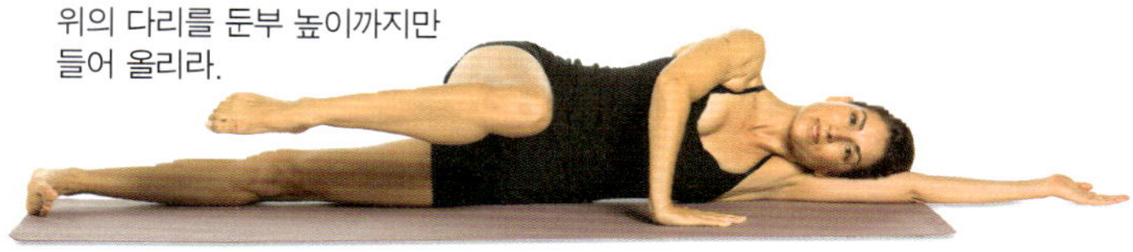
무릎을 둔부 방향으로 들어
올릴 때, 몸통을 쭉 펴라.
위의 다리를 둔부 높이까지만
들어 올리라.

2 숨을 들이쉬고 위의 다리를 구부리고, 무릎을 둔부 앞으로 바닥과 평행하게 가져가고, 만약 오금이 긴장된다면, 무릎을 다만 둔부 아래까지만 구부린다.

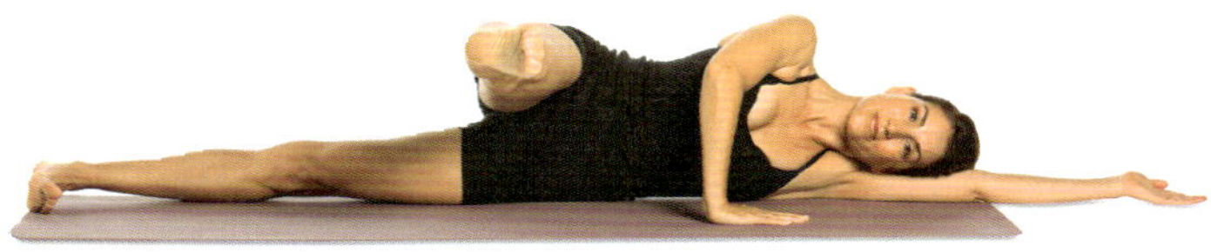
다리를 앞으로 뻗을 때,
몸통을 쭉 펴라.

3 숨 들이쉬기를 계속하면서, 위의 다리를 둔부 앞으로 쭉 펴 준다. 만약 오금이 긴장된다면, 무릎을 약간만 구부려준다.

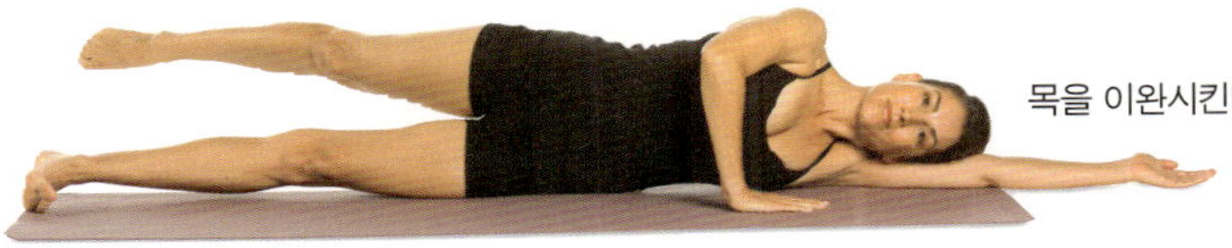

4 숨을 내쉬고, 다리를 아래 다리 위와 둔부 뒤로 휘두르고, 이때, 가능하면, 다리를 쭉 펴준다.

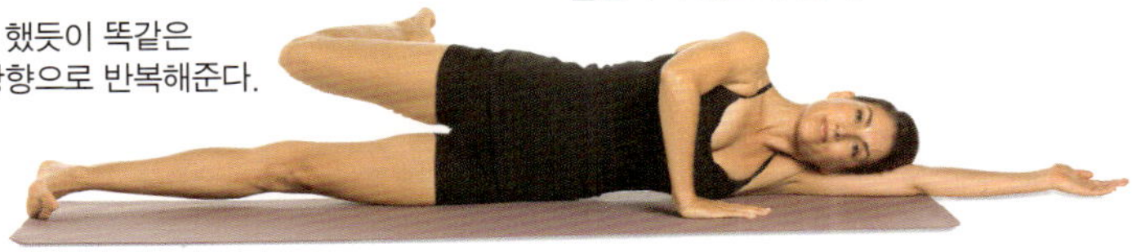

5 숨 내쉬기를 계속하면서, 위 다리를 둔부 뒤로 구부린다. 앞 방향으로 5~8회 반복하고, 뒤로 시작하여, 반대 방향으로 자전거를 탄다. 만약 각각의 측면 누워 운동마다, 옆구리 방향을 교대했다면, 옆구리를 교대하고 반대 옆구리로 방향으로 반복한다. 만약 측면 누워 자세 운동 모두에서 동일한 옆구리로 누워 운동했다면, 다른 옆구리 방향으로 교대하여 다리를 들어 올려자세(39쪽 참조)로부터 시작하여 옆 누워 다리 운동 모두를 완전히 마치도록 한다.

제 5 장

엎드려 매트 운동
Prone Mat Exercises

엎드려 매트 운동은 전체의 등배 근육조직 강화를 위해 매우 중요하다. 강력한 등배는 정확한 자세와 하 등배 통증을 완화하기 위해서 중요하다. 만약 민감한 하등배 또는 예전에 입었던 부상 상태가 있다면, 표준자세와 수정된 자세에 대해서 특별한 주의를 기우려야 한다. 또한, 매 운동마다 하복근을 연동하여 하등배가 지지되고 안전하도록 주의해야 한다. 엎드려 운동의 일부 또는 전부를 마쳤을 때, 제3장의 어린아이 자세(26쪽 참조)로부터 스트레칭을 실시하고, 하 척추를 휴식시켜준다.

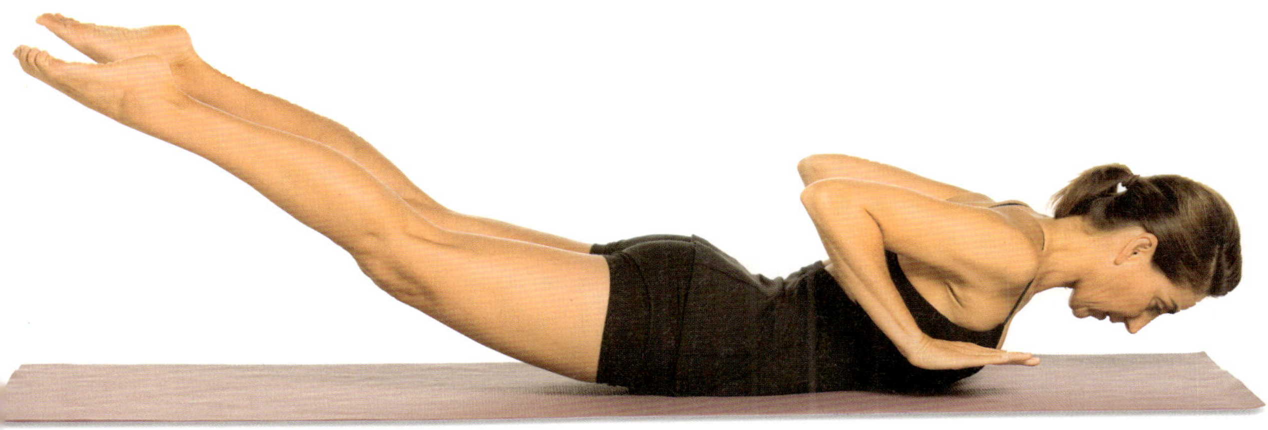

대칭 스트레치 자세
Oppositional Stretch

수준
- 초급자

금기사항
- 하등배, 어깨 또는 양발의 통증 또는 부상

초점
- 오금과 등배, 어깨, 그리고 핵심의 근육

이점
- 오금, 등배신근, 그리고 엉덩이 근육의 강화
- 몸통 신장
- 양 어깨와 양팔의 기동성 향상
- 핵심 근육의 활성화

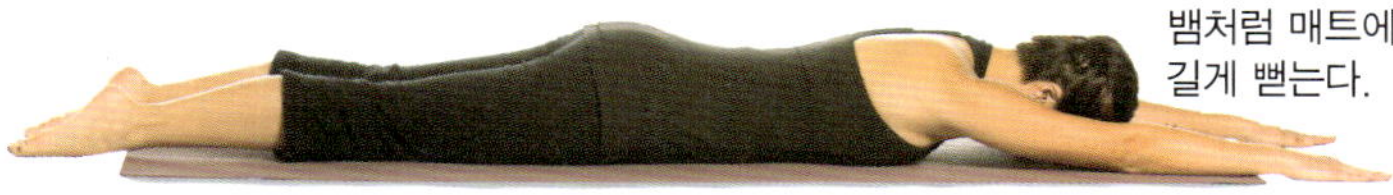
귀로부터 어깨 방향으로
어깨뼈를 끌어 내린다.
뱀처럼 매트에
길게 뻗는다.
척추 방향으로 배꼽을
끌어 당긴다.

1 양팔은 머리위로 뻗고, 손바닥을 아래로 하며, 양다리는 발끝을 매트 위에 두고 뻗은 상태에서 배를 깔고 눕는다. 양발은 엉덩이 넓이만큼 벌려주고, 준비를 위해 숨을 들이쉰다.

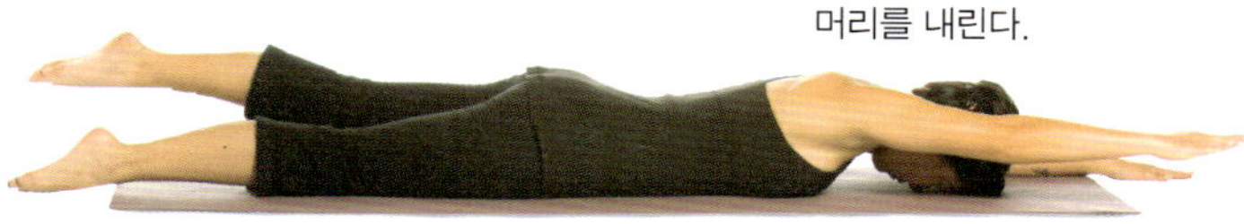
머리를 내린다.

2 숨을 내쉬고, 한 팔과 반대편 발을 매트 위로 약간 들어 올린다. 길이를 생각하고 높이는 생각하지 않도록 한다. 팔과 다리를 오직 약간만 들어 올린다. 당신이 반대방향으로 당겨지고 있는 듯이 느낀다.

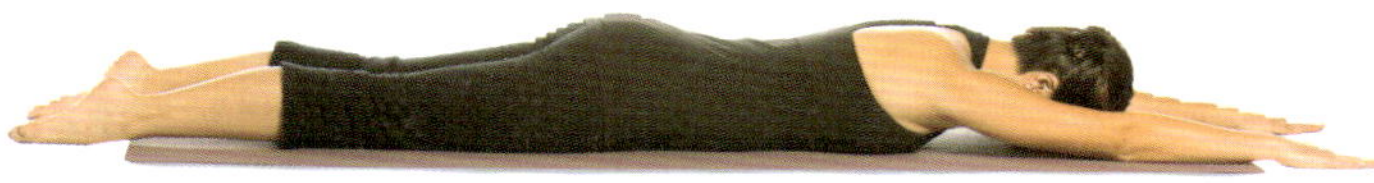
팔과 다리가 내려갈 때
몸의 길이를 유지한다.
복근을 위로 당겨 올린다.

3 팔과 다리를 매트로 내릴 때 숨을 들이쉰다.

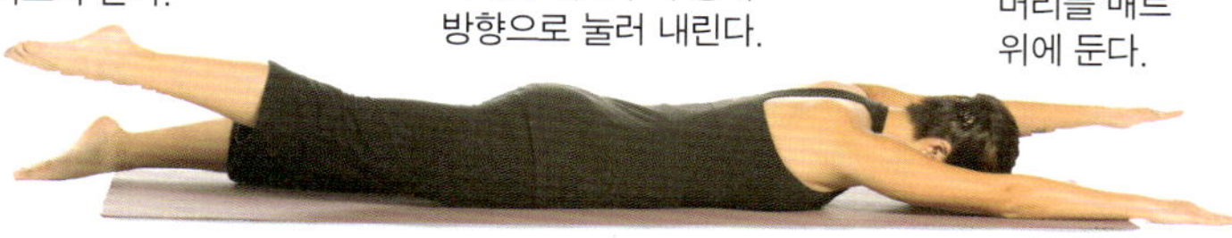

4 숨을 내쉬고, 다른 팔과 반대 다리를 들어 올린다. 팔과 다리를 매트로 원위치시키면서 숨을 들이쉰다. 4~6회 반복하고 옆구리를 교대한다.

허벅지 스트레치 자세
Thigh Stretch

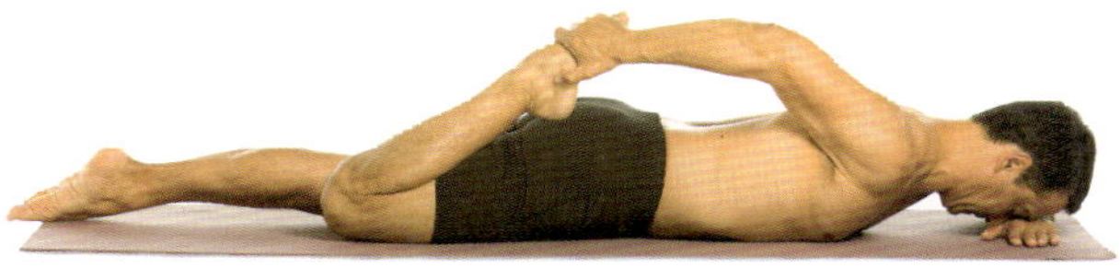

1 한 팔은 구부리고, 손은 이마 아래에 두면서, 배를 깔고 엎드린다. 발을 엉덩이 방향으로 가져가기 위해 무릎을 구부리면서 다른 손으로는 같은 방향의 발끝을 잡는다. 양다리는 좌골 넓이 만큼 벌리고, 준비를 위해 숨을 들이쉰다.

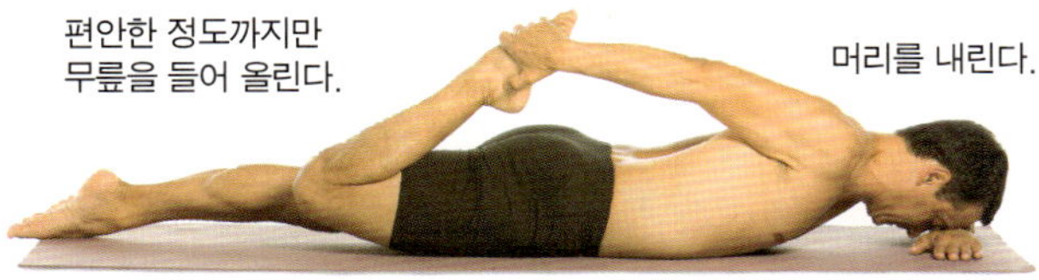

2 무릎을 매트로부터 약간 들어 올리고 손으로 발을 누르면서, 숨을 내쉬어라. 구부린 다리 앞에서 스트레치를 느낄 것이다. 30~45초간 스트레치를 유지하고, 옆구리를 교대하고 반복해준다.

수준
- 초급자

금기사항
- 하등배, 양팔, 양다리, 또는 무릎의 부상

초점
- 허벅지, 등배, 어깨, 그리고 둔부

이점
- 네갈레근의 스트레치
- 무릎지지 근육의 스트레치
- 등바근의 강화
- 핵심 근육의 활성화

한다리 차기 자세
Single-Leg Kick

수준
- 초급자

금기사항
- 하등배, 어깨, 팔꿈치 또는 무릎의 통증 또는 부상

초점
- 오금과 하등배, 어깨, 그리고 복근

이점
- 오금의 강화
- 상등배의 강화
- 복근의 스트레치와 강화
- 네갈레근의 강화
- 어깨 안정 향상

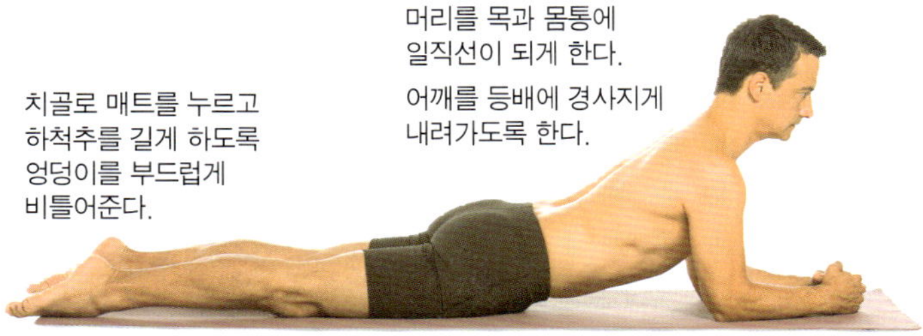

1 머리와 몸통을 매트로부터 떨어지게 하여, 배를 깔고 엎드린다. 앞 팔은 어깨 바로 아래 매트 위에 두고, 가슴을 들기 위해 팔꿈치를 눌러준다.

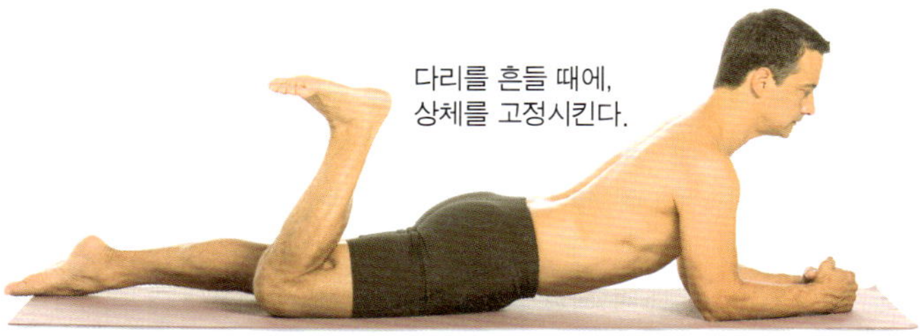

2 숨을 들이쉬고, 발을 구부려서 발 뒤꿈치로 엉덩이 방향으로 두 번 두드리면서 한 쪽 무릎을 구부린다. 시작자세로 다리를 쭉 펴면서 숨을 내쉰다.

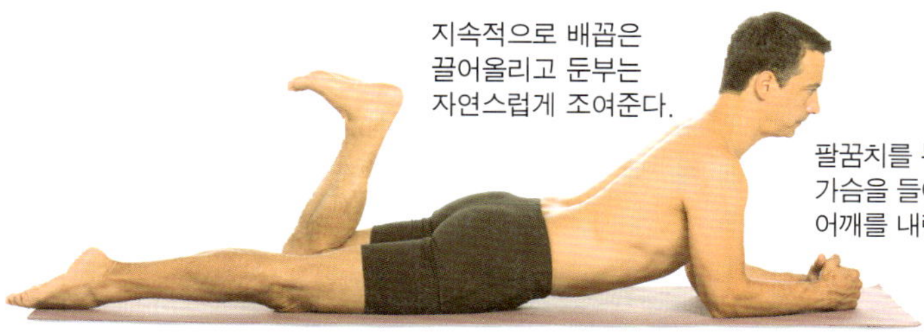

3 숨을 들이쉬고, 발을 구부리고 엉덩이 방향으로 발뒤꿈치로 두 번 두드리면서, 다른 무릎을 구부린다. 시작자세로 다리를 쭉 펴기 위해서 숨을 내쉰다. 8~10회 각각 다리를 교대하면서 반복해준다.

가벼운 수정 자세
(Gentle modification)

만약 어깨가 강하지 않거나 부상이 있을 경우, 손을 포개어서 어깨 앞에 둔다. 이마를 손등에 올려 둔다.

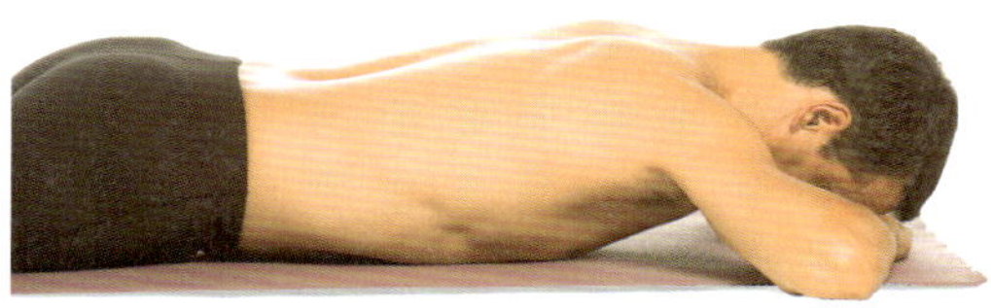

수영 자세
Swimming

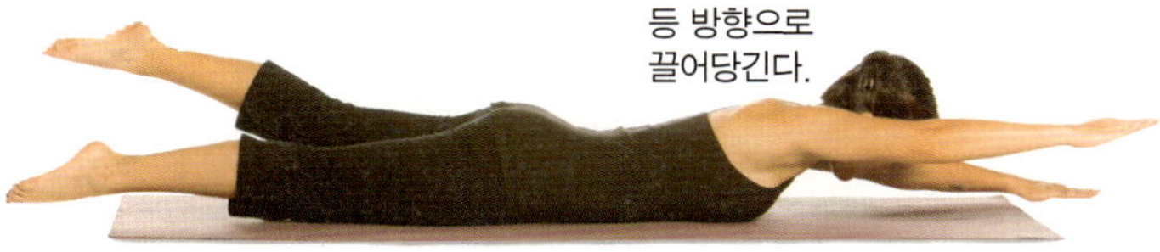

1 양 손바닥을 아래로 향하여 매트 위로 약간 들어 올리며, 머리 위로 양팔을 뻗고, 배를 깔고 엎드린다. 한 팔은 바로 어깨 높이로 위로, 다른 팔은 바로 아래에 둔다. 한 쪽 다리는 둔부 바로 위 높이로 한 쪽 다리는 약간 아래로 들어 올린다. 양 다리는 둔부높이만큼 들어준다. 준비를 위해 숨을 크게 들이쉰다.

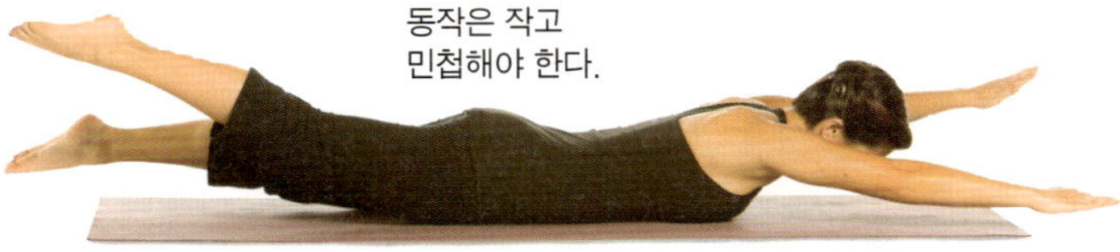

2 양팔과 양발을 반대 방향으로 작은 동작으로 토닥거리면서, 5번 셈을 세는 동안 숨을 내쉰다.

3 양팔과 양다리를 계속하여 토닥거리면서, 5번 세는 동안 숨을 들이쉰다. 척추는 길게 펴준다. 복근을 위로 당겨 수축시키고, 4~6회 숨을 쉬는 동안 반복한다.

가벼운 변형 (Gentle variation)
선택 동작으로서, 토닥거리는 발차기를 하면서 숨을 천천히 고르게 쉬어준다.

수준
- 초급자로부터 중급자까지

금기사항
- 하등배, 어깨 또는 양발의 통증 또는 부상

초점
- 오금과 하등배, 어깨, 그리고 핵심 근육

이점
- 오금, 등배신근, 그리고 엉덩이 강화
- 몸통 신장
- 양 어깨와 양팔의 기동성 향상
- 핵심 근육의 활성화
- 협동과 균형의 교육

양다리 차기 자세
Double-Leg Kick

수준

- 중급자

금기사항

- 하등배, 어깨, 팔꿈치 또는 무릎의 통증 또는 부상

초점

- 오금과 상등배, 어깨

이점

- 오금의 강화
- 상등배의 강화
- 가슴 스트레치
- 네갈레근의 스트레치
- 어깨 안정, 기동성, 그리고 유연성 향상

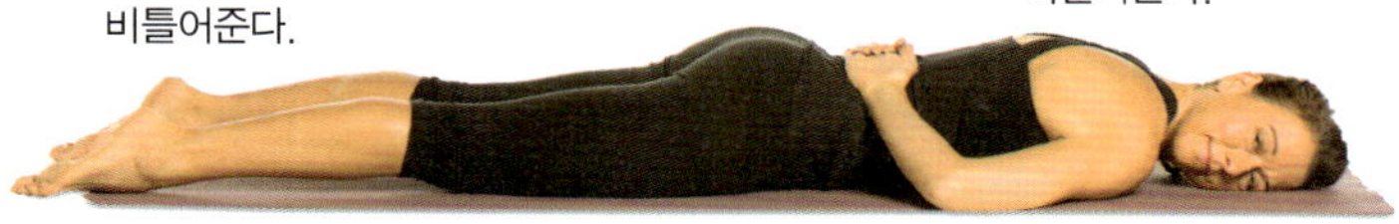
매트 위에 치골을 누르고 하척추를 길게 하기 위해 엉덩이를 부드럽게 비틀어준다.
어깨와 목을 이완시킨다.
배꼽을 척추 방향으로 당겨준다.

1 양팔을 구부리고 양손을 등위에 올린 상태에서, 배를 깔고 엎드린다. 귀로 매트를 누르면서, 머리를 한 쪽으로 틀어준다. 안쪽 양 허벅지를 좌골 넓이만큼 벌린다. 양다리의 근육을 수축시키고, 배꼽을 당겨서 매트로부터 떨어지게 한다.

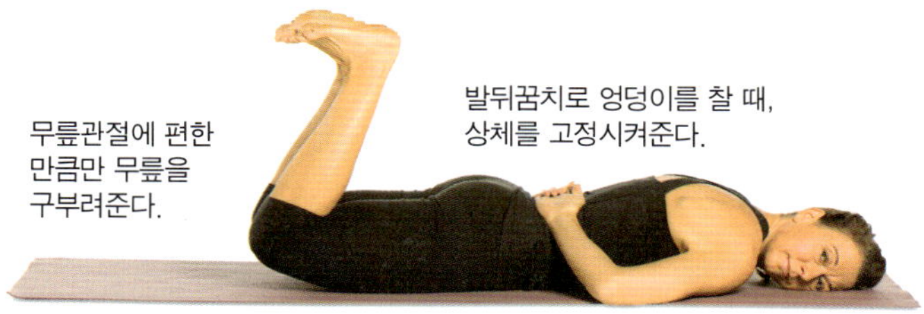
무릎관절에 편한 만큼만 무릎을 구부려준다.
발뒤꿈치로 엉덩이를 찰 때, 상체를 고정시켜준다.

2 숨을 두 번 들이쉼과 함께, 양 무릎을 구부려서, 두 번 호흡과 함께 엉덩이 방향으로 양발 뒤꿈치로 엉덩이를 찬다. 숨을 들이 쉴 때, 머리를 한 쪽 방향으로 틀어준다.

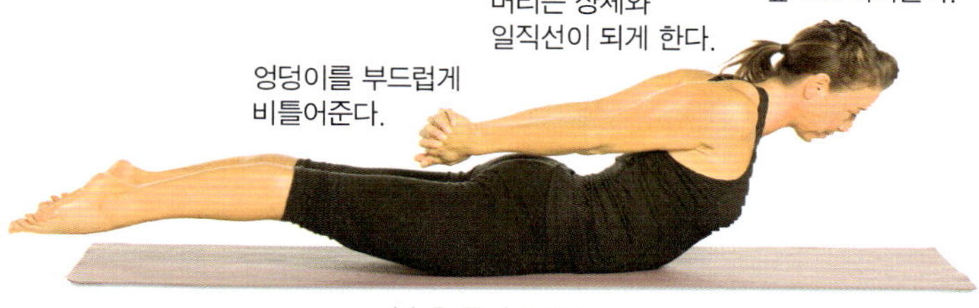
목이 몸통과 정렬되도록 눈은 약간 아래방향으로 앞으로 바라본다.
머리는 상체와 일직선이 되게 한다.
엉덩이를 부드럽게 비틀어준다.
가슴을 들어올린다.

3 숨을 내쉬면서 양팔과 양다리 모두를 쭉 펴서 들어 올리고, 양손은 등 뒤에서 꽉 잡으며, 상체를 위로 들어 올린다.

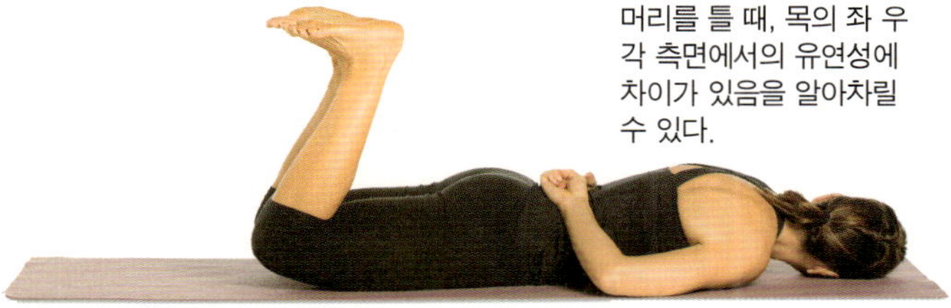

4 숨을 들이쉬고, 상체를 내리고 손을 반대방향으로 틀 때, 양 무릎을 다시 구부려준다. 양팔을 구부리고, 머리를 내리고 무릎을 굽힐 때, 하등배 쪽으로 양손을 가져가고, 4~6회 반복해준다.

가벼운 수정 자세 (Gentle modification)

만약 어깨와 손목이 긴장된다면, 상체를 들어올리고 내릴 때 양팔을 옆구리에 두도록 한다.

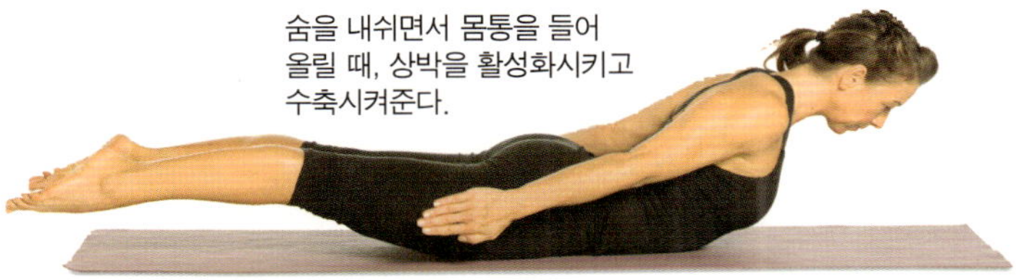

백조 자세
Swan

수준

- 중급자

금기사항

- 하등배, 어깨, 팔꿈치 또는 손목의 통증 또는 부상

초점

- 오금과 상등배, 어깨

이점

- 오금, 등배신근, 그리고 엉덩이 근육의 강화
- 복근의 강화
- 어깨 안정성 강화
- 등배 신장에 있어서의 동작 범위의 증가

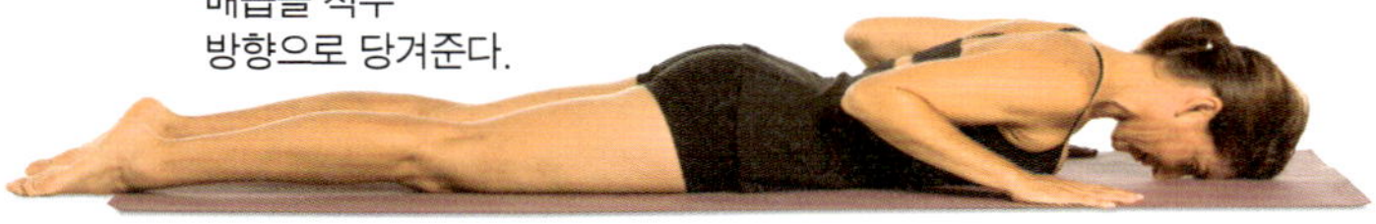

1 팔꿈치를 구부리고 양손은 어깨 앞 꼭지에 두면서, 배를 깔고 엎드린다. 이마는 매트에 닿도록 하고, 허벅지는 좌골 넓이만큼 벌리며, 양다리는 수축되고 복근은 매트로부터 떨어지게 당겨준다. 두덩뼈(치골, pubic bone)가 매트를 누르고 하척추를 길게 하도록 엉덩이를 가볍게 틀어라.

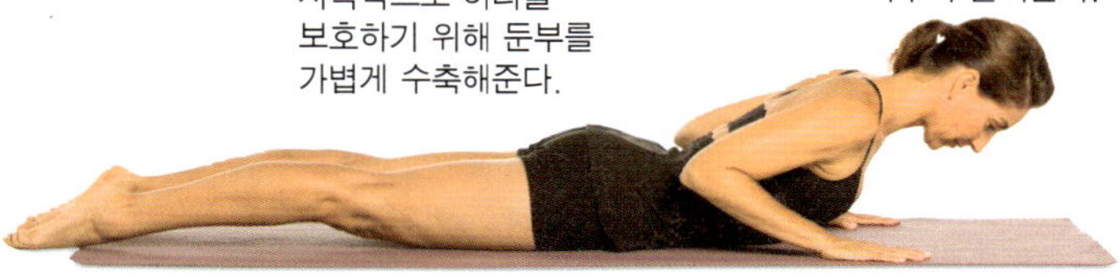
가슴을 펴서 바닥에
서부터 들어준다.
지속적으로 허리를
보호하기 위해 둔부를
가볍게 수축해준다.
허리척추를 편안하게 하기 위해
양손을 바닥에 댄다.

2 숨을 두 번 들이쉰다, 그리고 상체를 들어 올릴 때, 양손을 밀어라.

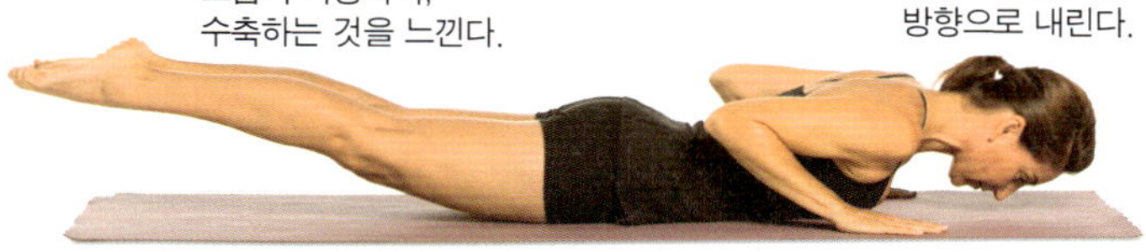
오금이 작동하며,
수축하는 것을 느낀다.
눈과 머리를 매트
방향으로 내린다.
배꼽을 위로 끌어 당겨준다.

3 상체를 매트 쪽으로 내리면서, 양다리는 위로 들어 올리면서 숨을 내쉰다. 4~6회 반복한다. 만약 등배가 피곤하지 않다면, 더 어려운 동작을 계속해준다.

고난이도 (Challenge)

3단계 후에는 상체를 들어 올리고 양다리를 바닥(2단계 처럼)에 내릴 때, 숨을 들이쉬면서 양손을 눌러준다. 숨을 내쉬고, 양손을 매트에서 들어 올리고, 상체를 내리며, 양다리를 바닥에서 들어 올린다. 다른 선택은 앞으로 흔들면서 바닥에서 약간 들어 올려 4~6회 반복해준다.

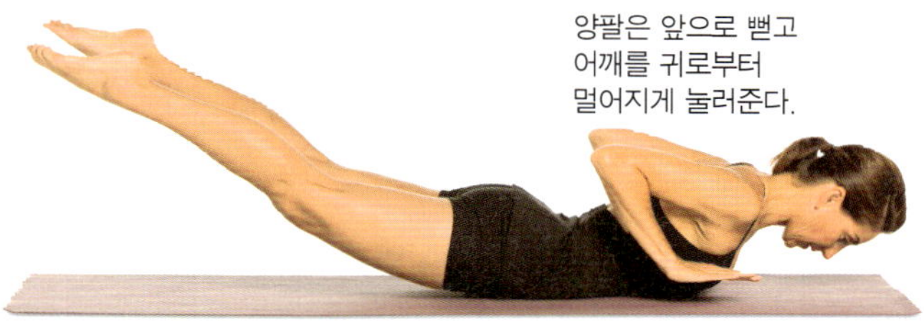
양팔은 앞으로 뻗고
어깨를 귀로부터
멀어지게 눌러준다.
운동간 배꼽을 척추방향으로
끌어 당겨준다.

팔굽혀펴기 자세
Push-Up

수준
- 중급자로부터 상급자까지

금기사항
- 하등배, 어깨, 팔꿈치 또는 손목의 부상

초점
- 양팔, 복근, 양다리, 그리고 둔부의 근육

이점
- 전체 몸의 강화

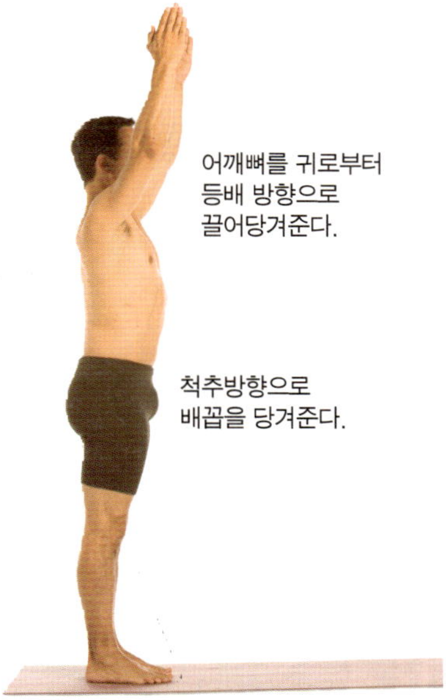
어깨뼈를 귀로부터
등배 방향으로
끌어당겨준다.
척추방향으로
배꼽을 당겨준다.

1 양팔을 어깨 위로 들어 올리고, 수정된 필라테스 자세(12쪽 참조)로 선다. 목을 위로 향하여 길게 쭉 뻗고 양발 바닥은 완전히 매트에 닿도록 한다.

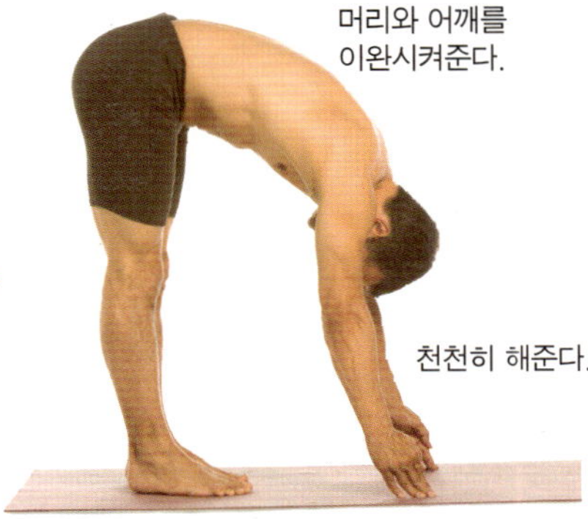
바닥으로 감을 때
머리와 어깨를
이완시켜준다.
천천히 해준다.

2 숨을 들이쉬고, 턱을 가슴 방향으로 가져간다. 한 번에 척골 한 마디씩 감아서 양팔이 매트에 닿도록 한다. 무릎을 구부려서 양손이 매트에 닿도록 해준다.

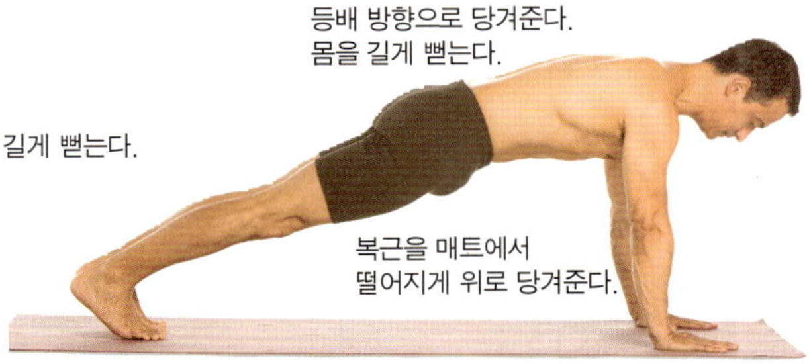
어깨뼈를 귀로부터
등배 방향으로 당겨준다.
몸을 길게 뻗는다.
몸을 길게 뻗는다.
복근을 매트에서
떨어지게 위로 당겨준다.

3 몸 앞으로 엎구리 자세가 될 때까지 어깨 밑에서 양손으로 걸어가면서 숨을 내쉰다. 수정된 자세로서 여러 번 호흡간 이 자세를 취하고 6단계로부터 끝까지 계속할 수 있다.

(계속)

팔굽혀펴기 자세 *(계속)*

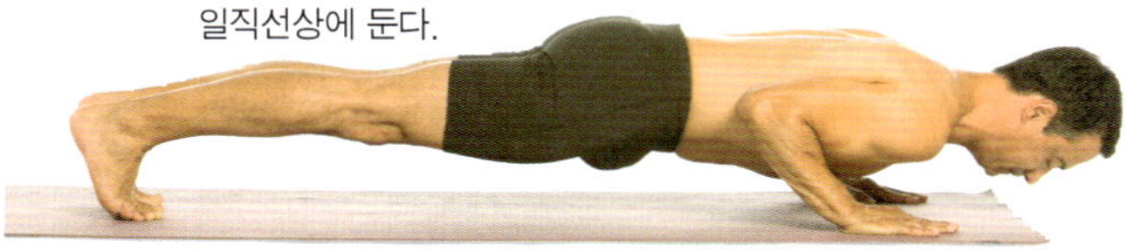

엉덩이를 몸과
일직선상에 둔다.
어깨를 아래와 등
방향으로 끌어당긴다.
팔꿈치로 흉곽을 비비는 듯이 느껴준다.

4 숨을 들이쉬고, 매트 방향으로 몸을 내리면서 양 팔꿈치를 상하로 구부려준다.

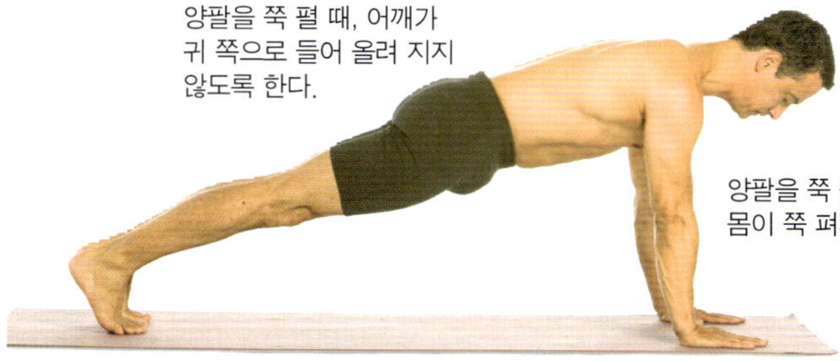

양팔을 쭉 펼 때, 어깨가
귀 쪽으로 들어 올려 지지
않도록 한다.
양팔을 쭉 펼 때,
몸이 쭉 펴지도록 한다.

5 숨을 내쉬고, 몸을 매트로부터 밀어내며, 양팔을 쭉 펴라. 4~5단계를 4~10회 반복한다.

6 숨을 들이 쉬고, 양손을 양발 방향으로 손 걸음 한다. 척추를 세우고 일어나면서 숨을 내쉬며, 양팔은 옆구리에 댄다.

수정 자세 (Modification)

무릎을 구부리고, 매트 위에서 양팔을 팔굽혀 펴기 자세로 굽혔다가 폈다가 한다.

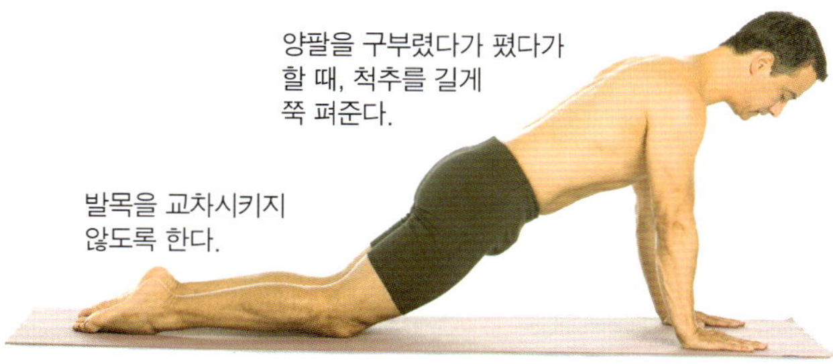

양팔을 구부렸다가 폈다가
할 때, 척추를 길게
쭉 펴준다.
발목을 교차시키지
않도록 한다.
양발을 매트 위에 붙이도록 한다.

제 6 장

누워 매트 운동
Supine Mat Exercises

대부분의 필라테스 운동들은 이 부류에 속한다. 이상적으로 말하면, 누워 매트운동은 복근과 하척추에서의 근력과 유연성의 균형을 특징으로 하고 있다. 몸통의 근력과 유연성간의 균형을 찾는 것은 운동간이나 휴식간에 척추 자체에 가해지는 압박을 제한할 뿐만 아니라 동작의 용이성과 전반적인 좋은 자세를 형성하는데 있어서 핵심적이다. 복근과 등배의 근력을 형성하는 것은 강력한 핵심을 형성하는 것을 의미하며, 이것은 필라테스의 궁극적인 목표이다.

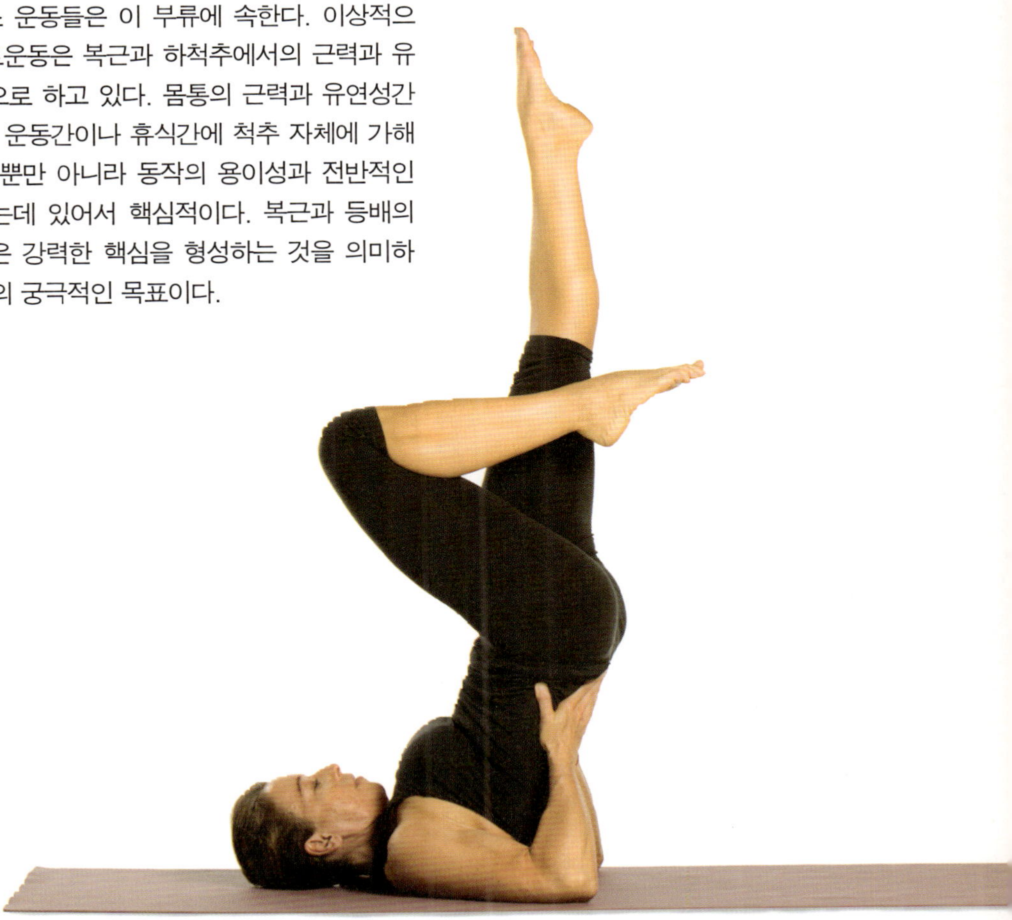

누워 매트 운동은 골반과 하척추를 위해 중립 골반 자세, 밀착된 척추(imprinted spine) 자세, 지지된 중립 척추 자세 등 기본적인 준비 자세 세 가지 중의 하나를 사용한다. 어떤 사람에게 있어서는 머리를 지지하는 것이 보다 더 쉬울 수도 있다. 작은 베개 또는 타월을 머리 밑에 두는 것이 적절한 목 자세를 유지하는데 도움이 될 수도 있다.

중립 골반자세(그림 6.1 참조)에 있어서 하척추의 형태는 그 자체의 중립 곡선이다. 이 자세는 사람마다 근육 조직, 신체 크기, 몸통의 크기와 근육 조직 등에 따라서 다양할 것이다. 어떤 사람에게는 이 자세에서 하척추가 매트에서 떨어져서 원래의 곡선보다 약간 올라간다. 또 다른 사람에게는 이 자세에서 하등배가 바닥에 접촉한다. 이상적인 것을 말하면, 골반의 꼭대기가 위앞엉덩뼈가시[(전상장골극, anterior superior iliac spine(ASIS)]와 두덩뼈(치골, pubic bone)가 매트와 수평 삼각형을 형성한다. 편안하고 자연스러운 자세를 찾기 위해 앞뒤 골반 사이를 전후로 부드럽게 흔들어준다. 이 자세는 하척추 또는 다른 부위를 압박해서는 안된다. 당신이 척추에 특별하게 다른 통증이나 부상이 없다면 이 자세를 사용한다.

참고: 그림 6.1로부터 그림 6.3까지에 있어서, 척추와 척추 위치를 분명하게 보여주기 위해 양팔을 머리 위로 들어 올려준다. 이 자세를 연습할 때, 양팔을 내려서 옆구리에 위치시키고, 손바닥은 아래로 향하게 한다.

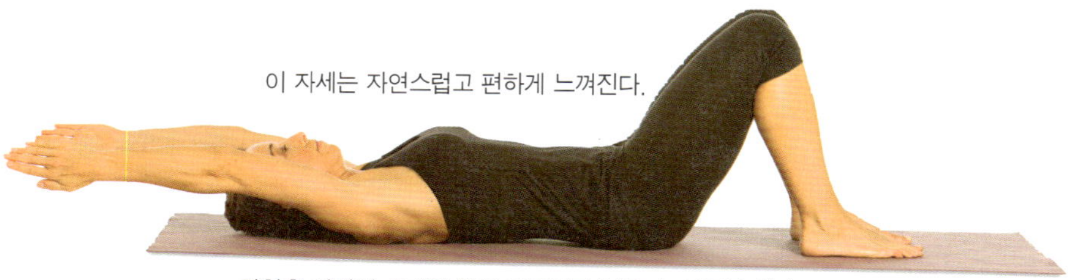

그림 6.1 중립 골반자세. 하척추의 중립곡선이 생긴다. 위앞엉덩뼈가시(ASIS)와 두덩뼈는 매트와 수평 삼각형을 형성한다.

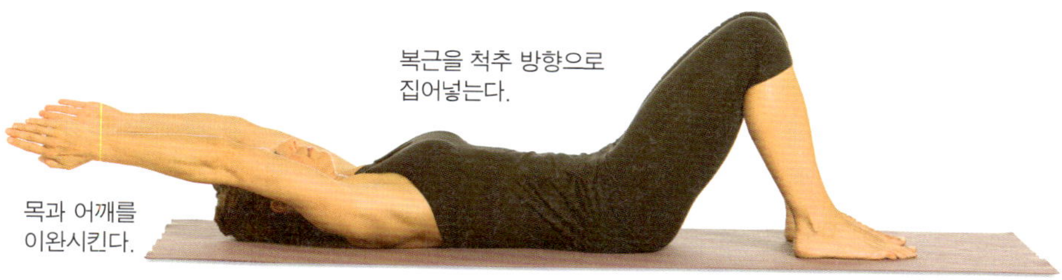

그림 6.2 밀착된 척추자세. 하척추가 앞으로 약간 굽어 있다.

지지된 중립자세(그림 6.3 참조)는 하척추의 과도한 만곡이 있는 사람에게 이상적인데, 그 이유는 동작간 그것이 척추를 지지하며, 하등배가 불편할 수도 있는 과도한 범위의 동작을 방지해 주기 때문이다. 하척추에 과도한 만곡을 가진 사람들에게는, 매트 위에 하척추를 위치시키는 것이 불가능하거나, 불편하거나, 위험할 수도 있다. 타월(또는 내가 가장 선호하는 것으로서 주방센터에서 사용하는 두루마리 수건)을 허리의 잘록한 부분 밑에 넣어 둔다. 하척추를 지탱하기 위해 충분한 보조기구를 사용하되, 동작을 방해할 정도로 과도해서는 안된다. 이것은 하척추를 매트 위에 올려둘 때, 상체 또는 둔부에 압박이 가해지는 것을 막아준다.

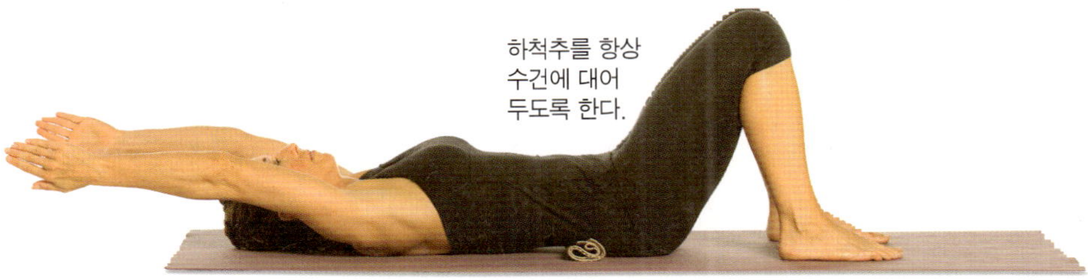

그림 6.3 지지된 중립 자세. 하척추의 잘록한 허리 부분 아래에 넣어둔 두루마리 수건은 상체 또는 둔부의 과도한 압박을 막아 준다.

누워 다리 돌리기 자세
Supine Leg Circle

수준

- 초급자

금기사항

- 하척추, 또는 둔부의 통증 또는 만성 질환 증세

초점

- 복근과 양다리 근육 및 어깨뼈

이점

- 둔부와 양 다리 근육의 유연성 증가
- 엉덩관절 및 골반의 풀기
- 어깨뼈의 근육 인식과 안정성 구축
- 복근의 강화

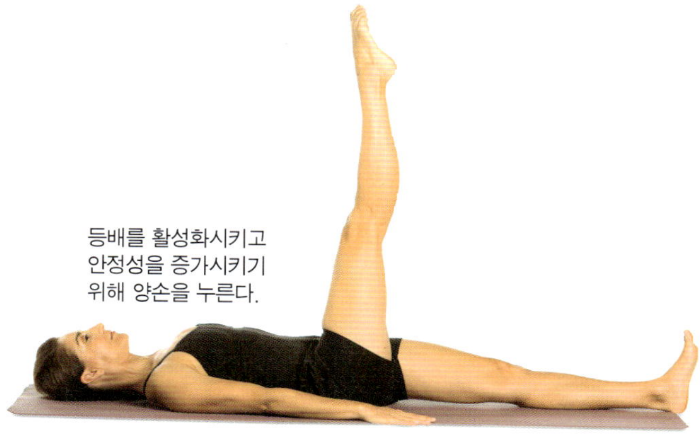

등배를 활성화시키고
안정성을 증가시키기
위해 양손을 누른다.

1 양팔을 옆구리에 두고, 양손바닥은 아래로 하며, 한 쪽 다리를 둔부 위로 뻗은 상태에서 등을 대고 눕는다. 들어 올린 발의 끝은 위로 향하게 하고, 매트 위의 발은 구부려준다.

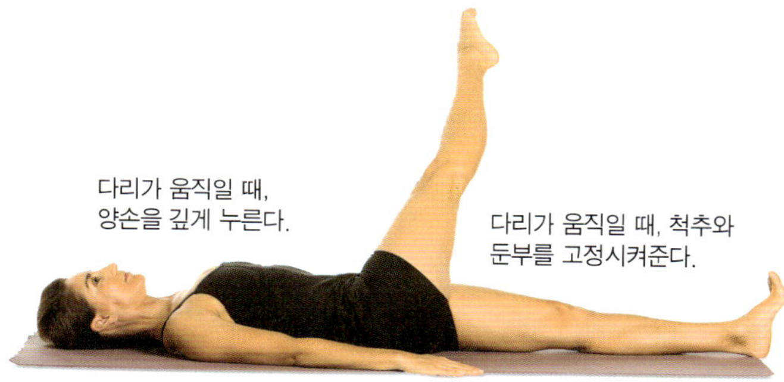

다리가 움직일 때,
양손을 깊게 누른다.
다리가 움직일 때, 척추와
둔부를 고정시켜준다.

2 들어 올린 다리를 바닥에 둔 다리와 교차되게 하면서 숨을 들이쉰다.

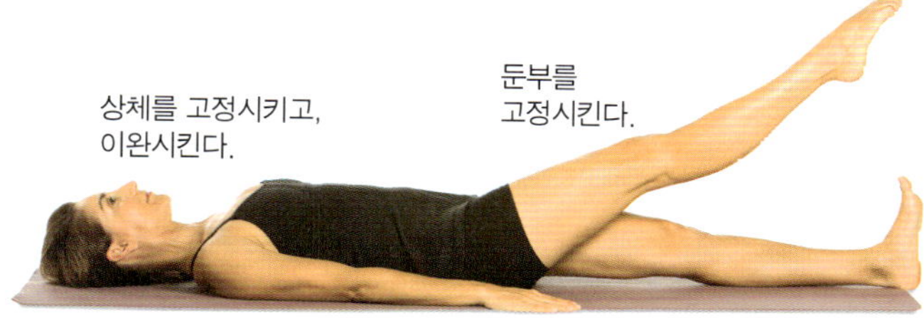

상체를 고정시키고,
이완시킨다.
둔부를
고정시킨다.

3 다리가 원을 그리며 내려올 때, 계속하여 숨을 들이쉰다. 이것은 돌리기 동작 형태의 전반부이다.

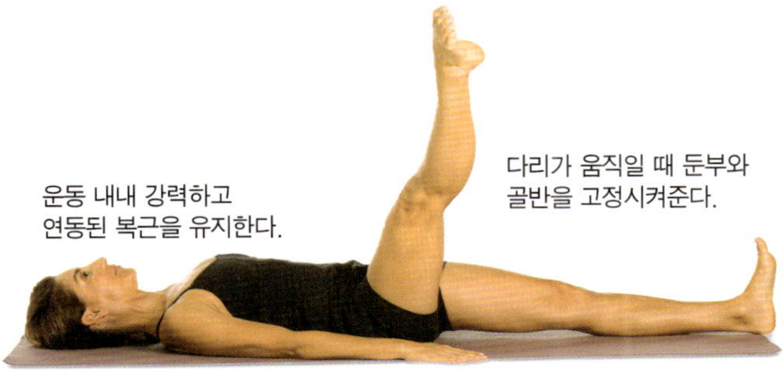

4 들어 올렸던 다리를 몸 밖으로 가져가서 둔부 위의 출발 위치 위와 둘레로 가져갈 때, 숨을 들이쉰다. 이것은 돌리기 형태의 종료자세이다. 이 방향에서 5~10회 반복한다. 그리고 양발을 교대하여 다른 쪽으로 반복해준다.

부드러운 수정 자세 (Gentle modification)

그림에서 보는 것처럼 들어 올린 다리를 작은 각도 또는 90° 각도로 구부려서도 할 수 있다.

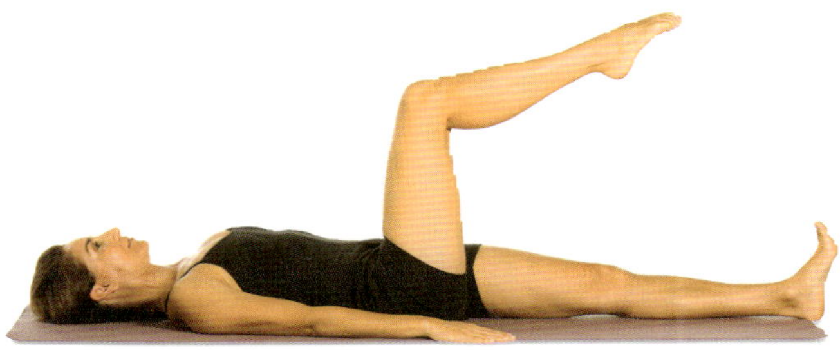

골반 들기 자세
Pelvic Peel

수준
- 초급자

금기사항
- 몸통 또는 어깨의 통증 또는 만성 질환 증세

초점
- 등배, 양다리 및 양팔의 근육

이점
- 등배 신근의 강화
- 다리 근육, 특히 오금의 강화
- 핵심의 안정성 및 근력 증가
- 척추 및 골반의 기동성
- 핵심의 활성화

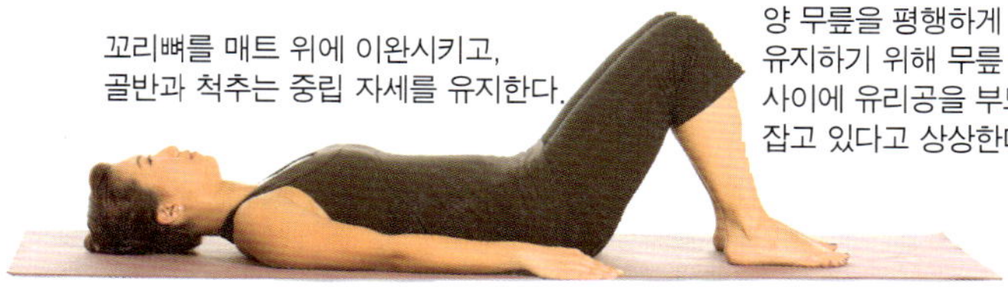
꼬리뼈를 매트 위에 이완시키고,
골반과 척추는 중립 자세를 유지한다.
양 무릎을 평행하게
유지하기 위해 무릎
사이에 유리공을 부드럽게
잡고 있다고 상상한다.

1 양 무릎을 구부리고 양 발 뒤꿈치를 좌골과 일직선 상에 두고 등을 대고 눕는다. 양손은 손바닥을 아래로 하여 매트 위 옆구리에 둔다. 숨을 들이쉰다. 척추와 골반을 이러한 중립자세로 하여 유지한다.

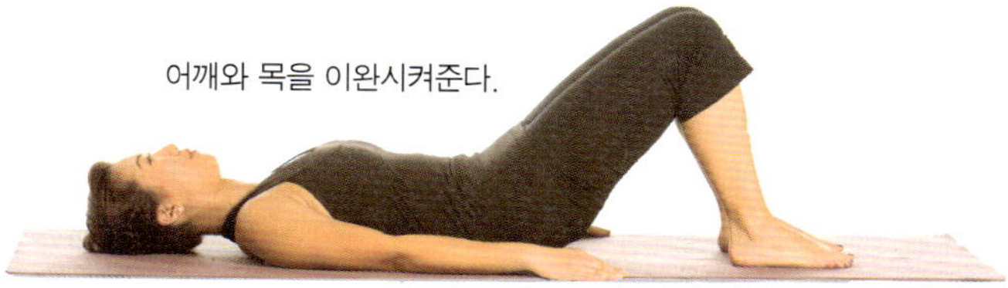
어깨와 목을 이완시켜준다.
매트 방향으로 복근을
안으로 집어넣어준다.

2 골반을 아래로 밀어 넣고 매트에 척추를 가볍게 누르면서 숨을 내쉰다.

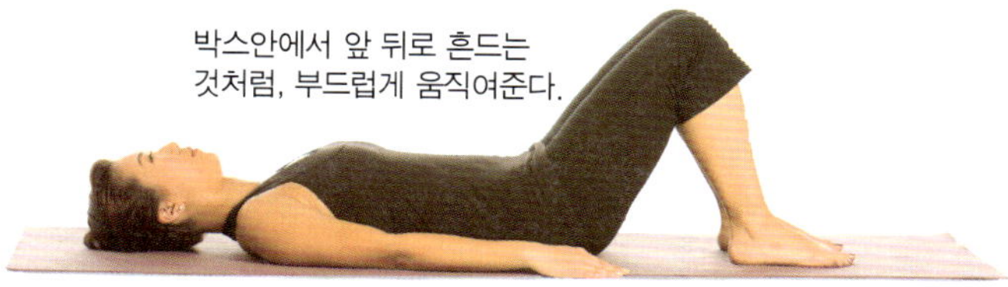
박스안에서 앞 뒤로 흔드는
것처럼, 부드럽게 움직여준다.

3 시작 자세로 돌아가면서 숨을 들이쉰다. 2단계로부터 4~6회 반복한다. 주의: 만약 머리를 지지하기 위해 수건 또는 다른 보조기구를 사용하고 있다면, 4단계로 들어가기 전에 그것을 제거한다.

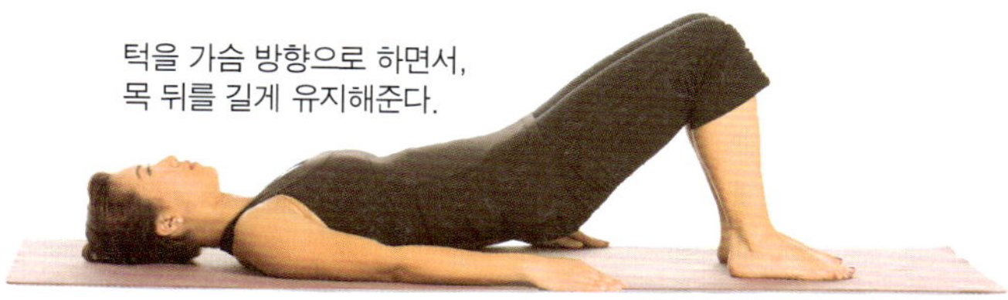
턱을 가슴 방향으로 하면서,
목 뒤를 길게 유지해준다.
둔부를 위로 밀어 올리면서,
골반을 중립자세로 고정시켜준다.

4 3단계의 마지막 자세를 마친 후에 꼬리뼈를 아래로 비틀고, 숨을 내쉬면서 둔부를 순차적으로 한 번에 한 개의 마디씩 들어 올려준다.

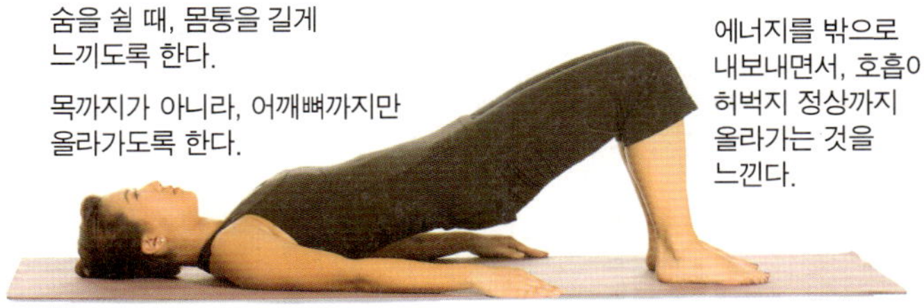

5 둔부를 브릿지 자세 정상에 두고 숨을 들이쉰다.

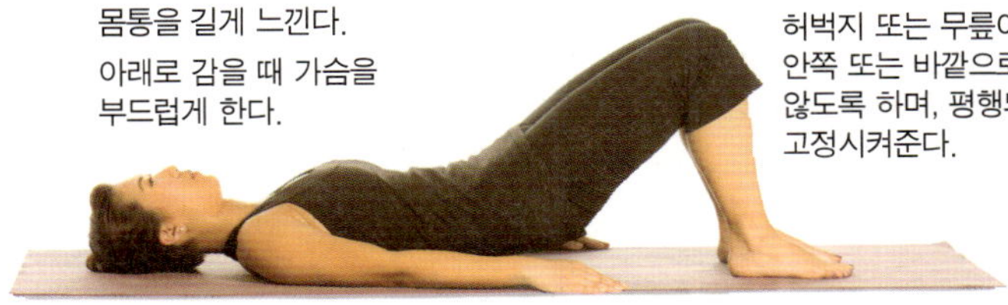

6 척추를 천천히 아래로 감으면서 숨을 내쉰다.

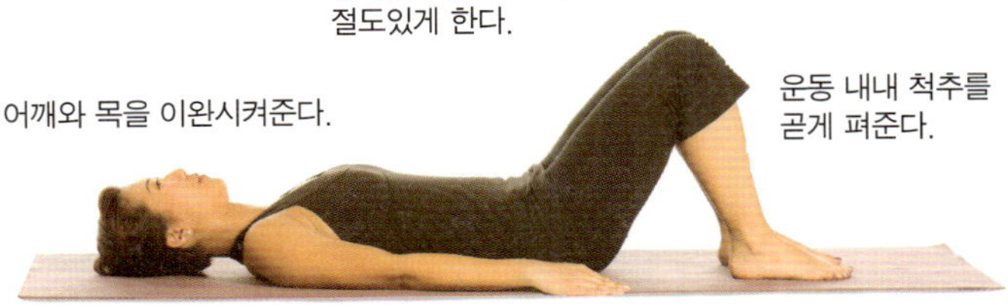

7 이러한 중립자세를 유지하면서 숨을 들이쉰 후, 4단계로부터 4~6번 반복해준다.

헌드레드 자세
Hundred

수준

- 초급자로부터 중급자까지

금기사항

- 몸통의 통증, 부상 또는 만성 질환 증세

초점

- 복근과 양팔 및 양다리의 근육

이점

- 몸 풀기
- 복근 연동으로 정확한 호흡 교육
- 복근력의 증가
- 상 등배 유연성 증가
- 모든 상체를 들어 올린 상태에서 머리를 위한 정확한 자세 교육(복근 운동)

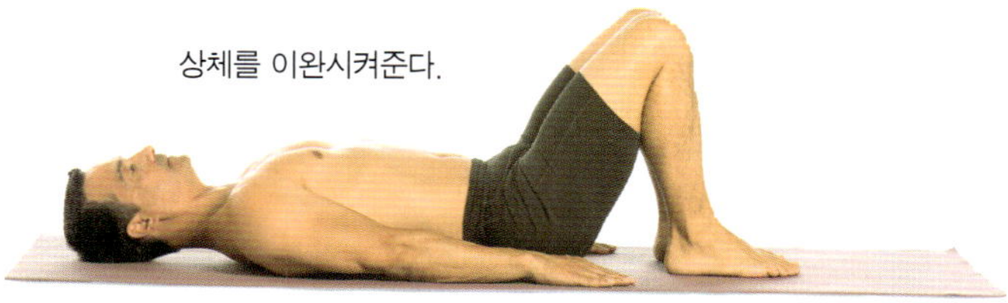
상체를 이완시켜준다.

1 무릎을 구부리고 발을 바닥에 대며 발뒤꿈치를 좌골선에 맞추어서 등을 대고 눕는다. 필요에 따라서, 중립 골반, 밀착한 척추, 또는 지지된 자연 척추자세를 사용한다. 양팔은 옆구리에, 손바닥은 아래로 한다. 이것이 이 책에서 가르치는 대부분의 복근 기반 운동의 공통적인 시작 자세이다.

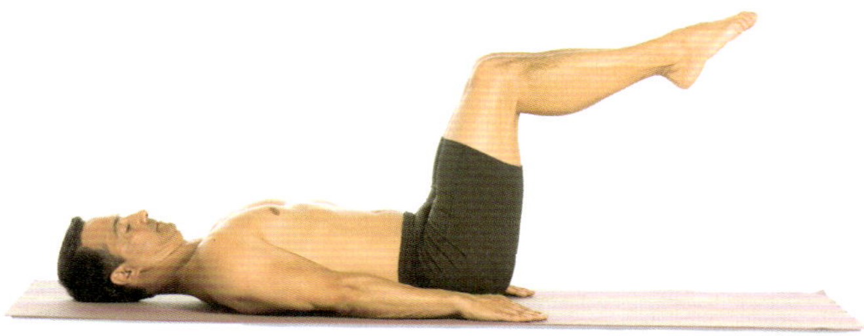

2 숨을 들이쉬고, 한 쪽 무릎을 둔부 위로 들어 올린다(이것을 책상 자세라고 한다). 숨을 들이쉬고, 목을 길게 하기 위해 턱을 가슴 방향으로(가슴 위가 아니다) 내려준다.

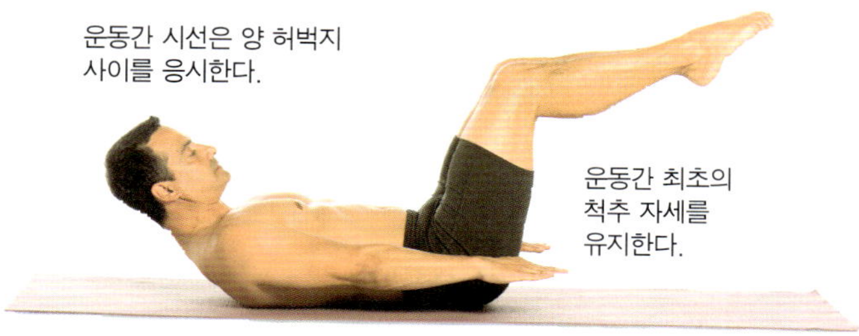
운동간 시선은 양 허벅지
사이를 응시한다.
운동간 최초의
척추 자세를
유지한다.

3 숨을 내쉬고, 상체 척추를 앞으로 구부려서 상체를 들어 올려라. 양팔을 매트 위에 뜨도록 한다. 운동을 위해서 이자세를 유지하거나, 또는 상급자를 위한 난이도의 자세를 취할 수도 있다. 숨을 들이쉬고, 상체를 고정시킨 상태에서 양팔을 5회(약 5초간) 흔들어준다. 숨을 내쉬고, 양팔을 5회 (약 5초간) 흔들어준다. 10회 또는 호흡간 반복한다.

고난이도 (Challenge)

헌드레드 자세를 좀 더 고난도로 하기 위해서 양다리를 책상 자세에서 45° 각도로 몸에서 쭉 뻗어준다.

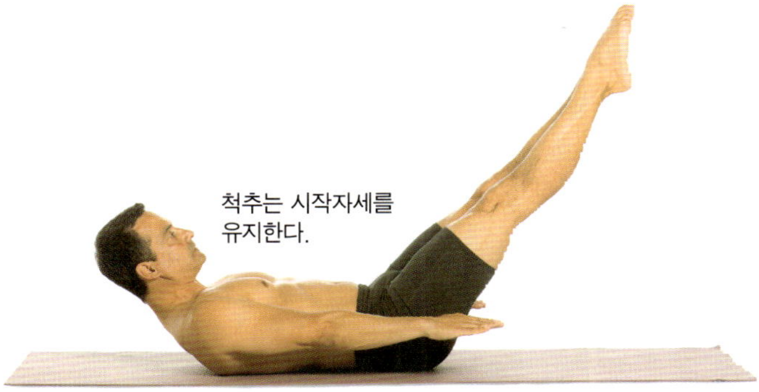

부드러운 수정 자세 (Gentle modification)

만약 하 등배가 매트에서 떨어져 올려 있다면, 양다리를 45° 각도로 유지하는 대신, 둔부 위로 쭉 뻗어 올려준다. 만약 오금이 긴장된다면, 무릎을 약간 구부려준다.

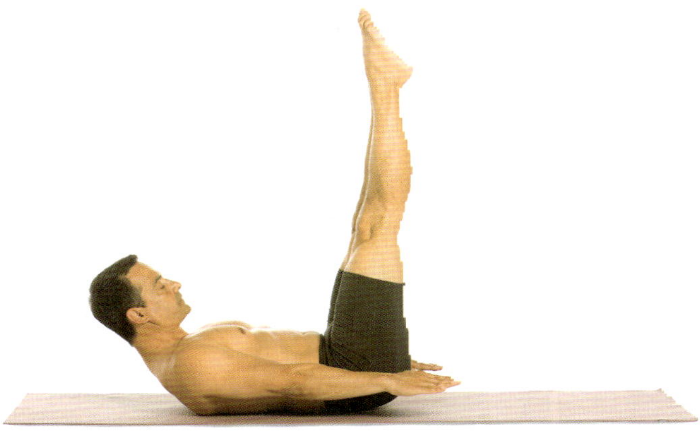

감아올리기 자세
Roll-Up

수준
- 초급자로부터 중급자까지

금기사항
- 목 또는 몸통의 통증, 부상 또는 만성 질환 증세

초점
- 복근과 등배근 및 어깨뼈

이점
- 복근의 강화
- 하 등배 유연성 증가
- 척추 관절 교육

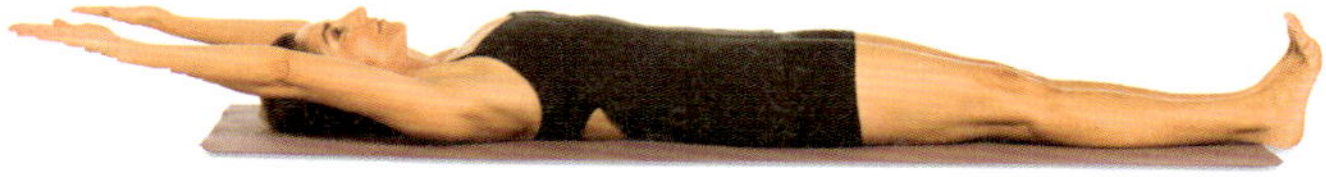

1 양팔을 머리 위로 뻗으면서 매트 위에 눕는다. 양팔은 어깨의 유연성이나 상 등배의 긴장에 따라 바닥에 닿거나 또는 닿지 않아도 된다. 만약 하등배가 굳어 있다면, 지지된 중립 시작 자세를 사용해도 좋다. 이것은 하척추가 굳어 있을 때, 감기 동작을 도와준다. 내측 허벅지는 함께 하고, 양발을 편하게 뻗거나, 굽힐 수 있다.

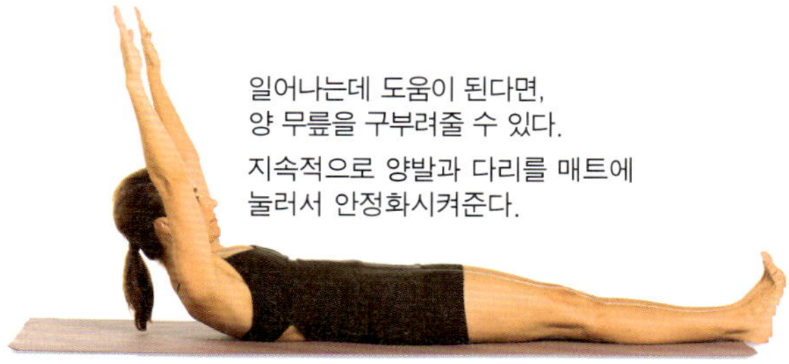

2 숨을 들이쉬고, 양팔을 천장 방향으로 들어 올려준다. 머리를 감아 올리고 척추를 매트에서 떨어지게 할 때, 한 번에 한 척추씩 들어 올리면서, 턱은 가슴 방향으로 가져간다.

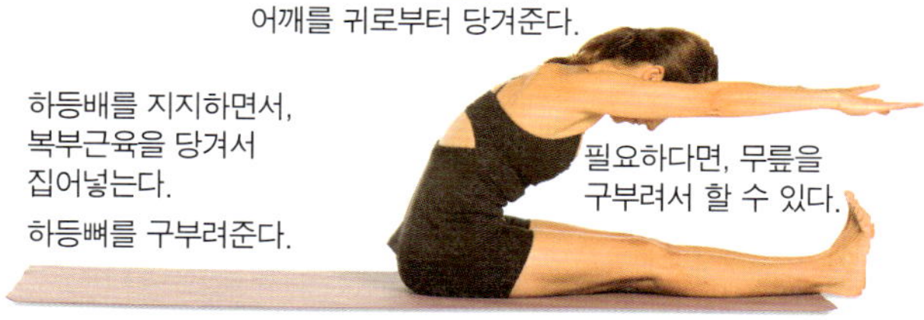

3 숨을 내쉬고, 양팔이 바닥과 양다리에 평행될 때까지 앞으로 계속 감아올려준다.

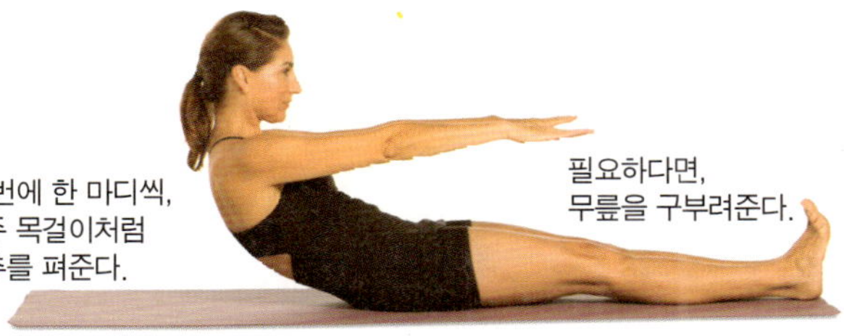
한 번에 한 마디씩,
진주 목걸이처럼
척추를 펴준다.
필요하다면,
무릎을 구부려준다.
매트에 닿도록 척추의
스트레치에 초점을 둔다.

4 감기자세에서 원위치할 때, 양팔을 가슴 앞에 두고, 상체를 내리면서, 숨을 들이쉰다.

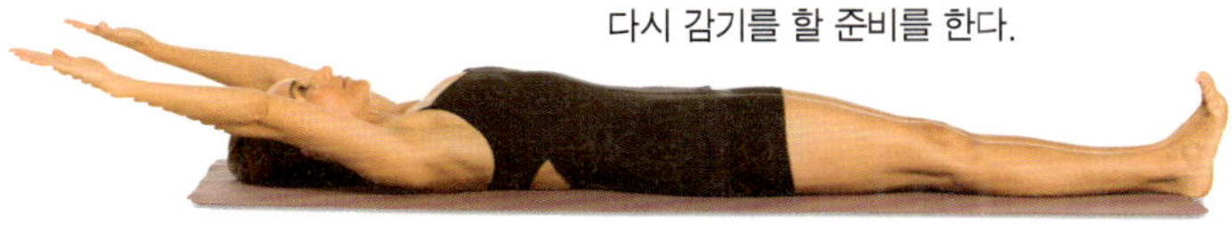
복근을 연속적으로 사용하면서
다시 감기를 할 준비를 한다.
흉곽의 하등배 부분을
매트 방향으로 눌러준다.

5 숨을 내쉬고, 양손이 머리 위로 가며, 머리가 매트에 닿을 때까지 감기 자세를 계속한다. 5~8회 반복해준다.

한다리 스트레치 자세
Single-Leg Stretch

수준

- 초급자에서 중급자까지

금기사항

- 몸통 또는 어깨의 통증, 부상 또는 만성 질환 증세

초점

- 복근 및 등배 근육

이점

- 복근의 강화
- 상등배근의 유연성 강화
- 핵심 통제의 교육
- 호흡과 동작의 조절 교육

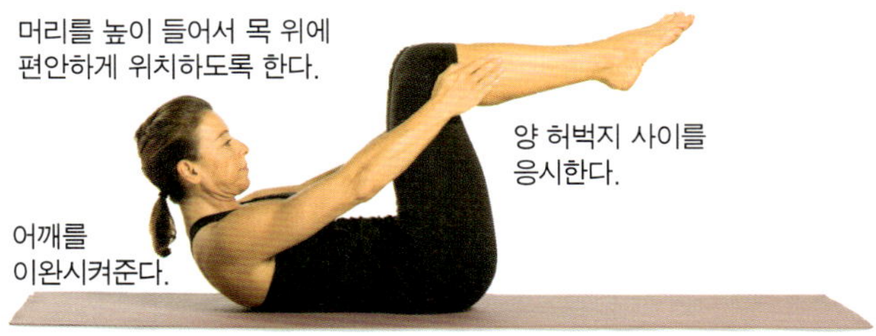

1 책상 자세에서 무릎이 둔부 위에 위치하고, 상체를 들어 올린 상태이며, 양팔은 무릎 옆에 뻗은 자세에서 등을 대고 눕는다. 준비를 위해 숨을 들이쉬어준다.

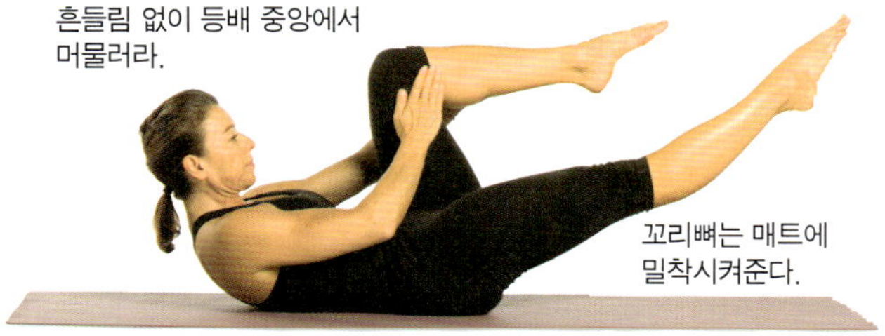

2 매트에서 45° 각도가 되도록 한 쪽 다리를 뻗고, 다른 다리를 가슴 방향으로 뻗으면서 숨을 내쉰다. 구부린 무릎과 같은 쪽의 손가락 끝으로 그 발목을 가리키며, 다른 손이 가슴 방향으로 그 무릎을 이끌도록 한다. 꼬리뼈를 매트에 밀착시킨다. 만약 꼬리뼈가 매트에서 들려진다면 무릎으로 당기는 것을 중단하도록 한다.

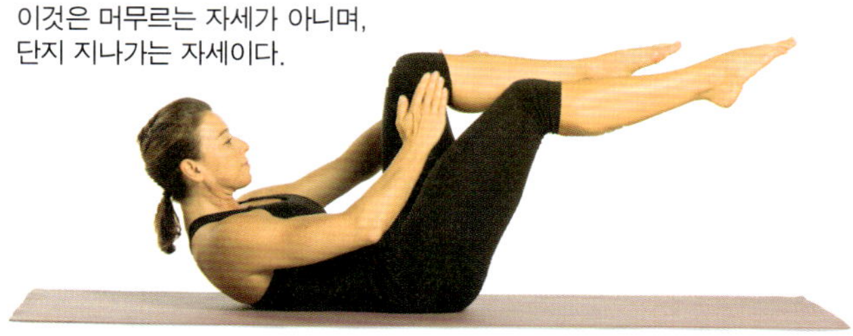

3 쭉 뻗은 다리를 책상 자세로 원위치시키고, 책상 자세 다리를 쭉 뻗은 자세로 하며, 머리는 목 위 위치에 유지하면서, 숨을 들이쉬어준다.

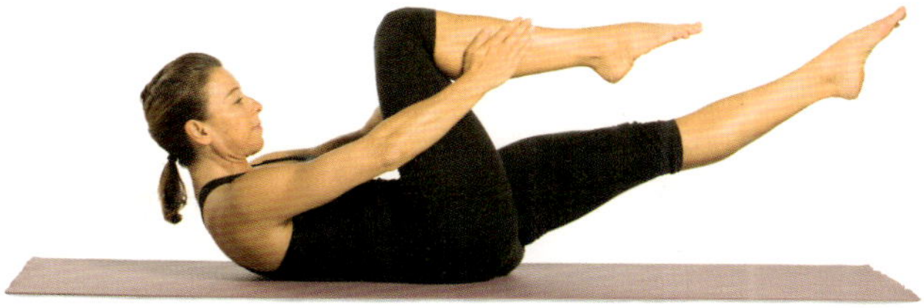

4 한쪽 다리를 다른 다리를 가슴 쪽으로 당기면서, 다른 쪽 다리를 매트와 45° 각도가 되게 쭉 뻗으면서 숨을 내쉬어준다. 다른 편 손이 무릎을 가슴 쪽으로 이끄는 동안, 구부린 무릎과 같은 팔의 손가락 끝을 발목 방향으로 쭉 뻗는다. 다리를 교대하여 5~10회 반복한다.

부드러운 수정 자세 (Gentle modification)

만약 목이 아프거나, 또는 목을 지탱할 수 없다면, 운동간 머리를 내려준다. 또한, 베개나 접은 수건을 사용하여 머리를 지지해준다. 만약 이것을 사용할 경우 양손을 옆구리에 위치시켜 등배를 지지하거나, 또는 표준 자세에서처럼 양다리를 위해서 양손을 뻗을 수도 있다.

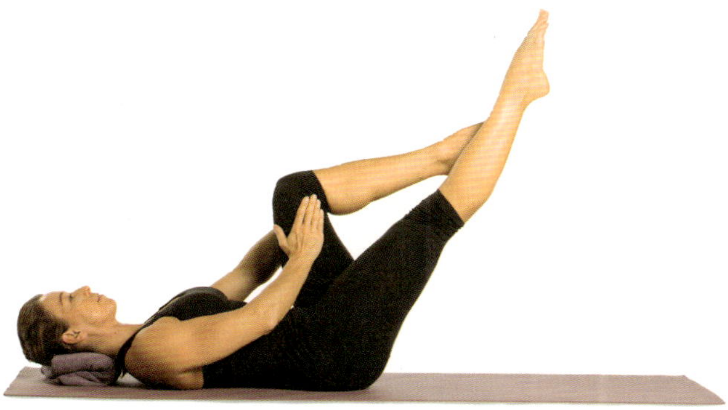

양다리 스트레치 자세
Double-Leg Stretch

수준

- 초급자에서 중급자까지

금기사항

- 몸통 또는 어깨의 통증, 부상 또는 만성 질환 증세

초점

- 복근 및 양다리, 양팔 그리고 등배 근육

이점

- 복근의 강화
- 상등배의 유연성 증가
- 핵심 통제의 교육
- 호흡과 동작의 조절 교육

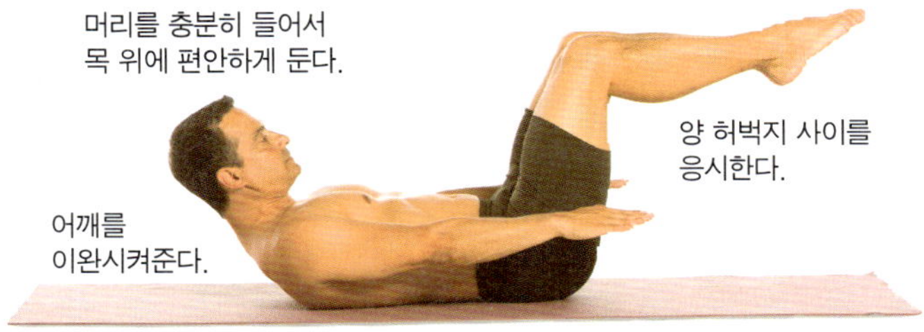
머리를 충분히 들어서
목 위에 편안하게 둔다.
양 허벅지 사이를
응시한다.
어깨를
이완시켜준다.

1 책상 자세에서 무릎이 둔부 위에 위치하고, 상체를 들어 올리고, 양팔은 무릎 옆에 뻗은 상태에서 눕는다.

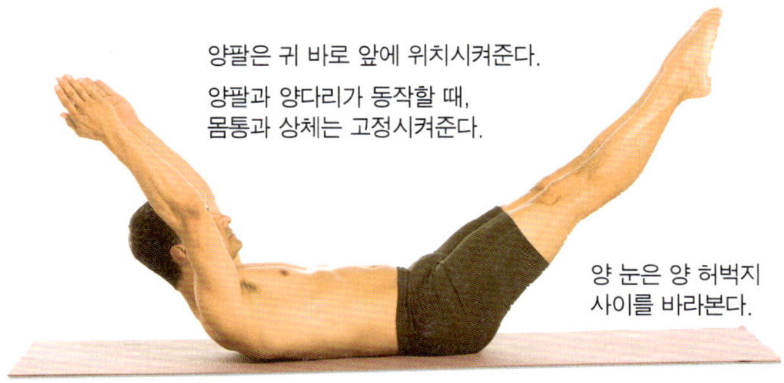
양팔은 귀 바로 앞에 위치시켜준다.
양팔과 양다리가 동작할 때,
몸통과 상체는 고정시켜준다.
양 눈은 양 허벅지
사이를 바라본다.
복부는 척추 방향으로 누른다.

2 45° 각도로 양다리를 뻗고, 양손을 들어서 귀 가까이에 가져가면서, 숨을 들이쉰다. 머리를 제자리에 유지하고, 목의 긴장을 방지하기 위해 양팔을 귀 바로 앞에 둔다.

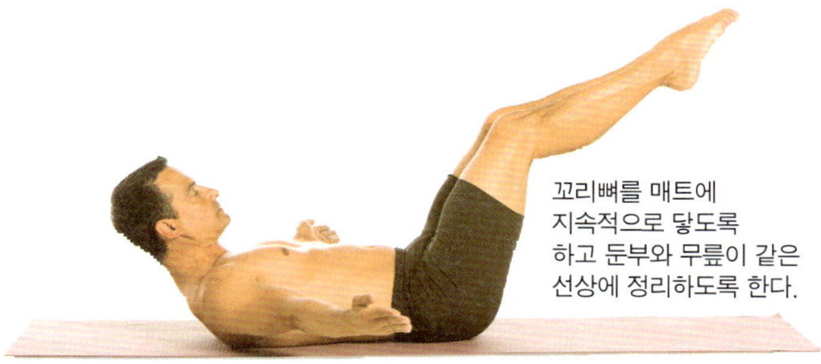
꼬리뼈를 매트에
지속적으로 닿도록
하고 둔부와 무릎이 같은
선상에 정리하도록 한다.

3 둔부 위로 책상 자세를 위해 무릎을 끌어당기고, 양팔을 등배 주위 시작자세로 반원을 그리면서 숨을 내쉬어준다. 5~10회 반복한다.

부드러운 수정 자세
(Gentle modification)

양팔이 원을 그릴 때, 무릎을 구부리고, 발끝으로 부드럽게 매트에 닿는다. 만약 필요하다면, 양팔로 원을 보다 작게 그려준다.

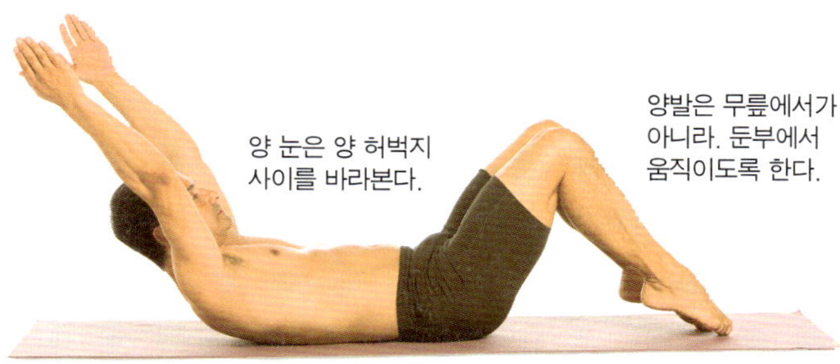
양 눈은 양 허벅지
사이를 바라본다.
양발은 무릎에서가
아니라, 둔부에서
움직이도록 한다.

한다리 뻗어 스트레치 자세
Single Straight-Leg Stretch

수준
- 중급자

금기사항
- 몸통 또는 어깨의 통증, 부상 또는 만성 질환 증세

초점
- 복근 및 양다리, 양팔 그리고 등배 근육

이점
- 복근의 강화
- 상등배 및 오금의 유연성 증가
- 핵심 통제의 교육
- 호흡과 동작의 조절 교육

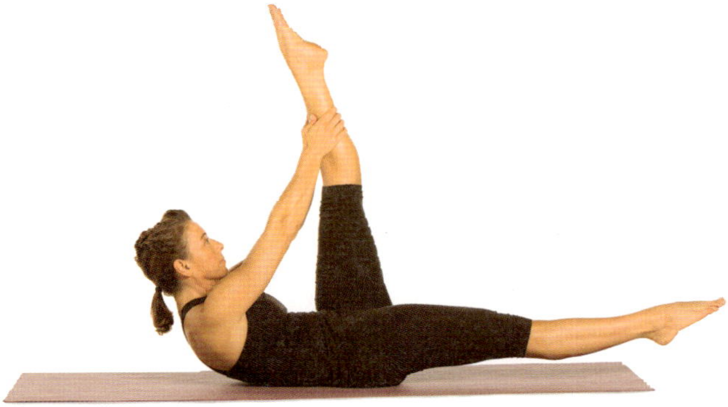

1 한 쪽 다리를 천장 방향으로 쭉 뻗고, 다른 다리를 둔부에서 매트 위로 스트레치하면서, 눕는다. 머리를 들어올리고, 양팔을 뒤에서 장딴지를 잡고, 들어 올린 다리 방향으로 뻗는다. 만약 유연성이 제한된다면, 무릎 위 부분의 다리를 잡을 수도 있다.

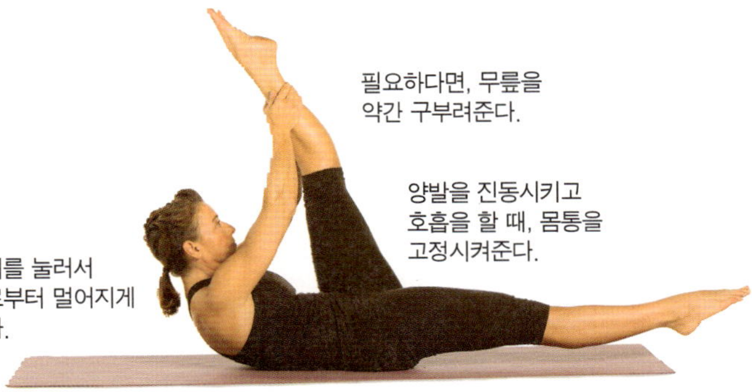

2 매트에 평행인 다리를 몸에서 튕기는 동안, 들어 올린 다리를 몸통방향으로 잡아당기고, 빠르게 두 번 숨을 들이쉰다.

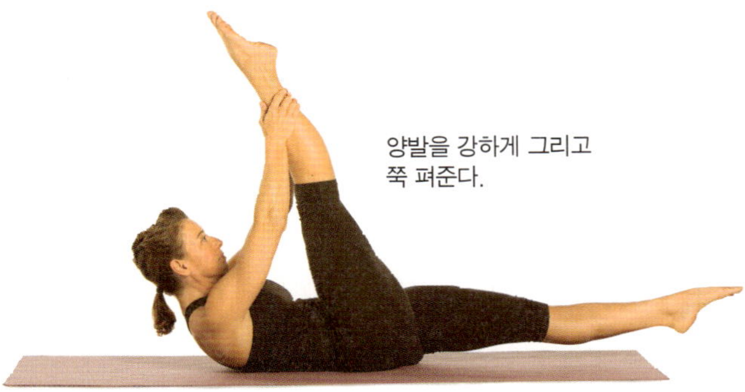

3 양발을 교대할 때 숨을 내쉰다. 새로운 다리 자세를 취하면서 순서대로 반복한다. 다리를 교대하면서 5~10회 반복한다.

양다리 뻗어 스트레치 자세
Double Straight-Leg Stretch

수준

- 중급자

금기사항

- 목, 몸통 또는 어깨의 통증, 부상 또는 만성 질환 증세

초점

- 복근과 양다리, 양팔, 그리고 등배 근육

이점

- 복근의 강화
- 상등배의 유연성 증가
- 핵심 통제의 교육
- 호흡과 동작의 조절 교육

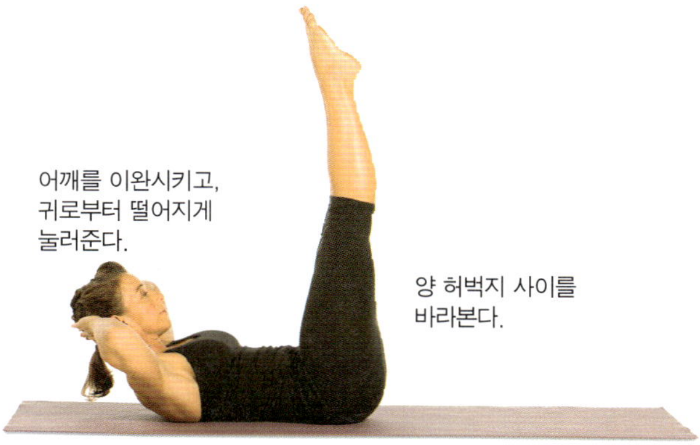

어깨를 이완시키고,
귀로부터 떨어지게
눌러준다.
양 허벅지 사이를
바라본다.

1 양다리를 둔부 위로 쭉 뻗고, 상체를 들어올리며, 양손으로 머리를 지지하면서, 팔꿈치를 양쪽 귀 옆으로 넓게 벌린 상태에서 눕는다.

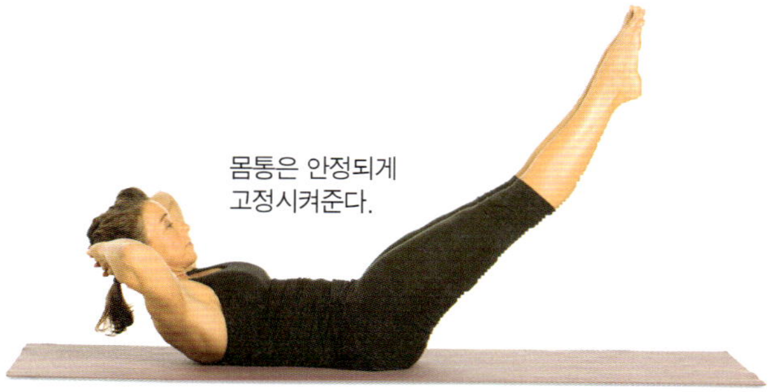

몸통은 안정되게
고정시켜준다.
척추를 시작 자세로 유지한다.

2 양다리를 바닥 위로 45° 각도로 내리면서 숨을 들이쉬어준다.

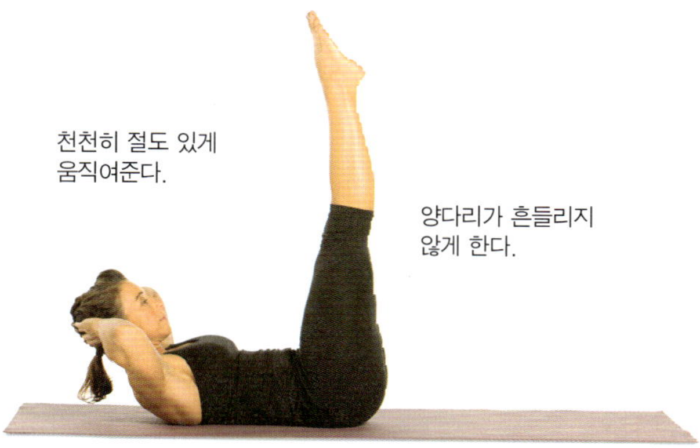

천천히 절도 있게
움직여준다.
양다리가 흔들리지
않게 한다.

3 양다리를 둔부 위로 다시 들어 올리면서 숨을 내쉰다. 5~10회 반복한다.

교차 자세
Crisscross

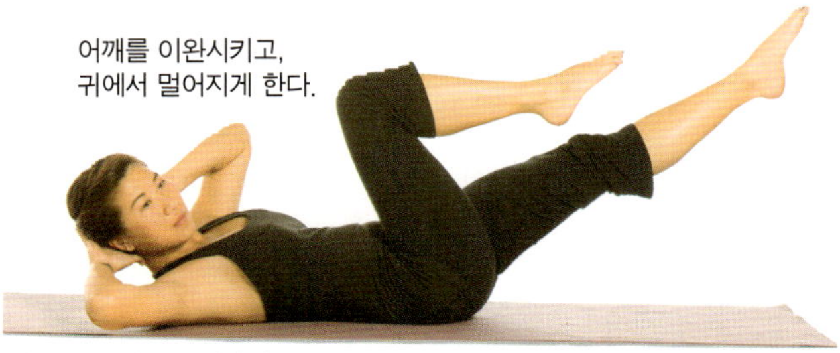

팔꿈치는 넓게 유지한다.

1 한 쪽 다리를 책상 자세로 취하고, 다른 다리를 매트로부터 45° 각도로 스트레치 하면서 눕는다. 머리와 어깨를 들고, 양손으로 머리를 지지하며, 팔꿈치를 귀에서 떨어지게 벌려라. 상체 몸통을 둔부 위에서 구부려져 있는 무릎 방향으로 비틀어라. 이 자세에서 숨을 내쉬어라.

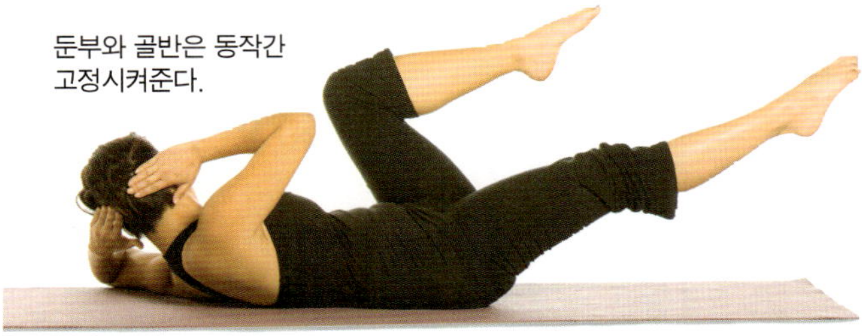

2 옆구리를 교대하기 위해서 중앙으로 되돌아 올 때 숨을 들이 쉬어 준다. 다른 옆구리를 비틀 때, 숨을 내쉬고, 책상 자세에서 둔부 위로 구부려진 다리는 펴고, 쭉 뻗은 다리는 당기는 등 다리를 교대해준다. 반대 무릎 방향으로 팔꿈치를 움직이는 대신 반대쪽 둔부 방향으로 흉곽이 움직이는 것을 생각하고, 5~10회 반복한다.

수준
- ▶ 중급자

금기사항
- ▶ 목, 몸통 또는 어깨의 통증, 부상 또는 만성 질환 증세

초점
- ▶ 복근과 양다리, 양팔, 그리고 등배 근육

이점
- ▶ 복근의 강화
- ▶ 상등배의 유연성 증가
- ▶ 핵심 통제의 교육
- ▶ 호흡과 동작의 조절 교육

티저 자세
Teaser

수준
- 중급자

금기사항
- 몸통의 통증, 부상 또는 만성 질환 증세

초점
- 복근과 양다리 근육

이점
- 복근과 둔부 신근의 강화
- 조절과 균형의 발달
- 척추관절의 교육

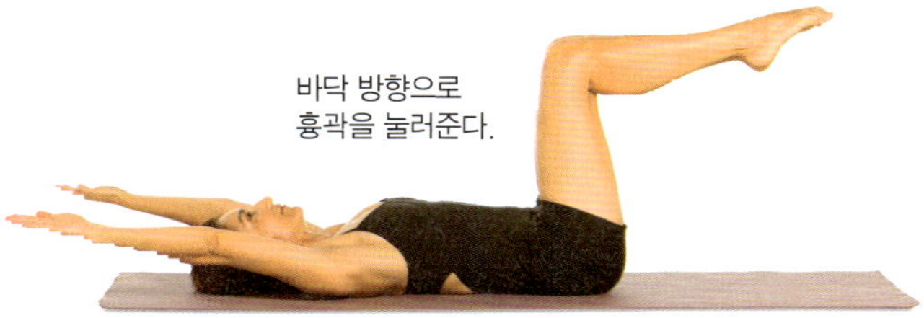
바닥 방향으로
흉곽을 눌러준다.

1 책상 자세에서 다리를 모아서 둔부 위로 구부리면서 눕는다. 양팔은 머리 위로 쭉 펴서 뻗어준다. 만약 어깨부분이 긴장된다면, 양팔은 매트 위로 그냥 뻗을 수도 있다.

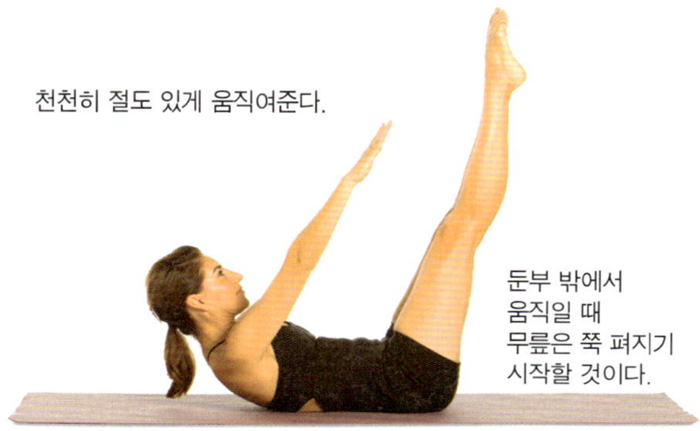
천천히 절도 있게 움직여준다.
둔부 밖에서
움직일 때
무릎은 쭉 펴지기
시작할 것이다.

2 양팔을 천장 방향으로 들어 올리면서 숨을 들이쉬어준다. 매트로부터 머리와 어깨를 들어 올려라. 머리, 목, 그리고 어깨를 들어 올리면서, 양다리를 쭉 뻗기 시작한다.

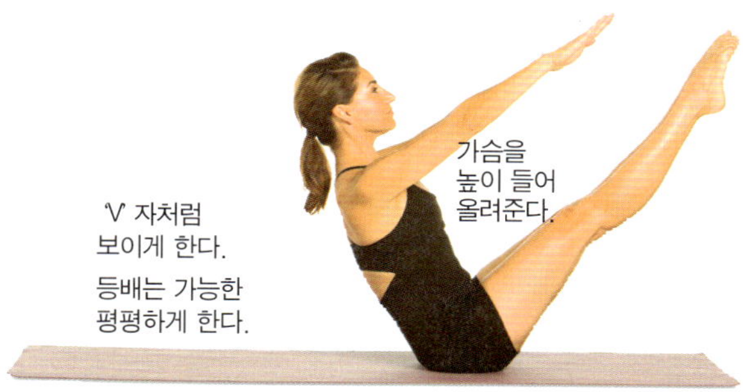
'V' 자처럼
보이게 한다.
등배는 가능한
평평하게 한다.
가슴을
높이 들어
올려준다.

3 감아올리기를 계속하면서 숨을 내쉰다. 양 다리를 매트 위에 45° 각도로 뻗어준다.

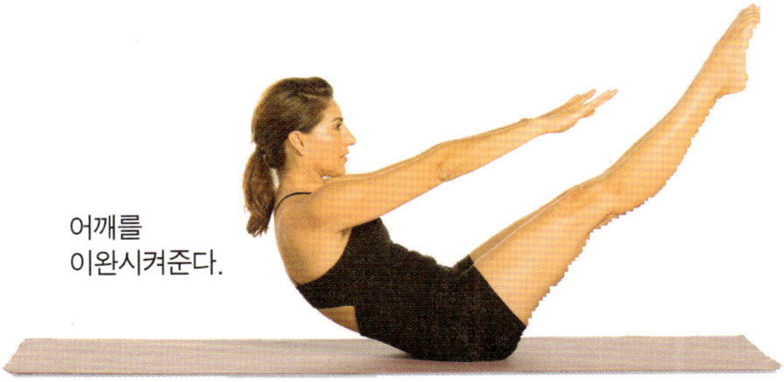

4 바닥 방향으로 척추를 감아 내리면서 숨을 들이쉰다. 양팔을 앞으로 쭉 뻗어라.

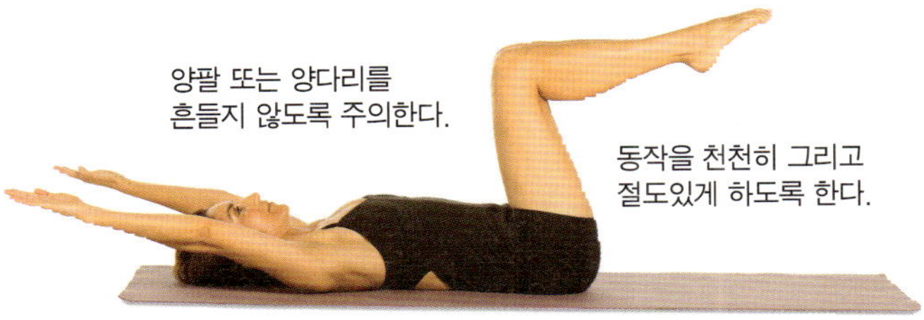

5 양팔을 머리 위 시작 자세로 가져가고, 모든 것을 감아 내리면서, 숨을 내쉬어주고, 2단계로부터 8~10회 반복한다.

어깨 브리지 자세
Shoulder Bridge

수준
- 중급자까지

금기사항
- 몸통 또는 어깨의 통증, 부상 또는 만성 질환 증세

초점
- 등배, 양다리, 양팔의 근육

이점
- 등배 신근의 강화
- 다리 근육, 특히 오금 강화
- 핵심 안정 및 근력 향상

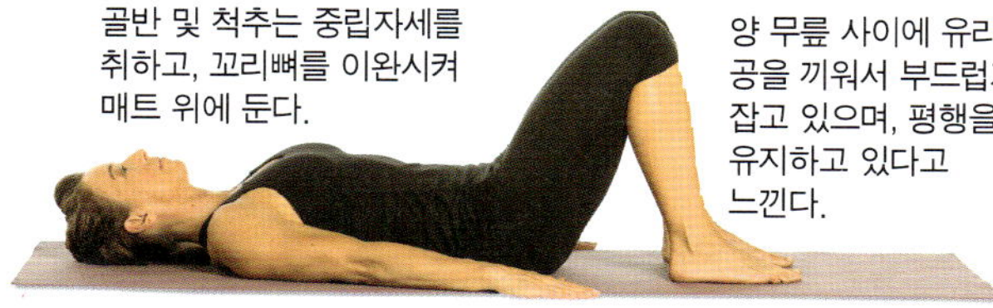

골반 및 척추는 중립자세를
취하고, 꼬리뼈를 이완시켜
매트 위에 둔다.
양 무릎 사이에 유리
공을 끼워서 부드럽게
잡고 있으며, 평행을
유지하고 있다고
느낀다.

1 무릎을 구부리고 발 뒤꿈치를 좌골선에 맞추어서 눕는다. 양손은 손바닥을 매트위 옆구리에 둔다. 몸통의 동작을 준비하기 위해서 숨을 들이쉰다.

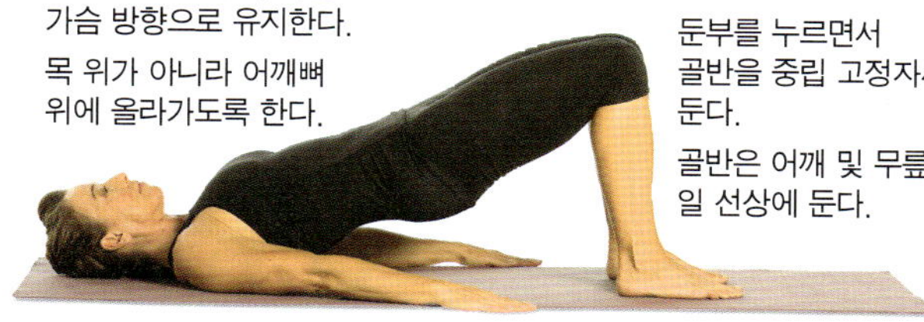

목뒤를 길게 하고, 턱을
가슴 방향으로 유지한다.
목 위가 아니라 어깨뼈
위에 올라가도록 한다.
둔부를 누르면서
골반을 중립 고정자세로
둔다.
골반은 어깨 및 무릎과 동
일 선상에 둔다.

2 양 무릎, 둔부, 그리고 어깨를 일직선으로 하여, 둔부를 위로 밀어 올리면서 숨을 내쉰다.

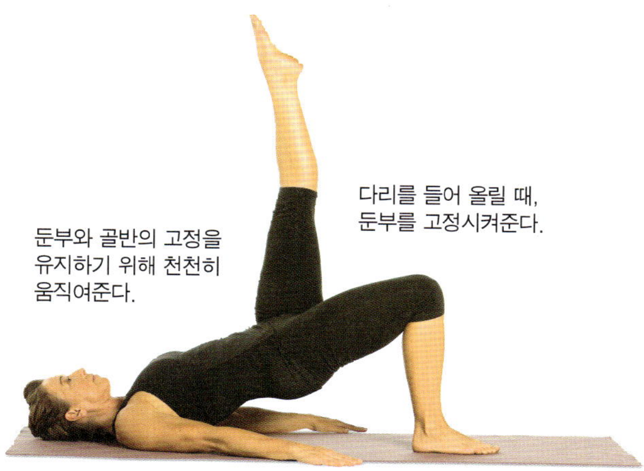

다리를 들어 올릴 때,
둔부를 고정시켜준다.
둔부와 골반의 고정을
유지하기 위해 천천히
움직여준다.

3 한 쪽 다리를 위로, 그리고 같은 쪽의 옆구리 위 둔부 위로 쭉 뻗어 올리고, 발끝은 천장 방향으로 향하게 하면서 숨을 들이쉰다.

부드러운 수정 자세 (Gentle modification)

만약 오금이 긴장되면, 들어 올린 다리를 약간 구부려서 골반이 아래로 조이지(tuck) 않게 한다.

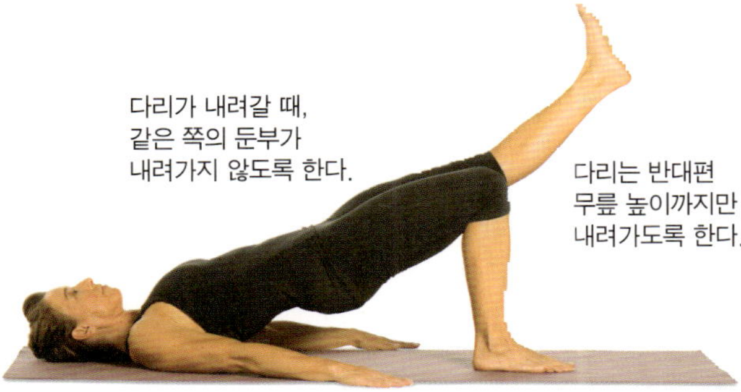

4 들어 올린 다리를 둔부 높이로 내릴 때, 발을 구부리고 발끝을 정강이 방향으로 가져가면서, 숨을 내쉬어준다. 3단계와 4단계를 한 쪽 발에 5~8회 반복한다.

5 마지막 반복시 들어 올린 무릎을 구부리고, 발을 바닥 방향으로 내려준다. 다리를 움직일 때, 척추와 골반은 중립자세로 고정시켜주고, 어깨와 목을 이완시켜준다. 브리지 자세로 머물러준다. 다리를 교대하고 3단계와 4단계를 5~8회 반복해준다.

감아 넘기기 자세
Rollover

수준

- 중급자

금기사항

- 몸통 또는 어깨의 통증, 부상 또는 만성 질환

초점

- 복근과 하등배 근육 및 어깨뼈

이점

- 복근 강화
- 하등배 유연성 증가
- 척추 관절 교육

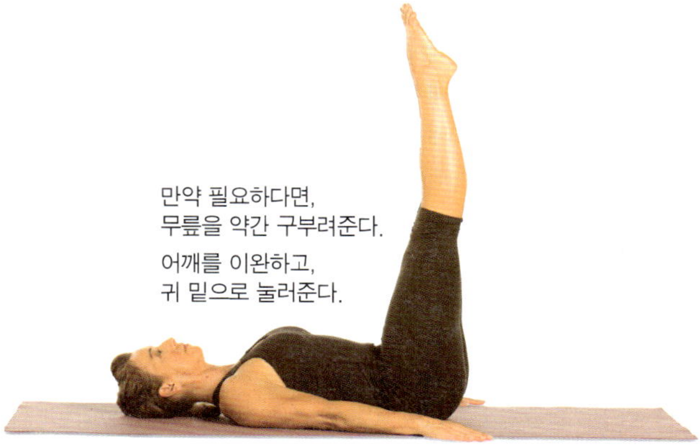
만약 필요하다면,
무릎을 약간 구부려준다.
어깨를 이완하고,
귀 밑으로 눌러준다.

1 양다리를 모아서 둔부 위로 쭉 펴고 양팔은 몸통 옆에 붙이며, 손바닥은 아래로 향하게 한 상태에서 매트 위에 눕는다. 숨을 들이쉬고, 몸을 준비하기 위해 복근을 안으로 당겨준다.

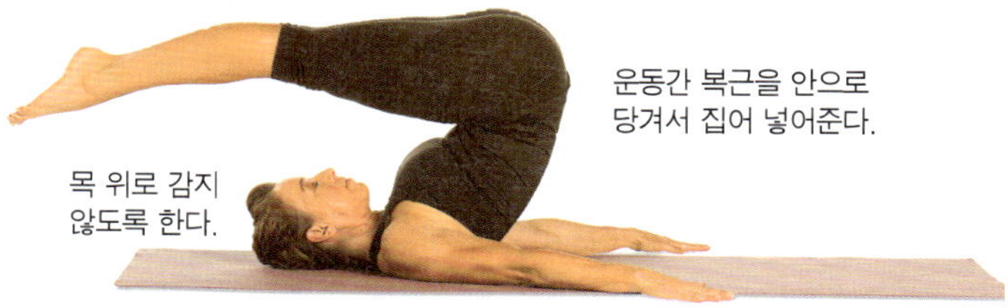
운동간 복근을 안으로
당겨서 집어 넣어준다.
목 위로 감지
않도록 한다.

2 숨을 내쉬어준다. 양손을 누르고, 양다리가 머리 위에 와서 바닥과 평행이 될 때까지 둔부를 척추 위로 감아준다.

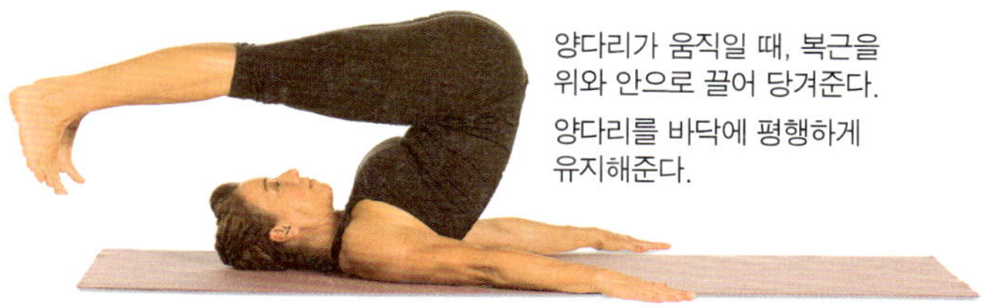
양다리가 움직일 때, 복근을
위와 안으로 끌어 당겨준다.
양다리를 바닥에 평행하게
유지해준다.

3 좌골넓이 만큼 양다리를 벌리고 양발을 구부리면서 숨을 들이 쉬어준다.

4 숨을 내어 쉬고, 양다리가 둔부 바로 위에 올 때까지 척추 아래로 감는다. 양다리를 다시 붙이고, 발끝으로 향하면서 숨을 들이쉰다. 2단계로부터 4~6회 반복한다. 최종 복습으로서 양다리를 함께 붙이지 말고, 대신에 거꾸로 하기 위해서 5단계를 하도록 한다.

5 양다리를 벌리고, 등을 매트에 대며, 양다리를 둔부 바로 위에 둔다. 숨을 들이쉬고, 발끝을 펴준다. 숨을 내쉬고, 양다리가 바닥에 평행하게 될 때까지 둔부를 척추 위로 감아준다. 숨을 들이쉬고, 양다리를 붙이면서 발끝을 구부려준다. 숨을 내쉬고, 양다리를 둔부 위로 원위치하기 위해 척추를 아래로 감아 내려주고, 4~6회 반복해준다.

코르크 뽑이 자세
Corkscrew

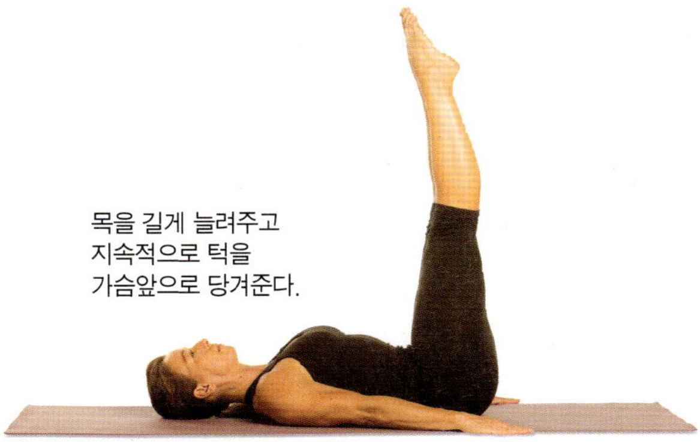

1 양다리를 모아서 둔부 위로 쭉 뻗으면서 매트 위에 눕는다. 양팔은 몸통 옆에 두고 손바닥은 아래로 향하게 한다.

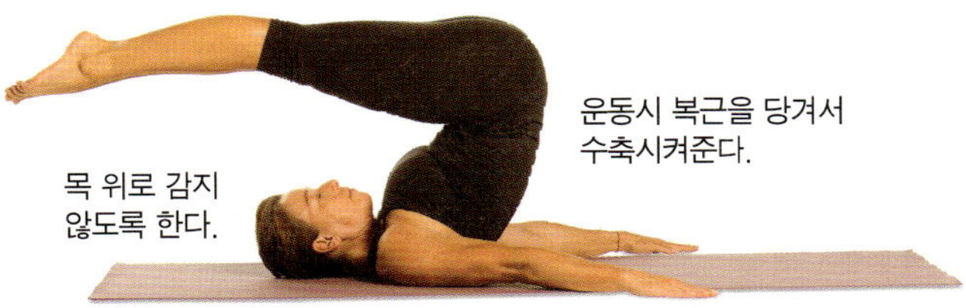

2 숨을 들이쉬고, 양손을 누르고, 양발이 머리 위로 와서 바닥과 평행될 때까지 둔부를 척추 위로 감아준다.

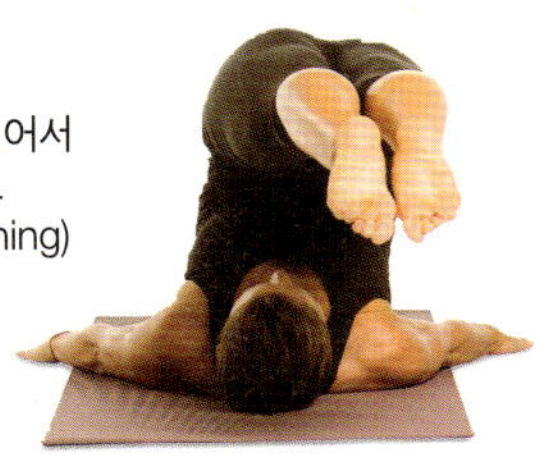

3 숨을 내쉬면서 몸통을 약간 틀어서 양발이 한 쪽 옆으로 가도록 하고, 같은 방향의 척추로 감아 내려준다.

수준
- 상급자

금기사항
- 임신
- 목과 몸통 및 어깨의 통증, 부상 또는 만성 질환

초점
- 복근과 등배 및 어깨 근육

이점
- 등배근육과 척추의 스트레치 및 마사지
- 복근의 활성화와 강화
- 어깨 안정성의 교육
- 핵심 통제 교육

(계속)

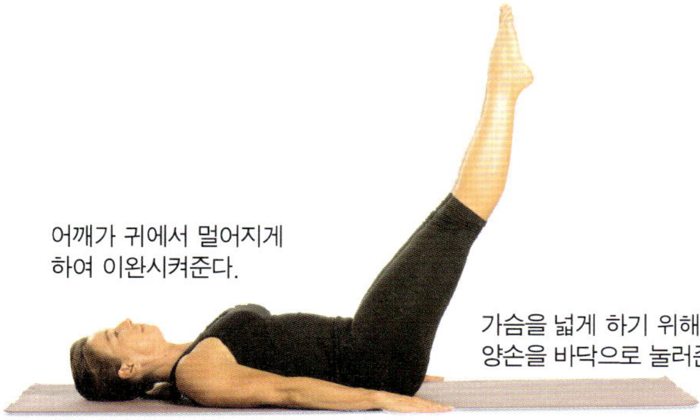
어깨가 귀에서 멀어지게
하여 이완시켜준다.
가슴을 넓게 하기 위해
양손을 바닥으로 눌러준다.

4 계속 숨을 내쉬면서, 양다리를 꼬리뼈 및 엉치뼈(천골, sacrum) 주위로 반원을 그리도록 한다.

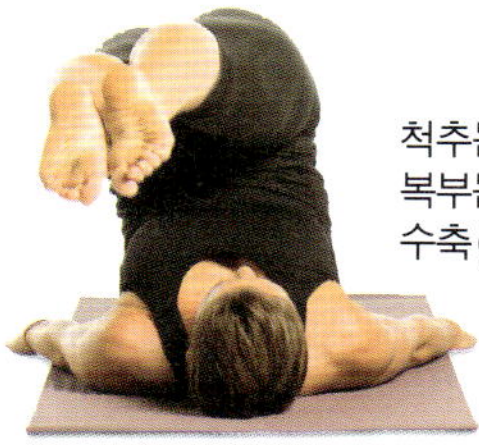
지속적으로 다리는
바닥과 같은 방향이
되도록 유지해준다..
척추는 길게 늘리면서
복부는 안으로 밀어서
수축(주걱 모양)시켜준다.

5 척추의 반대편을 감아올리고 양다리를 중앙으로 원위치하면서 숨을 들이쉰다.
3단계로부터 3~5회 반복한다.

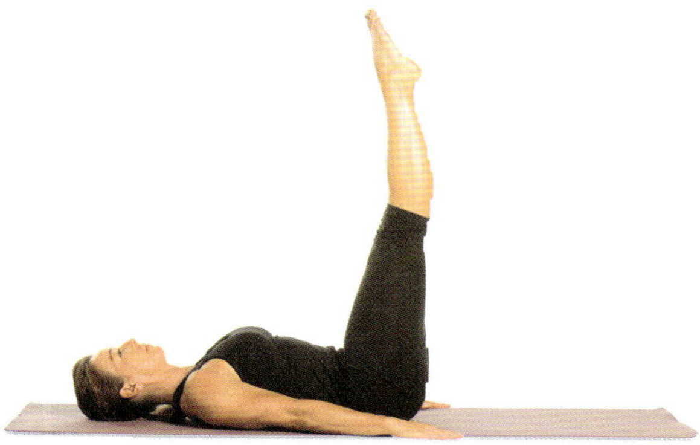

6 마지막 단계에서, 숨을 내쉬고 척추 중앙을 시작 자세로 감아 내려준다.

목당기기 자세
Neck Pull

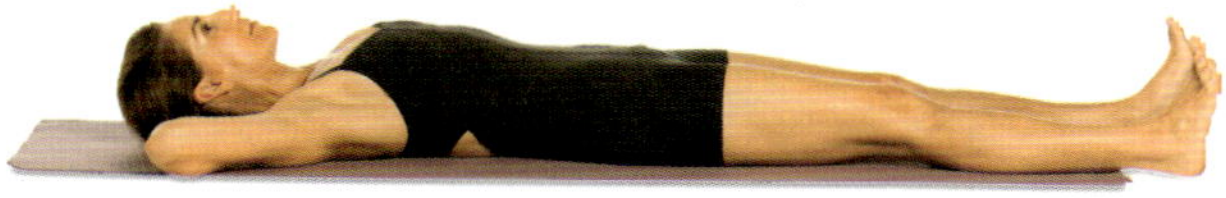

1 양다리를 둔부 넓이만큼 벌려서 쭉 펴고, 양발은 천장 방향으로 구부리며, 팔꿈치는 구부려서 양손으로 머리를 받치면서 매트 위에 눕는다.

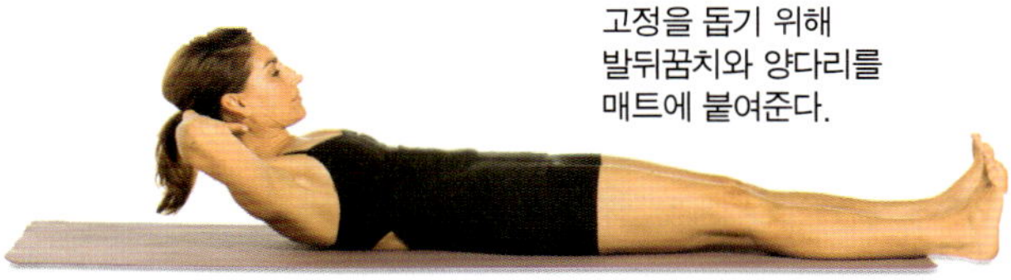

2 머리를 들면서 숨을 내쉬고, 척추를 매트에서 떨어지게 한다.

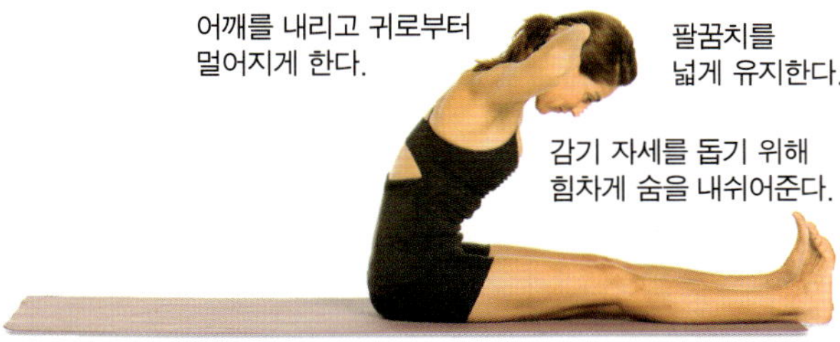

3 숨을 내쉬면서, 몸통이 좌골 위에 올 때까지 감기를 계속하고, 상체를 앞으로 구부리며, 다리를 평행하게 해준다.

수준
- 상급자

금기사항
- 목 또는 몸통의 통증, 부상 또는 만성 질환

초점
- 복근과 등배 근육 및 어깨뼈

이점
- 복근 강화
- 등배 유연성 향상
- 척추관절 교육

(계속)

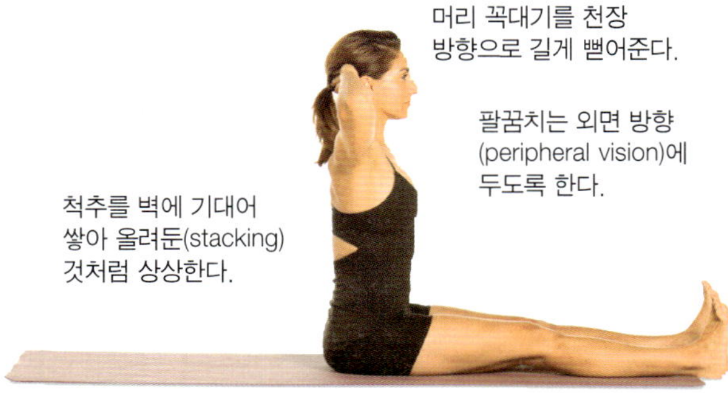
머리 꼭대기를 천장
방향으로 길게 뻗어준다.
팔꿈치는 외면 방향
(peripheral vision)에
두도록 한다.
척추를 벽에 기대어
쌓아 올려둔(stacking)
것처럼 상상한다.

4 한 번에 한 마디씩 척추를 둔부 위에 올려놓으면서 숨을 들이쉰다.

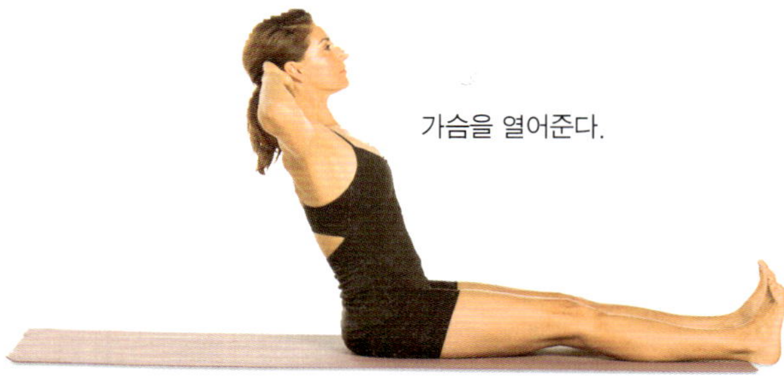
가슴을 열어준다.
발뒤꿈치를 축으로 하여
고정시켜준다.

5 숨을 내어 쉬고, 둔부에서 몸통을 경첩되어 있는 모양으로 움직여준다(hinge). 발 뒤꿈치를 축으로 하여 고정시켜준다(anchor). 골반을 기준으로 하여 몸통으로부터 멀리 뻗어나가는 것을 느낀다. 가슴을 열기 위해 팔꿈치를 밖으로 넓게 유지한다.

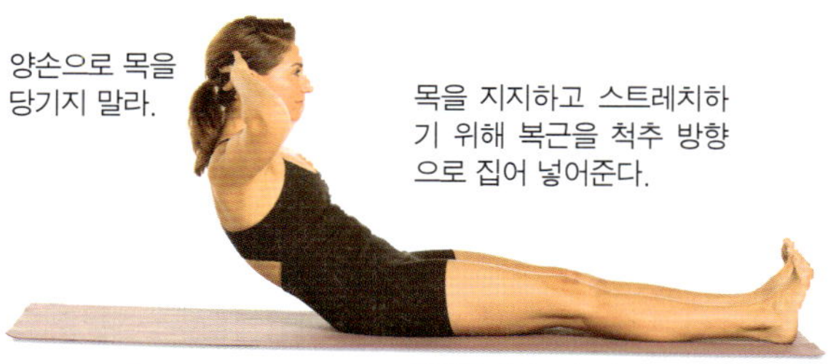
양손으로 목을
당기지 말라.
목을 지지하고 스트레치하
기 위해 복근을 척추 방향
으로 집어 넣어준다.
양발을 축(anchor)으로 사용한다.

6 매트 위에 다시 누울 때까지 한 번에 척추 한 마디씩 감아내리면서 숨을 계속 내쉰다.

가위 자세
Scissors

수준
- 상급자

금기사항
- 목, 몸통, 허리 또는 어깨의 통증, 부상 또는 만성 질환

초점
- 복근과 등배, 양팔, 양다리 그리고 어깨의 근육

이점
- 복근 강화
- 등배 유연성 향상
- 오금과 둔부 굴근의 스트레치

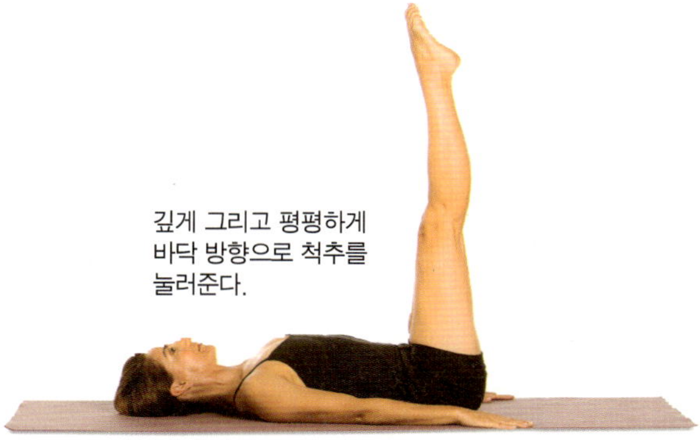

1 양다리를 함께 하여 둔부 위로 쭉 뻗고, 양팔은 몸통 옆구리에 하여 손바닥은 아래로 하고 매트 위에 눕는다. 몸을 준비하기 위해 숨을 들이 쉬고, 복근을 수축하고, 안으로 집어넣어준다.

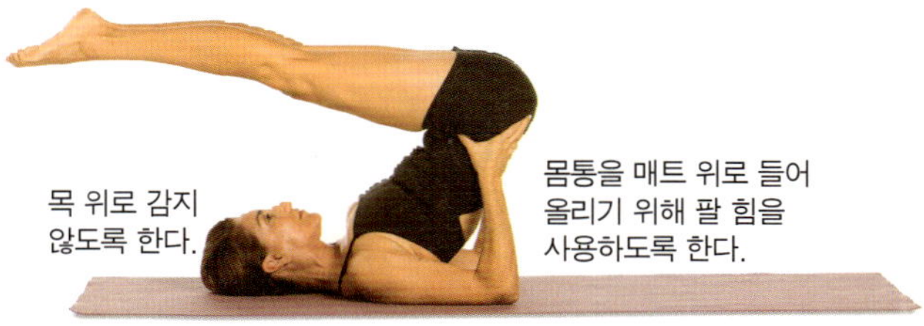

2 매트에서 등배를 떼어내고, 둔부 위로 양다리를 가져가면서 숨을 내쉬어준다. 숨을 들이 쉴 때, 양손을 둔부 밑에 집어넣고, 손끝을 밖으로 향하게 하며, 손목은 등배와 둔부를 지지하도록 한다.

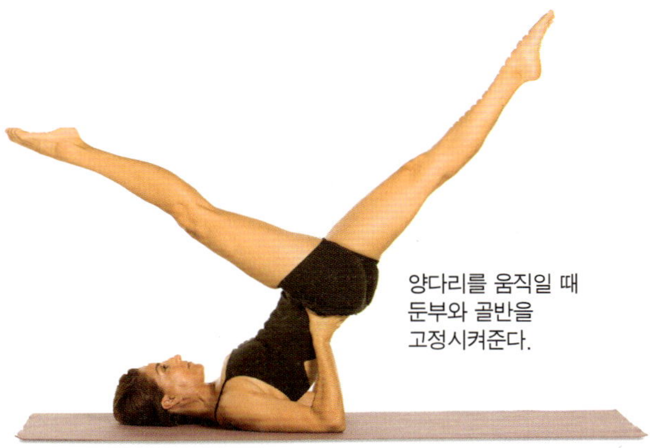

3 양다리를 가위모양으로 할 때, 숨을 내쉬면서, 한 쪽 다리는 머리 위로 하고, 한쪽 다리는 반대 방향인 매트 쪽으로 움직여준다.

(계속)

가위 자세 *(계속)*

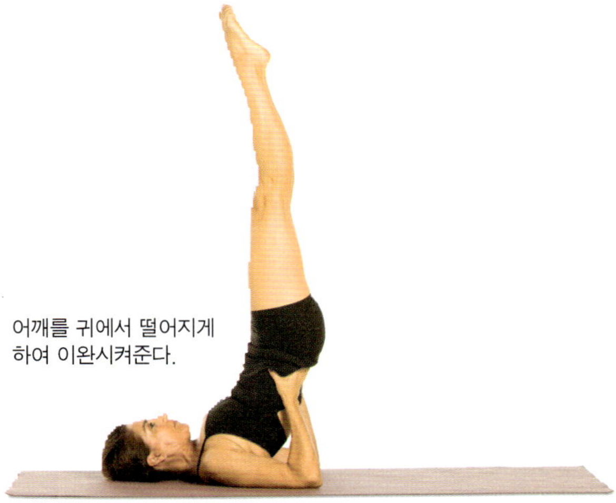
어깨를 귀에서 떨어지게
하여 이완시켜준다.

4 양다리를 둔부로 가져갈 때, 숨을 들이쉬도록 한다.

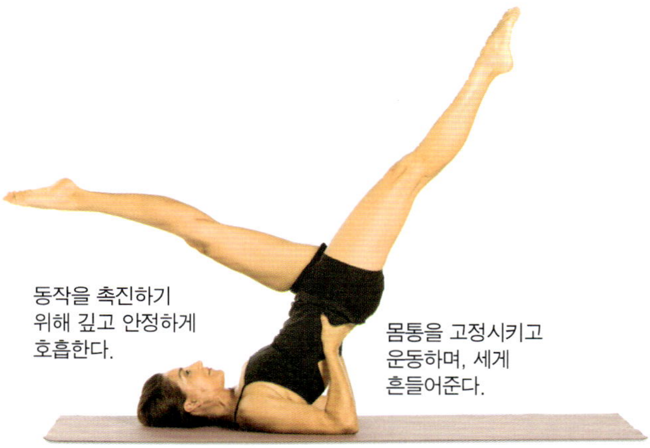
동작을 촉진하기
위해 깊고 안정하게
호흡한다.
몸통을 고정시키고
운동하며, 세게
흔들어준다.

5 한 발은 머리 위로 다른 한 발은 매트 방향으로 하여 가위 자세를 취하면서 숨을 내쉬어준다.

자전거 타기 자세
Bicycle

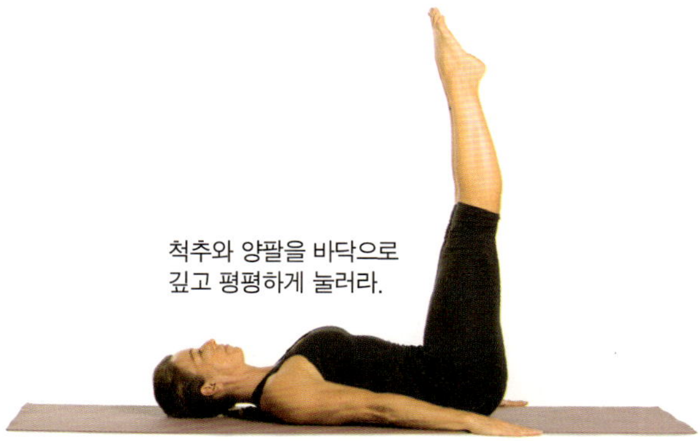

1 양다리를 모으고 둔부 위로 쭉 뻗으면서, 양손은 옆구리에 두고, 손바닥은 아래로 향하게 하여 매트 위에 눕는다. 몸을 준비하기 위해 숨을 들이쉬고, 복근을 수축하여, 안으로 집어넣어준다.

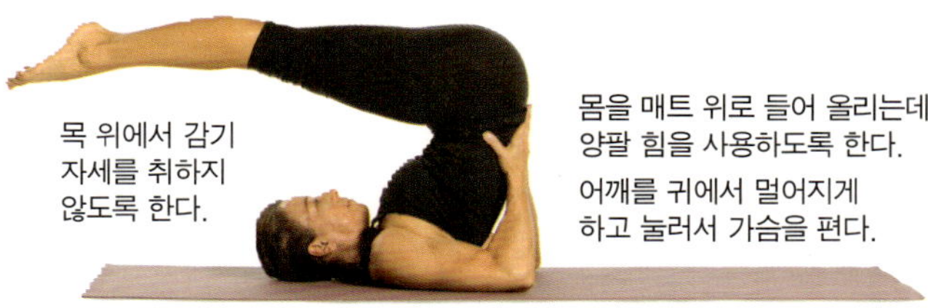

2 양다리를 둔부 위로 가져가면서, 매트에서에 떨어져서 등배를 감을 때, 숨을 내쉬어준다. 숨을 들이쉴 때, 양손을 둔부 아래로 가져가고, 손가락 끝은 밖으로 펴고, 손목은 등배와 둔부를 지탱하도록 한다.

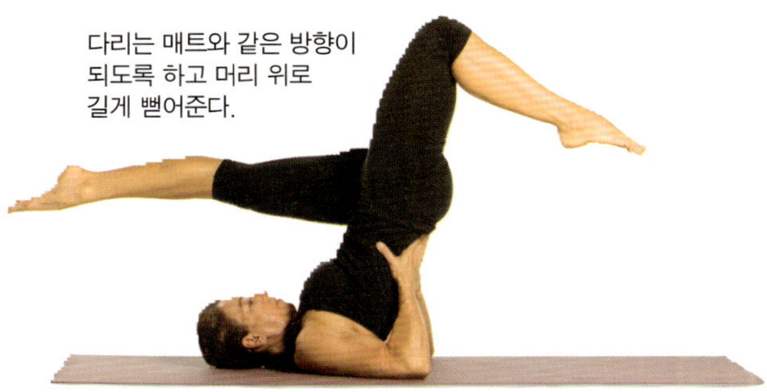

3 숨을 내쉬면서, 한 쪽 다리를 머리 위로 펴고, 다른 다리를 몸통 위로 하여 가위자세를 취하며, 구부린 자세로 하고, 발끝은 바닥을 향하도록 한다.

수준
- 상급자

금기사항
- 목, 몸통, 허리 또는 어깨의 통증, 부상 또는 만성 질환

초점
- 복근과 등배, 양팔, 양다리 그리고 어깨의 근육

이점
- 복근 강화
- 등배 유연성 향상
- 오금과 둔부 굴근의 스트레치

(계속)

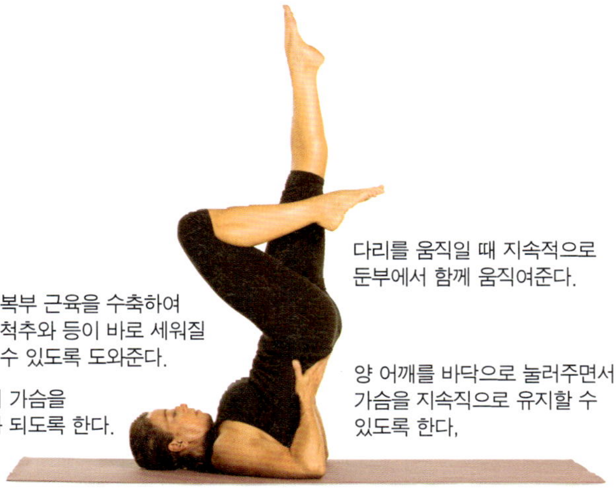
다리를 움직일 때 지속적으로
둔부에서 함께 움직여준다.
복부 근육을 수축하여
척추와 등이 바로 세워질
수 있도록 도와준다.
양 어깨를 바닥으로 눌러주면서
가슴을 지속직으로 유지할 수
있도록 한다,
깊은 호흡을 하면서 가슴을
펴서 안전한 자세가 되도록 한다.
어깨를 편안하게 하고
귀와 멀어지도록 유지한다.

4 마치 자전거를 타는 것처럼 둔부 위로 구부린 다리를 당기면서 숨을 들이 쉬고, 쭉 뻗은 다리로 둔부 위에서 가위 자세를 유지한다. 유연성이 허용하는 한도까지 다리를 움직이고, 동작을 천천히 그리고 절도 있게(controlled) 유지한다.

5 구부린 다리를 머리 위로 쭉 뻗으면서 숨을 내어 쉬고, 쭉 뻗은 다리를 구부려서 바닥 방향으로 뻗도록 한다. 이 방향에서 이 단계를 3~7회 반복한다. 방향을 바꾸어서 3~7회 반대로 자전거 자세를 실시한다.

잭나이프 자세
Jackknife

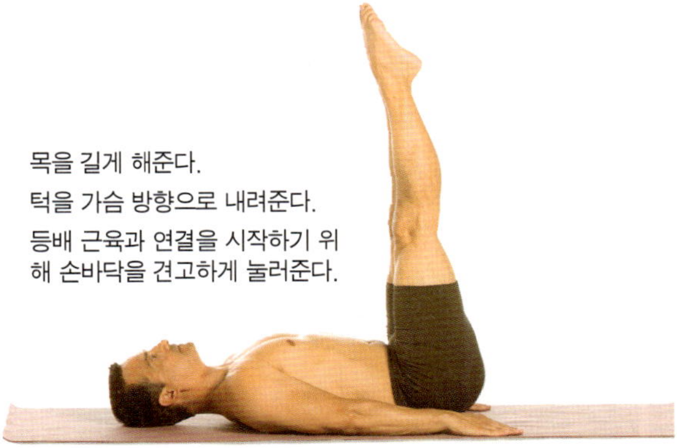
목을 길게 해준다.
턱을 가슴 방향으로 내려준다.
등배 근육과 연결을 시작하기 위
해 손바닥을 견고하게 눌러준다.

1 양다리를 모아서 둔부 위로 쭉 뻗고, 양팔은 옆구리에 위치하며, 손바닥은 아래로 향하게 하여 매트 위에 눕는다. 몸을 준비하기 위해 숨을 들이쉬고, 복근을 수축하고, 안으로 집어넣어준다.

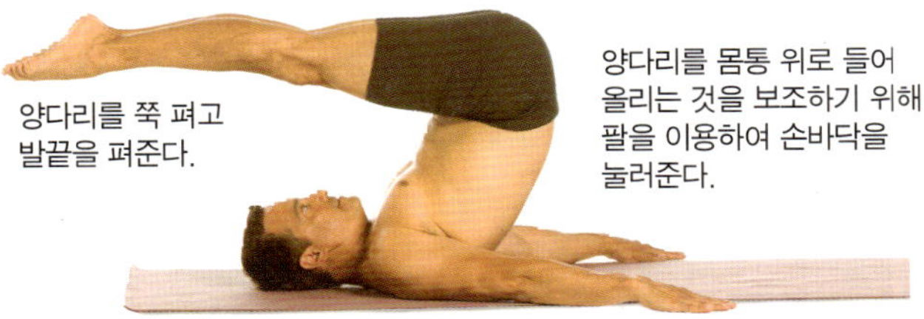
양다리를 쭉 펴고
발끝을 펴준다.
양다리를 몸통 위로 들어
올리는 것을 보조하기 위해
팔을 이용하여 손바닥을
눌러준다.

2 하체를 감아서 매트에서 떨어지게 하면서, 숨을 내쉬어준다. 매트에 평행 될 때까지 양 다리를 둔부 위와 머리로 가져가도록 한다.

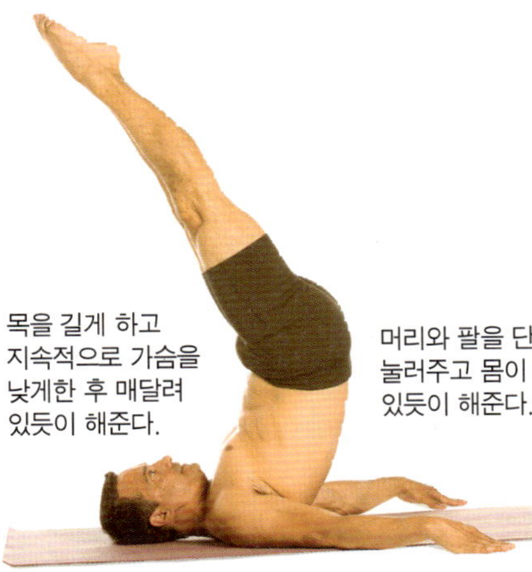
목을 길게 하고
지속적으로 가슴을
낮게한 후 매달려
있듯이 해준다.
머리와 팔을 단단히 바닥에
눌러주고 몸이 매달려
있듯이 해준다.

3 양팔과 핵심이 허용하는 한도까지 천장 방향으로 양다리를 들어 올리면서 숨을 들이쉬어준다.

수준
- 상급자

금기사항
- 목, 몸통 또는 어깨의 통증, 부상 또는 만성 질환

초점
- 복근과 등배, 양팔, 양다리 그리고 어깨의 근육

이점
- 복근 강화
- 척추 및 등배 근육 스트레치
- 팔 근육 강화
- 어깨 안정성 교육
- 핵심 통제 교육
- 척추 관절 교육

(계속)

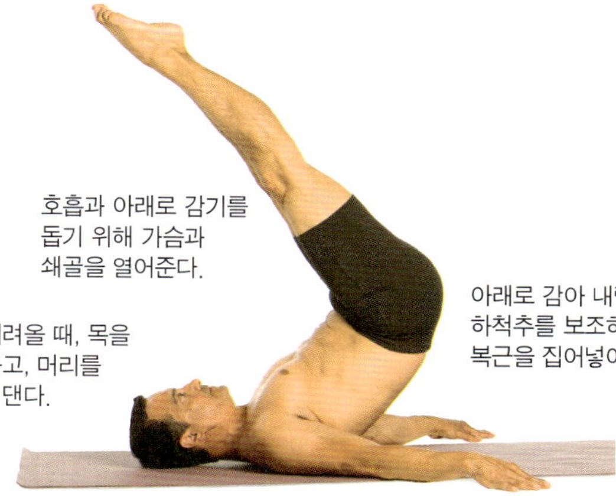

4 몸을 천천히 조심스럽게 한 번에 한 척추 마디씩 내리면서 숨을 내쉬어준다.

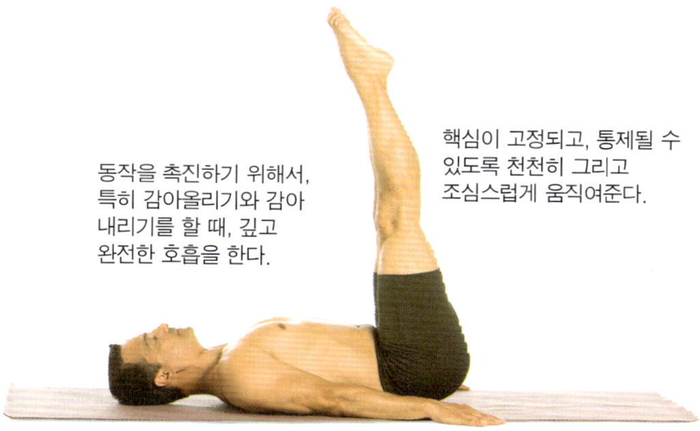

5 양다리를 둔부 위로 쭉 뻗고, 척추를 매트에 평행하게 하며, 양팔은 옆구리에 댄 상태로 시작 자세와 동일하게 하면서 숨 내쉬기를 마친다.

제 7 장

앉아 매트 운동
Seated Mat Exercises

앉은 자세의 필라테스 운동은 초점을 자세와 핵심 안정에 둔다. 이러한 운동의 전과정을 통해서 신장된 몸통과 목을 유지하고, 어깨와 어깨뼈(견갑골, scapula)를 이완시킨다. 이 장은 앉은 자세에서 발운동으로부터 시작되는데, 이 운동은 양발, 발목, 그리고 양다리의 동작에 대한 인식 능력을 향상시켜 준다. 이 인식 능력은 서 있을 때 균형과 안정성을 위해서 매우 중요하며, 이 장의 교육 내용은 순환과 전반적인 자세의 인식능력을 증진시켜 준다.

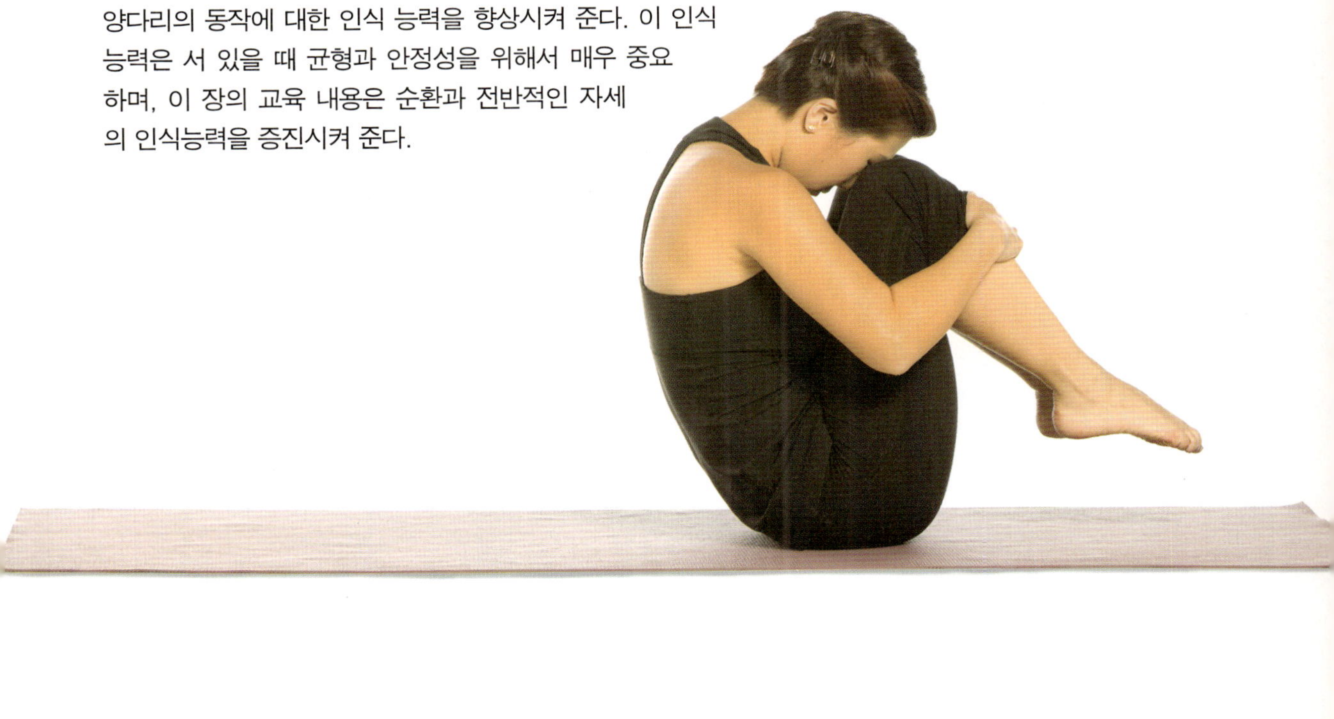

척추 스트레치 자세: 전방 및 측방
Spine Stretch: Forward and Side

수준
- 초급자

금기사항
- 척추 또는 어깨의 통증, 부상 또는 만성 질환

초점
- 복근과 등배근육

이점
- 척추(전방 및 측방) 강화
- 어깨 관절의 기동성 증가
- 정확한 앉은 자세 교육
- 핵심과 골반의 안정성과 강화

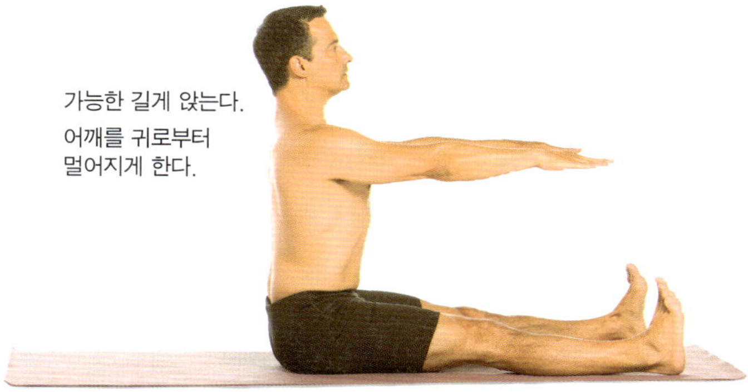
가능한 길게 앉는다.
어깨를 귀로부터 멀어지게 한다.

1 양다리를 앞으로 좌골 넓이만큼 벌려서 쭉 펴고 매트 위에 앉는다. 양팔은 어깨 앞으로 펴고, 손바닥은 아래로 한다. 만약 오금 또는 하등배가 긴장된다면, 둔부 밑에 보조기구를 사용한다.

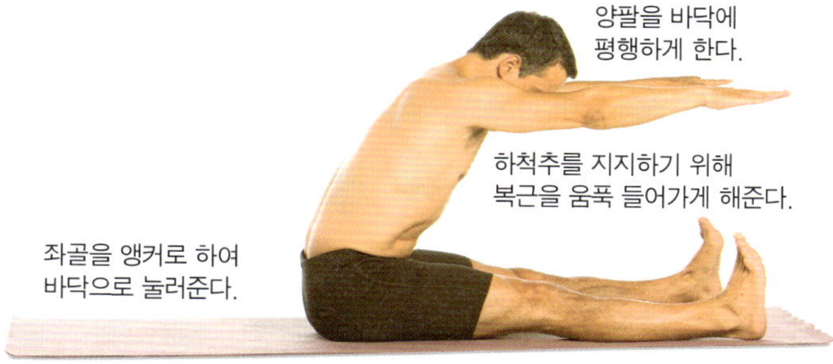
양팔을 바닥에 평행하게 한다.
하척추를 지지하기 위해 복근을 움푹 들어가게 해준다.
좌골을 앵커로 하여 바닥으로 눌러준다.

2 숨을 들이쉬고, 척추를 위 아래로 스트레치 하고, 척추로 'C' 자 모양의 곡선을 그려준다. 스트레치를 할 때, 양팔을 앞으로 쭉 뻗어준다.

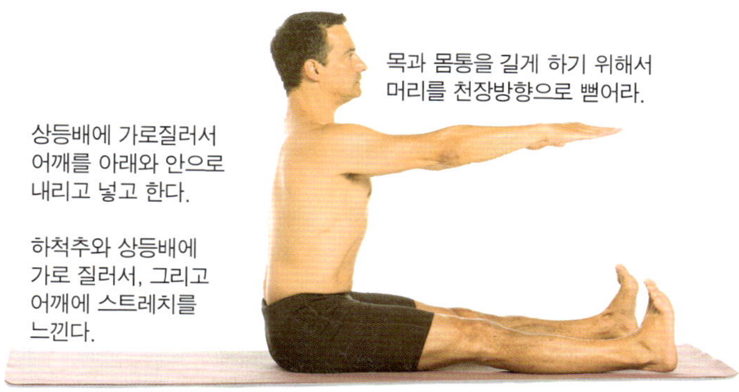
목과 몸통을 길게 하기 위해서 머리를 천장방향으로 뻗어라.
상등배에 가로질러서 어깨를 아래와 안으로 내리고 넣고 한다.
하척추와 상등배에 가로 질러서, 그리고 어깨에 스트레치를 느낀다.

3 척추를 위로 쭉 펴고, 시작자세로 원위치 하면서, 숨을 내쉰다. 2단계부터 5~8회 반복해준다.

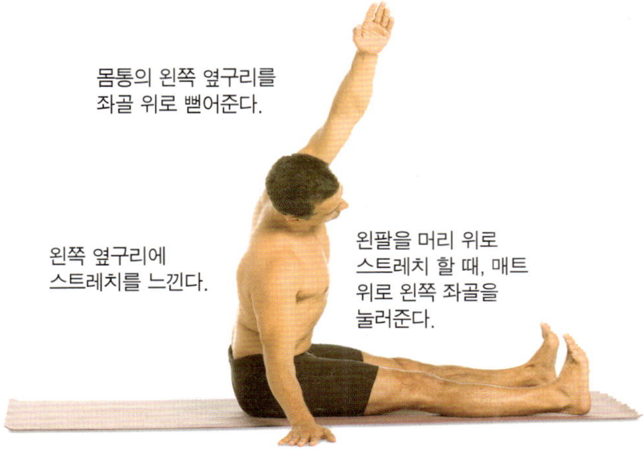
몸통의 왼쪽 옆구리를
좌골 위로 뻗어준다.
왼쪽 옆구리에
스트레치를 느낀다.
왼팔을 머리 위로
스트레치 할 때, 매트
위로 왼쪽 좌골을
눌러준다.

4 오른 팔을 오른쪽 옆구리 옆으로 뻗고, 왼쪽 팔을 머리 위로 들어 올려 오른쪽으로 기울고, 몸통 오른쪽으로 'C' 자 곡선으로 그리면서 숨을 내쉬어준다.

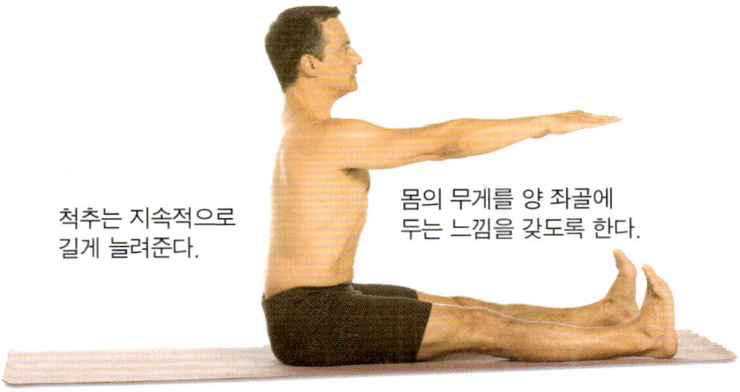
척추는 지속적으로
길게 늘려준다.
몸의 무게를 양 좌골에
두는 느낌을 갖도록 한다.

5 1단계에서처럼 양팔을 어깨 앞으로 뻗고, 앉은 자세로 원위치하면서 숨을 내쉬어라.

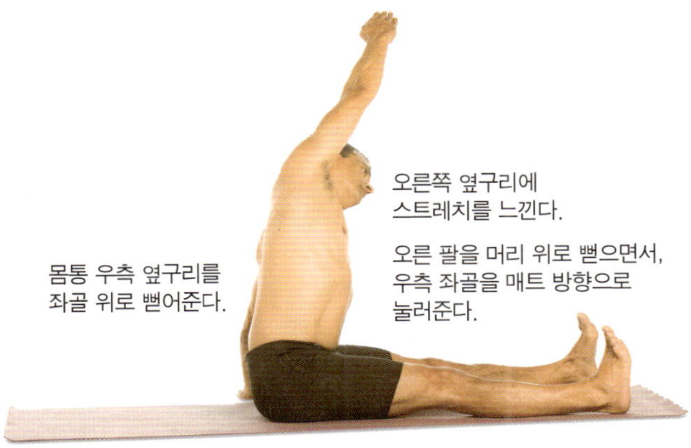
오른쪽 옆구리에
스트레치를 느낀다.
오른 팔을 머리 위로 뻗으면서,
우측 좌골을 매트 방향으로
눌러준다.
몸통 우측 옆구리를
좌골 위로 뻗어준다.

6 왼팔을 왼쪽 옆구리의 매트 방향으로 뻗고, 오른 팔을 머리 위로 들어 올려서 몸통의 왼쪽 옆구리와 함께 C자형 곡선을 그리면서, 숨을 들이 쉬어준다. 5단계의 앉은 자세로 원위치해준다. 그리고 4단계로부터 좌 · 우 옆구리를 교대하면서, 각각 3~5회씩 반복한다.

인어 자세
Mermaid

수준

- 초급자

금기사항

- 등배, 어깨, 손목, 또는 팔꿈치의 통증, 부상 또는 만성 질환

초점

- 양팔, 어깨, 그리고 몸통의 근육

이점

- 허리의 양 옆구리 강화
- 손목, 양손, 그리고 어깨의 강화 및 안정성

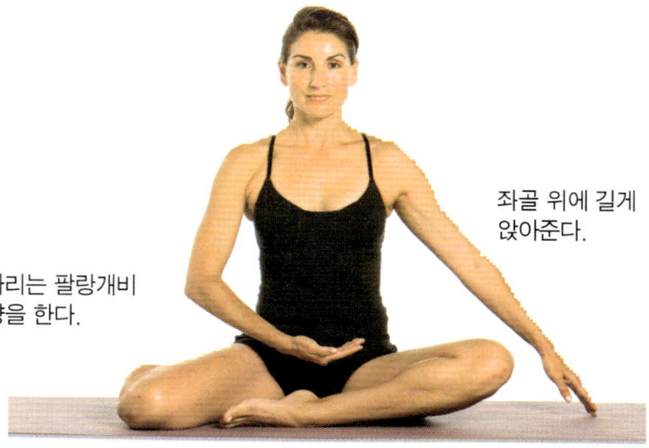

1 양다리를 구부리고, 한 쪽 발은 다른 쪽 허벅지에 닿게 하고, 다른 발은 몸통 뒤를 가리키게 한 상태에서 매트 위에 앉는다. 손바닥 또는 손가락 끝으로 몸통 옆의 매트를 접촉하면서, 한 쪽 팔은 쭉 펴고, 그리고 다른 팔은 무릎 안에 가볍게 구부려준다.

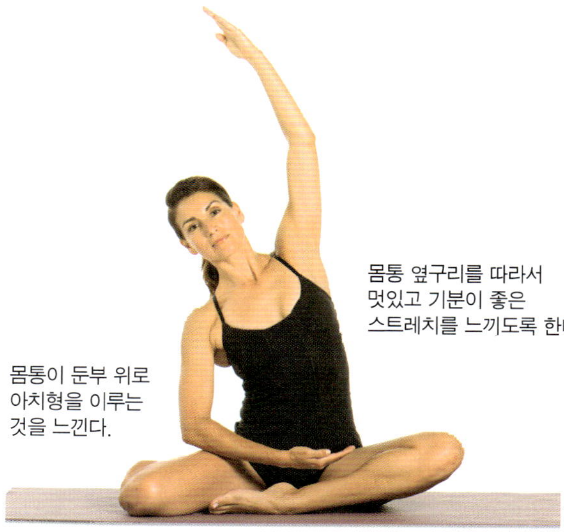

2 매트 위의 팔을 머리 위로, 그리고 몸통을 그 방향으로 구부릴 때, 다리 방향으로, 팔을 들어 올리면서 숨을 들이쉰다.

3 손바닥을 아래로 하여 손을 몸통 옆으로 도로 가져 갈 때, 숨을 내쉬어준다.

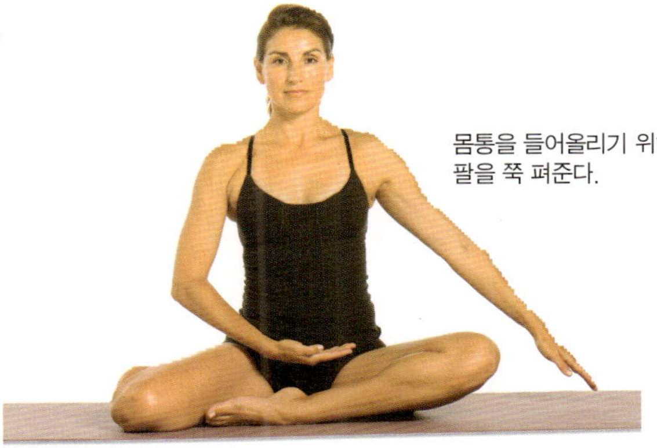
몸통을 들어올리기 위해
팔을 쭉 펴준다.

4 매트 위를 손으로 누르면서 숨을 들이 쉬고, 다른 손을 머리 위로 뻗을 때 둔부를 들어 올려준다. 들어 올린 팔 방향으로 머리와 눈을 들어 올려라. 다시 앉을 때 숨을 내쉬어준다. 2단계로부터 4~6회 반복한다.

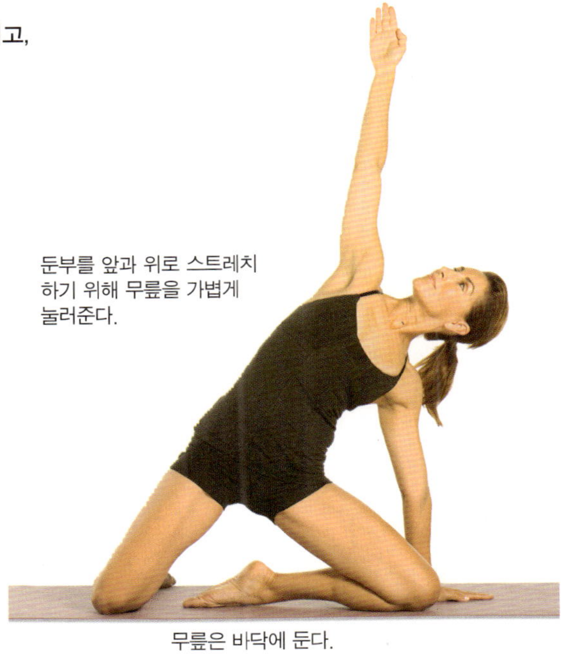
둔부를 앞과 위로 스트레치
하기 위해 무릎을 가볍게
눌러준다.
무릎은 바닥에 둔다.

발 동작 자세
Footwork Series

수준
- 초급자

금기사항
- 척추, 발, 또는 발목의 통증, 부상 또는 만성 질환

초점
- 복근, 그리고 발, 다리, 등배의 근육

이점
- 발의 스트레치와 관절의 상태 증진
- 발목의 기동성 증진
- 정확한 앉은 자세 교육
- 핵심의 강화 및 안정화

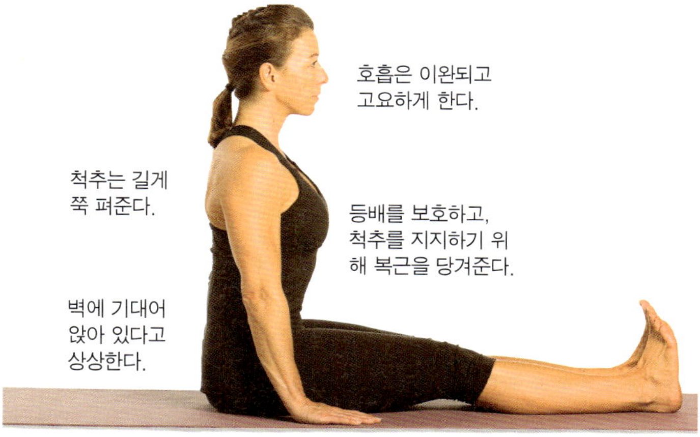
호흡은 이완되고 고요하게 한다.
척추는 길게 쭉 펴준다.
등배를 보호하고, 척추를 지지하기 위해 복근을 당겨준다.
벽에 기대어 앉아 있다고 상상한다.

1 이 운동시리즈는 발, 발목, 그리고 아래 다리를 준비운동 시킨다. 이 동작을 하는 동안 척추를 고정시키고, 호흡은 고요하게, 초점이 있게 한다. 양다리를 둔부 앞에 쭉 펴서 두고 앉은 자세로 시작하거나, 필요하다면 부드러운 수정 자세를 사용한다. 양발은 천장 방향으로 구부려준다.

부드러운 수정 자세 (Gentle modification)

만약 오금 또는 하등배가 긴장된다면, 베개(bolster), 블럭, 또는 접은 매트 등을 둔부 아래에 집어넣는다. 만약 오금 또는 하등배가 여전히 긴장된다면, 긴장이 해소될 때까지 무릎을 부드럽게 구부려라. 만약 필요하다면 운동간 무릎을 구부린 채로 유지한다.

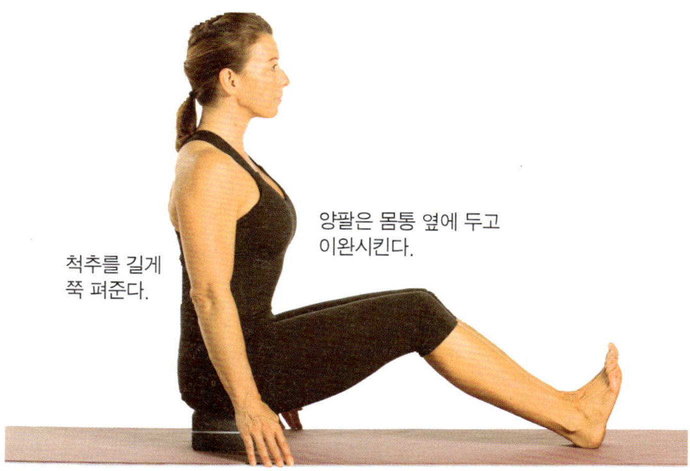
양팔은 몸통 옆에 두고 이완시킨다.
척추를 길게 쭉 펴준다.

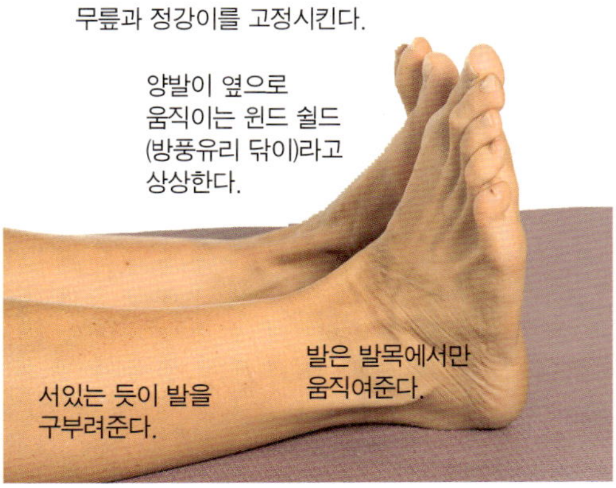

2 양발을 오른쪽으로 움직이면서 숨을 들이쉬어 준다. 오직 발만 움직여준다.

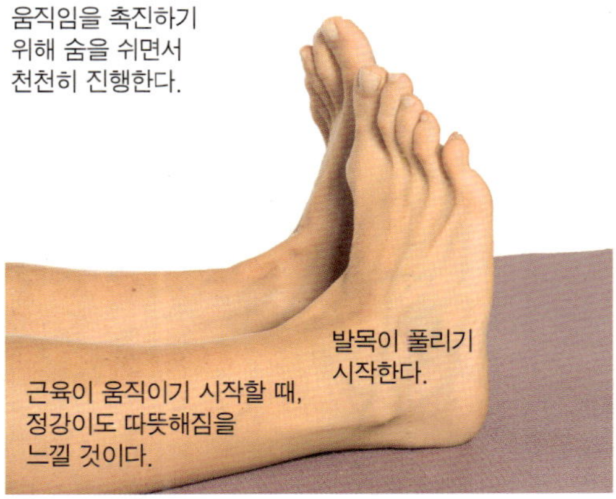

3 양발을 왼쪽으로 움직이면서 숨을 내쉬어준다. 2단계와 3단계를 10회 반복한다.

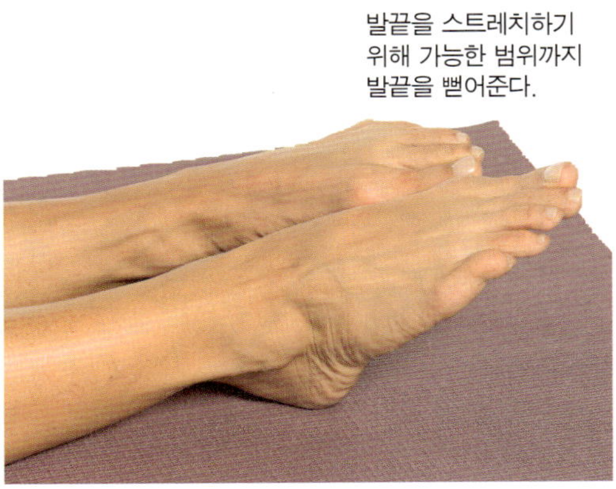

4 구부린 자세에서 오른쪽으로 양발의 순환동작을 하면서 숨을 들이쉬어준다. 발을 원형으로 돌릴 때, 발끝을 스트레치하기 위해서 가능한 범위까지 발을 가져간다.

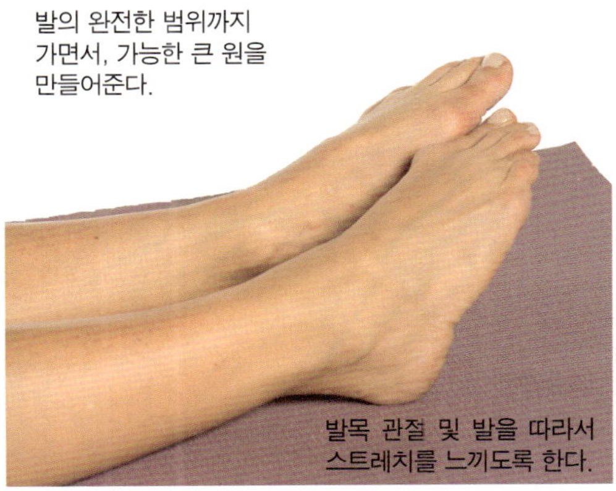

5 숨을 내 쉬고, 발목의 왼쪽으로 발을 가져가면서, 발의 반원을 마치도록 한다.

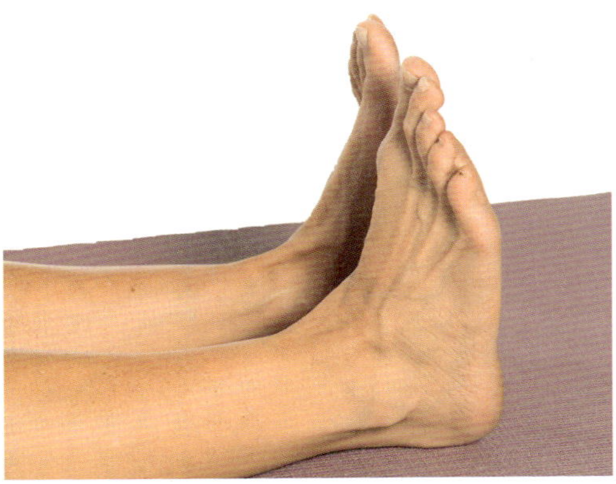

6 발끝을 천장을 향하게 하고, 시작 위치로 복귀하면서 동작을 완료한다. 각각의 원 동작을 완료할 때, 발바닥, 아킬레스 건, 그리고 장딴지를 완전하게 스트레치 하기 위해 강력하게 구부려준다. 4단계와 5단계를 10회 반복한다. 4단계와 5단계를 다시 반복하며, 왼쪽으로 원 그리기를 시작하며, 10회 반복해 준다.

(계속)

발 동작 자세 *(계속)*

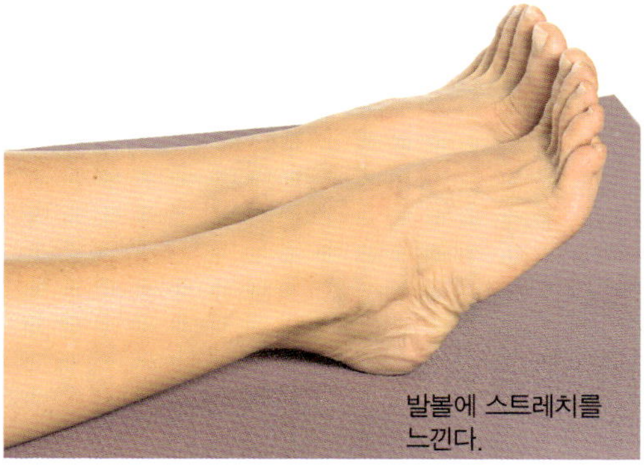

7 발볼(ball of the foot)을 누르면서 숨을 들이쉬어준다. 하이힐을 신었다거나, 장딴지를 올린다고 상상한다. 발볼로 누르되, 발끝은 천장으로 향하게 한다. 처음에는 동작이 작을 것이지만, 인내심을 가져라. 이 동작 범위는 시간이 지남에 따라 증대될 것이다.

발끝과 정강이에 걸쳐
스트레치를 느낀다.

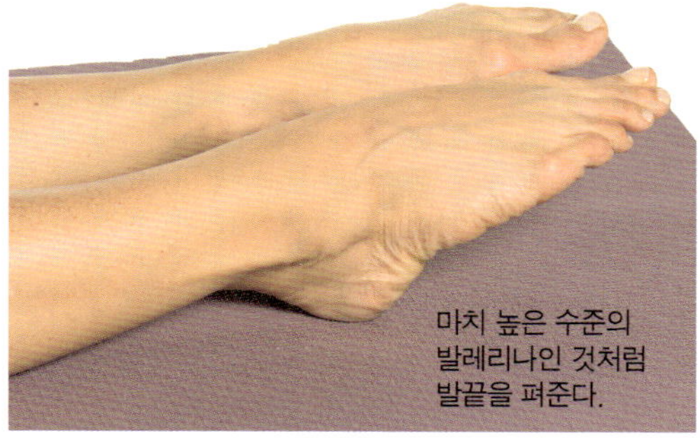

8 발끝을 몸 밖으로 향하게 하면서, 숨을 내쉬어준다.

자세를 쭉 펴기 위해
머리 끝을 위로 쭉
뻗어준다.

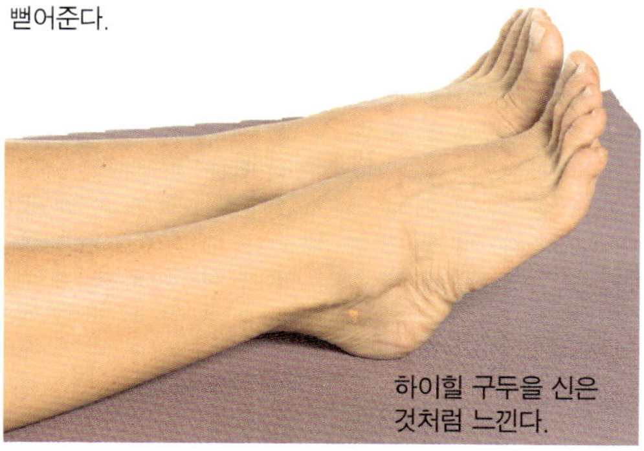

9 발끝을 천장을 향하게 하고, 발볼을 누르면서 숨을 들이쉬어준다.

몸통을 높게 쭉 펴준다.

척추를 지지하기 위해
복근을 당겨준다.

어깨를 아래와 뒤로
유지한다.

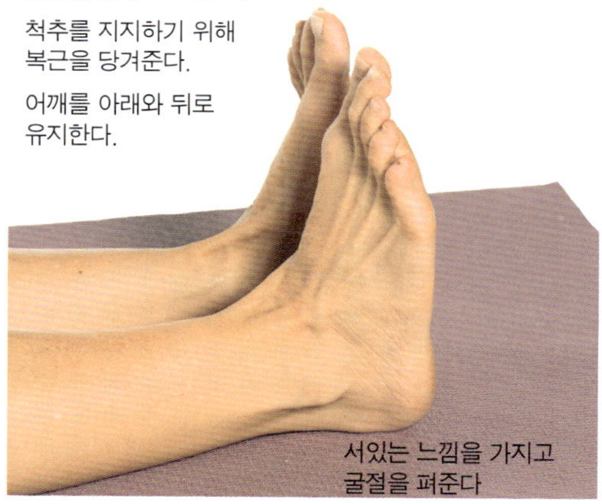

10 정강이 방향으로 발끝을 구부리면서 숨을 내쉬어준다.

공모양 구르기 자세
Rolling Like a Ball

1 앉아서 무릎을 들어 올리고, 양손을 정강이에 가로 질러 잡는다. 팔꿈치는 가볍게 구부리고 옆구리 옆에 둔다.

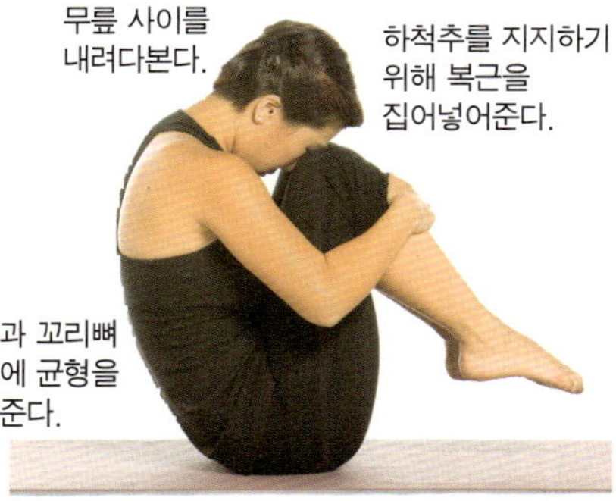
무릎 사이를
내려다본다.
하척추를 지지하기
위해 복근을
집어넣어준다.
좌골과 꼬리뼈
사이에 균형을
잡아준다.

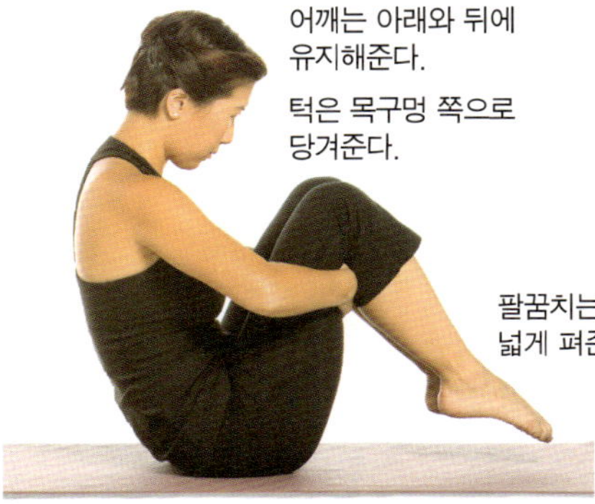
어깨는 아래와 뒤에
유지해준다.
턱은 목구멍 쪽으로
당겨준다.
팔꿈치는
넓게 펴준다.

부드러운 수정 자세
(Gentle modification)

양손을 허벅지 뒤에 잡는다.

2 숨을 들이쉬고, 상등배 쪽으로 감아준다.

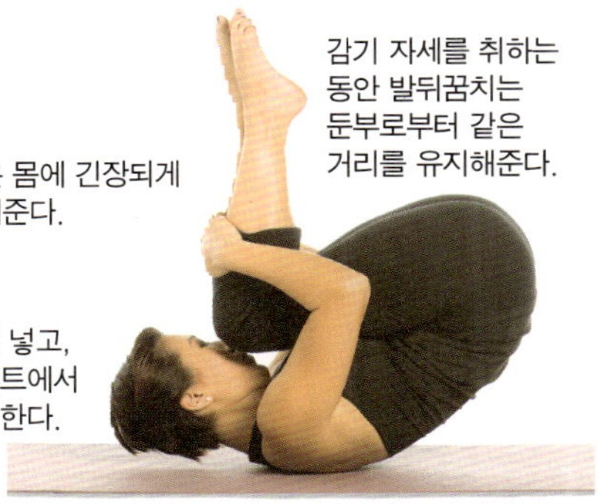
감기 자세를 취하는
동안 발뒤꿈치는
둔부로부터 같은
거리를 유지해준다.
무릎은 몸에 긴장되게
유지해준다.
턱을 당겨 넣고,
머리는 매트에서
떨어지게 한다.

3 숨을 내쉬고, 시작 지점으로 감기를 한다. 다음 반복을 실행하기 전에 1초간 좌골과 꼬리뼈 사이의 균형을 유지하고 8~10회 반복해준다.

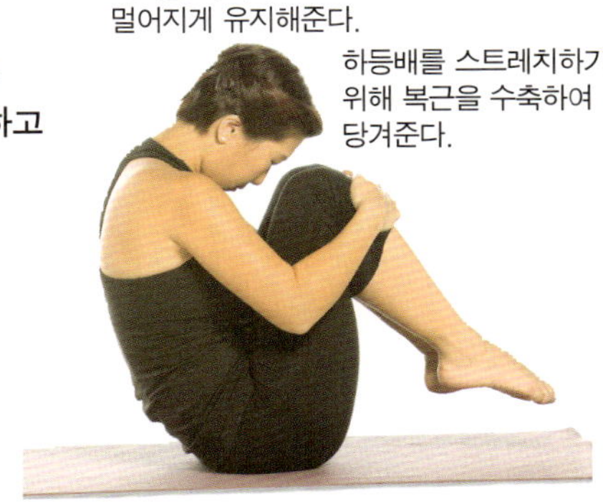
어깨를 귀에서
멀어지게 유지해준다.
하등배를 스트레치하기
위해 복근을 수축하여
당겨준다.

수준
- 초급자로부터 중급자까지

금기사항
- 목, 어깨 또는 하등배의 통증, 부상 또는 만성 질환

초점
- 복근, 어깨뼈의 근육

이점
- 복근의 강화
- 하등배의 유연성 증진
- 어깨 안정성의 증진
- 핵심 인식능력 및 골반 안정성 교육

측면 구부리기 자세
Side Bend

수준
- 중급자

금기사항
- 등배, 어깨, 손목, 또는 팔꿈치의 통증, 부상 또는 만성 질환

초점
- 양팔, 손목, 그리고 몸통의 근육

이점
- 팔의 균형과 조절의 발달
- 좌 · 우측 허리의 스트레치 및 동작
- 깊은 빗근(deep oblique muscles)의 강화
- 손목, 양손, 그리고 어깨의 강화 및 안정성

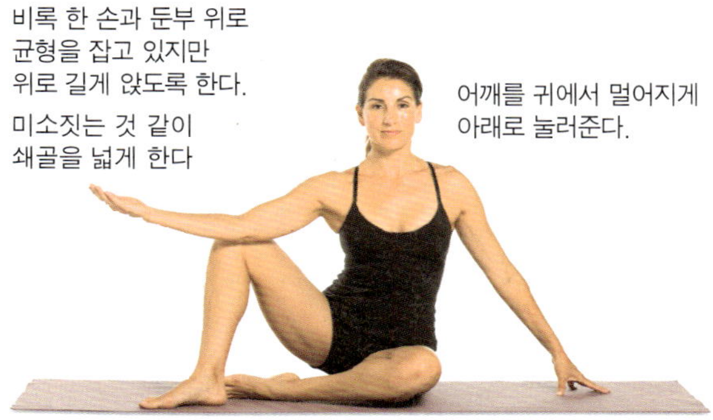

1 왼쪽 다리를 옆구리 방향으로 구부리고, 오른 발이 왼발 바로 앞에 오도록 하며, 발바닥은 평평하게 하고 무릎은 위로 향하게 하면서, 오른쪽 다리를 구부려서, 왼쪽 둔부로 매트 위에 앉는다. 손바닥을 천장 방향으로 하여, 오른 팔은 오른 다리 위에 올려둔다.

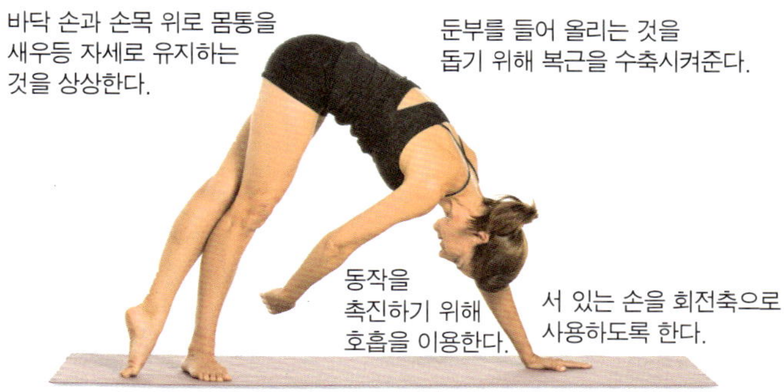

2 오른팔과 둔부를 들어 올리고, 천장방향으로 둔부를 들어올리기 위해 다리를 쭉 펴고, 머리와 오른팔을 아래로 가져가면서 숨을 들이 쉬어준다. 왼손, 왼발, 그리고 오른 발끝 위로 균형을 잡는다. 몸통은 둔부가 공중에서 거꾸로 'V' 자 형을 이루도록 한다.

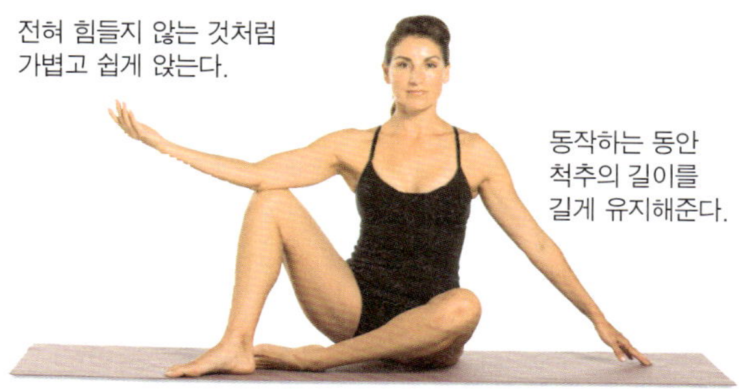

3 둔부를 매트 위로 내리면서 숨을 내어쉰다. 무릎을 구부리고 앉으면서 시작 지점으로 되돌아 가서, 3~5회 반복해준다. 옆구리를 교대하여 3~5회 반복해준다.

열린 다리 막대 자세
Open Leg Rocker

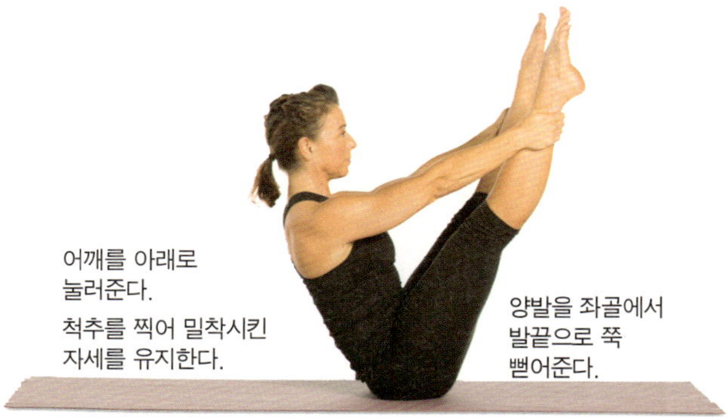

어깨를 아래로
눌러준다.
척추를 찍어 밀착시킨
자세를 유지한다.
양발을 좌골에서
발끝으로 쭉
뻗어준다.

1 양다리를 바닥에서 이격시켜 몸통 앞으로 스트레치 하면서, 양손은 각각의 발목을 잡고, 매트에서 좌골과 꼬리뼈 사이에서 균형을 갖고 앉는다. 그러면 'V' 자형 자세를 취하고 앉게 될 것이다. 복근은 안과 위로 당기면서, 상체는 위로 쭉 펴준다. 위로 쭉 펴고 앉는데 도움을 주기 위해서 숨을 들이쉰다. 만약 필요하다면, 무릎을 약간 구부리고, 발목 대신에 다리 윗부분의 뒤를 잡아도 좋다.

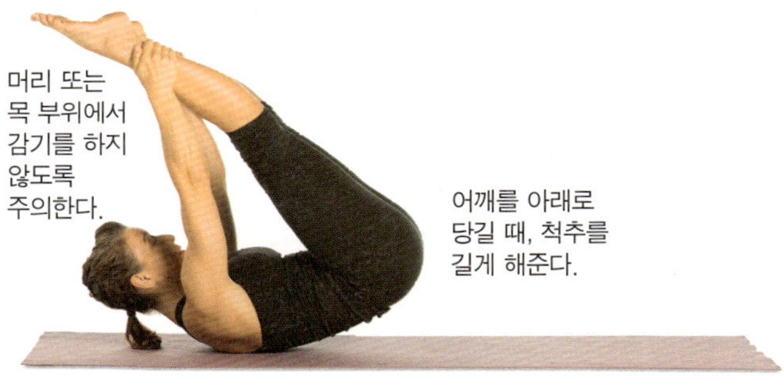

머리 또는
목 부위에서
감기를 하지
않도록
주의한다.
어깨를 아래로
당길 때, 척추를
길게 해준다.

2 가슴 쪽으로 턱을 당기고, 하척추를 더 깊게 둥그렇게 하여, 감기를 하면서 숨을 내쉬어준다. 감기의 밑바탕에서 숨을 깊게 들이쉬어준다.

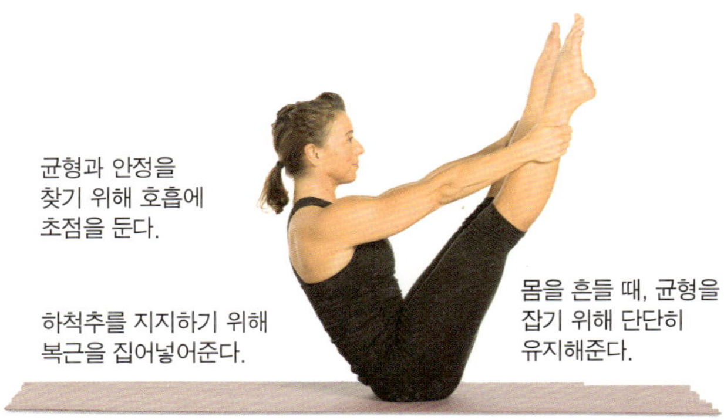

균형과 안정을
찾기 위해 호흡에
초점을 둔다.
하척추를 지지하기 위해
복근을 집어넣어준다.
몸을 흔들 때, 균형을
잡기 위해 단단히
유지해준다.

3 좌골 꼭대기 또는 좌골 뒤, 그리고 꼬리뼈 바로 앞에서 앉은 자세로 감아올리면서, 숨을 내쉬어준다. 5~10회 반복해준다.

수준
- 중급자

금기사항
- 척추, 어깨 또는 등배의 통증, 부상 또는 만성 질환

초점
- 복근과 등배 및 어깨뼈 근육

이점
- 어깨뼈 안정성 및 근력 증진
- 등배 유연성 증진
- 몸통의 균형과 조절의 교육
- 복근력의 강화

척추 비틀기 자세
Spine Twist

수준

- 중급자

금기사항

- 척추, 양팔, 또는 어깨의 통증, 부상 또는 만성 질환

초점

- 복근과 하등배 근육

이점

- 척추의 기동성과 회전력 증진
- 어깨 관절의 기동성 증진
- 정확한 앉은 자세의 교육
- 핵심과 골반의 강화 및 안정성

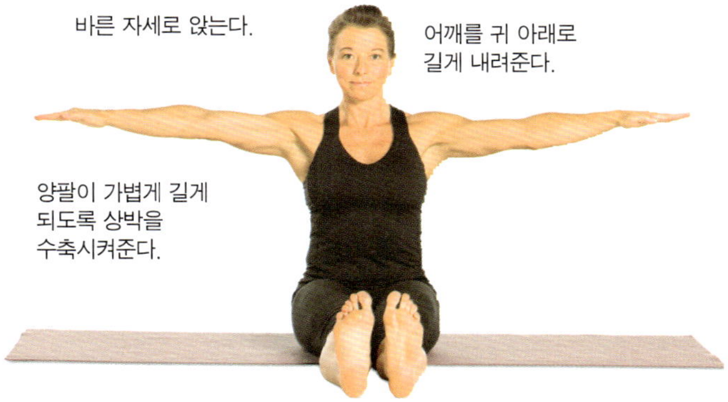

1 양다리를 모아 둔부 앞에서 쭉 뻗은 상태로 매트 위에 앉는다. 손바닥은 아래로 하여, 양팔을 어깨 높이 정도로 하여 양옆으로 들어 올려준다. 만약, 필요하다면, 당신의 척추와 오금 힘줄의 유연성에 따라 부드러운 수정 자세(발놀림 동작 편을 참조, 94쪽)를 사용하도록 한다.

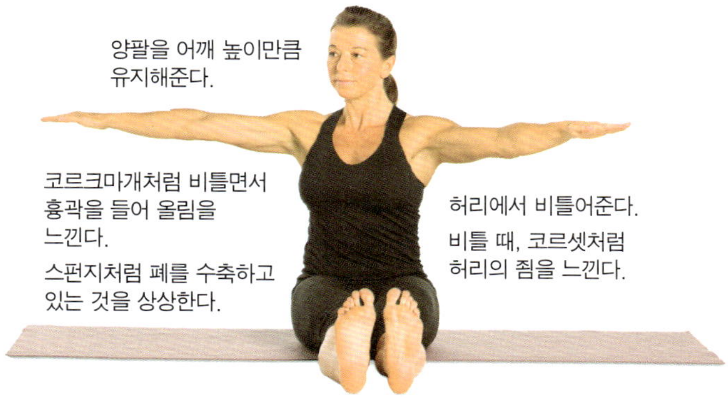

2 코로 두 번 숨을 들이쉬면서, 몸통을 두 번 연동하여 오른쪽으로 회전시킨다.

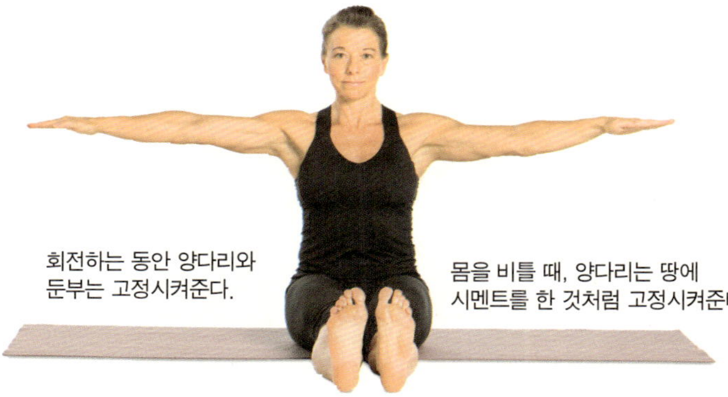
회전하는 동안 양다리와
둔부는 고정시켜준다.
몸을 비틀 때, 양다리는 땅에
시멘트를 한 것처럼 고정시켜준다.

3 둔부 위에 앉아서, 손은 옆으로 벌리며, 몸통을 바로 세우고, 시작자세를 취하면서 숨을 내쉬어준다.

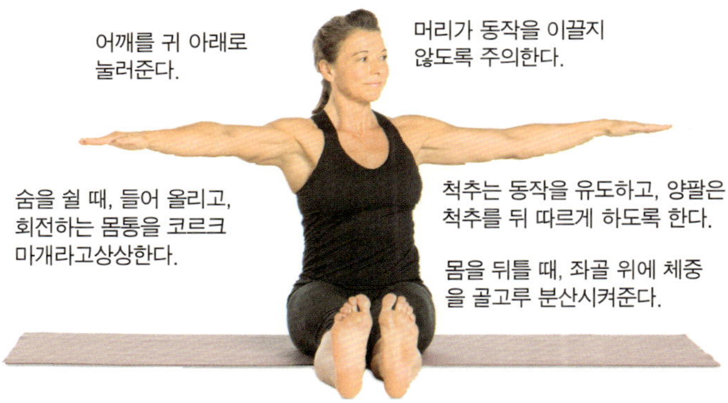
어깨를 귀 아래로
눌러준다.
머리가 동작을 이끌지
않도록 주의한다.
숨을 쉴 때, 들어 올리고,
회전하는 몸통을 코르크
마개라고상상한다.
척추는 동작을 유도하고, 양팔은
척추를 뒤 따르게 하도록 한다.
몸을 뒤틀 때, 좌골 위에 체중
을 골고루 분산시켜준다.

4 몸을 2번 연동하면서, 좌로 회전할 때, 코로 이중 호흡을 하면서 숨을 들이쉬어준다. 시작자세로 원위치 하고, 오른 쪽을 반복하고, 좌우를 교대하면서, 4~6회 순서대로 반복해준다.

톱 자세
Saw

수준
- 중급자

금기사항
- 척추, 양팔, 또는 어깨의 통증, 부상 또는 만성 질환

초점
- 복근과 등배 근육

이점
- 척추의 기동성과 회전력 증진
- 상등배와 중등배의 기동성 증진
- 정확한 앉은 자세의 교육
- 핵심과 골반의 강화 및 안정성

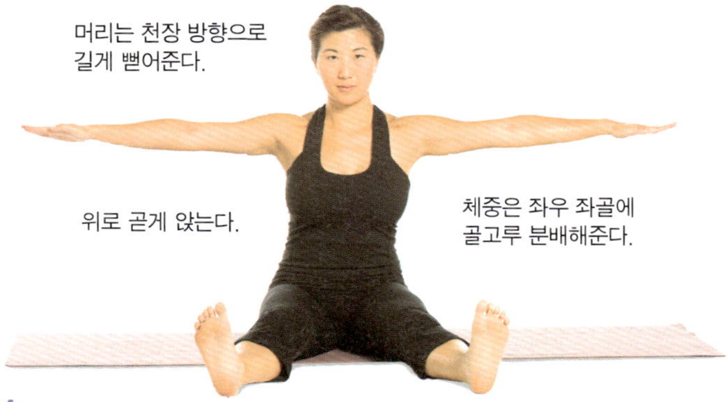

1 양발과 양다리를 어깨 넓이 보다 넓게 벌리고, 양발은 천장방향으로 구부리고, 양팔은 어깨 높이만큼 옆으로 벌리며, 손바닥은 아래로 하여 매트 위에 앉는다.

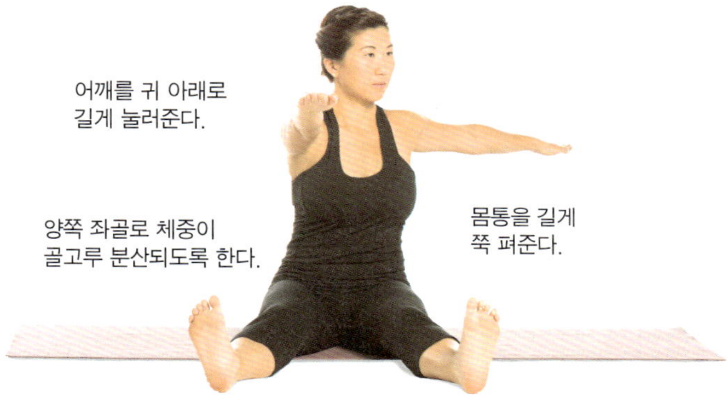

2 양팔을 어깨높이로 유지하고, 상체를 왼쪽으로 틀면서 숨을 들이쉬어준다.

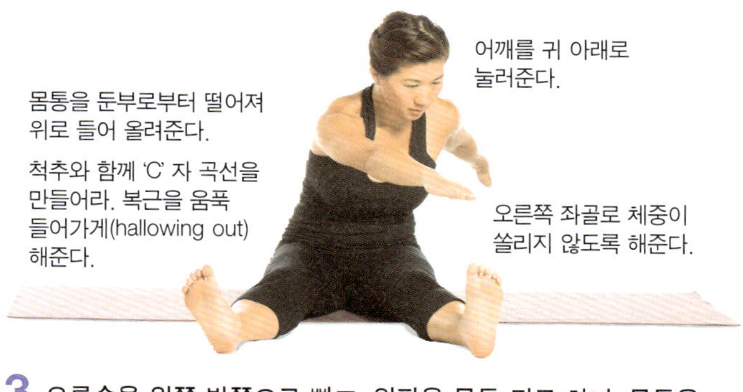

3 오른손을 왼쪽 발쪽으로 뻗고, 왼팔을 몸통 뒤로 하며, 몸통을 왼쪽으로 비틀면서, 숨을 내쉬어준다.

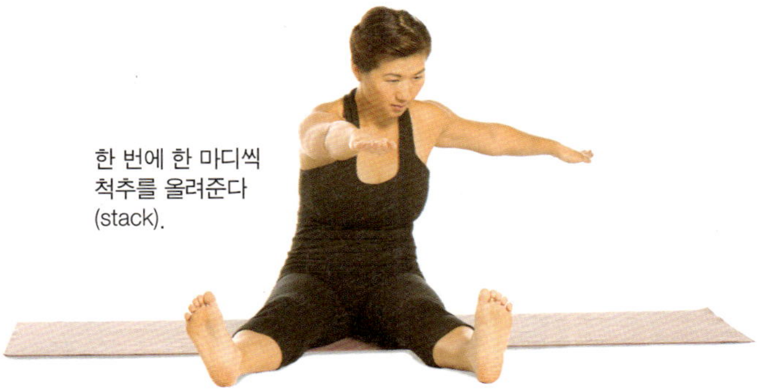
한 번에 한 마디씩
척추를 올려준다
(stack).

4 스트레치를 마쳤을 때(round up), 상체를 왼쪽으로 틀면서, 숨을 들이쉬어준다.

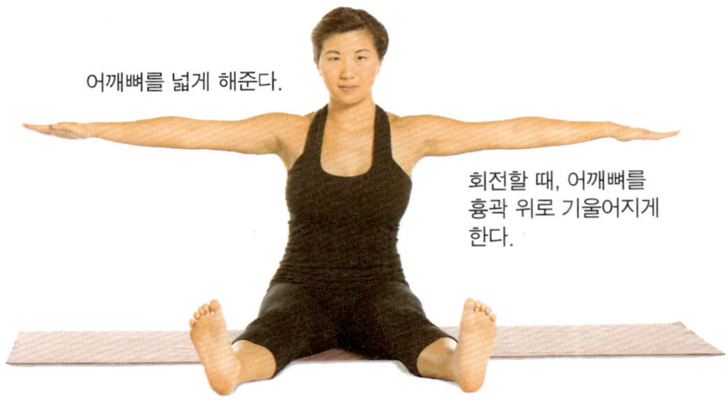
어깨뼈를 넓게 해준다.
회전할 때, 어깨뼈를
흉곽 위로 기울어지게
한다.

5 양팔을 옆으로 뻗고, 똑바로 앉은 자세, 즉 시작 자세로 돌아 왔을 때 숨을 내쉬어라. 2단계로부터 4~6회, 좌우를 교대하여서 반복해준다.

물개 자세
Seal

수준

- 중급자

금기사항

- 척추, 양팔, 양다리 또는 어깨의 통증, 부상 또는 만성 질환

초점

- 척추, 등배, 양팔, 어깨, 그리고 양다리 근육

이점

- 척추와 등배 근육의 스트레치
- 어깨 관절의 안정성 증진
- 조절과 균형 증진

1 좌골과 꼬리뼈 사이에 균형을 가지고, 매트 위에 앉는다. 무릎을 구부리고, 양손으로 발목을 잡기 위해 양다리 아래로 뻗어 넣는다. 무릎은 넓게 펴고, 발끝은 서로를 향하게 한다. 척추는 둥글게 하고, 하척추와 목을 지지하기 위해 전방으로 움푹 들어가게 한다.

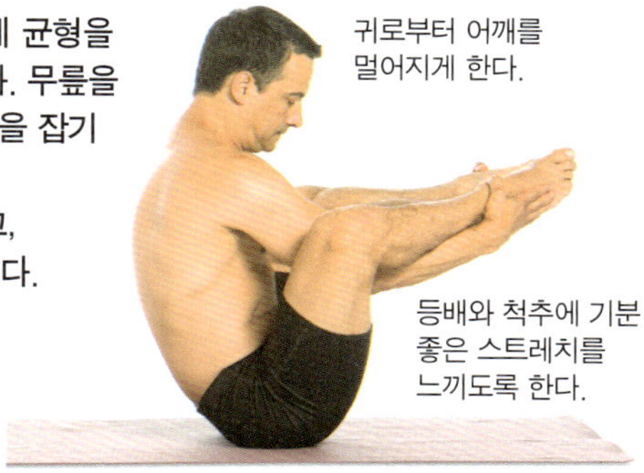

귀로부터 어깨를 멀어지게 한다.

등배와 척추에 기분 좋은 스트레치를 느끼도록 한다.

2 머리를 매트에 닿지 않게 하고, 등 감기를 하면서 숨을 들이쉬어준다.

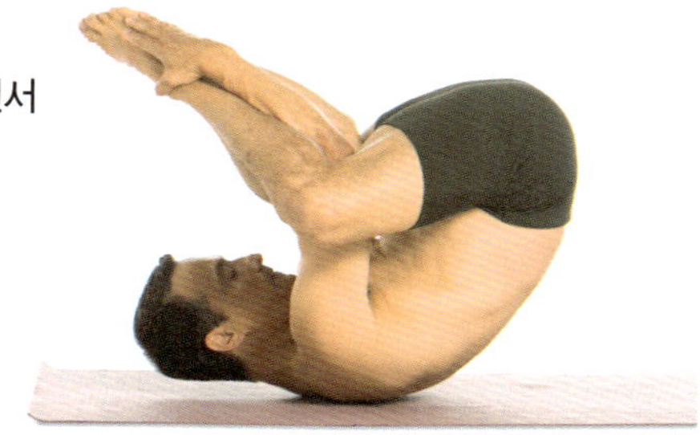

3 숨을 내쉬어준다. 양발을 서로 세 번 부딪치면서, 등 감기 상태에서 머물러준다.

몸통을 움푹 들어간 자세로 유지한다.

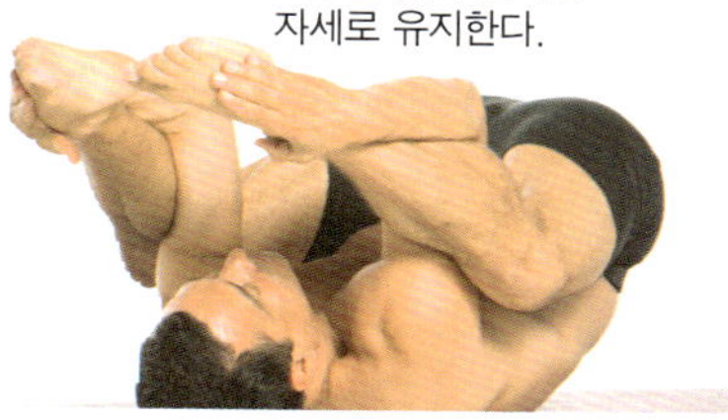

등배를 지지하기 위해 복근을 사용한다.

4 좌골 뒤에서 균형을 유지하고, 다시 위로 감기를 하면서 숨을 들이쉰다. 움푹 들어간 자세를 유지하고, 양발을 세 번 서로 부딪치면서, 숨을 내쉬어준다. 2단계로부터 5~10회 반복해준다.

척추의 'C' 커브를 유지하도록 한다.

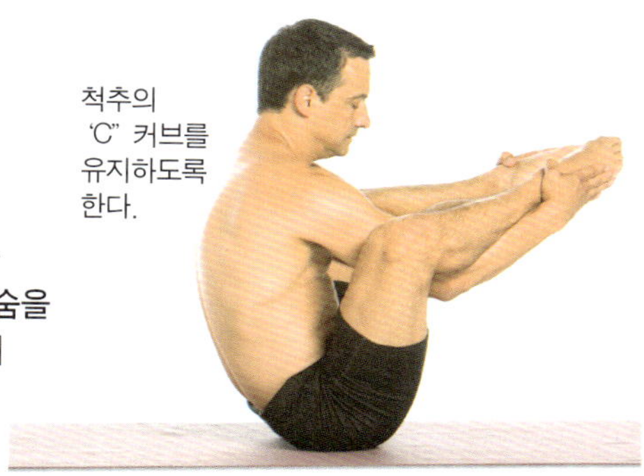

부메랑 자세
Boomerang

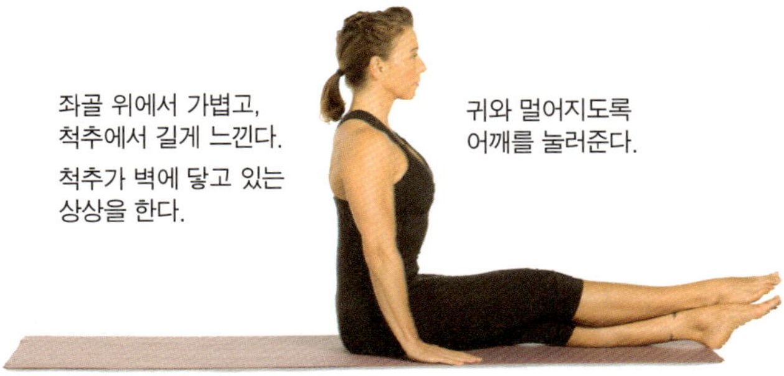

1 양다리를 몸통 앞으로 쭉 뻗고, 한 다리를 다른 다리와 교차되게 하고, 발끝을 펴고, 양손은 몸통 옆에 두고, 앉는다. 위로 쭉 뻗어서 똑바로 앉아서, 준비를 위해 숨을 들이쉰다.

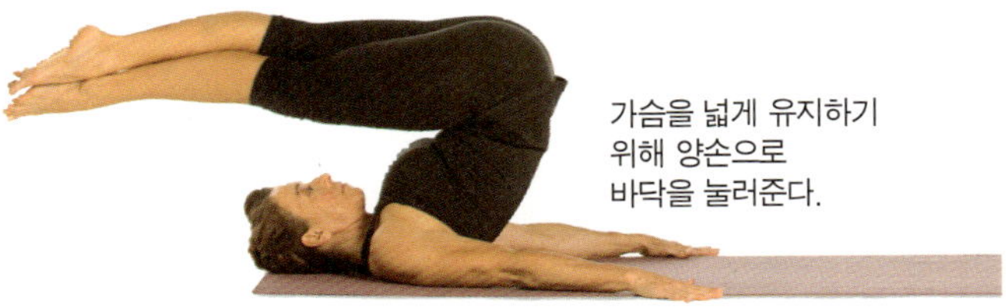

2 몸통 뒤의 바닥과 평행될 때까지 머리와 몸통 위로 쭉 뻗은 다리를 가져가며, 뒤로 감기를 하면서(위로 감기처럼, 78쪽 참조) 숨을 내쉬어준다. 바닥으로 양팔을 누르고, 감기를 할 때, 넓게 벌려준다.

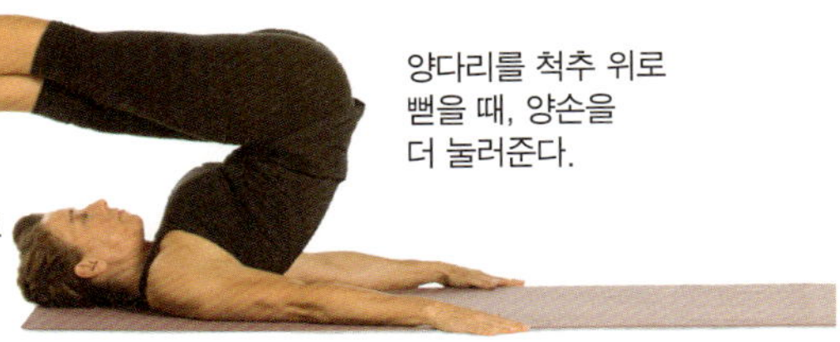

3 교차를 풀 때, 숨을 들이 쉬고, 다른 다리로 앞에서 다시 교차시켜준다.

수준
- 상급자

금기사항
- 척추, 등배, 어깨 또는 양다리의 통증, 부상 또는 만성 질환

초점
- 복근과 등배, 양다리, 그리고 양팔 근육

이점
- 복근과 등배 근육의 강화
- 동작과 호흡의 조절 교육
- 동작간 몸통의 전반적인 균형 교육
- 양다리와 양팔의 강화 및 스트레치

(계속)

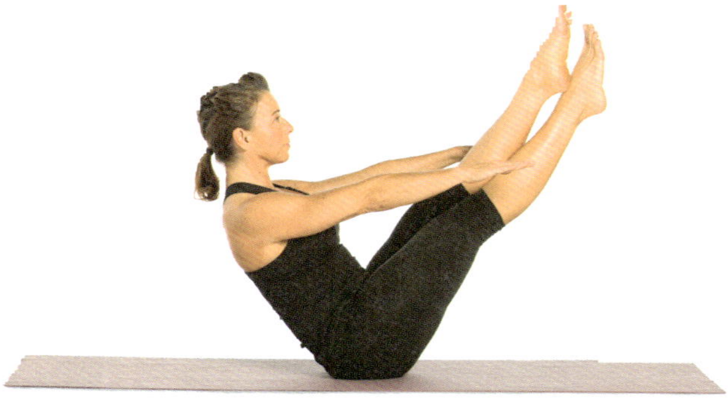

4 어깨 앞에서 양팔로 티저 자세(74쪽 참조)를 취하고, 양다리로 45° 의 각도로 앉은 자세로 되돌아가면서 숨을 내어쉰다. 몸통 앞으로 되돌아 올 때까지 머리 둘레와 위로 양팔로 원을 그리면서 숨을 들이쉬어준다.

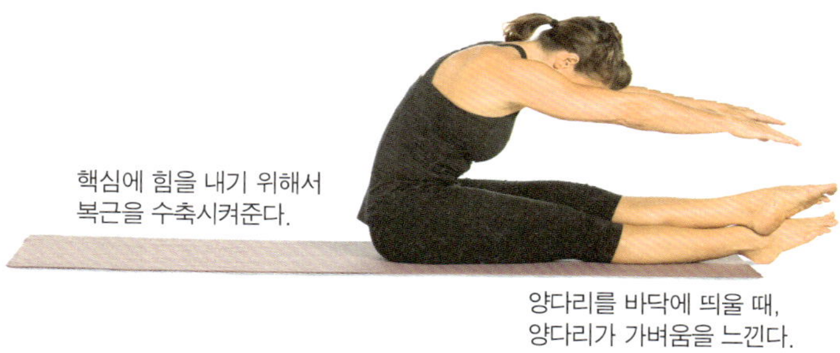
핵심에 힘을 내기 위해서
복근을 수축시켜준다.
양다리를 바닥에 띄울 때,
양다리가 가벼움을 느낀다.

5 매트 쪽으로 양다리를 천천히 내리면서 숨을 내 쉬어라. 척추를 앞으로 뻗으면서, 앞으로 양팔을 뻗어라.

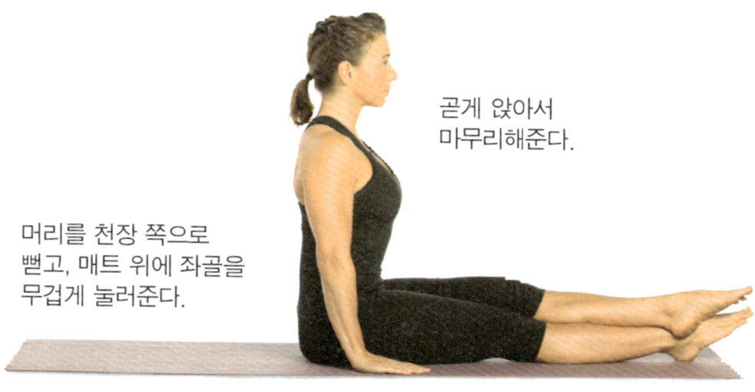
곧게 앉아서
마무리해준다.
머리를 천장 쪽으로
뻗고, 매트 위에 좌골을
무겁게 눌러준다.

6 곧게 앉아서, 척추를 다시 세우면서, 숨을 들이쉰다. 다리의 교차를 풀었다가. 다시 교차를 만들면서 숨을 계속 들이쉬면서, 2단계로부터 4~6회 반복해준다.

제 8 장

안정 볼 운동
Stability Ball Exercises

이번 장의 모든 운동은 고정 볼의 사용을 필요로 한다. 이 볼은 도약과 스트레치를 위한 재미있는 도구이며, 또한 핵심 안정, 핵심 및 몸 전체의 강화 및 유연성, 그리고 균형 등, 필라테스의 가장 기본적인 요소를 강화시키기 위한 훌륭한 방법이다. 운동은 앉은 자세, 엎드린 자세, 누운 자세, 그리고 옆구리 누워 자세 등 4가지의 종류로 편성되어 있다.

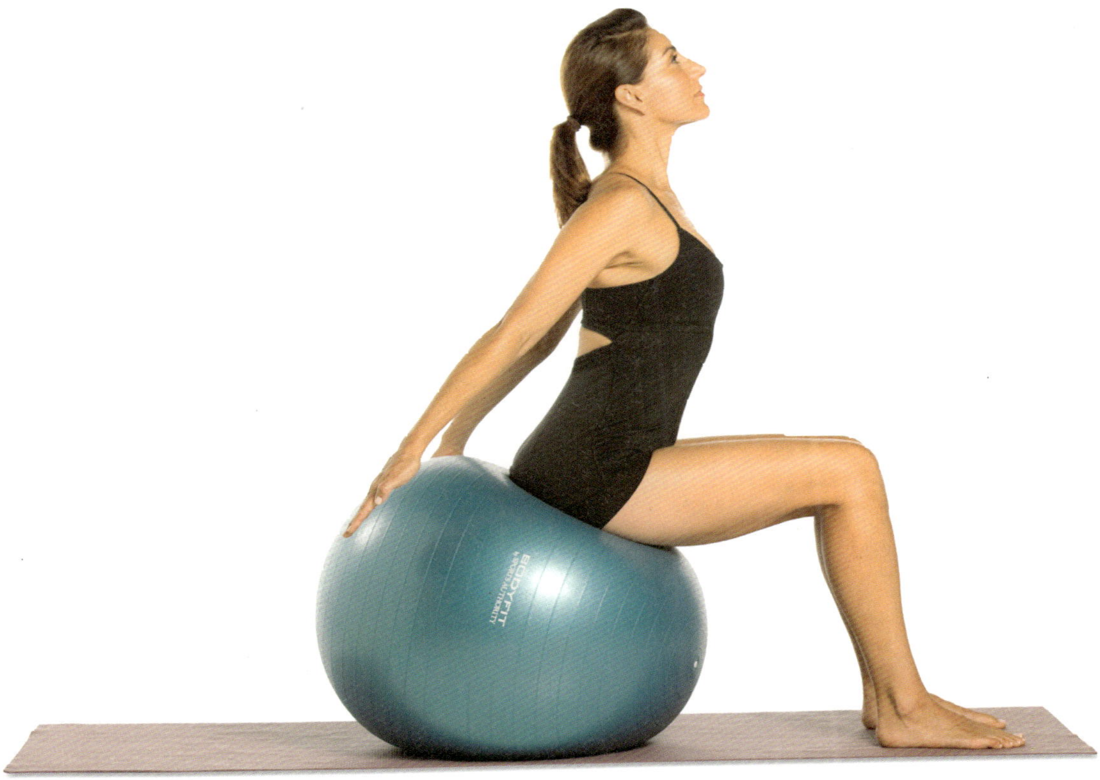

양발은 바닥에 대고, 둔부를 볼 위에 두고, 안정볼 위에 앉아 있는 상태에서 첫 번째 4가지의 고정 볼 운동을 실시할 것이다(그림 8.1 참조). 마치 벽을 마주하고 있는 것처럼 척추는 위 아래로 쭉 펴야하며, 어깨는 이완시키고, 귀 아래로 내리며, 시선은 앞으로 한다. 발과 무릎은 둔부 넓이만큼 벌리며, 무릎은 90° 각도로 구부린다. 양팔은 둔부 옆 어깨 아래에 두며, 이완시켜 둔다. 볼의 뒤 부분이나 중간부분이 아니라, 앞부분 가장자리에 의해서 지탱되어야 한다.

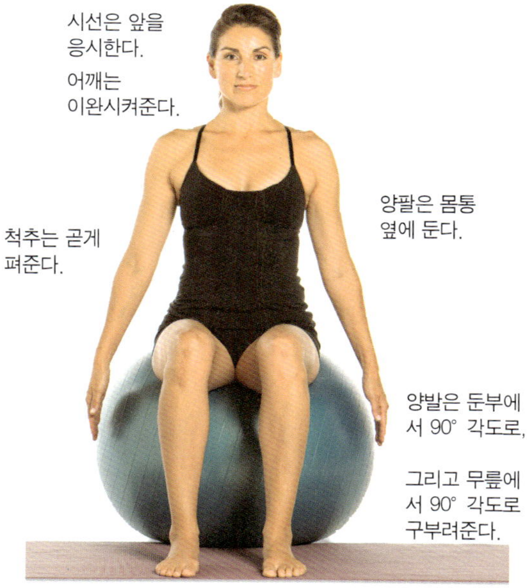

그림 8.1 안정 볼 위에서 앉은 자세.

누운 자세에서는, 매트에 등을 대고 누워서 운동을 실시할 것이다. 볼은 양손 안에 또는 양발 사이에 위치하게 된다. 정확한 자세(중립 자세, 지지된 중립 자세, 그리고 밀착 자세)들은 제6장에서 (58-59쪽 참조)에서 이미 토의했다. 누워 고정 볼 운동을 계속하기 전에 모든 엎드려 고정 볼 운동은, 당신의 몸 아래에(그림 8.2 참조), 둔부 또는 양다리의 어느 곳에 안정 볼을 매트 위에 두고 실시한다. 척추 및 등배는 중립 자세를 취해야 한다. 얼굴은 볼 위에서 아래로 향하여 누워서, 양손이 볼 앞의 매트 위에, 그리고 둔부는 볼 위의 중앙에 올 때까지, 양다리는 둔부에서 쭉 뻗고, 발끝은 몸 밖으로 향하도록 하여, 앞으로 감기를 한다.

측면 누운 고정 볼 운동을 위해서, 안정 볼 위로 옆구리를 감싼다. 측면 누운 자세에는 수정

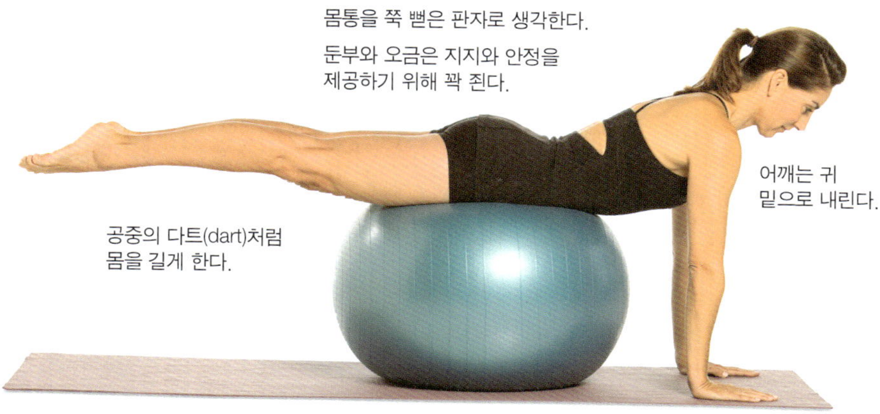

그림 8.2 고정 볼 위에서 엎드린 자세.

된 쉬운 자세와 보다 어려운 균형잡기 자세 등 기본적인 두 가지 자세가 있다.

쉬운 자세(그림 8.3 참조)를 위해서, 우측 흉곽 아래 오른쪽 옆구리에 볼을 끼고 눕는다. 오른 다리를 구부리고, 오른쪽 무릎을 둔부에서 매트에 45° 각도로 둔다. 왼쪽 다리는 둔부 또는 바로 아래에서 쭉 뻗고, 바닥 위에 떠 있도록 하며, 운동 준비가 되도록 한다. 왼손은 머리 뒤에 두고, 팔꿈치를 구부려서 천장을 향하도록 한다.

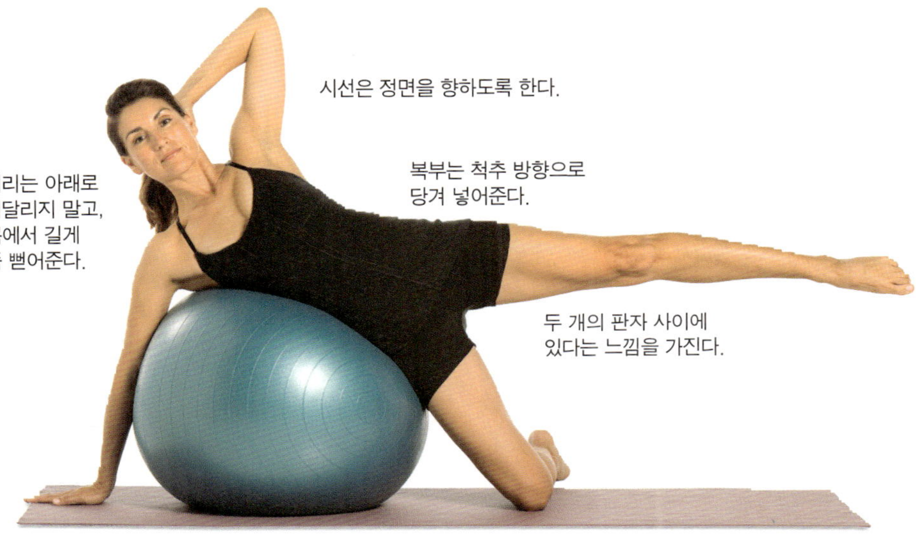
시선은 정면을 향하도록 한다.
복부는 척추 방향으로 당겨 넣어준다.
머리는 아래로 매달리지 말고, 목에서 길게 쭉 뻗어준다.
두 개의 판자 사이에 있다는 느낌을 가진다.

그림 8.3 안정 볼 위의 측면 누운 자세 : 쉬운 자세.

보다 난이도를 증가한 자세(그림 8.4 참조)를 위해서, 볼을 오른쪽 둔부 아래에 두고, 오른쪽으로 눕는다. 둔부에서 양다리 모두를 스트레치 한다. 양다리를 위로 겹치고, 볼을 허리 위에서 상체로 감싸고, 오른 손은 볼의 다른 편의 매트 위에 둔다. 양다리는 쭉 뻗어서 운동할 준비를 한다. 위의 손은 머리 뒤에 두고, 팔꿈치는 구부려서 천장을 향하도록 한다.

측면 누운 운동을 위해서, 모든 운동을 시리즈로 또는 각각의 운동을 별도로 할 수 있다. 개별적으로 하든 시리즈로 하든지 간에, 균형과 대칭을 형성하기 위해 좌우 양쪽을 모두 해야 한다. 모든 운동을 매번 좌우로 교대를 하든지 또는 모든 운동을 한 쪽씩 다하고 난 뒤에 교대를 하여 다시 반복하든지 선택할 수 있다.

볼의 크기와 촉감은 볼 안의 공기의 양에 따라 달라진다. 정확한 볼 규격 결정을 위한 기본 지침은 양발을 바닥에 두고 볼 위에 앉아 보는 것이다. 만약 당신의 무릎이 구부러지고, 양발이 바닥에 평평해진다면, 당신의 몸은 둔부에서 90° 각도를, 무릎에서 90° 각도를 이룬다(그림 8.1 참조).

만약 볼에 공기가 너무 많이 찼으면, 볼을 밀거나 그 위에 앉을 때, 정확한 양의 반동을 주

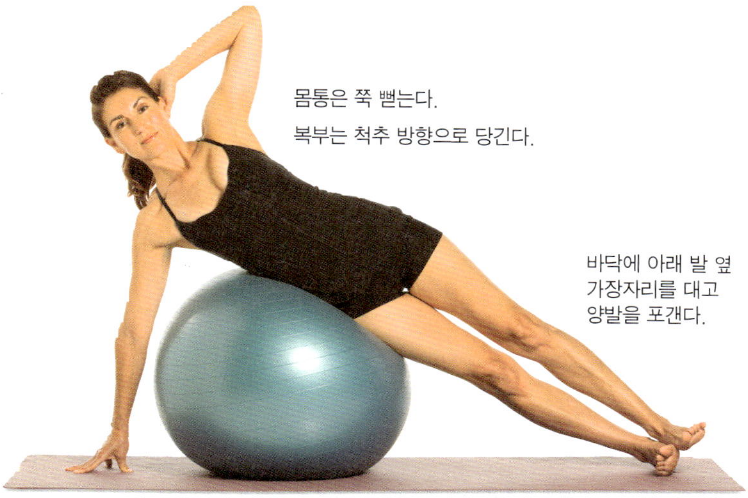

그림 8.4 고정 볼 위에서 측면 누운 자세: 난이도 있는 방법.

지 못하며, 효과면에서 충분히 안정되지 못할 것이다. 만약 볼이 너무 작다면, 그 위에 앉았을 때, 안정되지 못할 것이며, 당신의 핵심은 활성화되지 못할 것이다. 아래사항은 여러분들의 신장에 따른 적절한 볼 규격에 대한 일반적인 지침이다.

- 5 feet(153 cm) 이하 : 45 cm
- 5 feet – 5 feet, 7 inch(170 cm) : 55 cm
- 5 feet, 7인치 – 6 feet, 2 inch(188 cm) : 65 cm
- 5 feet, 2인치 이상 : 75 cm

이것은 단지 일반적인 지침일 뿐이며, 볼 규격은 당신의 키 높이 보다는 다리길이에 따른다는 것을 명심한다. 규칙으로 돌아가서, 양다리는 90° 각도를 유지해야 하며, 양 허벅지는 바닥에 둔부는 무릎과 같은 높이를 유지한다.

고정 볼 운동에 대한 또 다른 점은 볼이 이리저리 구르는(wander) 경향이 있다는 것이다. 볼을 가지고 운동을 할 때, 항상 볼 위치를 확인한다. 볼 위에 서거나 앉을 때, 현재의 볼 위치와 볼이 어디로 갈 것인지를 알기 위해 한손, 양손 또는 한 손가락을 항상 볼에 닿도록 한다. 부상을 방지하기 위해, 운동하는 곳 또는 부근에 가구가 없고, 볼과 벽 사이에 충분한 공간이 있는 방에서 운동하도록 한다.

처음 몇 가지 운동은 심장 박동 수를 증가시켜주기 때문에 에어로빅을 위한 컨디션 조절에 매우 좋다. 그러면 핵심 컨디션 조절 운동과 몇 가지 스트레치 동작을 소개할 것이다.

제자리 뛰기 자세
Bouncing in Place

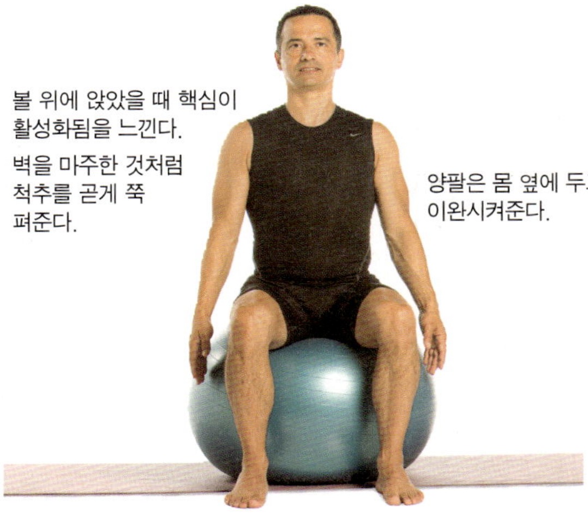
볼 위에 앉았을 때 핵심이
활성화됨을 느낀다.
벽을 마주한 것처럼
척추를 곧게 쭉
펴준다.
양팔은 몸 옆에 두고
이완시켜준다.

1 양다리를 둔부 바로 앞에 두고, 발뒤꿈치를 무릎 바로 아래에 두면서, 볼 위에 앉는다.

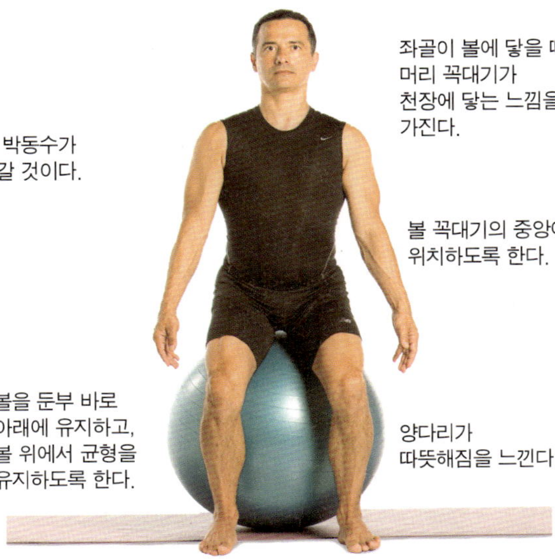
좌골이 볼에 닿을 때,
머리 꼭대기가
천장에 닿는 느낌을
가진다.
심장 박동수가
올라갈 것이다.
볼 꼭대기의 중앙에
위치하도록 한다.
볼을 둔부 바로
아래에 유지하고,
볼 위에서 균형을
유지하도록 한다.
양다리가
따뜻해짐을 느낀다.

2 발뒤꿈치를 아래로 누르고, 둔부를 들어 올리며, 볼 위에서 뛰어준다. 발뒤꿈치를 누르며, 오금뿐만 아니라 핵심을 활성화시키고, 몸을 가볍게 하여 쉽게 그리고 힘 안들이고 뛸 수 있도록 들어 올려준다. 완전하고 깊게, 코로 숨을 들이쉬고, 입으로 숨을 쉽게 내쉬며, 30~50회 또는 약 2분간 반복해준다.

수준
- 초급자

금기사항
- 하등배, 무릎, 또는 발목의 통증, 부상 또는 만성 질환

초점
- 복근
- 전반적인 컨디션 조절

이점
- 핵심 및 척추의 균형과 조절 훈련
- 양다리의 강화와 인식능력 향상
- 전반적인 균형과 조절의 발달
- 에어로빅 능력 구축

차면서 뛰기 자세
Bouncing While Kicking

수준

- 초급자

금기사항

- 하등배, 무릎, 또는 발목의 통증, 부상 또는 만성 질환

초점

- 복근과 양다리 근육
- 전반적인 컨디션 조절

이점

- 핵심 및 척추의 균형과 조절 훈련
- 양다리의 강화와 인식능력 향상
- 전반적인 균형과 조절의 발달
- 에어로빅 능력 구축

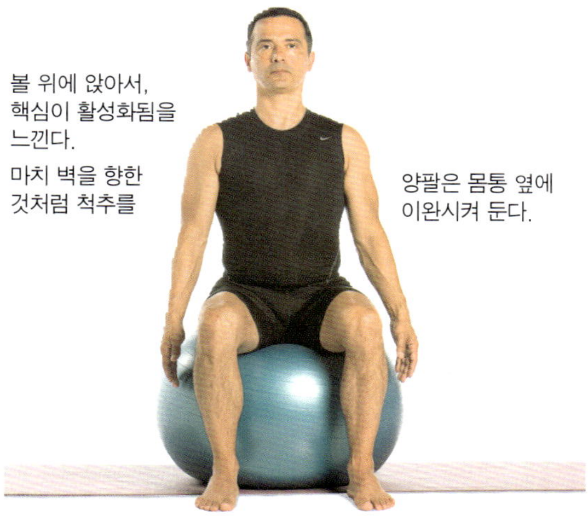

1 양발을 둔부 바로 앞에 두고, 발뒤꿈치는 무릎 바로 아래에 두면서 볼 위에 앉는다. 양팔은 몸통 옆에 위치시키고, 양손은 지지를 위해 가볍게 볼에 닿아라.

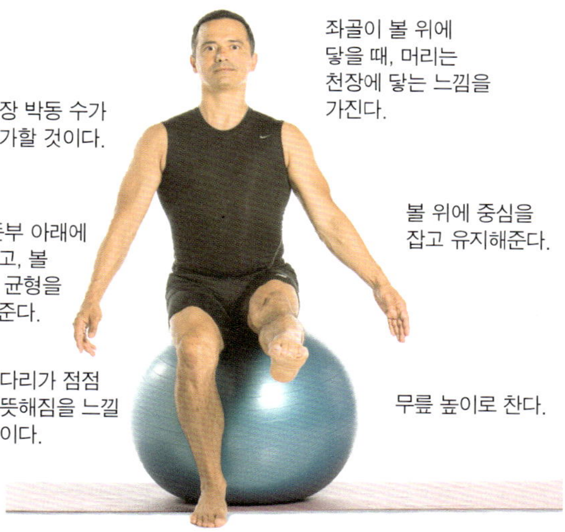

2 한 발을 앞으로 차면서 볼 위에 뛸 때, 발뒤꿈치를 아래로 누르고, 둔부를 죄는 느낌을 가진다. 매 도약 시마다, 다리를 교대해주며, 30~50회 또는 1~2분간 반복해준다.

고난이도 (Challenge)

일단 핵심 근력과 자신감이 생기고 나면, 양팔을 몸통 앞에서 교차하여 도약(뛰기)을 한다. 만약 균형을 잃으면, 양팔을 내려서 볼에 닿도록 해준다.

팔 내리고 뛰기 자세
Bouncing With Arm Raised

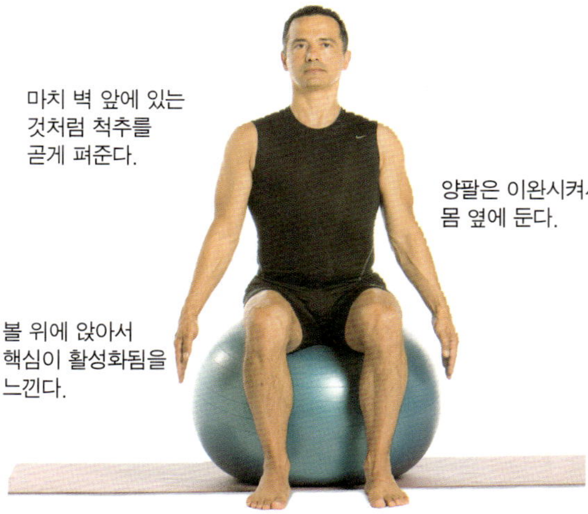
마치 벽 앞에 있는
것처럼 척추를
곧게 펴준다.
양팔은 이완시켜서
몸 옆에 둔다.
볼 위에 앉아서
핵심이 활성화됨을
느낀다.

1 둔부 바로 앞에 양발을 두고, 발뒤꿈치를 무릎 바로 아래에 두며, 볼 위에 앉는다. 양팔은 몸통 옆에, 양손은 지지를 위해 볼에 가볍게 닿도록 해준다.

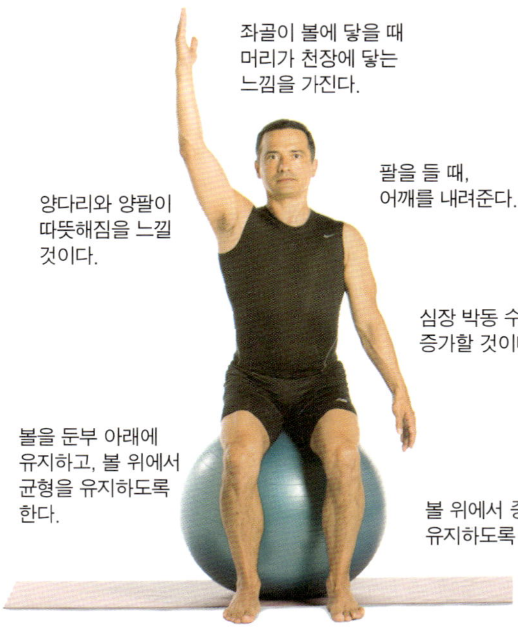
좌골이 볼에 닿을 때
머리가 천장에 닿는
느낌을 가진다.
팔을 들 때,
어깨를 내려준다.
양다리와 양팔이
따뜻해짐을 느낄
것이다.
심장 박동 수가
증가할 것이다.
볼을 둔부 아래에
유지하고, 볼 위에서
균형을 유지하도록
한다.
볼 위에서 중심을
유지하도록 해준다.

2 발뒤꿈치를 누르고, 한 쪽 팔을 머리 위로 들어 올리면서 볼 위로 도약할 때, 양발과 둔부가 긴장됨을 느낀다. 도약시 마다 양팔을 교대하고, 30~50회 또는 1~2분간 반복해준다.

고난이도 (Challenge)

한 팔을 두 번 도약시 마다 위로 들고, 팔을 교대한다

수준
- 초급자

금기사항
- 하등배, 무릎, 발목, 또는 양팔의 통증, 부상 또는 만성 질환

초점
- 복근과 양다리 및 양팔 근육
- 전반적인 컨디션 조절

이점
- 핵심 및 척추의 균형과 조절 훈련
- 양다리의 강화와 인식능력 향상
- 전반적인 균형과 조절의 발달
- 함께 움직이는 양팔과 양다리의 조절 능력 구축

볼 위에서 스트레치하면서 골반 죄기 자세
Pelvic Clock With Stretching on the Ball

수준
- 초급자

금기사항
- 하등배, 무릎, 발목, 또는 양팔의 통증, 부상 또는 만성 질환

초점
- 복근과 척추 및 양팔과 몸통의 근육

이점
- 핵심 및 척추의 균형과 조절 훈련
- 전반적인 균형과 조절의 발달
- 척추 관절 및 몸 풀기(warming)의 향상
- 양팔의 스트레치와 근력 강화

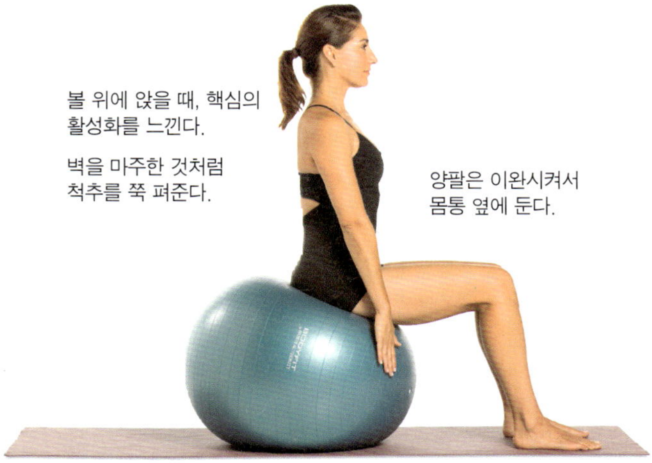

1 둔부 바로 앞에 양발을 두고, 발뒤꿈치를 무릎 바로 아래에 두며, 볼 위에 앉는다. 양팔은 몸통 옆에, 양손은 지지를 위해 볼에 가볍게 닿도록 해준다.

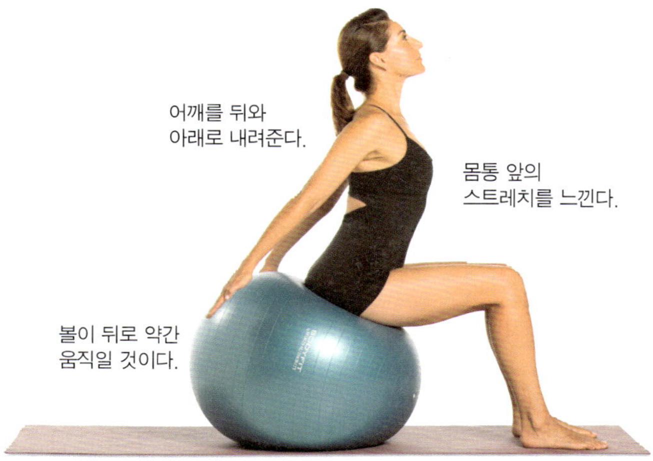

2 가슴과 흉골을 들어 올리고, 방 모퉁이의 상단을 바라보면서 숨을 들이쉰다. 양팔을 몸통 뒤로 뻗고, 볼을 움직여서 꼬리뼈가 뒤로 향하도록 한다.

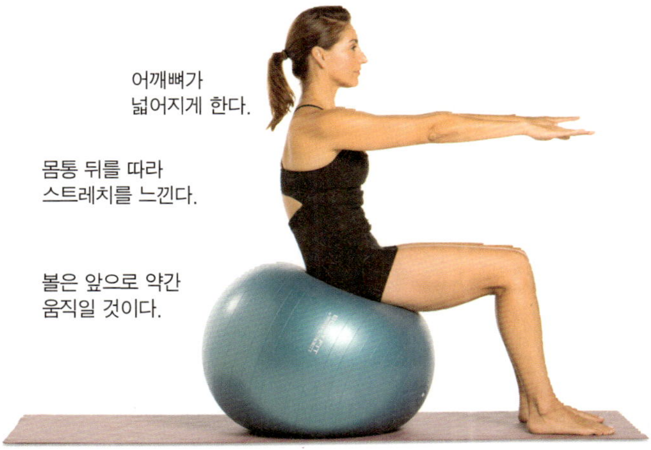
어깨뼈가
넓어지게 한다.
몸통 뒤를 따라
스트레치를 느낀다.
볼은 앞으로 약간
움직일 것이다.

3 양다리를 뒤로 밀면서 숨을 내쉰다. 꼬리뼈를 아래로 당기면서, 양팔은 몸 앞으로 가져가고, 양손으로 앞으로 스트레치를 하면서, 척추를 앞으로 둥글게 해준다.

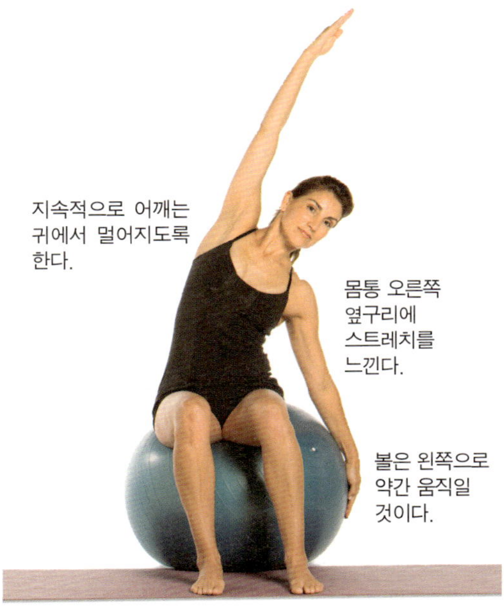
지속적으로 어깨는
귀에서 멀어지도록
한다.
몸통 오른쪽
옆구리에
스트레치를
느낀다.
볼은 왼쪽으로
약간 움직일
것이다.

4 오른팔을 머리 위로 들어 올리면서 숨을 들이쉬고, 오른쪽 옆구리의 스트레치를 위해 몸통 왼쪽 옆구리를 수축킨다. 숨을 내어 쉬고 시작 자세로 제자리해준다.

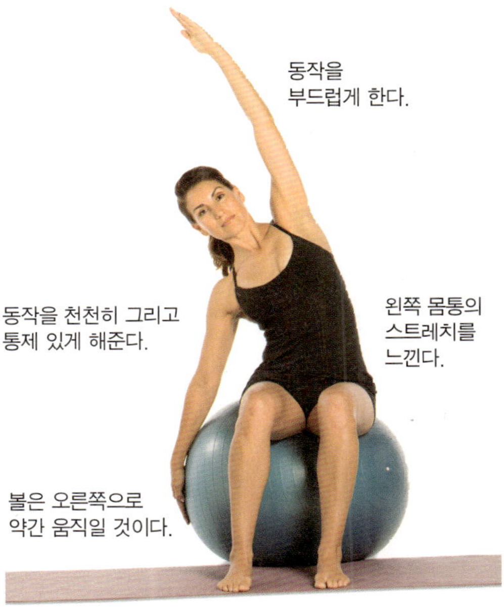
동작을
부드럽게 한다.
동작을 천천히 그리고
통제 있게 해준다.
왼쪽 몸통의
스트레치를
느낀다.
볼은 오른쪽으로
약간 움직일 것이다.

5 왼팔을 머리 위로 들어 올리면서 숨을 들이 쉬고, 왼쪽 옆구리의 스트레치를 위해 오른 옆구리를 수축한다. 숨을 내쉬고 시작자세로 제자리해준다. 2단계에서 5단계까지 4~6회 반복해준다.

볼로 위로 감기 변형 자세
Roll-up Variations With the Ball

수준
- 초급자로부터 중급자까지

금기사항
- 척추, 무릎, 등배, 또는 어깨의 통증, 부상 또는 만성 질환

초점
- 복근과 등배, 양팔과 어깨의 근육

이점
- 복근 강화
- 하등배 유연성 증진
- 척추 관절 교육
- 상체의 조절과 근력 구축

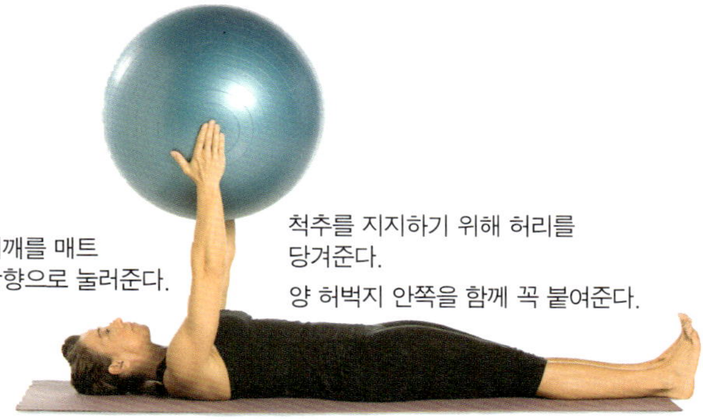
어깨를 매트
방향으로 눌러준다.
척추를 지지하기 위해 허리를
당겨준다.
양 허벅지 안쪽을 함께 꼭 붙여준다.

1 양손에 안정 볼을 잡고, 양팔을 어깨 앞으로 뻗으면서 매트 위에 눕는다. 양 허벅지를 붙이고, 양발은 천장 방향으로 구부리며, 양다리는 매트 위에 쭉 뻗어준다.

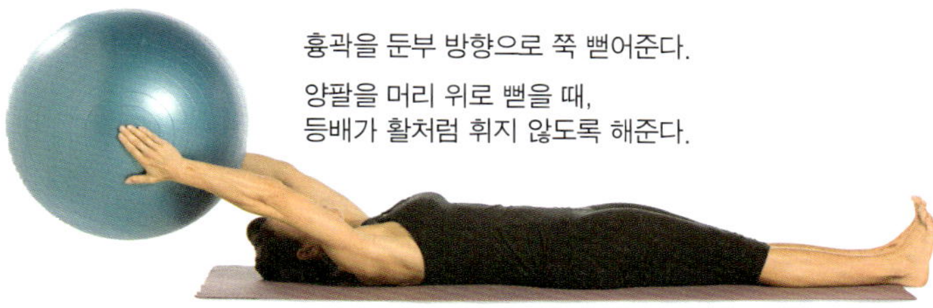
흉곽을 둔부 방향으로 쭉 뻗어준다.
양팔을 머리 위로 뻗을 때,
등배가 활처럼 휘지 않도록 해준다.

2 양팔을 쭉 뻗고, 머리 위로 볼을 들어 올리면서 숨을 들이쉬어준다.

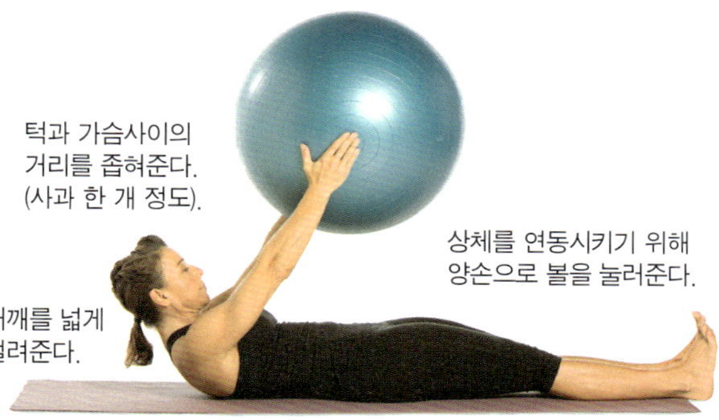
턱과 가슴사이의
거리를 좁혀준다.
(사과 한 개 정도).
상체를 연동시키기 위해
양손으로 볼을 눌러준다.
어깨를 넓게
벌려준다.
상체를 연동시키기 위해
양손으로 볼을 눌러준다.

3 볼을 위와 앞으로 들어 올려서 감기를 하면서 숨을 내쉬어준다. 감기를 할 때, 머리를 먼저들고, 감기를 계속해준다.

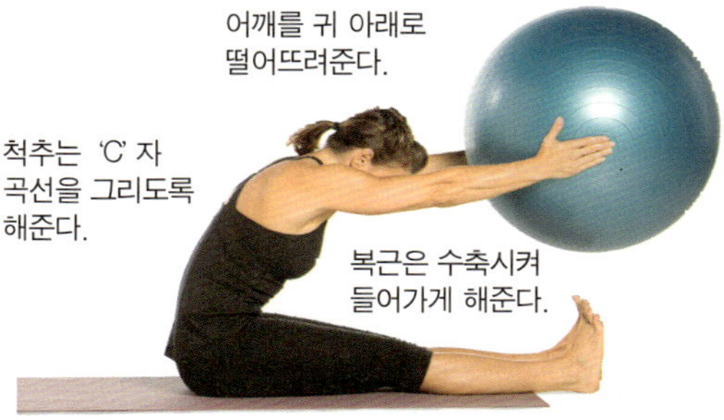

4 **앞으로 몸을 구부리고, 볼을 다리 위로 뻗쳐서 바닥과 평행하게 한 상태에서 숨 내쉬기를 마친다.**

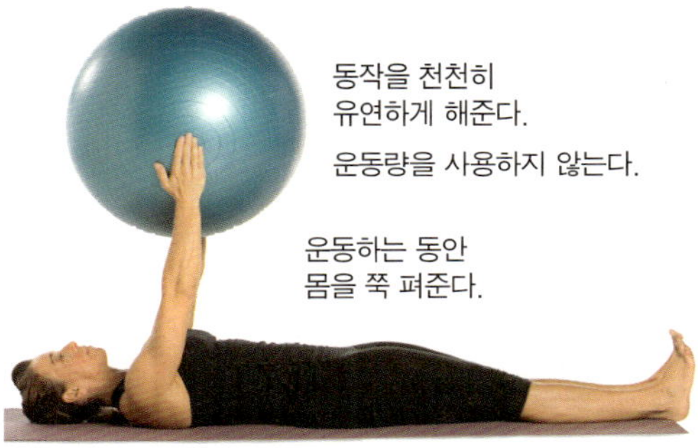

6 **나머지 몸통을 고정시키고, 어깨 위로 볼을 가져가면서, 숨을 내쉰다. 2단계로부터 6단계까지를 4~6회 반복해준다.**

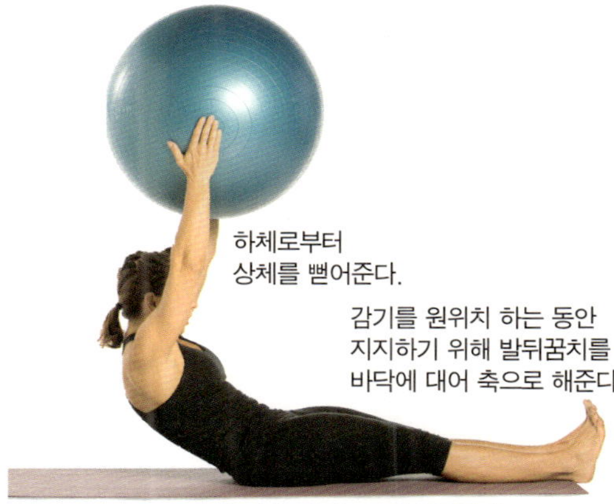

5 **귀 방향으로 볼을 들어 올려서, 아래로 감기를 시작하면서 숨을 들이쉰다. 머리가 매트에 닿고, 볼이 머리 위에 올 때까지 한 번에 한 마디씩 척추를 감아 내리면서 숨 들이쉬기를 헤준다.**

고난이도 (Challenge)

아래로 감기할 때(5단계)를 제외하고, 2단계로부터 6단계까지를 따라해준다. 아래로 감을 때, 한 옆구리로 가볍게 감고, 다음번에는 다른 옆구리로 교대해준다.

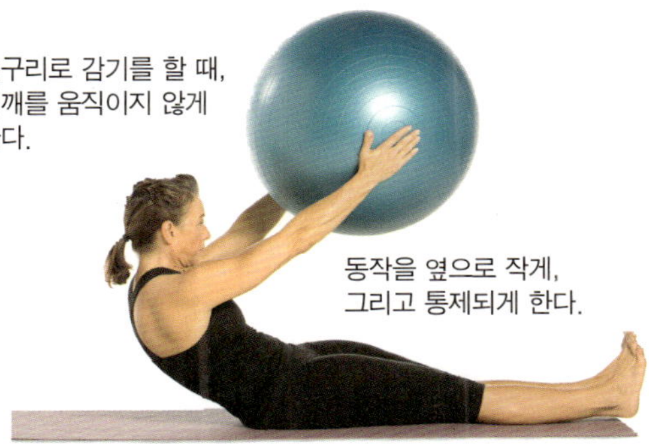

구르면서 볼 패스하기 자세
Rollover Press the Ball

수준
- 중급자에서 상급자까지

금기사항
- 척추, 목, 등배, 또는 어깨의 통증, 부상 또는 만성 질환

초점
- 복근, 등배, 양팔과 어깨의 근육

이점
- 복근 강화
- 하등배 및 상등배의 유연성 증진
- 척추 관절 교육
- 상체의 조절과 근력 구축

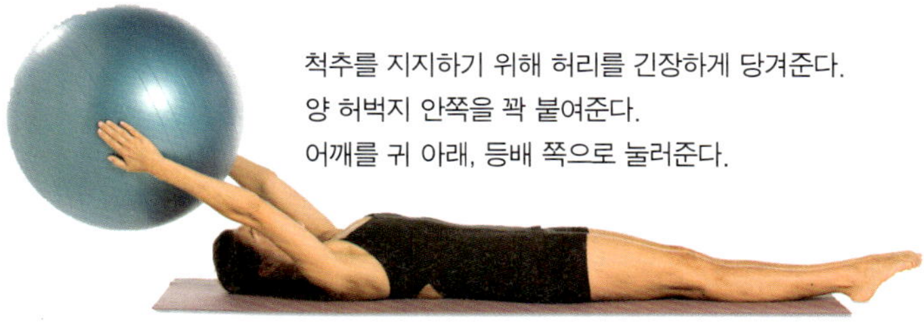
척추를 지지하기 위해 허리를 긴장하게 당겨준다.
양 허벅지 안쪽을 꽉 붙여준다.
어깨를 귀 아래, 등배 쪽으로 눌러준다.

1 양손에 안정 볼을 잡고, 양팔을 머리 위로 뻗으면서 매트 위에 눕는다. 양 허벅지의 안쪽을 붙이고, 양발은 몸통에서 밖으로 가리키며, 양다리는 매트 위에 쭉 뻗는다. 숨을 깊게 들이쉬면서, 준비해준다.

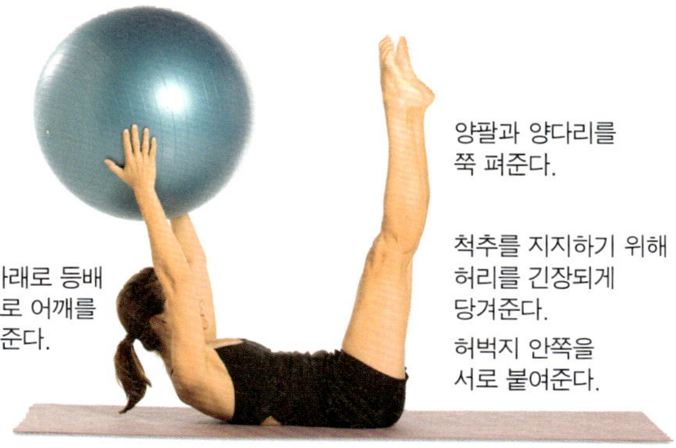
양팔과 양다리를
쭉 펴준다.
척추를 지지하기 위해
허리를 긴장되게
당겨준다.
허벅지 안쪽을
서로 붙여준다.
귀 아래로 등배
쪽으로 어깨를
눌러준다.

2 볼을 머리 위로 들어 올리고, 어깨와 양발을 매트에서 천장 방향으로 떨어지게 하면서, 숨을 내쉬어준다.

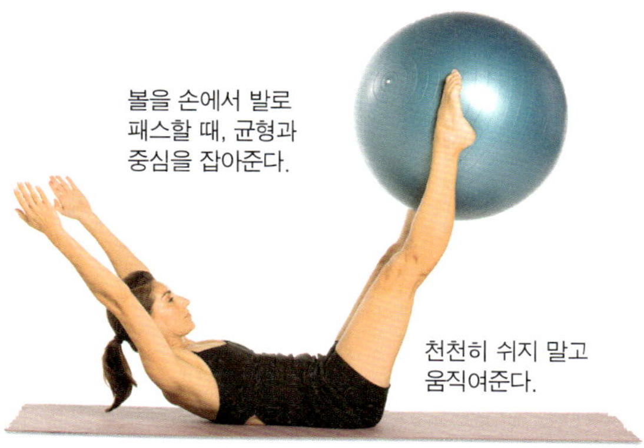
볼을 손에서 발로
패스할 때, 균형과
중심을 잡아준다.
천천히 쉬지 말고
움직여준다.

3 볼을 양손에서 양 발목 사이로 패스하면서 숨을 들이쉬어준다.

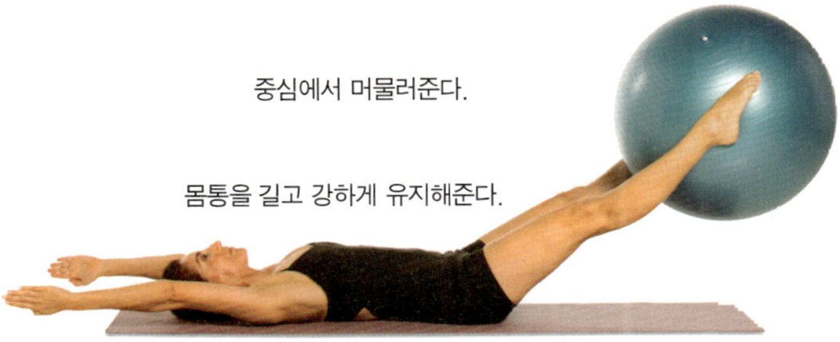

4 매트 쪽으로 양다리를 내리면서 숨을 내쉬고, 가능한대로 귀 가까이에 양팔을 두면서 상체를 감아 내린다. 양발, 머리, 양손을 매트 방향으로 동시에 내리면서 숨을 계속 내쉬어준다. 1단계에서 5단계까지를 5~10회 반복해준다.

수정 자세 (Modification)

상체를 내릴 때, 양팔을 가슴 앞에 유지하고, 무릎을 약간 구부려준다.

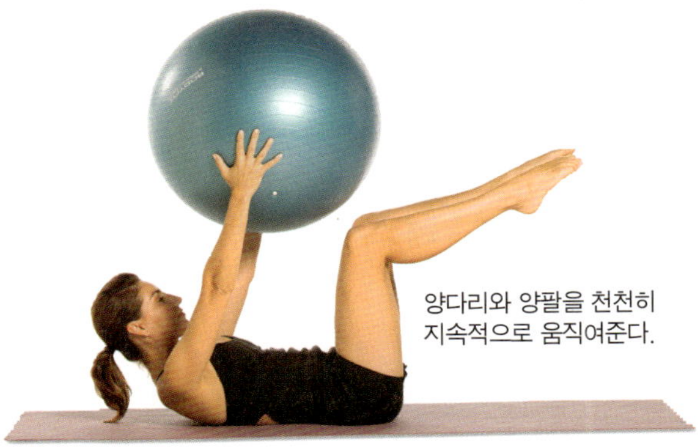

볼 위에서 브리지 변형 자세
Bridging Variations on the Ball

수준
- 중급자에서 상급자까지

금기사항
- 척추, 목, 등배, 또는 어깨의 통증, 부상 또는 만성 질환

초점
- 복근, 등배, 둔부, 양팔과 어깨의 근육

이점
- 오금, 둔부, 복근, 그리고 등배의 강화
- 척추 관절 교육
- 상체와 하체의 조절과 근력 구축

무릎과 둔부가 90° 각도가 되게 한다.

양팔은 매트를 세게 눌러서 가슴을 열고, 들어 올리는데 도움이 되게 한다.

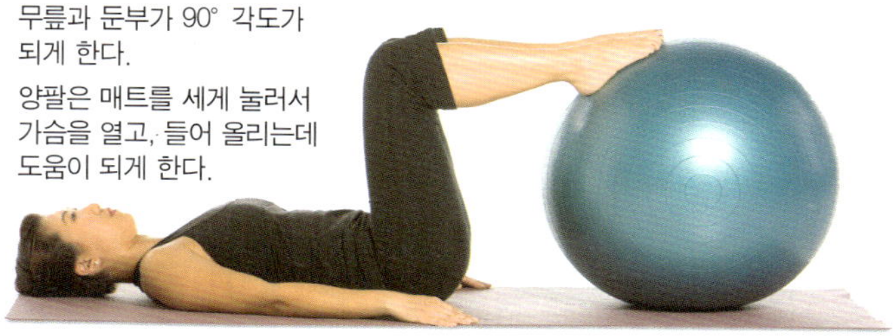

1 무릎을 둔부 위에 90° 각도로 구부리고, 양발을 무릎으로부터 쭉 뻗어서 볼 위에 평평하게 올려둔 상태로 눕는다. 준비를 위해 숨을 들이쉰다.

양발을 볼 속으로 깊이 밀어 넣어서 추가적인 볼의 움직임을 방지해준다.

쇄골 부분을 넓게 열어준다.

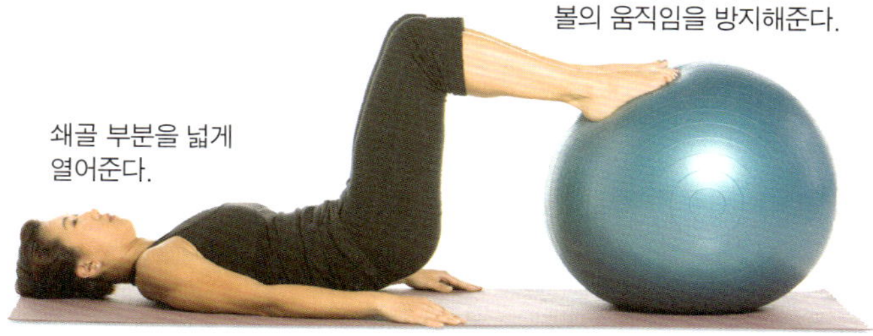

한 번에 한 마디씩 척추를 바닥에서 들어 올려준다.

2 꼬리뼈를 아래로 꼬기 시작하면서 숨을 내어 쉬고, 둔부를 브리지 자세로 천천히 들어 올려준다.

길고 강하게 생각한다.

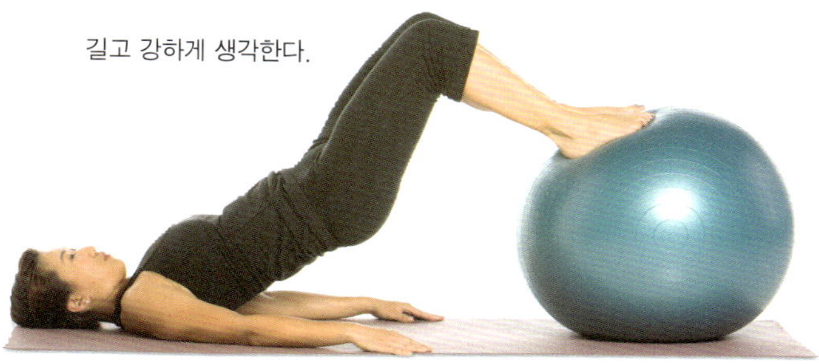

가슴을 넓게 펴기 위해 양손으로 매트를 눌러준다.

3 브리지 자세의 꼭대기에서 숨을 들이쉰다. 호흡을 양다리의 꼭대기로 내리고, 동작을 길고 강하게 해준다.

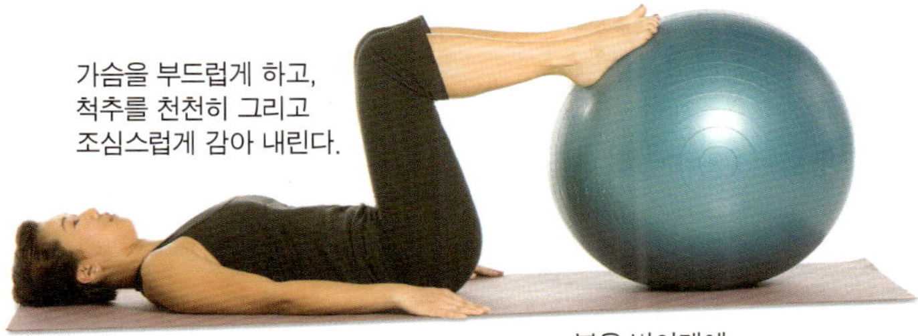
가슴을 부드럽게 하고,
척추를 천천히 그리고
조심스럽게 감아 내린다.
무릎과 허벅지 안을
함께 눌러준다.
볼을 발아래에
고정시켜준다.

4 **매트를 향하여 척추를 천천히 감아 내리면서 숨을 내쉬고, 5~10회 반복해준다.**

고난이도 1 (Challenge 1)

쭉 뻗은 다리 브리지 자세 변형을 위해서, 쭉 뻗은 다리와 장딴지를 볼 위에 올리고, 지지를 위해 다리를 함께 누르면서 매트 위에 눕는다. 1단계로부터 4단계까지를 다리를 쭉 뻗고 5~10회 반복해준다. 양다리가 쭉 뻗었을 때, 난이도가 더 높다. 브리지 자세에서 몸을 들어 올리고 내릴 때, 핵심을 통하여 연결을 느끼도록 한다.

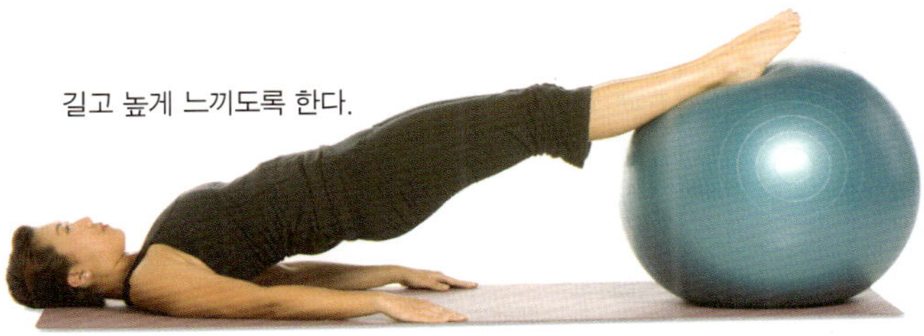
길고 높게 느끼도록 한다.

고난이도 2 (Challenge 2)

한 다리 브리지 변형 자세를 위해서, 쭉 뻗은 다리의 1단계와 2단계를 따라 한다. 브리지의 꼭대기에서 숨을 들이 쉬면서, 둔부 위에 한 쪽 다리를 들어 올리고, 브리지 자세를 유지하면서, 발을 볼 위로 다시 내리면서 숨을 내쉰다. 4~6회 다리를 교대하면서 반복하고, 마지막 반복을 마치고, 들어 올린 꼭대기에서 숨을 내쉬고, 척추를 매트로 내리기 위해 숨을 내쉬어준다.

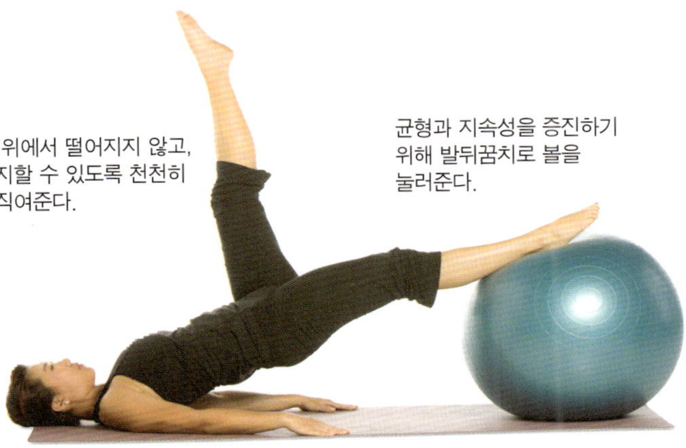
볼 위에서 떨어지지 않고,
유지할 수 있도록 천천히
움직여준다.
균형과 지속성을 증진하기
위해 발뒤꿈치로 볼을
눌러준다.

볼로 헌드레드 자세
Hundred With the Ball

수준
- 초급자에서 중급자까지

금기사항
- 몸통, 목, 또는 어깨의 통증, 부상 또는 만성 질환

초점
- 복근, 등배, 양팔, 양다리와 어깨의 근육

이점
- 복근의 강화
- 복근의 연동과 함께 정확한 호흡의 교육
- 상등배의 유연성 증진
- 호흡과 팔 동작의 조절능력 구축

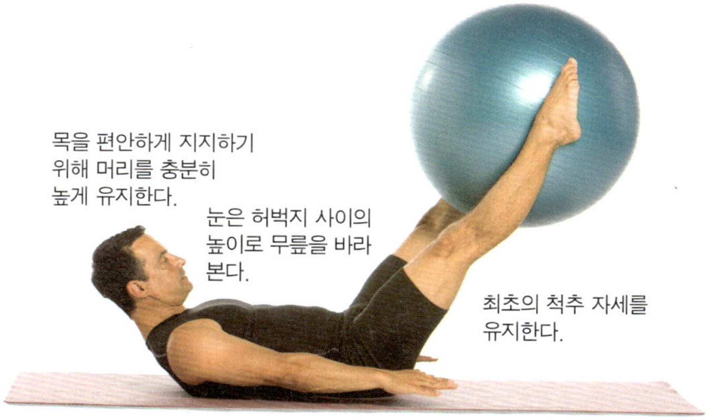

1 발목 사이에 볼을 끼고, 둔부와 90° 각도를 이루며 양다리를 쭉 뻗은 상태에서 눕는다. 머리를 들어 올려서 눈은 허벅지 사이를 보도록 한다. 양팔은 어깨에서 쭉 뻗어서, 매트 위에서 흔들고, 손바닥은 아래로 향하게 한다.

2 양팔을 5회(약 5초간) 연동하면서 숨을 들이쉬고, 상체를 고정시켜 준다.

3 팔을 5회 연동하면서 숨을 내쉬고(약 5초간), 10회 또는 호흡간 반복 해준다.

볼로 한 발 스트레치 자세
Single-Leg Stretch With the Ball

수준
- 초급자에서 중급자까지

금기사항
- 목, 몸통, 또는 어깨의 통증, 부상 또는 만성 질환

초점
- 복근, 등배, 양팔과 어깨의 근육

이점
- 복근의 강화
- 척추관절의 교육
- 호흡과 팔 및 다리 동작의 조절능력 구축

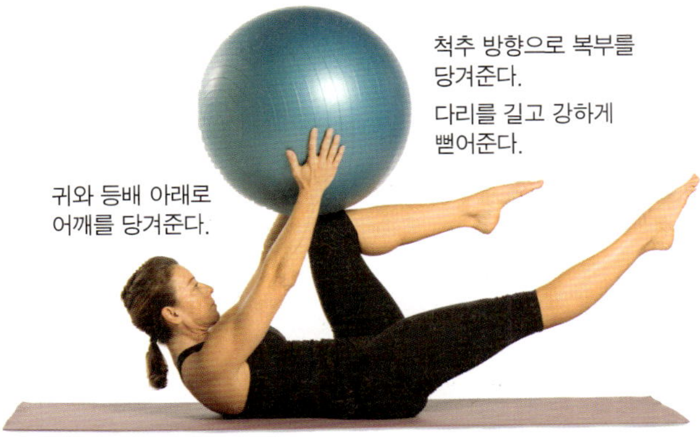

척추 방향으로 복부를 당겨준다.
다리를 길고 강하게 뻗어준다.
귀와 등배 아래로 어깨를 당겨준다.

1 한 쪽 무릎을 가슴 방향으로 구부리고, 다른 다리를 매트와 45° 각도를 이루면서 뻗은 상태로 눕는다. 머리, 목, 그리고 어깨를 들어 올리고, 구부러진 무릎의 정강이 위에 양손으로 고정 볼을 잡는다.

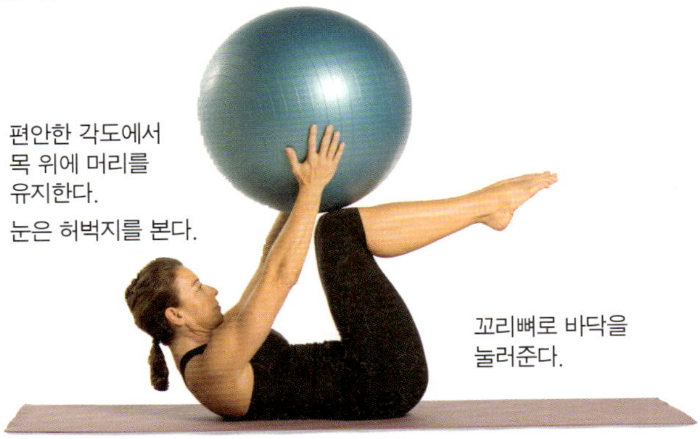

편안한 각도에서 목 위에 머리를 유지한다.
눈은 허벅지를 본다.
꼬리뼈로 바닥을 눌러준다.

2 쭉 뻗은 다리를 둔부 위 가슴 방향으로 당기면서 숨을 들이쉰다.

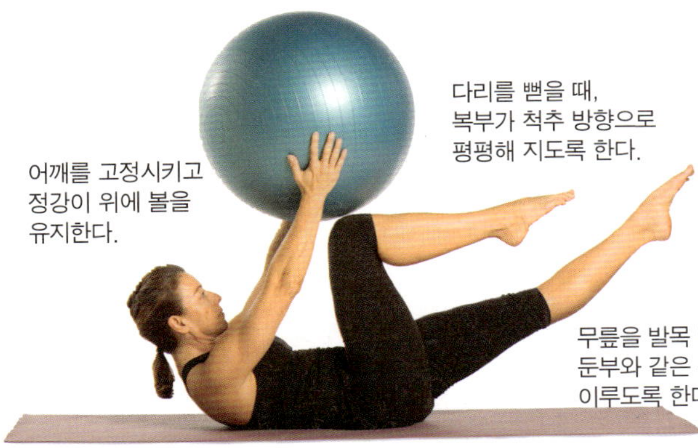

다리를 뻗을 때, 복부가 척추 방향으로 평평해 지도록 한다.
어깨를 고정시키고 정강이 위에 볼을 유지한다.
무릎을 발목 및 둔부와 같은 선을 이루도록 한다.

3 매트에 45° 각도로 다른 다리를 뻗으면서 숨을 내쉰다. 2단계와 3단계를 10회 반복하고, 무릎을 매회 서로 교차할 때마다 가볍게 스치도록 한다.

볼로 양발 스트레치 자세
Double-Leg Stretch With the Ball

수준

- 초급자에서 중급자까지

금기사항

- 몸통, 목, 또는 어깨의 통증, 부상 또는 만성 질환

초점

- 복근, 등배, 양팔과 어깨의 근육

이점

- 복근의 강화
- 척추관절의 교육
- 상등배의 유연성 증가
- 호흡과 팔 및 다리 동작의 조절능력 구축

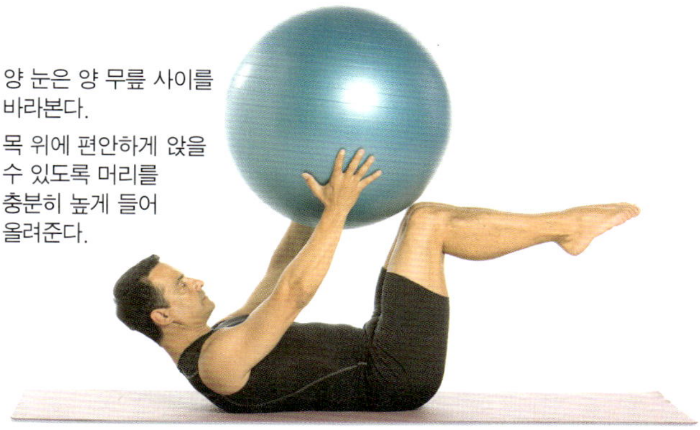

1 양 무릎을 가슴 쪽으로 구부리고 눕는다. 머리를 무릎 방향으로 하고, 양손으로 볼을 잡고 정강이 위에 유지해준다.

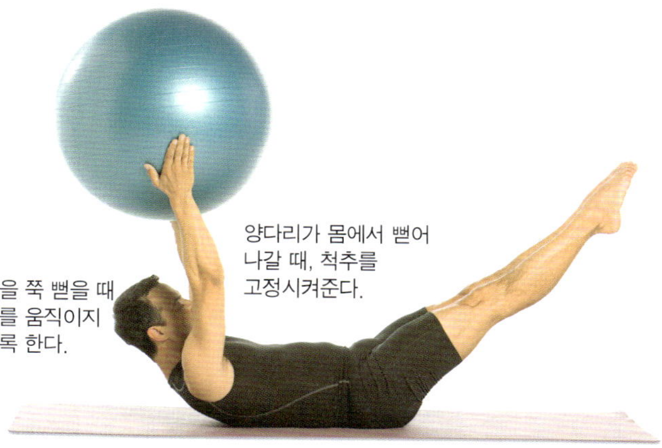

2 머리 위로 양팔을 가져가면서 숨을 들이 쉬고, 매트에 45° 각도로 양다리를 쭉 뻗어준다.

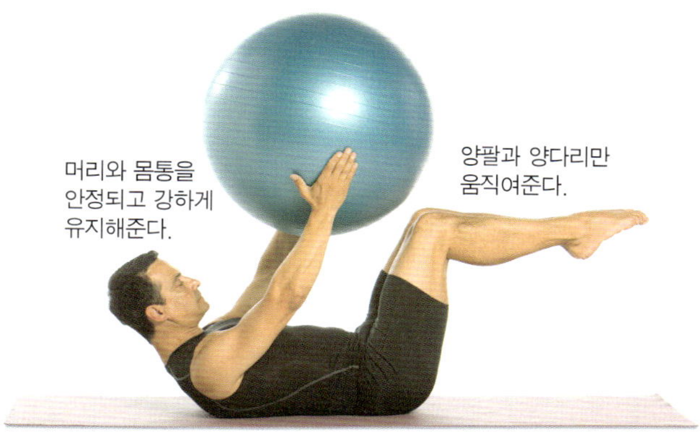

3 가슴 쪽으로 무릎을 끌어당기고, 볼을 정강이 위로 가져가면서, 숨을 내쉬어준다.

볼로 한다리 뻗기 스트레치 자세
Single Straight-Leg Stretch With the Ball

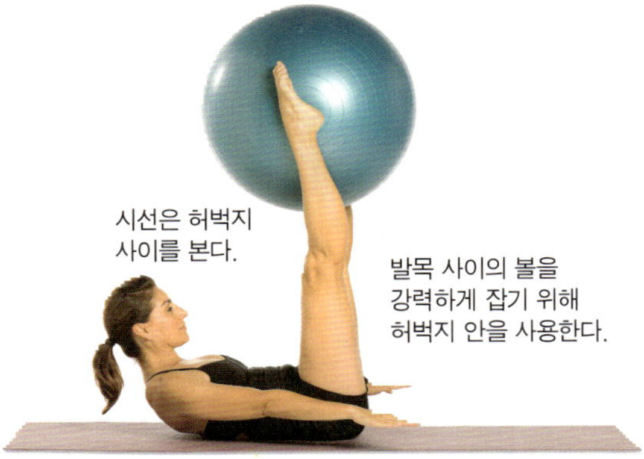
시선은 허벅지
사이를 본다.
발목 사이의 볼을
강력하게 잡기 위해
허벅지 안을 사용한다.

1 등을 대고 눕는다. 발목 사이에 볼을 두고, 양다리를 천장 방향으로 쭉 뻗는다. 양팔을 쭉 뻗어서 매트 바로 위에 두고. 머리, 목, 그리고 어깨를 매트에서 들어 올리면서 손바닥은 아래로 향하게 한다.

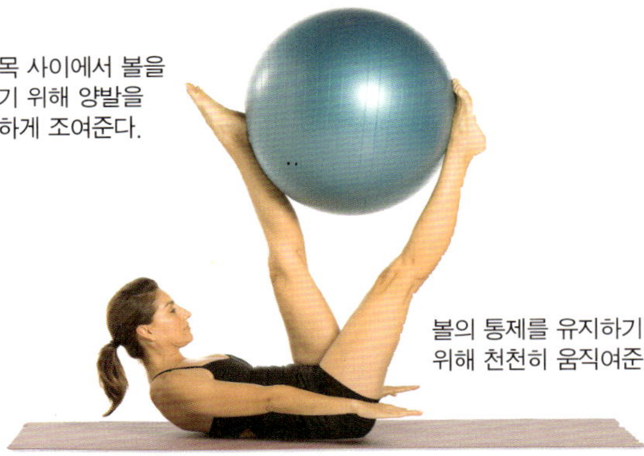
발목 사이에서 볼을
잡기 위해 양발을
강하게 조여준다.
볼의 통제를 유지하기
위해 천천히 움직여준다.

2 다리를 돌려서 볼을 옆으로 가져가면서 두 번 숨을 들이쉬어준다. 한 쪽 다리를 머리 가까이로 가져가고, 숨을 들이쉬고 다리를 교대할 때, 양팔을 두 번 호흡 간에 내려놓는다.

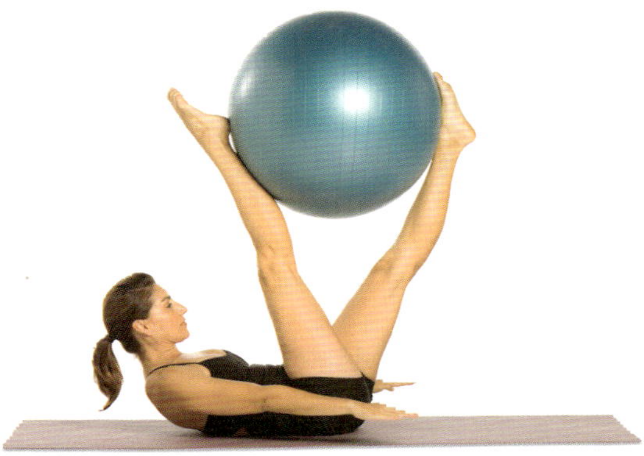

3 발목 사이에 볼을 유지하고, 시작 자세로 돌아가면서 숨을 내쉰다. 숨을 두 번 들이 쉬고, 양다리를 다른 쪽으로 교대해준다. 다른 쪽으로 교대하면서, 2단계와 3단계를 10회 반복해준다.

수준

- 중급자

금기사항

- 몸통, 목, 또는 어깨의 통증, 부상 또는 만성 질환

초점

- 복근, 등배, 양팔, 양다리와 어깨의 근육

이점

- 복근의 강화
- 상등배와 오금의 유연성 증가
- 척추관절의 교육
- 호흡과 팔 및 다리 동작의 조절능력 구축

볼로 양다리 뻗기 스트레치 자세
Double Straight-Leg Stretch With the Ball

수준
- 중급자

금기사항
- 몸통, 목, 또는 어깨의 통증, 부상 또는 만성 질환

초점
- 복근, 등배, 양팔, 양다리와 어깨의 근육

이점
- 복근의 강화
- 상등배의 유연성 증가
- 핵심 통제의 교육
- 호흡과 팔 및 다리 동작의 조절능력 구축

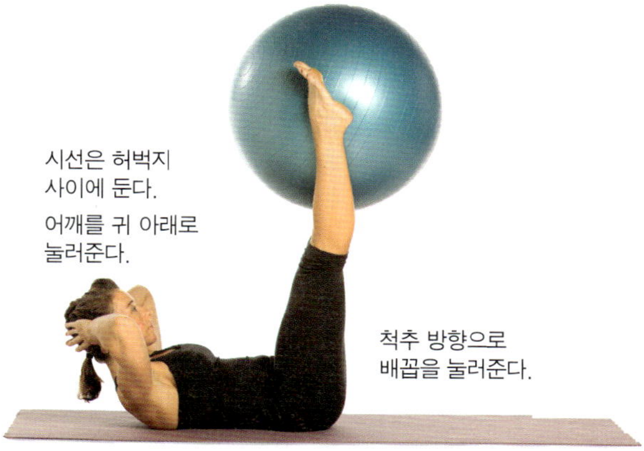
시선은 허벅지
사이에 둔다.
어깨를 귀 아래로
눌러준다.
척추 방향으로
배꼽을 눌러준다.

1 천장을 향해 양다리를 들면서 등을 대고 눕는다. 발목 사이에 볼을 두고, 머리를 들고 목을 지지하기 위해 양손을 머리 뒤에 둔다. 팔꿈치를 구부리면서, 머리를 들어 올려라. 몸을 준비하기 위해 숨을 들이쉰다.

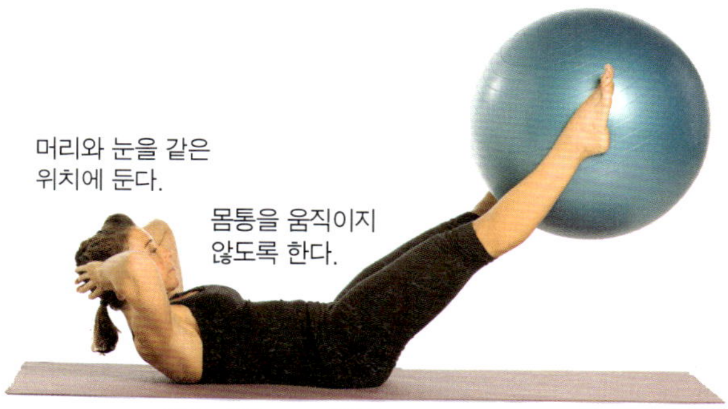
머리와 눈을 같은
위치에 둔다.
몸통을 움직이지
않도록 한다.
척추 방향으로 배꼽을
누르고 있도록 한다.

2 양다리를 매트에서 45° 각도로 내리면서 숨을 내쉰다.

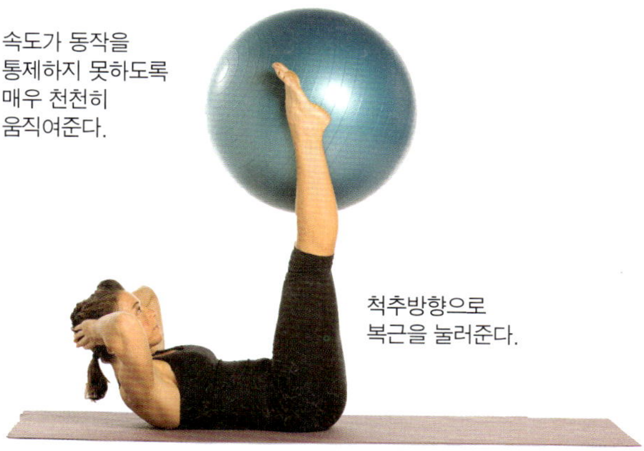
속도가 동작을
통제하지 못하도록
매우 천천히
움직여준다.
척추방향으로
복근을 눌러준다.

3 양발은 둔부와 좌골 바로 위에 두고, 양다리를 90° 각도 자세로 들어 올리면서 숨을 들이쉰다.

볼로 교차 자세
Crisscross With the Ball

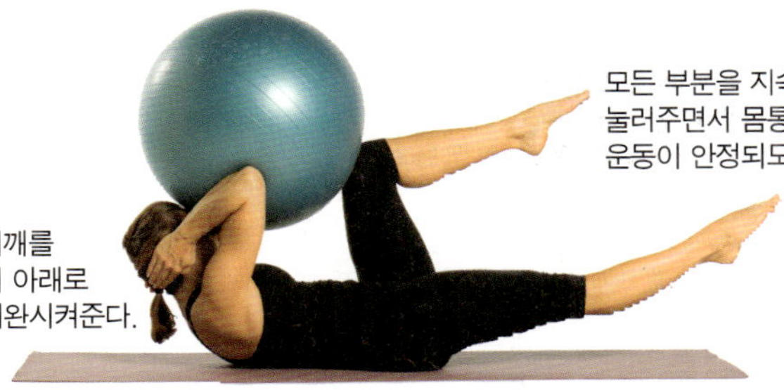

1 무릎을 구부리고 매트 위에 누워서, 양 팔꿈치, 왼쪽 무릎, 그리고 이마 사이에서 볼의 균형을 잡는다. 몸통으로부터 오른 다리를 길게 쭉 뻗고, 매트 바로 위에서 흔들어주고, 숨을 내쉬고, 왼쪽 무릎 방향으로 상체를 비틀면서, 등배와 몸통을 지지하기 위해 모든 것을 안으로 눌러준다.

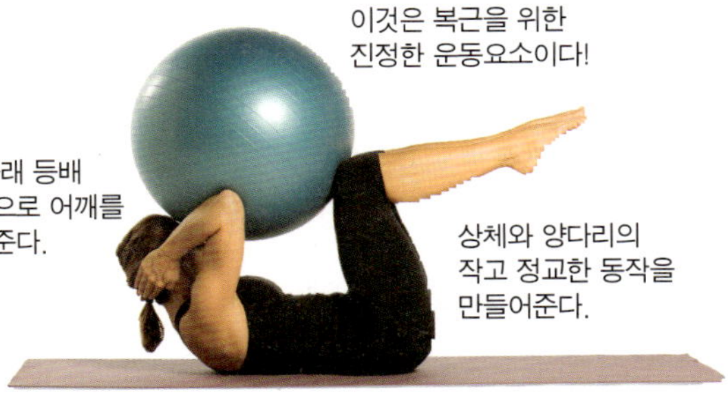

2 오른 무릎을 볼로 양 팔꿈치와 무릎이 볼에 닿도록 하면서 숨을 들이쉰다. 상체를 무릎의 중심선과 볼 방향으로 들어 올려준다.

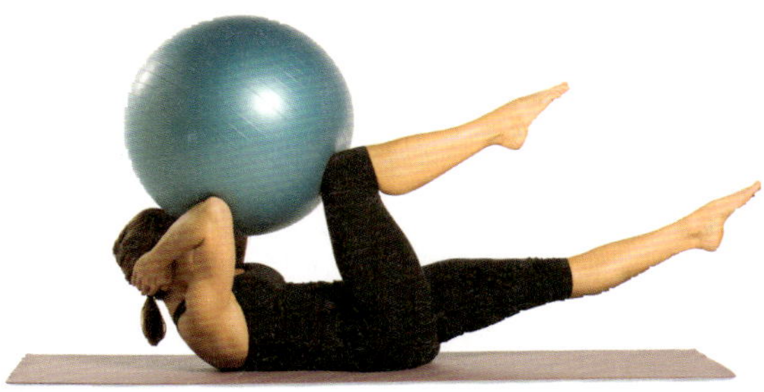

3 오른쪽 무릎과 양 팔꿈치로 볼을 잡고, 왼쪽 다리를 누르면서 숨을 내쉰다. 숨을 내쉬고 왼쪽 다리를 누르면서, 상체를 위로 들어 올리고, 오른쪽 무릎 방향으로 약간 회전시켜준다. 2단계로부터 다리를 교대하면서 10회 반복해준다.

수준
- 중급자

금기사항
- 몸통, 목, 또는 어깨의 통증, 부상 또는 만성 질환

초점
- 복근, 등배, 양팔과 어깨의 근육

이점
- 복근의 강화
- 상등배의 유연성 증가
- 핵심 통제의 교육
- 호흡과 팔 및 다리 동작의 조절능력 구축

볼 위의 백조 자세
Swan on the Ball

수준
- 중급자

금기사항
- 등배, 척추, 어깨, 양팔 또는 손목의 통증, 부상 또는 만성 질환

초점
- 양팔, 등배 및 양다리의 근육

이점
- 오금과 둔부의 강화
- 등배 근육의 강화
- 핵심 인식능력의 형성
- 조절능력 구축

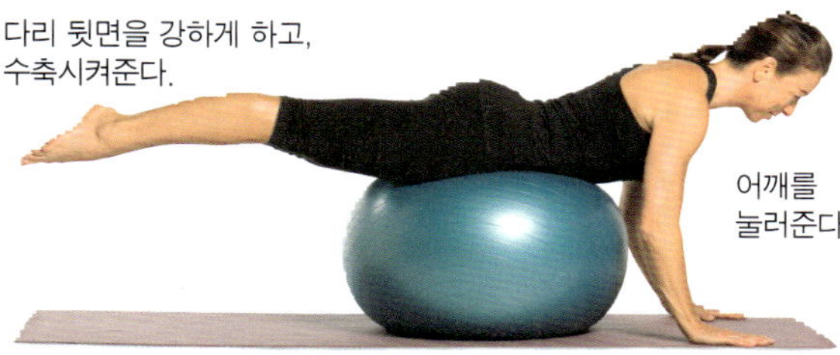
다리 뒷면을 강하게 하고,
수축시켜준다.
어깨를
눌러준다.

1 둔부를 볼 위에 두고, 양손을 어깨 아래 매트 팔꿈치를 쭉 편 상태에서 고정 볼 위에 엎드려준다. 양다리는 둔부에서 쭉 뻗어서 어깨 넓이만큼 벌리고, 척추 방향으로 복부를 당기면서 숨을 들이쉰다.

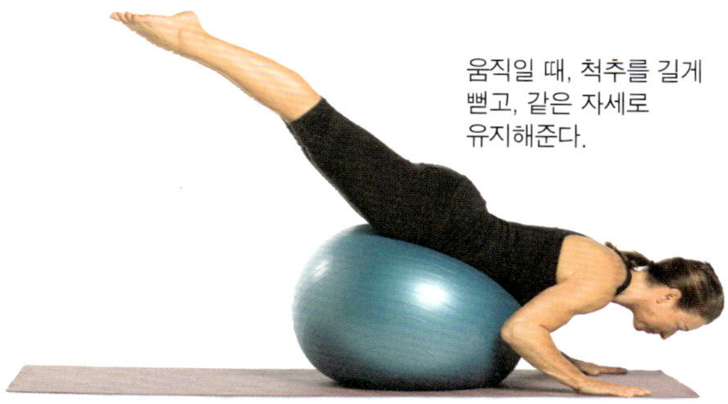
움직일 때, 척추를 길게
뻗고, 같은 자세로
유지해준다.

2 머리를 매트에 가까이 가져가고, 팔꿈치를 구부리면서 숨을 내쉰다. 팔꿈치를 구부릴 때, 천장 방향으로 양다리를 들어 올려준다.

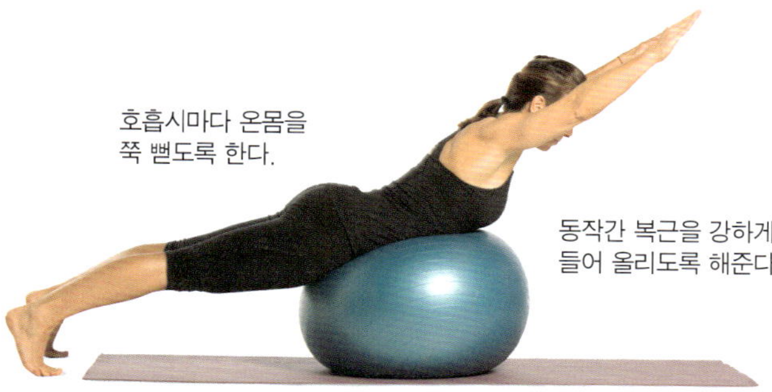
호흡시마다 온몸을
쭉 뻗도록 한다.
동작간 복근을 강하게
들어 올리도록 해준다.

3 숨을 들이쉬고, 매트 방향으로 양다리를 내린다. 그리고 매트 방향으로 양발을 누르면서, 양팔을 머리 위로 들어 올리고, 척추를 쭉 펴준다. 운동간 동작을 부드럽게 하여, 척추와 등배의 모양이 허물어지지 않게 한다. 운동간 똑같은 척추 곡선과 활성화가 유지되도록 하고, 2단계로부터 5~10회 반복해준다.

볼 위의 수영 자세
Swimming on the Ball

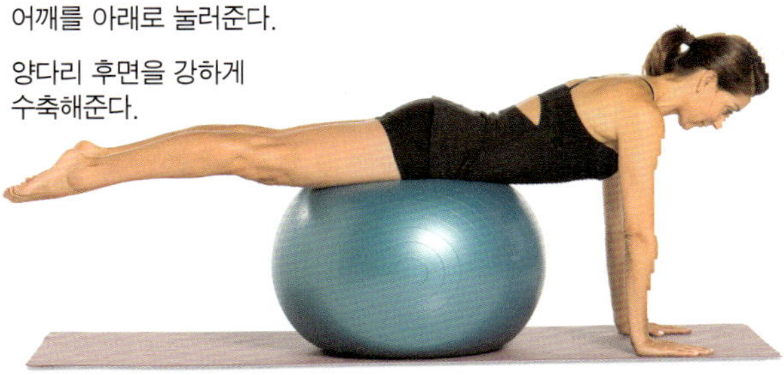
어깨를 아래로 눌러준다.
양다리 후면을 강하게
수축해준다.

1 둔부를 볼 위에, 양손을 어깨 아래 매트 위에 두고, 팔꿈치를 쭉 펴면서 볼 위에 눕는다. 양다리는 둔부로부터 쭉 펴고, 어깨 넓이만큼 벌려주고, 척추방향으로 복부를 당기면서 숨을 들이쉰다.

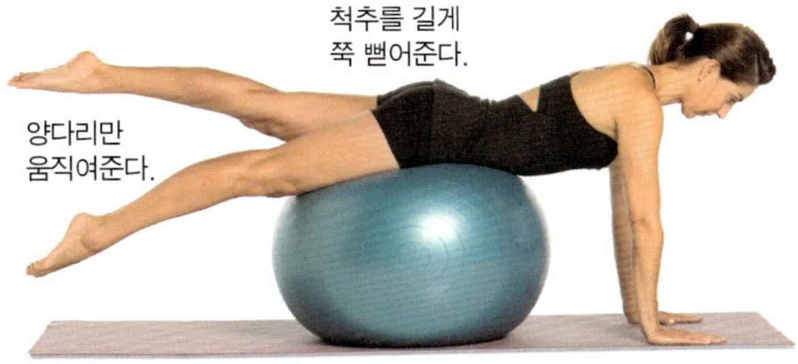
척추를 길게
쭉 뻗어준다.
양다리만
움직여준다.

2 작은 동작으로 양발로 물장구치기를 5회(약 5초간) 하면서 숨을 내쉬어준다.

3 양다리로 물장구를 치면서 5회 숨을 들이쉰다.

4 양다리로 물장구를 치면서 5회 숨을 내쉰다. 3단계로부터 4~10번 반복해서 숨을 쉰다.

고난이도 (Challenge)

상체에 난이도를 올리기 위해, 하체를 움직여서 양발이 매트에 닿아서 잠시 머물러 있게 하며, 양팔로 작고 빠른 동작으로 물장구를 치도록 한다. 안정을 더해 주기 위해 양 무릎을 약간 구부리거나, 또는 양 무릎을 쭉 펴고, 발끝을 아래로 구부려서 바닥을 보다 안정되게 잡아도 된다. 양팔로 물장구를 계속 치면서, 5회(약 5초간) 숨을 내쉬고, 10회 호흡간 반복해준다.

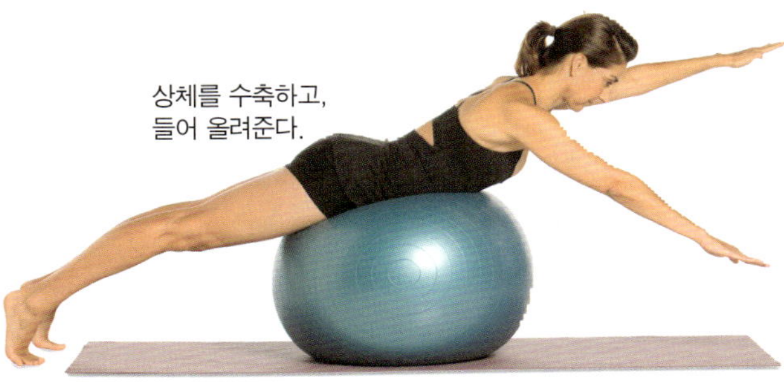
상체를 수축하고,
들어 올려준다.

수준
- 중급자

금기사항
- 등배, 척추, 어깨, 양팔 또는 손목의 통증, 부상 또는 만성 질환

초점
- 양팔, 등배 및 양다리의 근육

이점
- 오금과 둔부의 강화
- 등배 근육의 강화
- 어깨의 동작범위 증가
- 핵심 인식능력의 형성
- 조절능력 구축

볼 위의 Pike 자세
Pike Variations on the Ball

수준
- 중급자에서 상급자까지

금기사항
- 등배, 척추, 어깨, 양팔 또는 손목의 통증, 부상 또는 만성 질환

초점
- 양팔, 어깨, 등배 및 양다리의 근육

이점
- 오금과 둔부의 강화
- 등배 근육의 강화
- 핵심 인식 능력 형성
- 조절능력 구축

무릎구부린 변형 자세
BENT-KNEE VARIATION

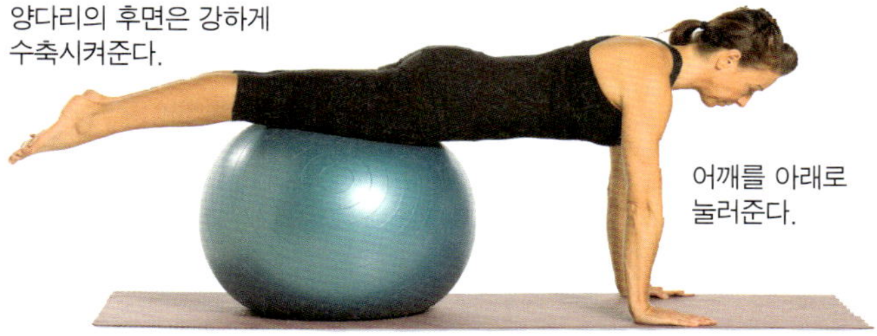

1 볼 위에 허벅지를 올리고, 양손은 어깨 아래의 매트 위에 두며, 팔꿈치는 쭉 뻗으면서, 볼 위에 엎드린다. 양다리는 둔부에서 쭉 뻗고, 양 허벅지는 안쪽을 서로 붙이고, 복근을 척추 쪽으로 당겨서, 몸통을 길게 하면서 숨을 들이쉬어준다.

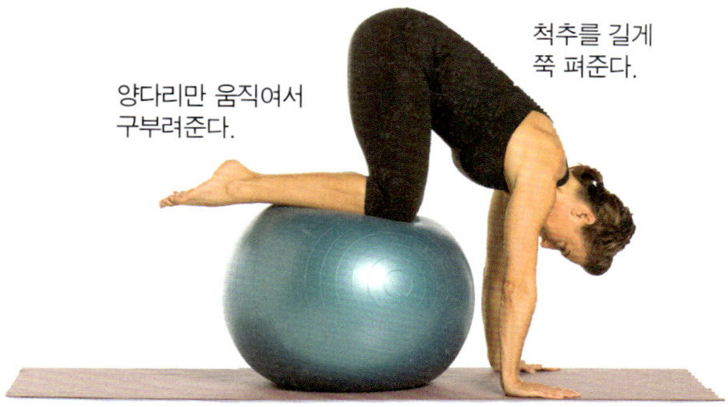

2 둔부 아래에서 무릎을 구부리고, 허벅지에서 정강이로 공을 굴리면서 숨을 내쉰다. 양다리를 쭉 펴서 시작 자세로 돌아가면서, 숨을 들이쉰다. 8~10회 반복해준다.

쭉 뻗은 다리 변형 자세
STRAIGHT-LEG VARIATION

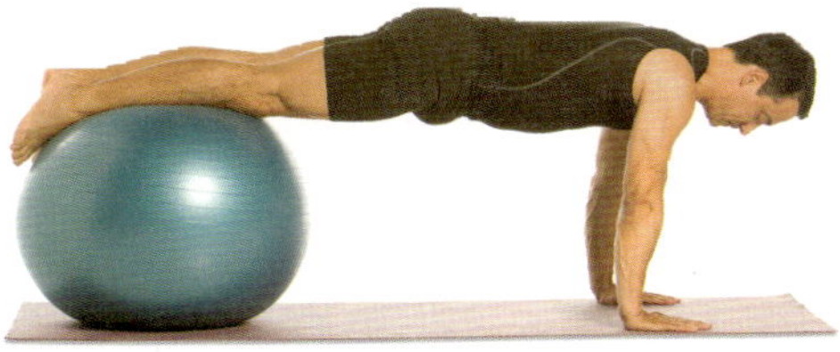

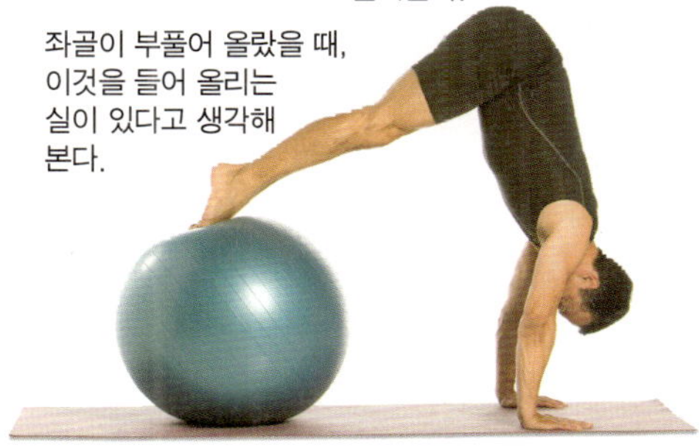
상박을 연동시키고, 상체를
지지하기 위해서 양손을
눌러준다.
좌골이 부풀어 올랐을 때,
이것을 들어 올리는
실이 있다고 생각해
본다.

1 구부린 다리 변형 자세에서 보다 약간 멀리 볼을 허벅지로부터 이격하여 시작한다. 양손으로 누르고, 어깨를 지지하기 위해 양팔에 에너지를 모으고, 손목을 눌러라. 준비를 위해 숨을 들이 쉬고, 복부를 집어넣어라.

2 양다리를 쭉 펴고, 볼을 발목 위로 가져가든지 또는 양발 위로 가져가면서 숨을 내쉰다. 거꾸로 된 'V' 자처럼, 몸통을 새우자세로 만들어준다. 볼을 시작자세로 원위치시키면서 숨을 들이쉬면서, 8~10회 반복해준다.

한다리 변형 자세
SINGLE-LEG VARIATION

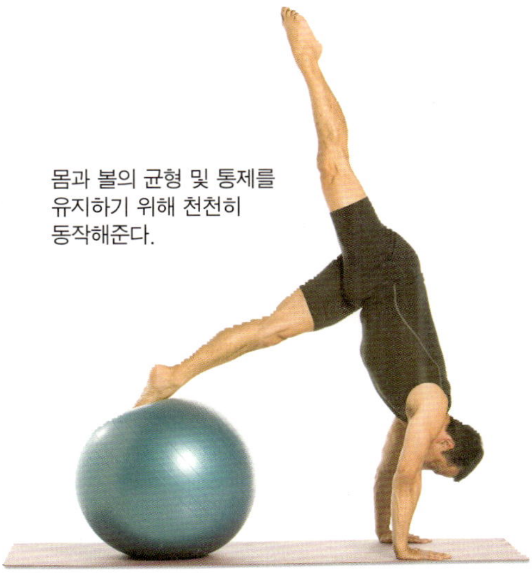
몸과 볼의 균형 및 통제를
유지하기 위해 천천히
동작해준다.

1 핵심, 상체, 그리고 양다리의 난이도를 올리기 위해, 볼을 몸 아래로 넣어서 새우 자세를 취하면서, 한 쪽 다리를 천장 방향으로 올려준다.

2 가능한 범위까지 양다리를 벌리고, 들어올린 다리로 천장에 닿을 듯이 해준다.

볼 위에서 팔굽혀 펴기 자세
Push-Up on the Ball

수준
- 중급자에서 상급자까지

금기사항
- 손목, 어깨 또는 등배 통증, 부상 또는 만성 질환

초점
- 양팔, 어깨 및 핵심 근육

이점
- 양팔과 어깨의 강화
- 핵심 안정 교육

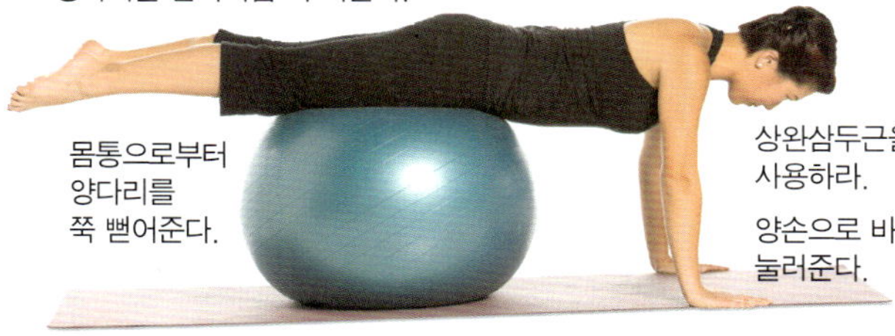
양다리를 판자처럼 쭉 펴준다.
몸통으로부터 양다리를 쭉 뻗어준다.
상완삼두근을 사용하라.
양손으로 바닥을 눌러준다.

1 볼 위에 둔부를 올려두고, 어깨 바로 아래의 매트 위에 볼 위에 허벅지를 올리고, 양손은 쭉 편 상태에서 볼 위에 엎드린다. 손목에서 무게를 덜기 위해 양팔을 움직인다.

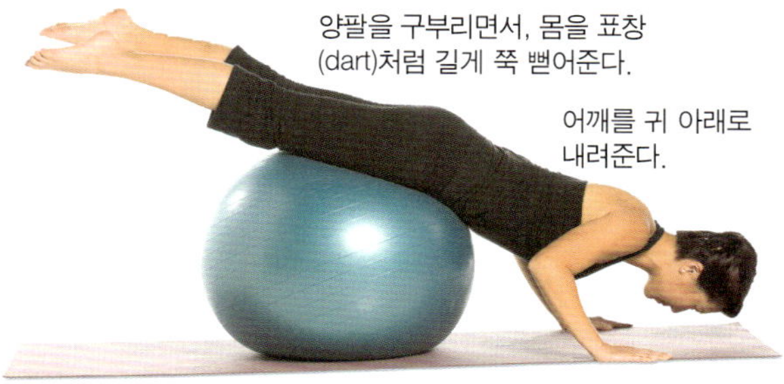
양팔을 구부리면서, 몸을 표창(dart)처럼 길게 쭉 뻗어준다.
어깨를 귀 아래로 내려준다.

2 매트에 닿지 않은 채로 최대한 매트 가까이로 머리를 가져가고, 팔꿈치를 구부리면서 숨을 들이쉰다.

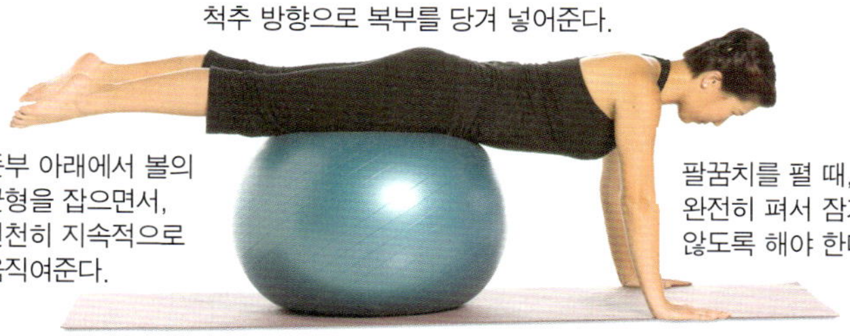
척추 방향으로 복부를 당겨 넣어준다.
둔부 아래에서 볼의 균형을 잡으면서, 천천히 지속적으로 움직여준다.
팔꿈치를 펼 때, 완전히 펴서 잠겨지지 않도록 해야 한다.

3 몸통을 시작자세로 원위치 하고, 양팔을 쭉 뻗으면서 숨을 내쉬면서, 2단계로부터 5~10회 반복해준다.

고난이도 (Challenge)

동작에 난이도를 주기 위해서, 볼 위에서 허벅지의 균형을 유지하면서, 몸을 볼 앞으로 움직인다. 이것은 핵심에 좀 더 난도를 부여하는 것인데, 그 이유는 당신이 팔 굽혀 펴기를 할 때 양팔로 몸을 좀더 많이 들어 올려야 하기 때문이다.

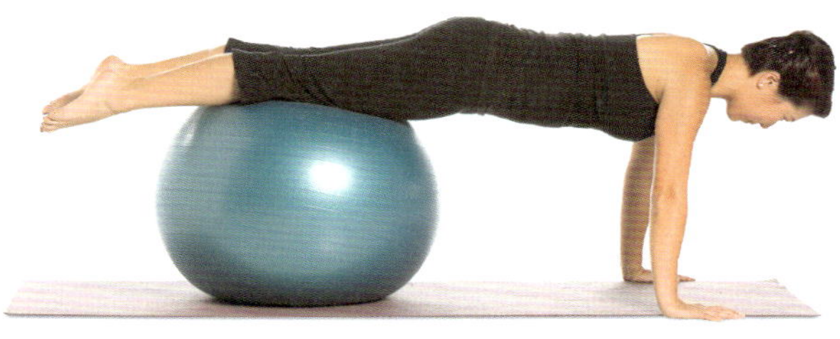

볼 위 측면 누운 다리 들어 올리기 자세
Side -Lying Leg Lift on the Ball

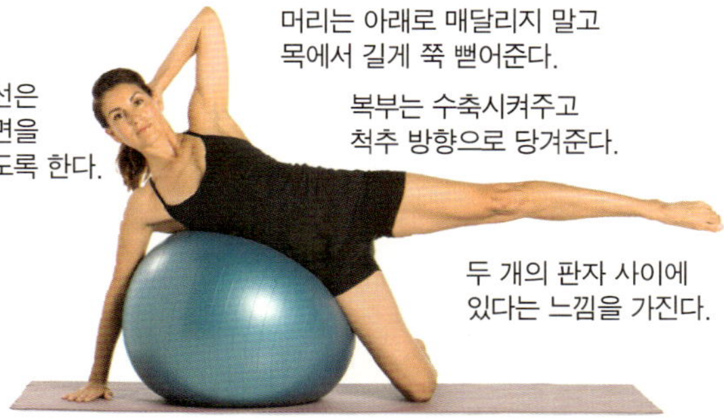

1 오른쪽 흉곽 아래에 볼을 두고 오른쪽 옆구리로 눕는다. 오른쪽 다리를 구부리고, 둔부로부터 45° 각도에 있는 매트 위에 오른쪽 무릎을 위치시키고, 상체로 볼 위를 감싸고, 볼의 다른 쪽에 있는 매트 위에 손을 위치시킨다. 왼쪽 다리를 쭉 뻗어서 매트 위에서 흔들며, 운동할 준비를 하고, 왼손은 머리 뒤에 두고, 팔꿈치는 천장을 가리키도록 해준다.

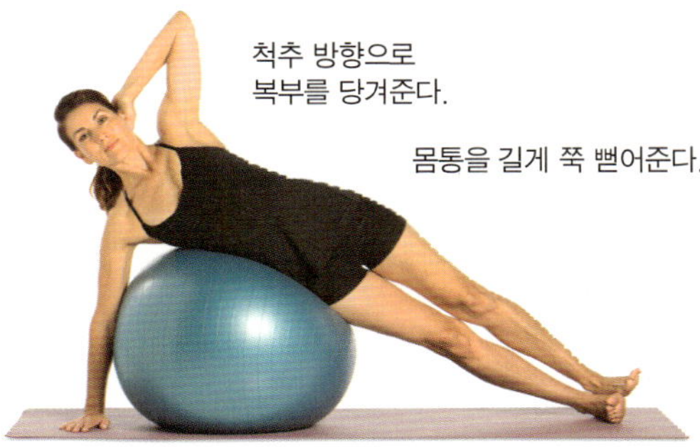

고난이도 (Challenge)

난이도를 부여하기 위해, 고정 볼 위에서 보다 난이도가 높은 자세를 시작한다. 오른쪽 둔부 밑에 볼을 두고 오른 옆구리로 눕는다. 매트 위에 겹쳐 있는 양다리, 둔부, 그리고 양발을 스트레치 시킨다. 허리에서부터 상체로 볼을 감싸고, 오른손을 볼의 다른 쪽에 있는 매트 위에 위치시킨다. 구부린 팔꿈치로 천장을 가리키면서, 왼손을 머리 뒤에 둔다.

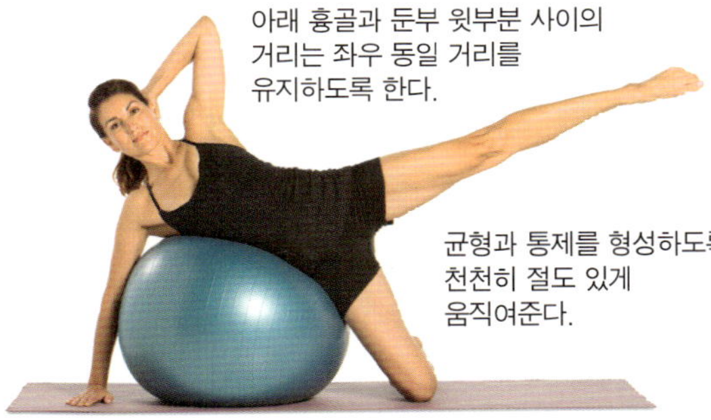

2 윗다리를 가리키면서 숨을 들이쉬고, 몸통의 길이를 변하지 않고도 할 수 있는 범위까지 높게 윗다리를 들어 올려준다. 숨을 내쉬면서, 위의 발을 구부리고, 다리를 시작 자세로 내려준다. 각 옆구리마다 들어올리기를 8~10회씩 반복해준다.

수준
- 초급자에서 중급자까지

금기사항
- 양팔, 손목, 무릎, 양다리 또는 등배 통증, 부상 또는 만성 질환

초점
- 양다리, 핵심 그리고 양팔 근육

이점
- 핵심 안정교육
- 양다리 강화 및 스트레치
- 복근의 강화
- 균형 및 조절 교육

볼 위 측면 누운 다리 돌리기 자세
Side -Lying Leg Circle on the Ball

수준
- 초급자에서 중급자까지

금기사항
- 양팔, 손목, 무릎, 양다리 또는 등배 통증, 부상 또는 만성 질환

초점
- 다리, 핵심 그리고 양팔 근육

이점
- 핵심 안정교육
- 양다리 강화 및 스트레치
- 복근의 강화
- 균형 및 조절 교육

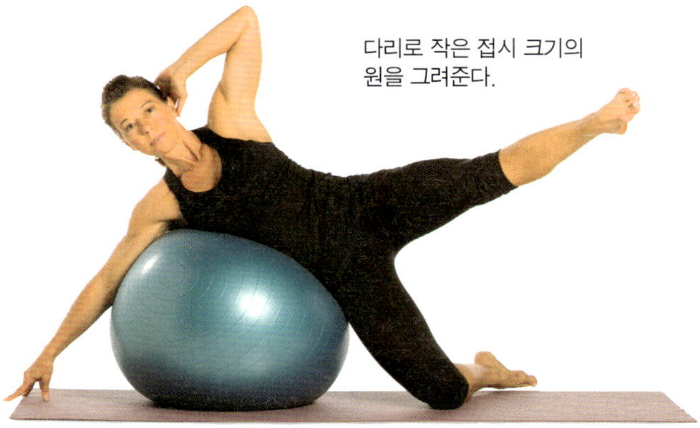

다리로 작은 접시 크기의 원을 그려준다.

1 볼 위의 측면 누운 시작 자세를 선택하고, 윗다리를 앞과 위로 돌리면서 숨을 들이쉬어준다.

2 다리를 뒤와 아래로 돌려 작은 원을 그리면서, 숨을 내쉬어준다. 다리로 원 그리기를 8~10회 반복하고, 방향을 바꾸어 원 그리기를 8~10회 반복해준다.

볼 위 측면 누운 다리 차기 자세
Side-Lying Front Leg Kick on the Ball

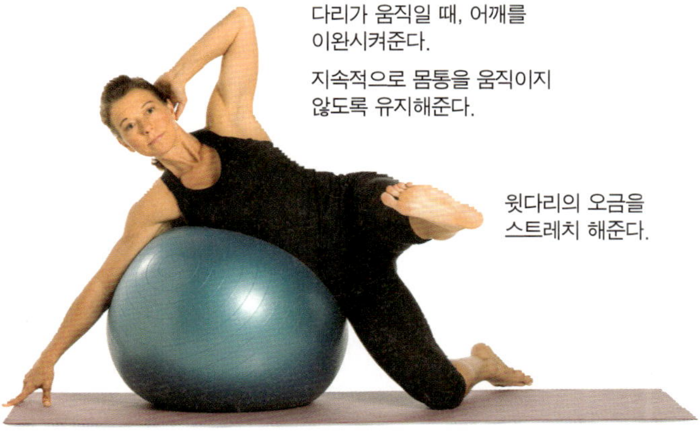
다리가 움직일 때, 어깨를
이완시켜준다.
지속적으로 몸통을 움직이지
않도록 유지해준다.
윗다리의 오금을
스트레치 해준다.

1 볼 위의 측면 누운 시작 자세를 선택하고, 두 번 숨을 들이쉬고, 발을 구부려서 윗다리로 앞으로 발차기를 해준다.

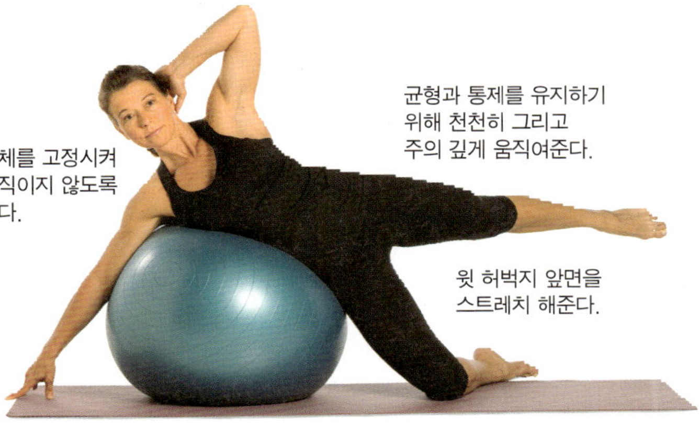
상체를 고정시켜
움직이지 않도록
한다.
균형과 통제를 유지하기
위해 천천히 그리고
주의 깊게 움직여준다.
윗 허벅지 앞면을
스트레치 해준다.

2 발을 펴서 뒤로 윗다리로 발차기를 하면서, 숨을 내쉬어준다. 각 방향으로 8~10회 반복해준다.

수준
- 초급자에서 중급자까지

금기사항
- 양팔, 손목, 무릎, 양다리 또는 등배 통증, 부상 또는 만성 질환

초점
- 다리, 핵심 그리고 양팔 근육

이점
- 핵심 안정교육
- 양다리 강화 및 스트레치
- 복근의 강화
- 균형 및 조절 교육

볼 위 측면 감기 자세
Side Rollover on the Ball

수준

- 상급자

금기사항

- 어깨, 등배, 또는 척추의 통증, 부상 또는 만성 질환

초점

- 복근과 양팔과, 등배 그리고 핵심

이점

- 복근의 강화
- 조절과 균형 구축
- 양팔의 강화
- 등배의 강화

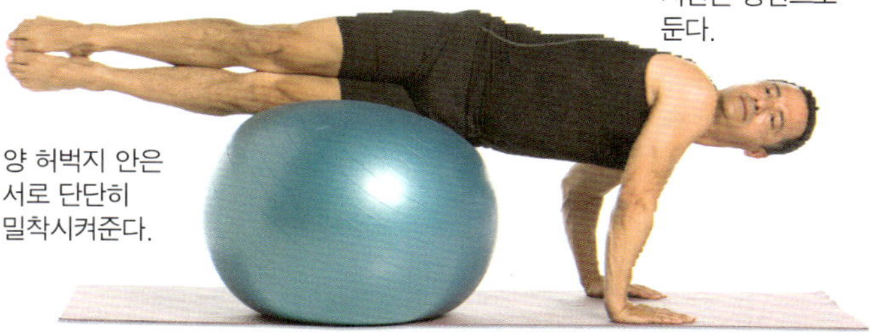

1 양다리를 매트에서 떼어 들어 올리며, 양팔을 매트 위에 어깨 넓이로 나란히(side by side) 벌려서 두고, 볼 위에 옆으로 눕는다. 상체를 약간 비틀어서 윗팔이 몸을 건너 매트에 닿도록 하고, 준비를 위해 숨을 들이쉰다.

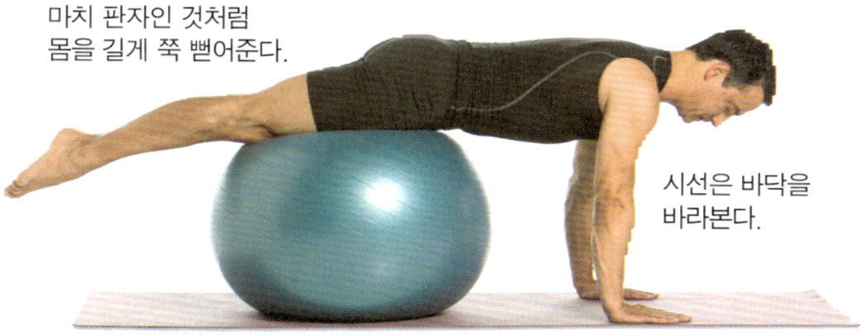

2 바닥을 향하고, 둔부와 골반 위로 감기를 하며, 숨을 내쉰다.

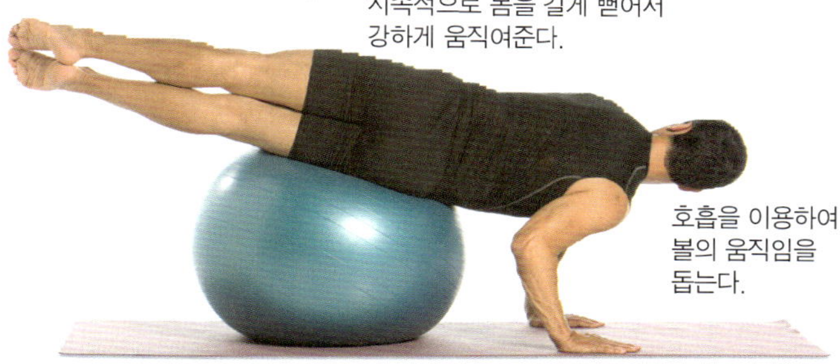

3 다른 쪽 둔부위의 옆구리로 감기를 하며, 숨을 들이쉰다. 볼이 몸 아래에서 움직일 때, 양손을 매트의 같은 장소에 유지하고, 2단계로부터 각 방향으로 5~10회 반복해준다.

제 9 장

필라테스 링 운동
Pilates Ring Exercises

이번 장은 매직 써클(magic circle)이라고도 부르는 필라테스 링을 사용하는 운동을 특징으로 하고 있다. 링은 표준 필라테스 부가적인 저항을 제공하고, 표준 필라테스 목록에서 안정성과 균형에 난이도를 부여하는 훌륭한 보조도구이다. 또한 이것은 즐거움의 요소가 될 수도 있다.

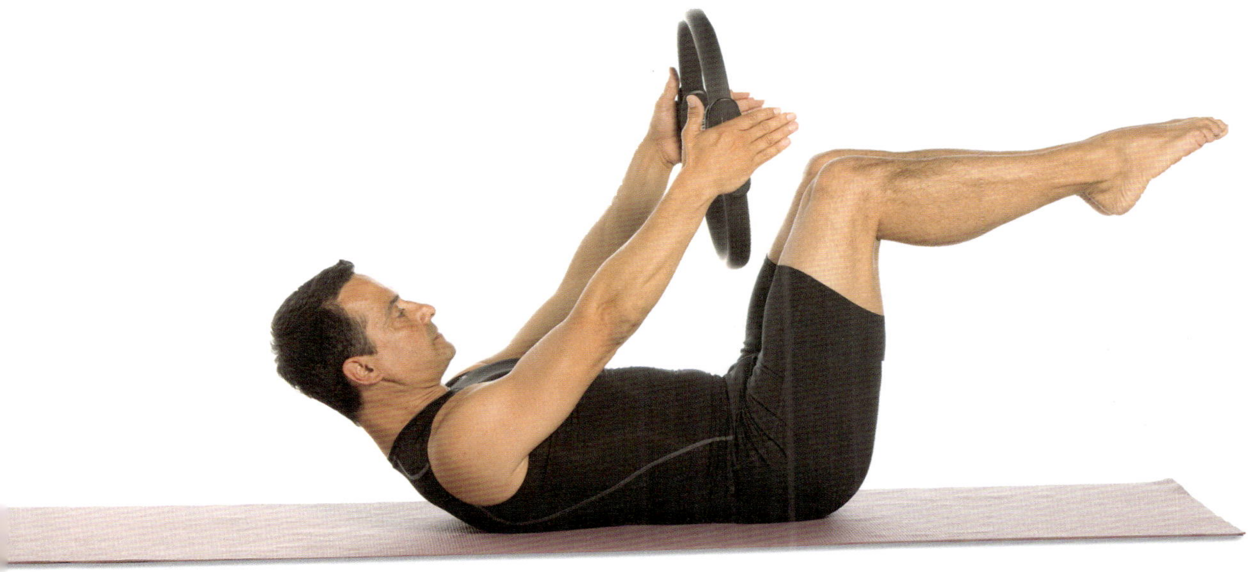

링을 선택할 때, 편안함과 무게를 고려해야 한다. 이상적인 것은, 필라테스 링은 초급 정도에서부터 중간 정도까지이며, 안에서 또는 밖에서 사용할 수 있는 핸들(패드가 있는 것이 더 좋음)이 있는 것으로 하여야 한다. 이러한 형태의 링이 가장 다양하고, 편안하며, 가장 사용하기가 쉽다.

만약 서혜부(groin), 두덩뼈(치골, pubic bone), 또는 엉치엉덩관절(천장관절, sacroiliac joint), 발목, 무릎 등에 긴장 또는 불안정이 있거나, 또는 손목 통증 및 부상, 또는 만성 질환 등이 있을 경우에는 주의해야 한다. 링은 대부분 무릎, 발목, 또는 양손 등에서 가장 많이 사용되고 있으며, 이러한 부위는 압박에 특히 민감하기 때문이다. 만약 이 부위에 통증이나 부상의 경험이 있다면, 이러한 부위에 링을 사용하는 것은 피하는 것이 좋다.

통상, 필라테스 링은 매우 안전한 보조도구이지만, 링에 극단적인 압박을 가하면, 자신에게로 튕겨 갈 수 있다. 링을 잠가서 사용하지 않도록 하라. 대신에 설명된 근육 집단에 가벼운 힘을 주는 정도로 가벼운 것 또는 중간 무게 정도의 압력을 적용하도록 생각하며, 이러한 방법으로 운동함으로써, 근육의 안정과 자세에 과도한 운동을 피하게 될 것이다.

서서 한다리 자세: 균형
Standing Single-Leg Series: Balance

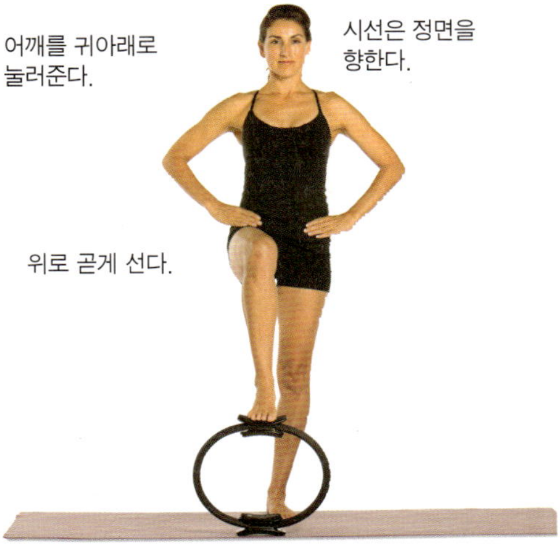
어깨를 귀아래로
눌러준다.
시선은 정면을
향한다.
위로 곧게 선다.

1 들어 올린 다리의 발밑에 아치(arch) 필라테스 링을 위치시키고 한 다리로 서준다. 양 손으로 둔부 또는 손바닥을 아래로 하여 양손을 어깨로부터 쭉 뻗어준다. 만약 필요하다면, 몸의 균형을 유지하기 위해 벽을 잡아도 좋다. 준비와 균형을 위해 숨을 들이쉬어라.

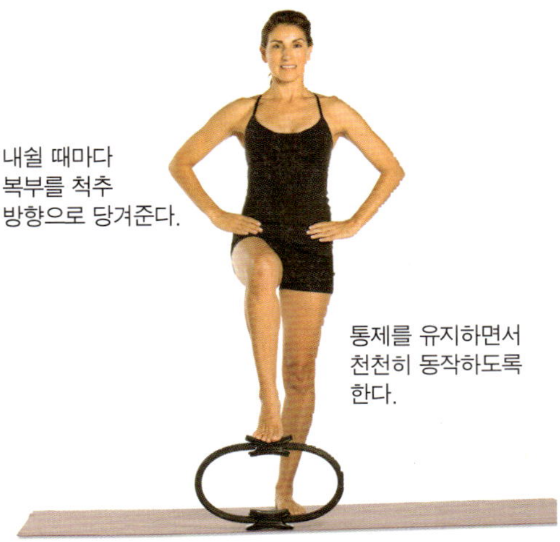
내쉴 때마다
복부를 척추
방향으로 당겨준다.
통제를 유지하면서
천천히 동작하도록
한다.

2 바닥 쪽으로 링을 누르면서 숨을 내쉰다. 매 들이마시고 내쉴 때마다 초급 정도에서 중간 정도로 저항을 이동시키면서, 압력을 일정하게 유지해준다.

3 숨을 들이쉬고, 통제를 유지하면서 시작 자세로 돌아올 때, 링에 대한 압박을 약간 풀어준다. 균형과 통제를 유지하기 위해 서 있는 다리에 중심을 둔다. 링에 항상 어느 정도의 압력을 유지하고, 8~10회 반복해 준다. 다른 다리로 교대하고 반대 발로 8~10회 반복한 후, 균형은 좌우 옆구리에 차이가 있음을 느낄 것이다.

수준
- 초급자

금기사항
- 발목, 무릎, 둔부, 또는 엉치뼈(천골, sacrum)의 부상, 통증, 또는 만성 질환

초점
- 양다리 근육, 둔부, 그리고 핵심 근육

이점
- 오금의 강화
- 균형과 조절 교육
- 무릎과 발목 안정 구축

변형 (Variation)

임의의 기립자세로는 손바닥을 아래로 하고, 양팔(arms, 139쪽 참조)로 옆구리를 잡는 것이 있다.

서서 한다리 자세: 정면, 측면, 등배
Standing Single-Leg Series : Front, Side, and Back

수준
- 초급자

금기사항
- 발목, 무릎, 둔부, 또는 엉치뼈(천골, sacrum)의 부상, 통증, 또는 만성 질환

초점
- 양다리 근육, 둔부, 그리고 핵심

이점
- 허벅지 내측 강화
- 균형과 조절 교육

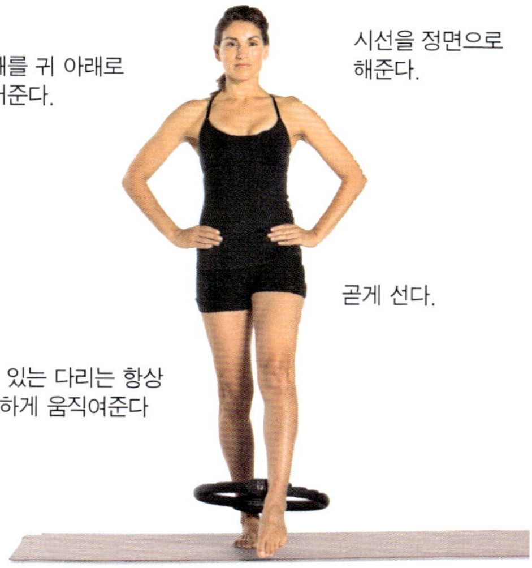
어깨를 귀 아래로
눌러준다.
시선을 정면으로
해준다.
곧게 선다.
서 있는 다리는 항상
강하게 움직여준다

1 양 발목 사이에 필라테스 링을 끼워 넣고, 한 쪽 발로 선다. 서 있는 다리 앞에서 발목 뒤로 링을 잡고 두면서 시작한다. 양손은 둔부, 또는 옆구리에 두고, 만약 필요하다면, 균형을 유지하기 위해 벽으로 몸을 지지할 수도 있다. 준비와 균형을 위해 숨을 내쉬어준다.

2 서 있는 다리 방향으로 링을 누르면서 숨을 내쉰다. 링이 바닥에 떨어지지 않도록 항상 링에 약간의 압력을 유지하고, 링에 오직 가벼운 또는 중간 정도의 압력만 사용한다. 척추 방향으로 복부를 당기고, 이 자세에서 8~10회 반복해준다.

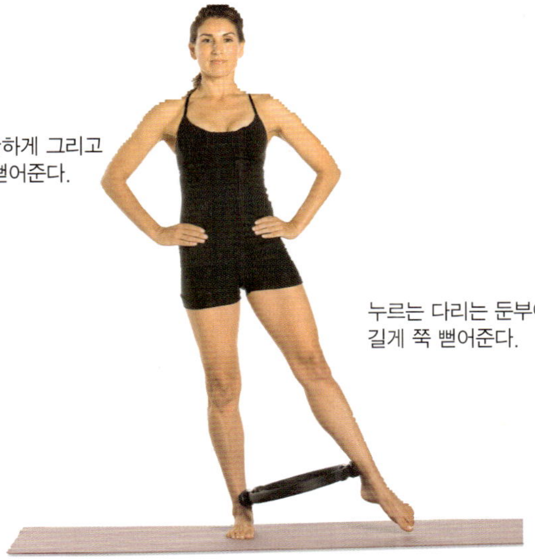

3 서 있는 발쪽으로 주의 깊게 링을 움직이면서 숨을 들이쉰다. 만약 링이 떨어지면, 그냥 적당한 장소로 볼을 되돌려 놓고 계속하고, 만약 필요하다면, 균형을 돕기 위해 자유롭게 다리(free leg)의 발끝을 바닥에 닿도록 한다.

4 서있는 다리 방향으로 링을 누르면서 숨을 내쉰다. 운동간 허벅지 내측에 초점을 두고, 서 있는 다리의 근육을 움직인다. 이러한 움직임 동작을 8~10회 반복해준다.

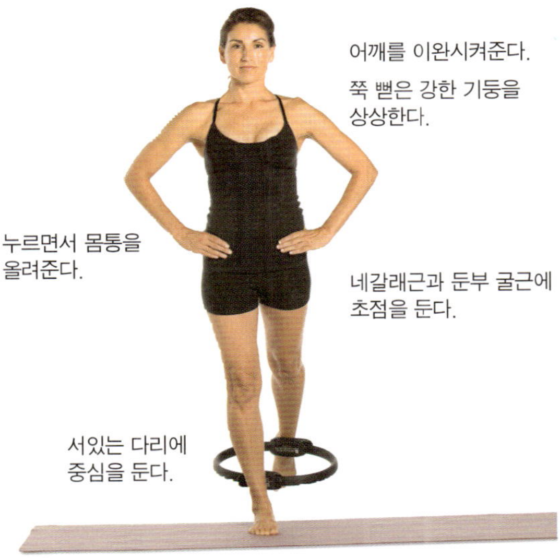

5 서있는 발 뒤쪽으로 링을 주의 깊게 움직이면서 숨을 들이쉰다.

6 서있는 다리 방향으로 링을 누르면서 숨을 내쉰다. 이 자세에서 8~10회 반복하고, 다리를 교대하고, 반대 다리에 대해 1단계로부터 반복해준다. 균형은 좌우측이 다르게 느껴질 수도 있다. 만약 서있는 다리에 피로를 느끼면, 서있는 다리를 휴식시키기 위해 매 반복 후에 교대시켜준다.

서서 팔 운동 자세
Standing Arm Series

수준
- 초급자

금기사항
- 양손, 손목, 팔꿈치, 또는 어깨의 부상, 통증, 또는 만성 질환

초점
- 가슴, 양팔, 어깨 및 상등배의 근육

이점
- 양팔의 강화
- 등배의 강화
- 길게 선 자세의 정확한 교육

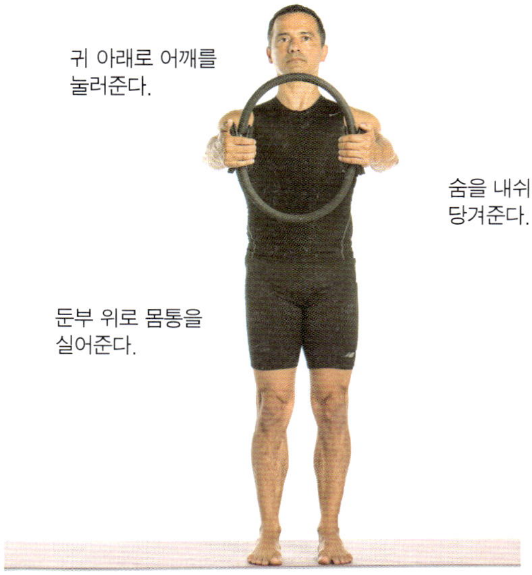
귀 아래로 어깨를
눌러준다.
숨을 내쉬면서 복부를
당겨준다.
둔부 위로 몸통을
실어준다.

1 수정된 필라테스 자세(12쪽 참조)로 선다. 손바닥을 안으로 하여, 어깨 높이에서 양손으로 링을 잡는다. 부드러운 압박 자세를 적용하여, 가슴으로 실습하며, 양손으로 링을 잡도록 한다. 준비를 위해 숨을 들이쉰다.

2 링을 부드럽게 죄면서 숨을 내쉰다. 링을 죄면서 가슴 근육을 연동시켜라. 링에 경량급 또는 중간급 압력을 사용한다. 천천히 풀면서 숨을 들이쉰다. 8~10회 반복한다.

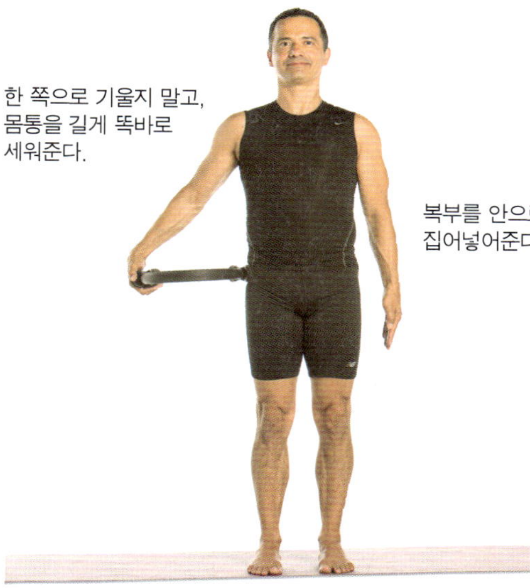
한 쪽으로 기울지 말고,
몸통을 길게 똑바로
세워준다.
복부를 안으로
집어넣어준다.

3 수정된 필라테스 자세로 선다. 한 손으로 둔부 쪽에서 링을 잡는다. 준비를 위해 숨을 들이쉰다.

4 가슴과 넓은등근(광배근, latissimus dorsi)의 수축을 위해 링을 부드럽게 죄면서 숨을 내쉰다. 몸통을 길게 하기 위해 양발을 중심축으로 하여 머리 꼭대기까지 쭉 뻗는다. 시작 자세로 돌아오면서 숨을 들이쉬고, 한 팔에 8~10회 반복하고 반대편으로 교대해준다.

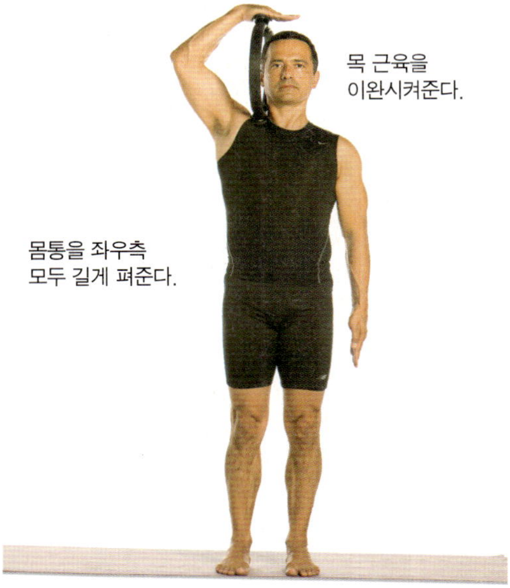

5 수정된 필라테스 자세로 선다. 같은 쪽 손으로 어깨에서 링을 잡는다. 준비를 위해 숨을 들이쉰다.

6 어깨 방향으로 몸통을 부드럽게 죄면서 숨을 내쉰다. 몸통을 고정시키기 위해 두갈래근(이두근, biceps)과 넓은등근을 수축시키고, 호흡에 초점을 둔다. 한 팔에 8~10회 반복하고 반대편으로 교대해준다.

링으로 감기 자세
Roll-Up With the Ring

수준

- 초급자에서 중급자까지

금기사항

- 척추, 목, 또는 등배의 부상, 통증, 또는 만성 질환

초점

- 복근과 등배 및 어깨뼈의 근육

이점

- 복근의 강화
- 어깨 고정근(stabilizer)의 강화
- 하등배 유연성 증진
- 척추 관절의 교육

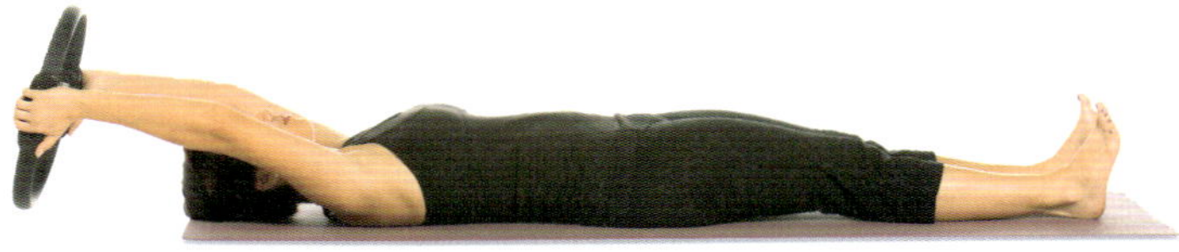

1 머리 위로 뻗은 양팔과 양손 사이에 필라테스 링을 잡고, 매트 위에 눕는다. 만약 하등배가 특히 긴장된다면, 제6장에서 설명된 지지된 중립 시작자세(59쪽 참조)를 선택한다. 왜냐하면, 이것은 하척추의 긴장 속에서 감기를 하는데 도움이 되기 때문이다.

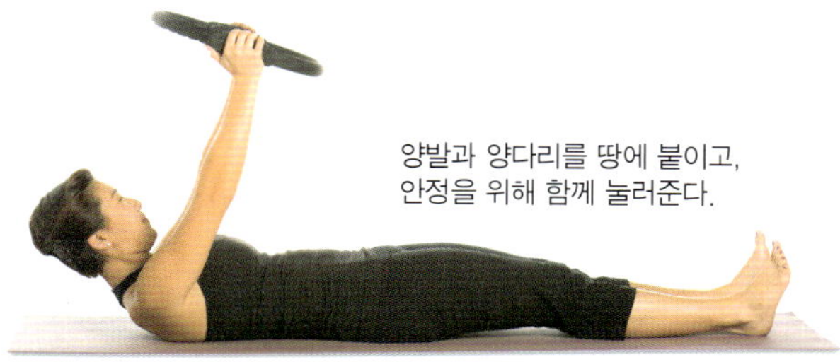
양발과 양다리를 땅에 붙이고,
안정을 위해 함께 눌러준다.
하척추를 스트레치하고 지지하
기 위해 복근을 당겨준다.

2 천장방향으로 양팔을 들어 올리면서 숨을 들이쉬고, 턱을 가슴방향으로 가져간다. 머리를 감고, 척추를 한 번에 한 마디씩 매트에서 떼어 내어준다. 감아올리기와 매트에서 떼어내기를 돕기 위해 링을 부드럽게 죄어주고, 만약 필요하다면, 감아올리기를 돕기 위해 무릎을 구부릴 수 있다.

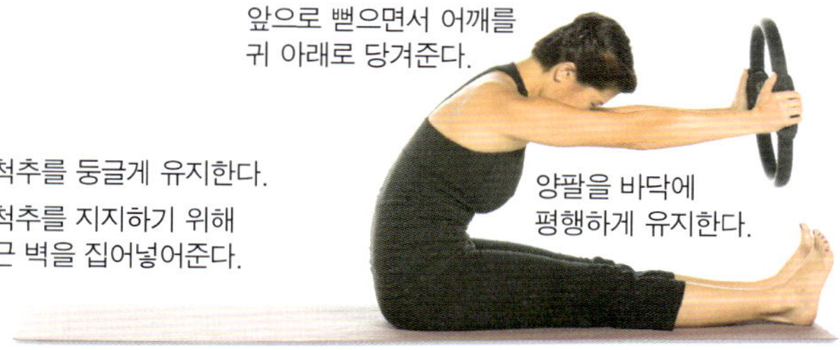
앞으로 뻗으면서 어깨를
귀 아래로 당겨준다.
하척추를 둥글게 유지한다.
하척추를 지지하기 위해
복근 벽을 집어넣어준다.
양팔을 바닥에
평행하게 유지한다.

3 양팔이 바닥에 평행하고, 양다리 위에 올 때까지 앞으로 감아올리기를 계속하면서 숨을 내쉬어준다.

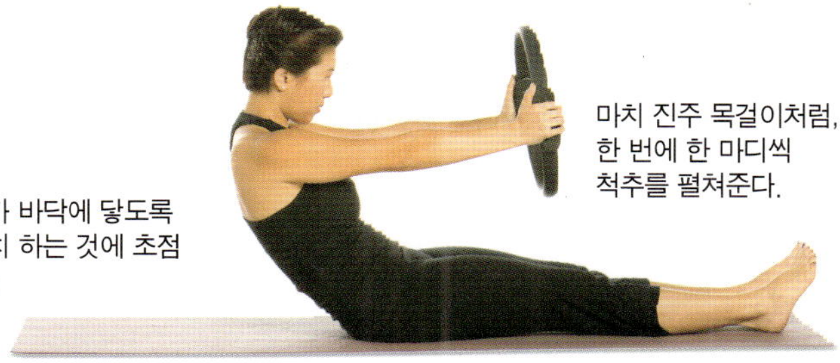

4 아래로 감으면서 가슴 앞으로 양팔을 유지하고, 뒤로 감으면서 숨을 들이쉰다. 만약 필요하다면, 무릎을 구부려도 좋다.

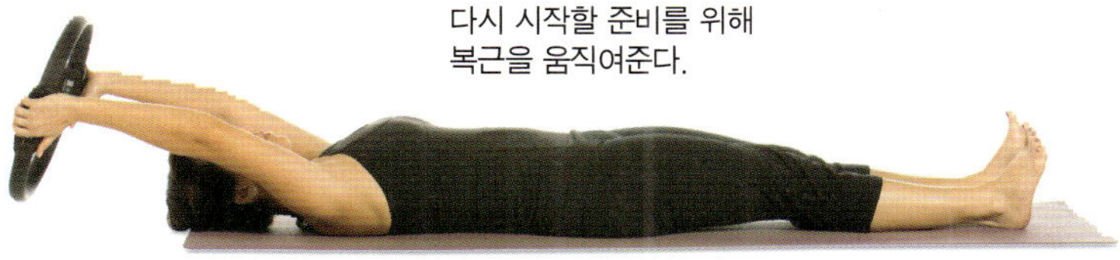

5 양팔이 머리위로 오고, 머리는 매트위에 닿을 때까지 뒤로 계속 감아 내리면서 숨을 내쉬어준다. 2단계에서 5단계까지를 5~8회 반복해준다.

링으로 위로 감기 자세
Rollover With the Ring

수준
- 중급자

금기사항
- 척추, 목, 또는 등배의 부상, 통증, 또는 만성 질환

초점
- 복근과 등배 근육 및 어깨뼈

이점
- 복근의 강화
- 하등배 유연성 증진
- 척추 관절의 교육

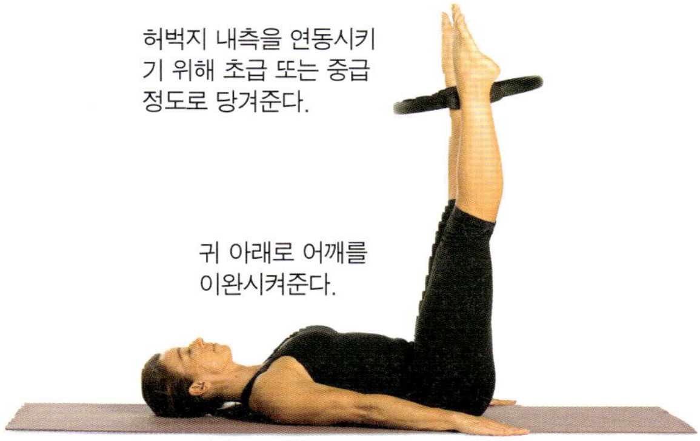
허벅지 내측을 연동시키기 위해 초급 또는 중급 정도로 당겨준다.
귀 아래로 어깨를 이완시켜준다.

1 필라테스 링을 발목 사이에 끼고, 매트 위에 누우며, 양다리는 둔부 위로 쭉 뻗고, 발끝은 천장을 향하도록 한다. 양팔은 몸통 옆에 두고, 양 손바닥은 아래로 향하게 하고, 숨을 들이쉬고, 복근을 안으로 당겨준다. 몸통을 준비하기 위해 양 손바닥을 약간 눌러주고, 만약 필요하다면, 무릎을 약간 굽혀도 된다.

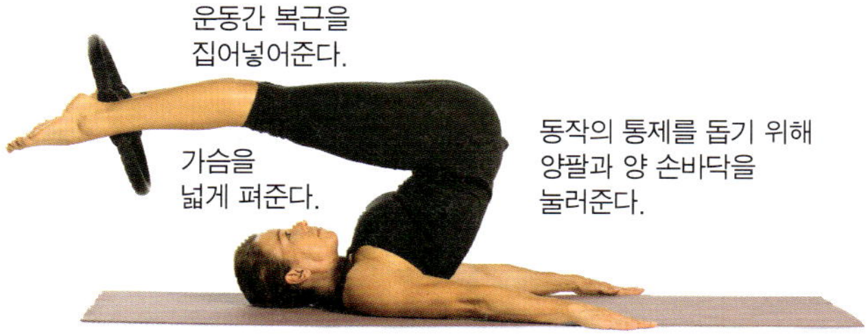
운동간 복근을 집어넣어준다.
동작의 통제를 돕기 위해 양팔과 양 손바닥을 눌러준다.
가슴을 넓게 펴준다.
어깨뼈 사이로 체중의 균형을 잡아준다.

2 양손을 누르면서 숨을 내쉬고, 양다리가 머리 위의 바닥에 평행이 되고 링이 뒤에 있는 벽에 닿을 때까지 둔부를 척추 위로 감아준다.

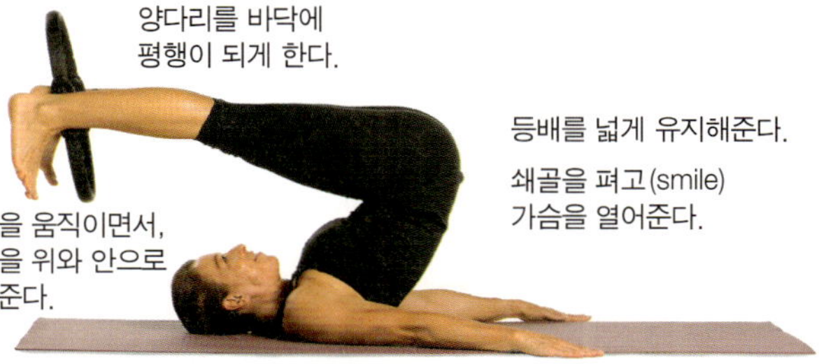

3 양발을 구부리고, 링 방향으로 약간 더 누르면서 숨을 들이쉰다.

4 양다리가 둔부 바로 위에 올 때까지 뒤로 감아 내리면서 숨을 내쉰다. 척추를 쭉 펴기 위해 원래 자리로 천천히 움직이고, 척추의 하강을 통제하기 위해 복근을 사용해준다.

5 숨을 들이쉬고, 발끝을 천장으로 가리키고, 양발을 천장을 향해 쭉 뻗으면서, 좌골을 바닥 방향으로 쭉 뻗는다. 4~6회 반복해준다.

링으로 한다리 스트레치 자세
Single-Leg Stretch With the Ring

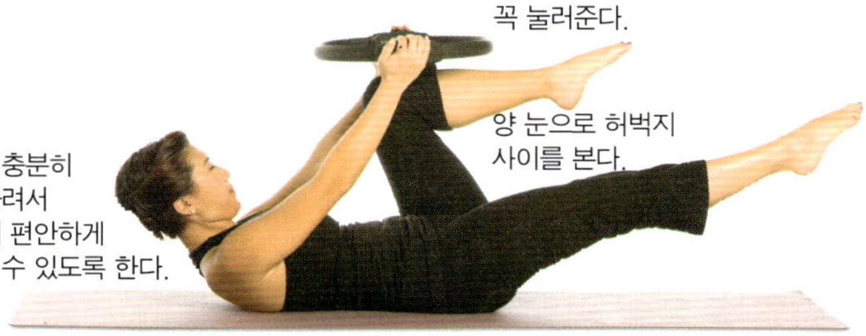
양손으로 링 속을
꼭 눌러준다.
양 눈으로 허벅지
사이를 본다.
머리를 충분히
들어 올려서
목 위에 편안하게
위치할 수 있도록 한다.
어깨와 목을
이완시켜준다.
척추 방향으로
복부를 눌러준다.

수준
- 초급자에서 중급자까지

금기사항
- 척추, 목, 등배, 양팔 또는 어깨의 부상, 통증, 또는 만성 질환

초점
- 복근과 등배 및 양팔의 근육

이점
- 복근의 강화
- 상등배 유연성 증진
- 핵심 통제의 교육
- 호흡과 동작의 조절 교육
- 양팔과 어깨 안정성 및 근력 구축

1 둔부 위에 한 무릎을 올려 두고, 매트 위에 누워서, 다른 다리를 바닥 위에 45° 각도로 뻗는다. 머리, 목, 그리고 어깨를 매트에서 떼어 들어 올리고, 정강이 위 양손 사이에 필라테스 링을 가지고, 양팔을 쭉 뻗어 숨을 들이쉬고 준비해준다.

2 정강이 바로 위에 양손을 링과 함께 위치시키고, 양다리를 두 번 교대하면서 숨을 내쉰다. 허벅지 내측과 양 무릎이 서로 스쳐갈 때 가볍게 접촉하도록 하고, 동작을 조절하기 위해서 호흡에 초점을 둔다. 숨을 들이 쉬면서 두 번의 다리 동작을, 숨을 내쉬면서 두 번의 다리 동작을 교대하고, 5~10회 반복하면서 계속 다리를 교대해준다.

링으로 양다리 스트레치 자세
Double-Leg Stretch With the Ring

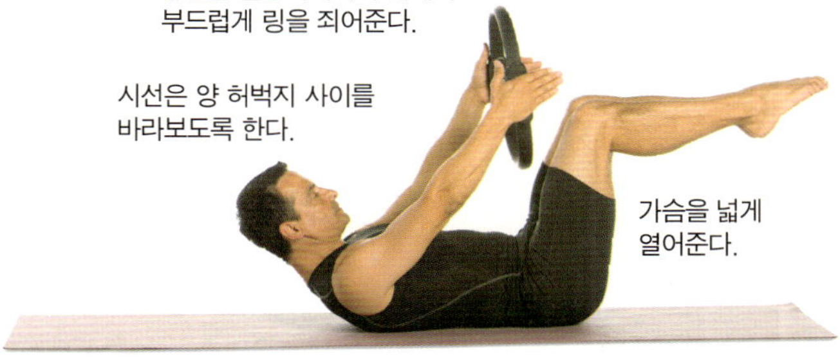

1 책상 자세에서 둔부 위에 무릎을 두고 눕는다. 머리를 들어 올리고 정강이 위에 양손으로 필라테스 링을 잡는다.

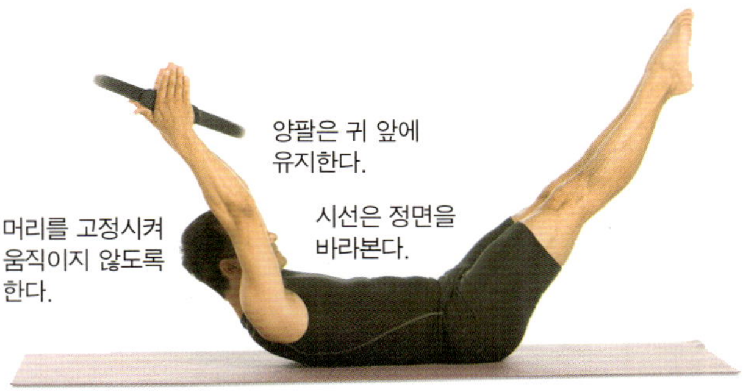

2 귀 옆으로 양팔을 스트레치하고, 양다리는 45° 각도 위치로 쭉 뻗은 상태에서 숨을 들이쉰다.

3 책상자세로 되돌아가면서 숨을 내쉰다. 복근을 깊이 집어넣는데 도움이 되도록 하기 위해 숨 내쉬기를 이용하고, 통제하에 천천히 움직여서 5~8회 반복해준다.

수준

- 초급자에서 중급자까지

금기사항

- 척추, 목, 등배 또는 어깨의 부상, 통증, 또는 만성 질환

초점

- 복근과 등배, 양팔 및 어깨의 근육

이점

- 복근의 강화
- 상등배 유연성 증진
- 핵심 통제의 교육
- 팔 및 다리 동작과 호흡의 조절 능력 구축

링으로 양다리 뻗어 스트레치 자세
Double Straight-Leg Stretch With the Ring

수준
- 중급자

금기사항
- 척추, 목, 등배 또는 어깨의 부상, 통증, 또는 만성 질환

초점
- 복근과 등배, 양팔 및 어깨의 근육

이점
- 복근의 강화
- 상등배 유연성 증진
- 핵심 통제의 교육
- 팔 및 다리 동작과 호흡의 조절 능력 구축

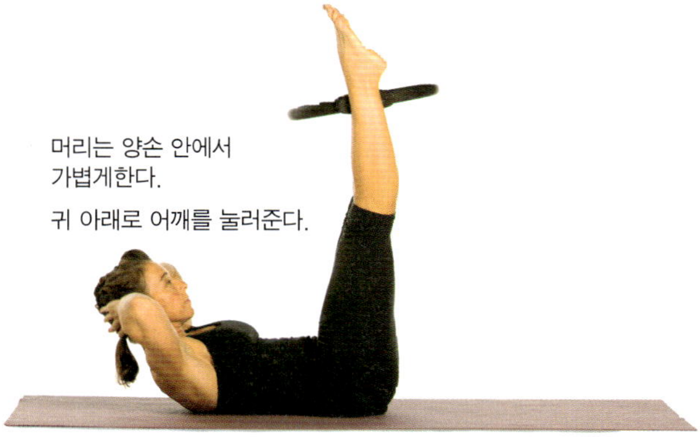
머리는 양손 안에서
가볍게한다.
귀 아래로 어깨를 눌러준다.

1 양손으로 머리를 지지하고, 팔꿈치를 넓게 하며, 머리를 들어 올리며, 눕는다. 양다리는 쭉 뻗어서 천장을 향하게 하고, 링을 발목 사이에 둔다.

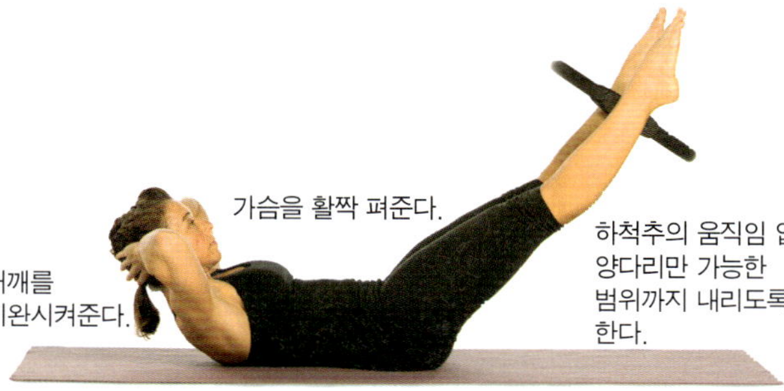
가슴을 활짝 펴준다.
하척추의 움직임 없이
양다리만 가능한
범위까지 내리도록
한다.
어깨를
이완시켜준다.
등배를 지지하기 위해 복부를
안으로 눌러 넣어준다.

2 양다리를 45° 각도로 쭉 뻗으면서 숨을 들이쉰다.

3 양다리를 둔부 위로 하고, 시작 자세로 복귀하면서 숨을 내쉰다. 복근의 수축을 심화시키기 위해 호흡을 이용하고, 각 동작을 통제하기 위해 천천히 움직이며, 4~8회 반복해준다.

링으로 교차 자세
Crisscross With the Ring

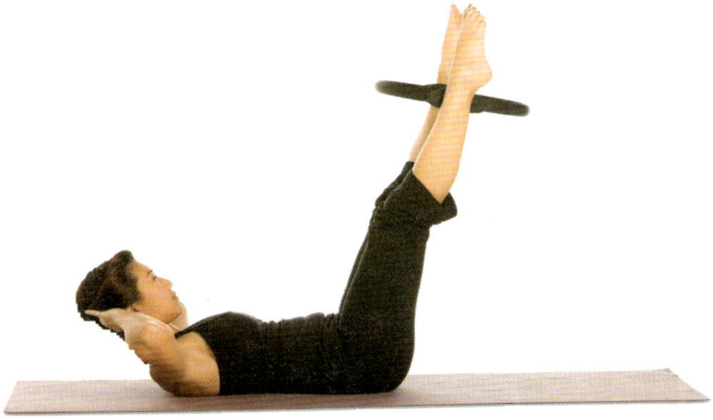

1 목을 지지하기 위해 양손을 머리 뒤로 하고 누우며, 필라테스 링을 양 발목 사이에 두고, 양다리를 둔부 위로 쭉 뻗는다. 만약 오금의 유연성이 제한된다면, 무릎을 약간 구부리고, 숨을 들이쉬고, 준비해준다.

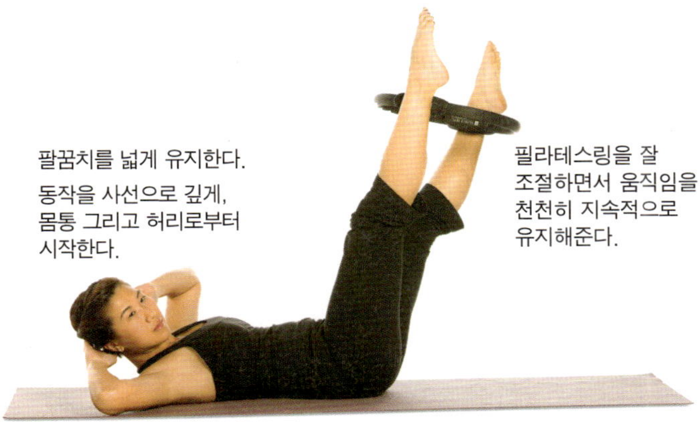

2 가슴 쪽으로 한 쪽 다리를 돌리면서, 숨을 내쉬고, 상체의 반대편을 그 다리 쪽으로 돌려가. 숨을 내쉬면서 반대편으로 반복해준다. 만약 필요하다면, 발목 사이의 링을 재조정한다.

3 양발과 상체를 교대하기 위해 숨을 두 번 들이쉰다. 통제를 위해 링에 초급 또는 중간 정도의 압력을 유지하고, 어깨를 이완시키고, 귀 아래로 눌러주며, 4~8회 호흡간 반복해준다.

수준
- 중급자

금기사항
- 척추, 목, 등배 또는 어깨의 부상, 통증, 또는 만성 질환

초점
- 복근과 등배, 양팔 및 어깨의 근육

이점
- 복근의 강화
- 상등배 유연성 증진
- 핵심 통제의 교육
- 팔 및 다리 동작과 호흡의 조절 능력 구축

링으로 티저 변형 자세
Teaser Variations With the Ring

수준
- 중급자에서 상급자까지

금기사항
- 척추, 목, 등배의 부상, 통증, 또는 만성 질환

초점
- 복근과 양다리

이점
- 복근과 둔부 굴근의 강화
- 조절과 균형의 발달

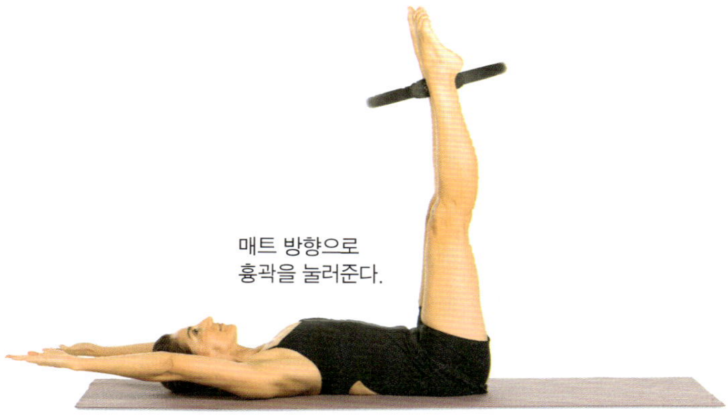
매트 방향으로
흉곽을 눌러준다.

1 둔부 쪽으로 양다리를 쭉 뻗고, 필라테스 링을 양 발목 사이에 둔 채로 눕는다. 양팔은 머리 위로 쭉 뻗는다(만약 어깨 부분이 꽉 죄인다면, 양팔을 그냥 매트 위에 둘 수도 있다).

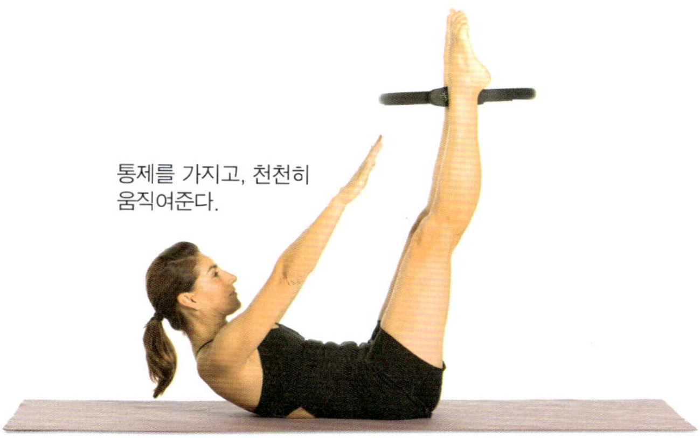
통제를 가지고, 천천히
움직여준다.

2 양팔을 천장 방향으로 들어 올리면서 숨을 들이쉬고, 머리, 목, 그리고 어깨를 매트에서 떼어내기 시작하고, 양다리는 45° 각도 방향으로 내려가기 시작할 것이다.

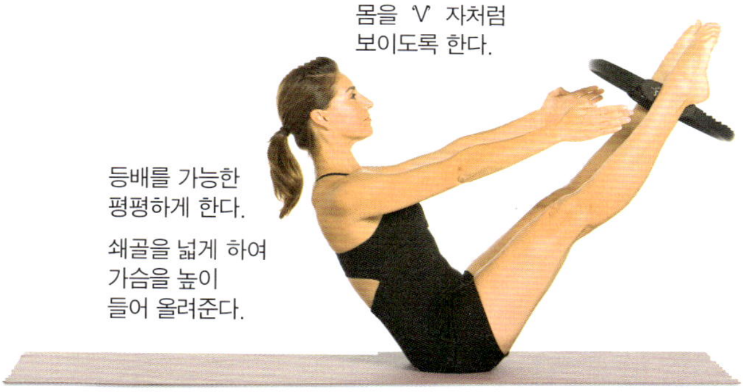
몸을 'V' 자처럼
보이도록 한다.
등배를 가능한
평평하게 한다.
쇄골을 넓게 하여
가슴을 높이
들어 올려준다.

3 감기 시작하면서 숨을 내쉬고, 양다리를 매트 위 45° 각도 방향으로 뻗어준다. 양팔은 발목 방향으로 뻗어준다.

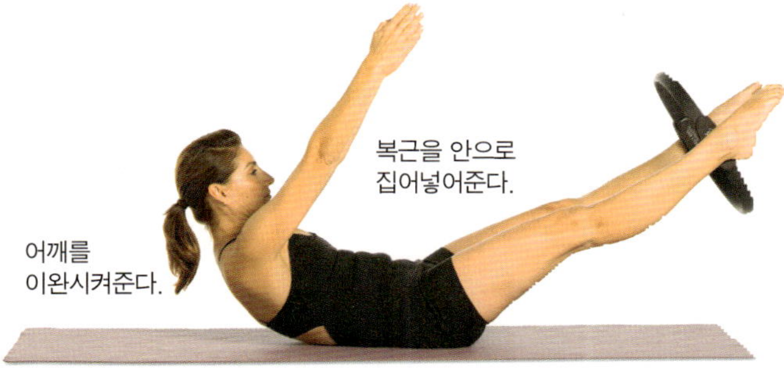
복근을 안으로
집어넣어준다.
어깨를
이완시켜준다.

4 매트 방향으로 척추를 감아 내리기 시작하면서 숨을 들이쉰다. 양팔을 앞으로 스트레치하고, 양다리는 매트 방향으로 내리기 시작할 것이다.

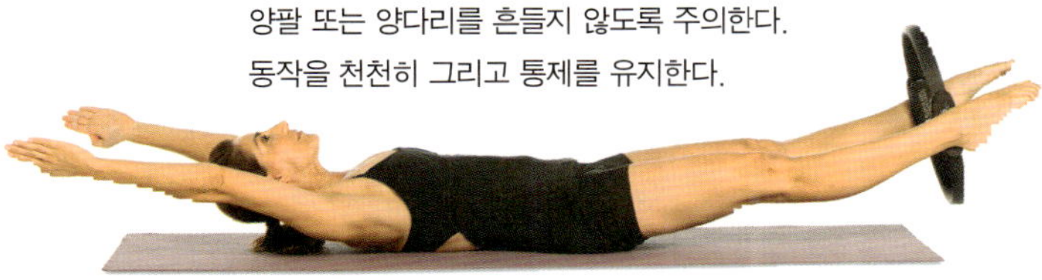
양팔 또는 양다리를 흔들지 않도록 주의한다.
동작을 천천히 그리고 통제를 유지한다.

5 감아 내리기를 계속하면서 숨을 내쉬고, 양팔을 시작자세에서 머리 위로 가져가며, 양다리를 매트에서 떨어지게 하고, 3~5회 반복해준다.

상급 변형 자세 (Advanced variation)

3단계로부터, 숨을 들이쉬고, 발목을 잡아라. 숨을 내쉬고, 열린 다리 막대 자세(제7장, 99쪽 참조) 처럼 뒤로 감아라. 바닥에서 숨을 한 모금 들이마쉬고, 숨을 내쉬고, 티저(teaser) 자세로 감아 올린다. 3~5회 반복하며, 발목을 이완시키고, 4단계로부터 마지막까지 계속해준다.

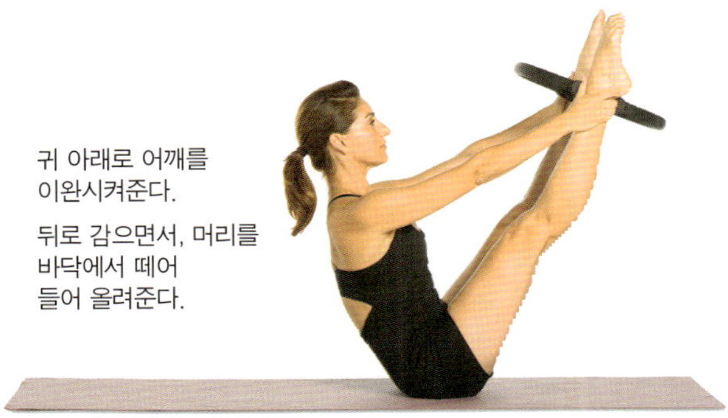
귀 아래로 어깨를
이완시켜준다.
뒤로 감으면서, 머리를
바닥에서 떼어
들어 올려준다.

링으로 백조 자세
Swan With the Ring

수준

- 중급자

금기사항

- 하등배, 어깨, 팔꿈치, 또는 손목의 부상, 통증, 또는 만성 질환

초점

- 오금과 상등배 및 어깨 근육

이점

- 오금과 등배 굴근 그리고 어깨의 강화
- 복근의 스트레치
- 어깨 안정 증진
- 등배 신근의 증진

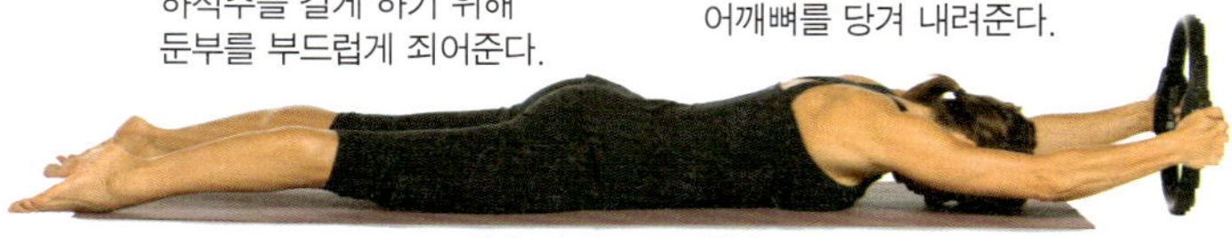

1 이마를 매트에 대고 엎드리며, 양손으로 필라테스 링 바깥쪽 가장자리를 잡고, 양손바닥은 안쪽을 향하게 한다. 허벅지 안쪽을 좌골 넓이만큼 벌리고, 양다리를 수축시키며, 매트로부터 떨어지게 복근을 수축시켜준다.

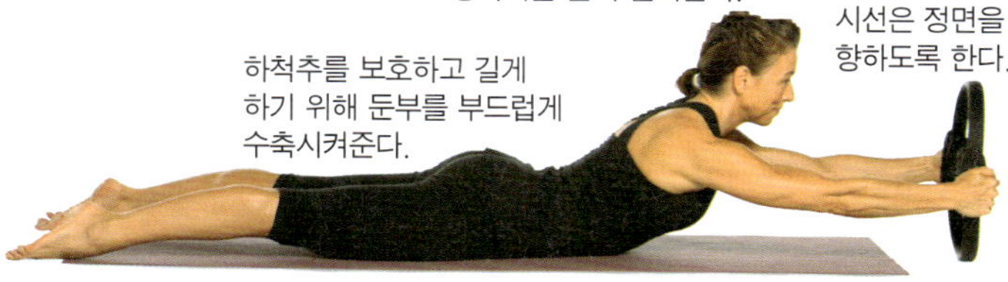

2 양손으로 링을 누르면서 숨을 내쉬고, 상체를 들어 올려준다.

3 시작자세로 되돌아 가기 위해 숨을 들이쉬어주고, 호흡을 하면서 몸통을 쭉 뻗는다. 4~6회 반복해준다.

한다리 누르기 자세
Single-Leg Press

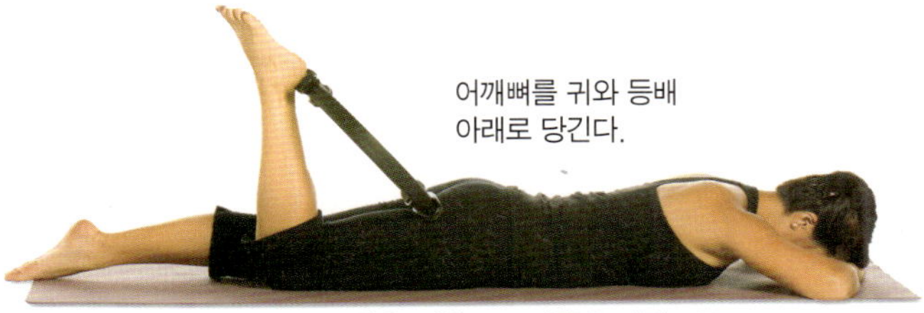
어깨뼈를 귀와 등배
아래로 당긴다.
척추 방향으로 배꼽을 당김으로
써 복근을 집어넣어라.

1 복부를 대고 엎드린다. 필라테스 링을 발목 또는 발뒤꿈치에 기대어서 둔부접이 부분(fold of the buttocks)과 한쪽 다리 사이에 위치시켜 주고, 준비를 위해 숨을 쉰다.

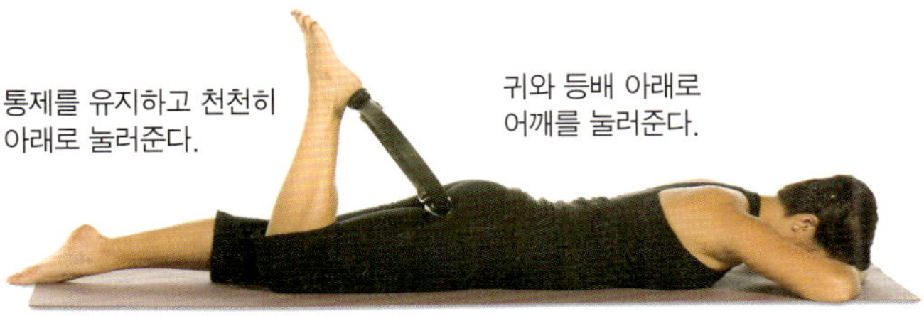
통제를 유지하고 천천히
아래로 눌러준다.
귀와 등배 아래로
어깨를 눌러준다.
척추 방향으로 복부를
당겨 넣어준다.

2 발목을 바닥방향으로 하여 링을 누르면서 숨을 내쉰다. 몸통으로부터 매트를 따라 길게 쭉 뻗은 다리를 통해 에너지를 유지해준다.

3 시작자세로 되돌아오면서 숨을 들이쉬고, 링의 통제를 유지하기 위해 긴장을 서서히 풀어준다.

수준
- 중급자

금기사항
- 하등배, 무릎, 발목 또는 둔부의 부상, 통증, 또는 만성 질환

초점
- 오금과 둔부

이점
- 오금의 강화
- 둔부의 강화

측면자세 링으로 윗다리 아래 누르기 자세
Side-Lying Top Leg Press Down With the Ring

수준
- 초급자에서 중급자까지

금기사항
- 외둔부 부위[큰돌기(대전자, greater trochanter)]의 민감성
- 둔부, 양다리, 양 무릎, 양 발목, 목, 어깨, 팔꿈치, 또는 손목의 통증, 부상, 또는 만성질환

초점
- 내부 허벅지

이점
- 둔부, 골반, 그리고 몸통의 통제와 안정성 증진
- 둔부와 내부 허벅지 근육의 강화

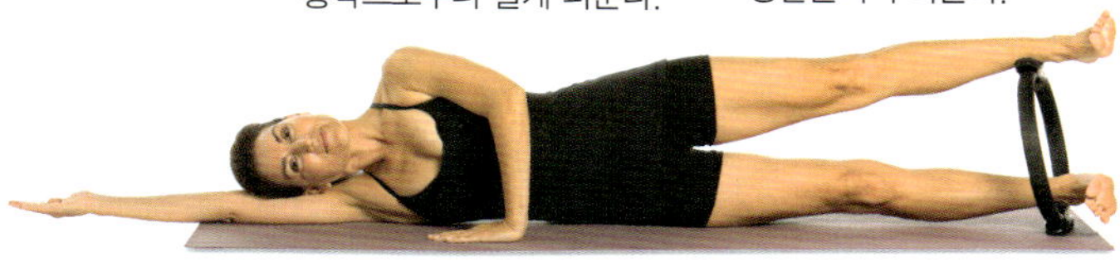

허리를 매트로부터 당기고, 흉곽으로부터 길게 펴준다.
마치 서있는 것처럼 양발을 구부려준다.

1 매트의 뒤 가장자리에 몸통을 쭉 펴고, 옆으로 눕는다. 양다리가 몸 앞으로 약간 나올 수 있도록 둔부를 구부리고, 아래 다리를 필라테스 링 안쪽에, 윗다리를 필라테스 링 위에 위치시켜준다. 양발을 몸쪽으로 구부리고, 손바닥을 위 또는 아래로 하여 머리를 오른 팔 위에 두어라. 만약 필요하다면, 머리를 받치기 위해 오른쪽 팔꿈치를 구부려도 된다. 위 팔꿈치를 구부려서, 몸을 지지하기 위해 몸 앞에 둔다. 준비를 위해 숨을 들이쉰다.

2 윗다리를 아래로 누르면서 숨을 내쉬면서, 어깨를 움직여서 이완시킨다. 몸통을 길게 쭉 뻗어주고, 각각 다리별로 8~10회씩 반복해준다.

측면자세 링으로 윗다리 밀어올리기 자세
Side-Lying Top Leg Press Up With the Ring

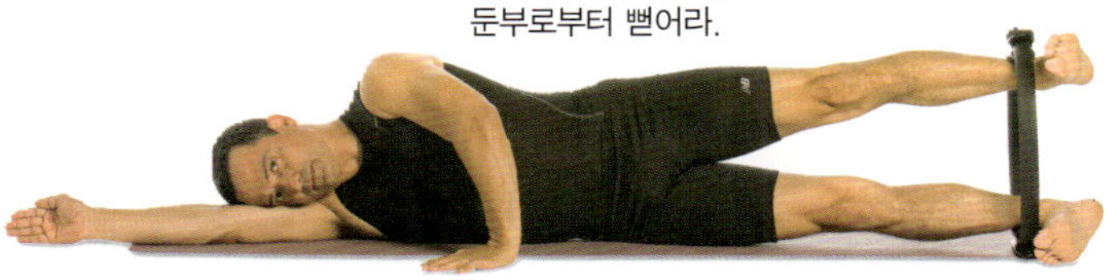

1 측면 누워 자세에서, 윗다리를 필라테스 링 안에 위치시켜서, 링의 안쪽 윗부분이 발목에 닿도록 하고, 준비를 위해 숨을 들이쉰다.

2 천장 방향으로 윗다리를 누르면서 숨을 내쉬고, 링을 원래 모습으로 되돌리면서 숨을 들이쉰다. 링에서 압력을 해제할 때는 항상 천천히 그리고 정확하게 한다. 링에 대한 압력을 완화 할 때는 긴장이 풀어지는 것을 막도록 하고, 8~10회 반복해준다. 같은 옆구리로 다시 진행하거나, 또는 옆구리를 교대하여 이 운동을 그대로 반복할 수도 있다.

수준
- 초급자에서 중급자까지

금기사항
- 외둔부 부위[큰돌기(대전자, greater trochanter)]의 민감성
- 둔부, 양다리, 양 무릎, 양 발목, 목, 어깨, 팔꿈치, 또는 손목의 통증, 부상, 또는 만성질환

초점
- 외부 허벅지와 외부 회전근

이점
- 둔부, 골반 및 몸통의 통제 및 안정성 증진
- 둔부 및 내부 허벅지 근육의 강화

측면자세 링으로 다리 돌리기 자세
Side-Lying Leg Circle With the Ring

수준
- 초급자에서 중급자까지

금기사항
- 외둔부 부위[큰돌기(대전자, greater trochanter)]의 민감성
- 둔부, 양다리, 양 무릎, 양 발목, 목, 어깨, 팔꿈치, 또는 손목의 통증, 부상, 또는 만성질환

초점
- 내 · 외부 허벅지와 외부 회전근

이점
- 둔부, 골반 및 몸통의 통제 및 안정성 증진
- 둔부 및 내부 허벅지 근육의 강화

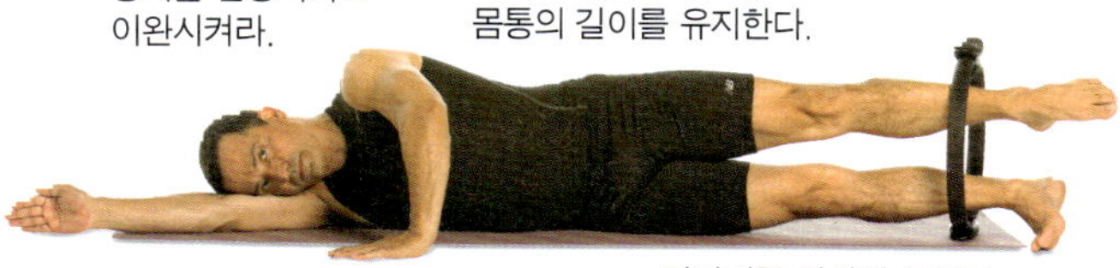

1 측면 누은 자세에서, 윗다리를 필라테스 링 안의 위쪽, 앞 가장자리에 위치시켜준다. 링 안에서 다리를 이용, 정면과 아래 방향으로 조그만 원을 그리기 시작하면서 숨을 들이쉰다.

2 원래 위치로 위와 뒤로 원 그리기를 계속하면서 숨을 내쉰다. 이러한 앞 방향 원 그리기를 8~10회 반복하고, 다른 방향으로 반복해준다. 같은 옆구리에서 반대 측면 누운 운동을 하거나, 교대하여 이 운동을 반복할 수도 있다.

측면자세 링으로 자전거 타기 자세
Side-Lying Bicycle With the Ring

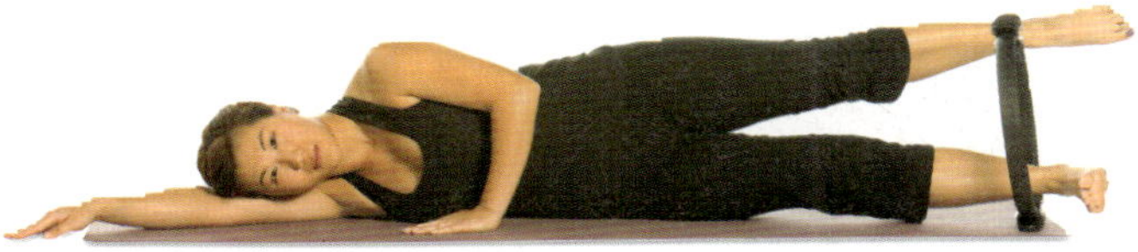

1 측면 누운 자세에서, 윗다리를 아래 다리와 필라테스 링 뒤에 둔부 높이로 위치시켜준다.

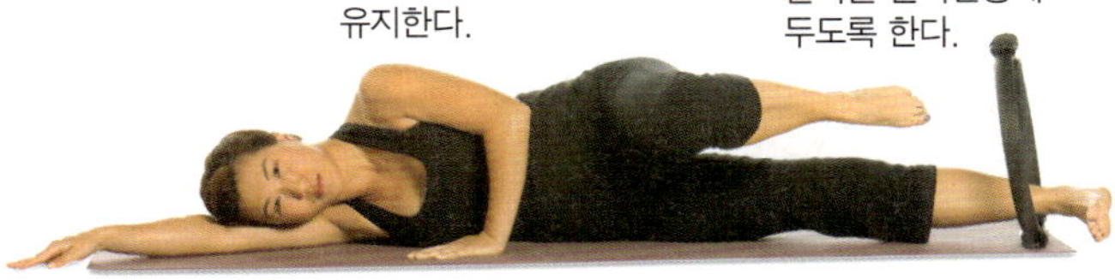
윗다리를 둔부 높이에
유지한다.
둔부, 무릎 그리고
발목을 일직선상에
두도록 한다.

2 무릎을 둔부 높이에 유지하고, 윗 무릎을 구부리면서 숨을 들이쉰다.

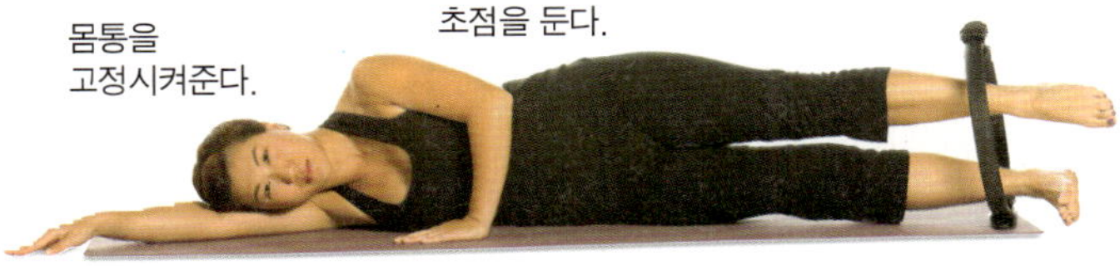
몸통을
고정시켜준다.
몸통을 쭉 뻗는 것에
초점을 둔다.

3 발끝을 펴고, 숨을 내쉬면서 윗다리를 링 속에서 쭉 뻗도록 한다.

4 발끝을 고리 중앙으로부터 둔부 앞으로 가져가고, 윗 무릎을 구부리면서 숨을 들이쉰다. 링 앞으로 되돌리고, 발을 쭉 펴면서 숨을 내쉬어준다. 무릎을 구부리고, 발 위치를 정면에서, 중앙, 그리고 뒤로 바꾸면서, 3~5회에 걸쳐서 반복한다. 같은 옆구리 쪽에서 다음 단계의 측면 누운 링 운동으로 넘어가든지 또는 옆구리를 교대하여 이 운동을 반복하든지 할 수 있다.

수준
- ▶ 초급자에서 중급자까지

금기사항
- ▶ 외둔부 부위[큰돌기 (대전자, greater trochanter)]의 민감성
- ▶ 둔부, 양다리, 양 무릎, 양 발목, 목, 어깨, 팔꿈치, 또는 손목의 통증, 부상, 또는 만성질환

초점
- ▶ 내 · 외부 허벅지, 외부 회전근, 오금, 둔부 굴근, 그리고 둔부

이점
- ▶ 둔부, 골반, 몸통의 통제 및 안정성 증진
- ▶ 둔부와 허벅지 내측 근육의 강화

링으로 다리 두드리기 자세
Leg Tap With the Ring

수준

- 초급자에서 중급자까지

금기사항

- 외둔부 부위[큰돌기(대전자, greater trochanter)]의 민감성
- 둔부, 양다리, 양 무릎, 양 발목, 목, 어깨, 팔꿈치, 또는 손목의 통증, 부상, 또는 만성질환

초점

- 내·외부 허벅지와 외부 회전근

이점

- 둔부, 골반, 그리고 몸통의 통제 및 안정성 향상
- 둔부와 내부 허벅지 근육의 강화

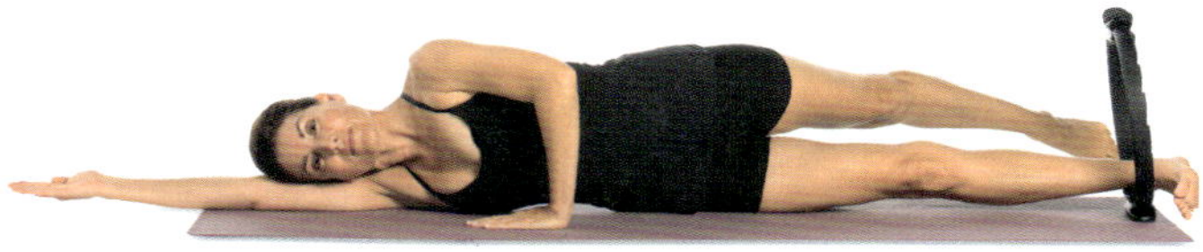

1 측면 누운 자세에서, 아래다리와 필라테스 링 뒤의 둔부 높이에 윗다리를 위치시켜준다.

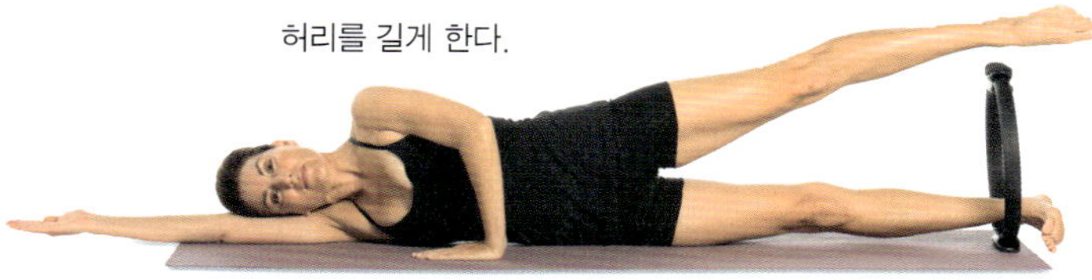

2 링 위에서 다리로 원을 그리면서 숨을 들이쉬어준다.

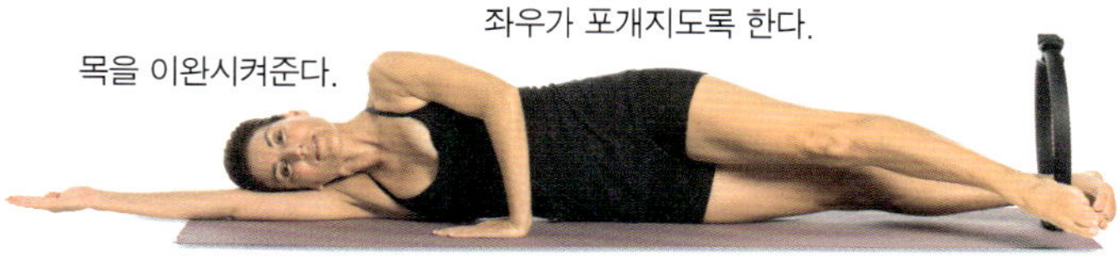

3 계속 숨을 들이쉬면서, 윗다리로 링 위에서 반원을 그린다. 링 앞으로 그것을 가져오도록 한다.

4 링 뒤에서 반원을 그리면서 숨을 내쉬고, 이러한 반원 그리기 동작을 4~8회 반복해준다.

제 10 장

밴드 운동
Band Exercises

이 장은 탄력 밴드를 사용하는 운동을 중심으로 설명한다. 전통적으로 이 보조기구(prop)는 재활 또는 운동치료법으로 가정에서 사용하는 환자를 위한 물리치료법에서 하나의 도구로 사용되어 왔다. 여기에서, 우리는 밴드로 운동을 더 쉽게 하기 위한 보조기구로서, 또는 어떤 경우에는, 운동에 난이도를 높이기 위한 저항을 제공하기 위해 사용한다. 밴드는 매우 작고, 가벼우며, 사용하기 쉽다. 거의 어디서든지 구할 수 있으며, 작은 공간에서도 사용될 수 있다.

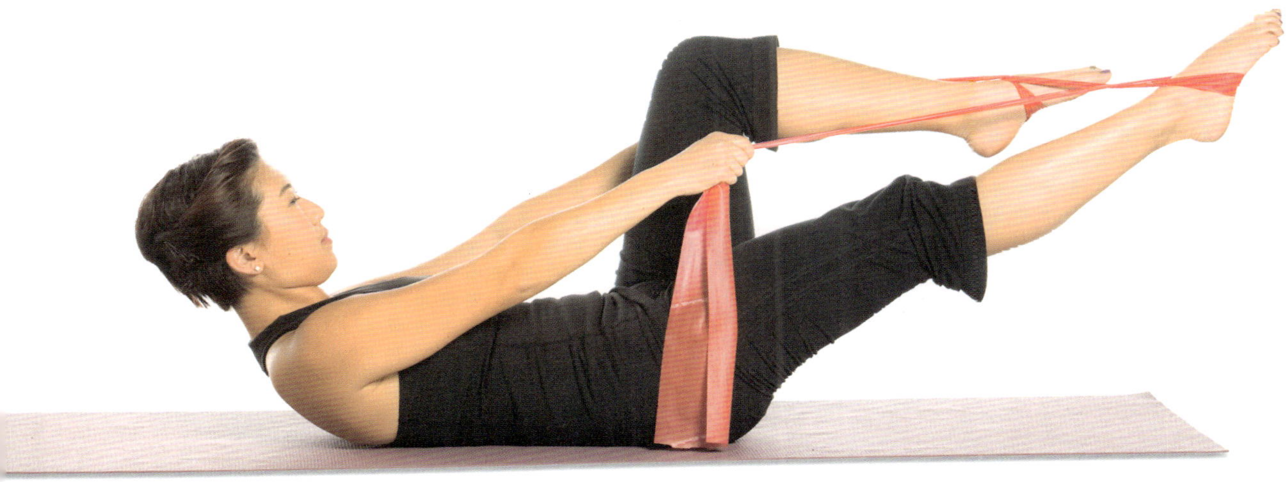

밴드는 다른 색깔을 지니고 있으며, 각 색깔은 다른 수준의 저항을 보여준다. 대부분의 경우, 초급자에서 중급자 수준의 저항을 가진 밴드를 선호한다. 목표는 긴장이 아니라, 길이와 강도에 있음을 명심한다. 밴드는 적어도 길이가 6피트(1.8 m)가 되어야 긴장되지 않고, 또는 운동간 끊어지지 않는다. 어떤 밴드는 핸들로도 되어 있으며, 또는 밴드를 쉽게 잡을 수 있도록 하기 위해 핸들을 별도로 구입할 수도 있다.

밴드를 사용하는 데는 몇 가지 간단한 규칙이 있다. 만약 밴드에 어떤 균열이 있다면, 그 밴드를 사용하지 말아야 한다. 그것은 운동 중에 찢어져서 부상을 주거나, 주변에 있는 사람들이나 물건에 위험을 줄 수 있다. 밴드를 부드럽게 잡고, 운동시 밴드를 잡아당길 때, 혈액 순환을 막을 수 있으므로, 밴드를 손이나 발에 여러 번 둘둘 말지 않도록 해야 한다.

밴드를 정확하게 사용하는 몇 가지 방법이 있다. 그림 10.1로부터 그림 10.5까지가 가장 공통적인 방법들이다.

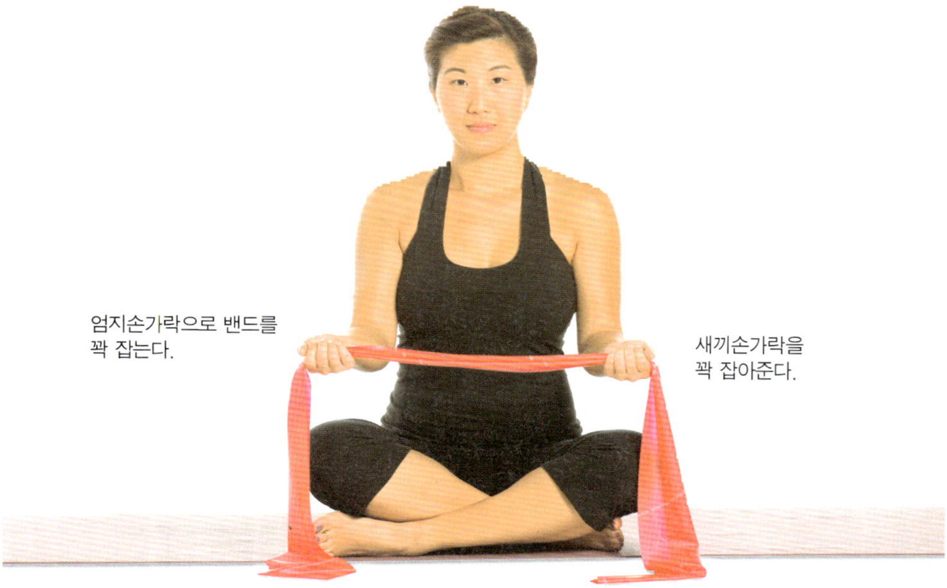
엄지손가락으로 밴드를
꽉 잡는다.
새끼손가락을
꽉 잡아준다.

그림 10.1 양손바닥을 위로 하고, 양손바닥 위와 양 엄지손가락 사이에 오게 하여, 양손에 밴드를 걸쳐 둔다. 엄지손가락을 손 옆으로 닫아서 밴드를 잡고, 손가락, 특히 새끼손가락을 손바닥 쪽으로 구부려서 꽉 당겨준다.

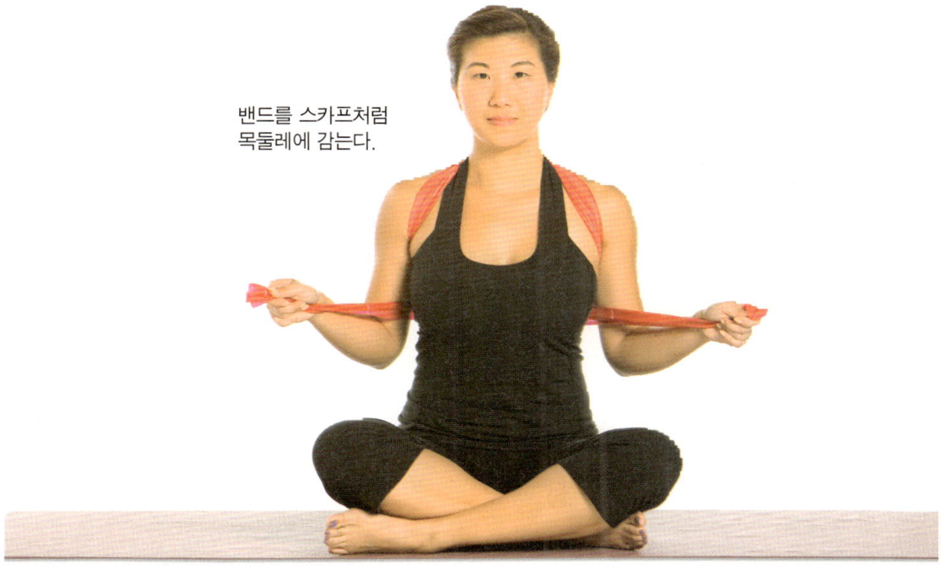

그림 10.2 목둘레에 밴드를 두르고, 뒤로 걸치며, 양팔 아래와 옆구리 부근으로 당겨준다.

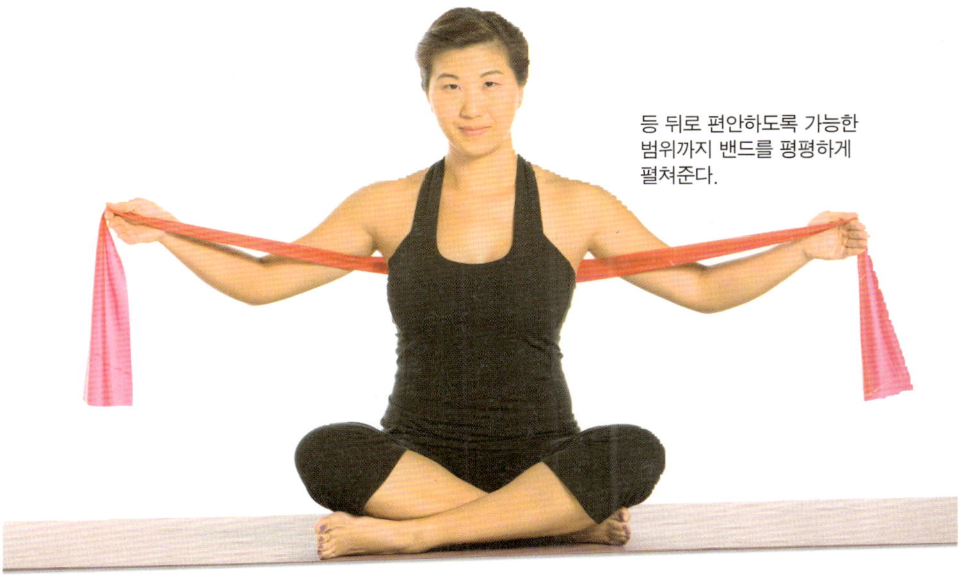

그림 10.3 몸 뒤로 밴드를 가로 걸치고, 몸 앞으로 각 손마다 한 끝씩 잡아준다.

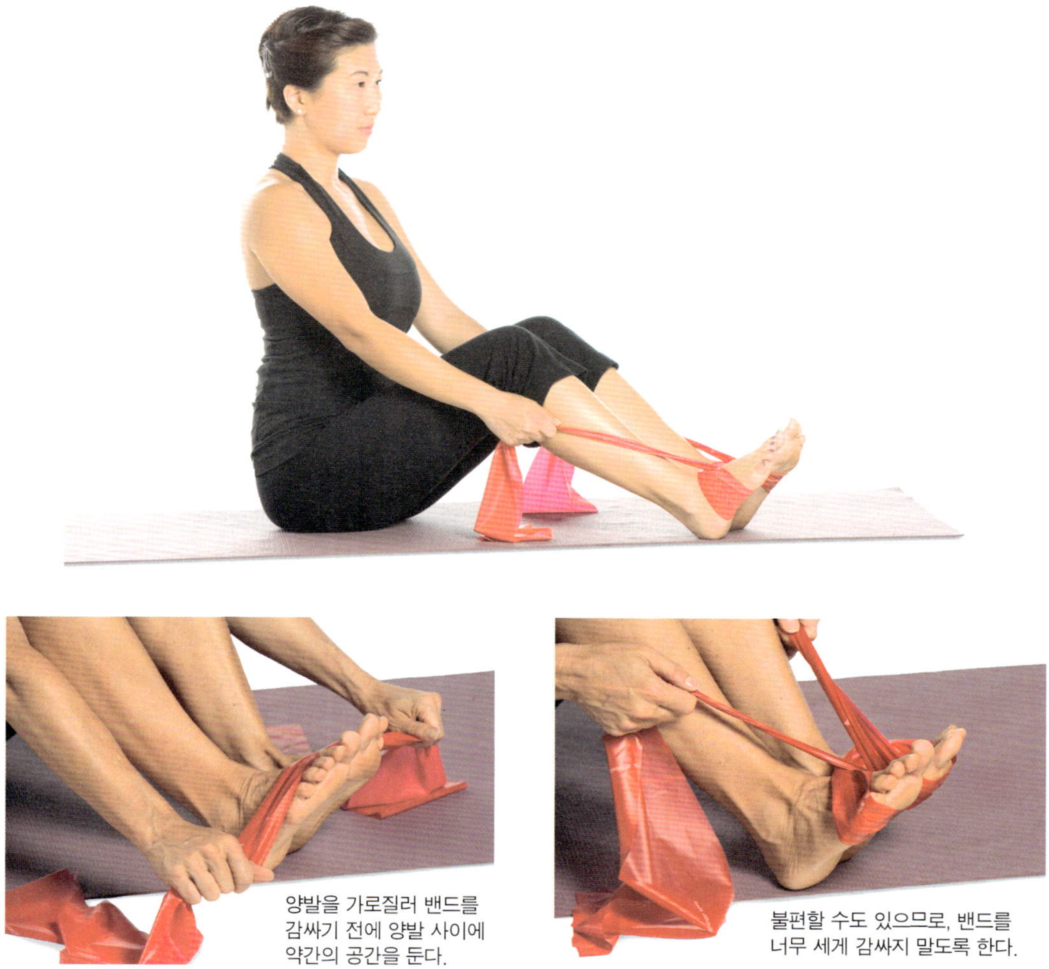
양발을 가로질러 밴드를
감싸기 전에 양발 사이에
약간의 공간을 둔다.
불편할 수도 있으므로, 밴드를
너무 세게 감싸지 말도록 한다.

그림 10.4 끝을 발 밖에 두고, 발위에 밴드를 올려놓는다. 밴드의 양끝으로 발의 볼 아래를 감싸고, 양발 사이로 밴드를 당기며, 각 손으로 한 쪽 끝을 잡는다.

일반적으로 밴드는 분말로 겉에 묻어 있다. 만약 민감성 피부 또는 질환이 있다면, 밴드를 사용할 때, 주의하여 운동하도록 한다. 부작용을 예방하기 위하여 먼저 피부 검사를 해본다.

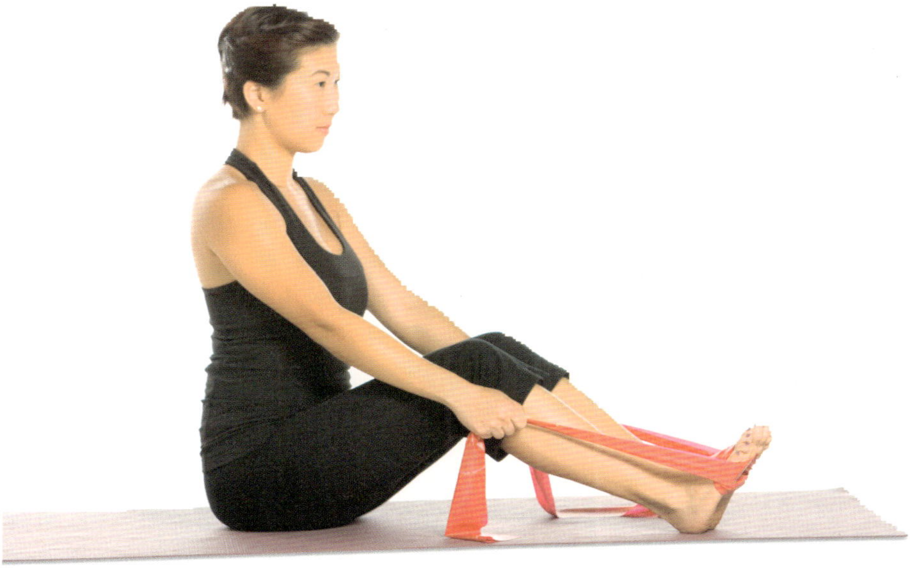

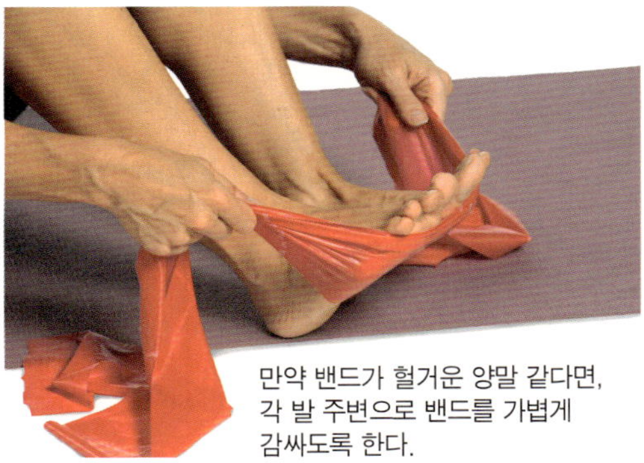

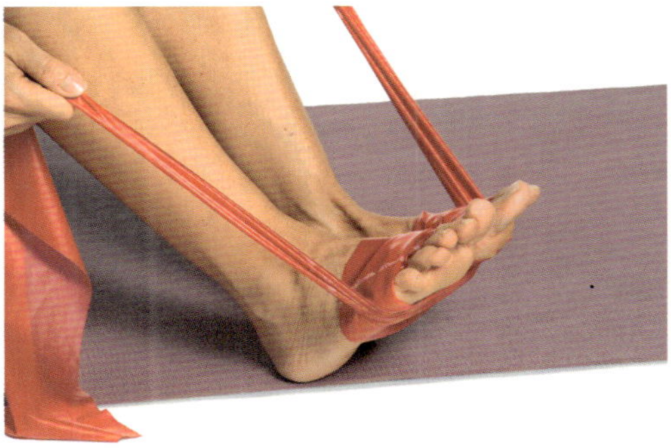

그림 10.5 발의 볼(the balls of feet) 아래에 밴드를 위치시키고, 밴드의 양 끝을 양발 바깥 가장자리로부터 몸통 쪽으로 향하도록 한다. 각각의 발 둘레를 밴드로 감고, 양 끝을 양발과 각 발의 바깥 주변으로 가져간다.

손목에서 형태가 깨어지지 않도록 하고, 손목을 쭉 뻗은 자세를 유지한다. 만약 밴드를 당겼을 때, 손목에서 또는 더 작은 관절에서 형태가 깨어진다면, 그 압력은 해당 신체부위에 대해 통증 또는 부상을 야기시킬 수도 있다.

서서 밴드 스트레치 자세
Standing Stretches With the Band

수준
- 초급자

금기사항
- 손목, 팔뒤꿈치, 무릎, 둔부 또는 등배의 통증, 부상, 또는 만성질환

초점
- 양팔과 상체 근육

이점
- 상체와 가슴의 유연성 증진
- 신체 측면(옆구리)의 굴신력 증가
- 균형과 조절의 교육

측면 이완운동
SIDE STRETCH

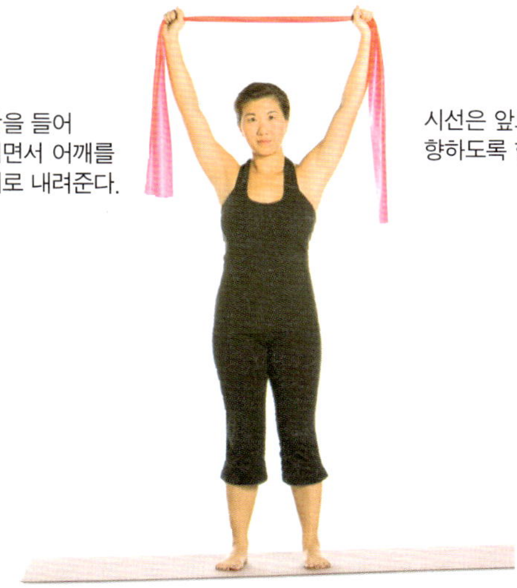
양팔을 들어
올리면서 어깨를
아래로 내려준다.
시선은 앞으로
향하도록 한다.

1 수정된 필라테스 자세(12쪽 참조)로 선다. 각각의 손으로 밴드의 한 쪽 끝을 잡고, 머리 위로 양팔을 들어 올려준다.

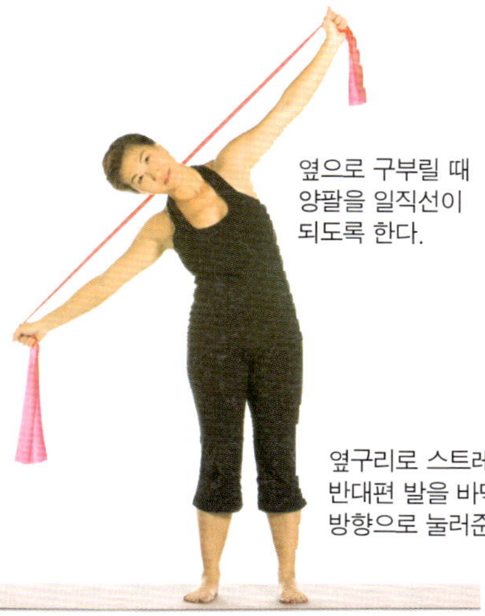
옆으로 구부릴 때
양팔을 일직선이
되도록 한다.
옆구리로 스트레치 할 때,
반대편 발을 바닥
방향으로 눌러준다.

2 한쪽으로 구부리면서 숨을 들이쉰다. 스트레치하고 있는 방향의 팔로 밴드를 아래로 당겨준다.

3 시작 자세로 되돌아가면서 숨을 들이쉰다. 숨을 들이쉬면서 다른 편 옆구리를 구부린다. 옆에서 옆으로 움직이면서 양다리 위로 쭉 뻗어준다. 마치 두 장의 유리판 사이에 끼어 있는 듯이 느끼면서, 옆구리를 교대하면서, 4~6회 반복해준다.

상등배 스트레치
UPPER BACK STRETCH

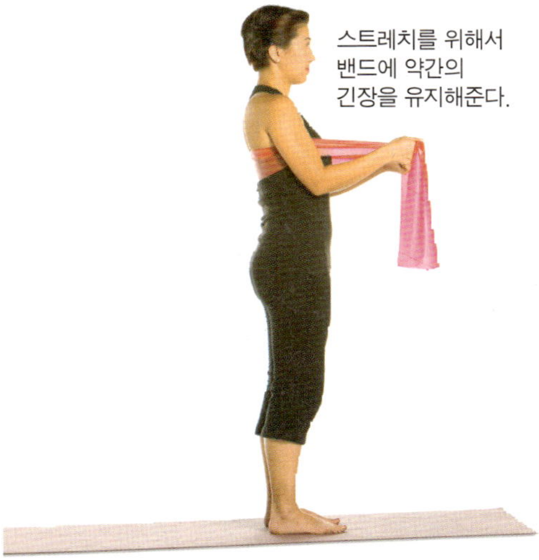

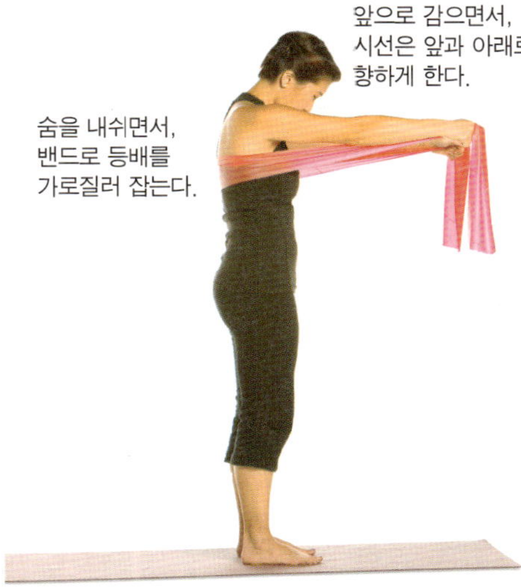

1 밴드의 한 쪽 끝을 양손으로 각각 잡고, 상등배와 양팔 아래에 가로 질러서 감싼다. 팔꿈치를 구부리면서 숨을 깊이 들이쉬어준다.

2 양팔을 쭉 뻗으면서 숨을 내쉬면서, 상등배만 감고 앞으로 뻗어준다.

3 팔꿈치를 구부리고, 상등배를 쭉 펴서 시작자세로 되돌아오면서, 숨을 들이쉰다.

가슴 스트레치
CHEST STRETCH

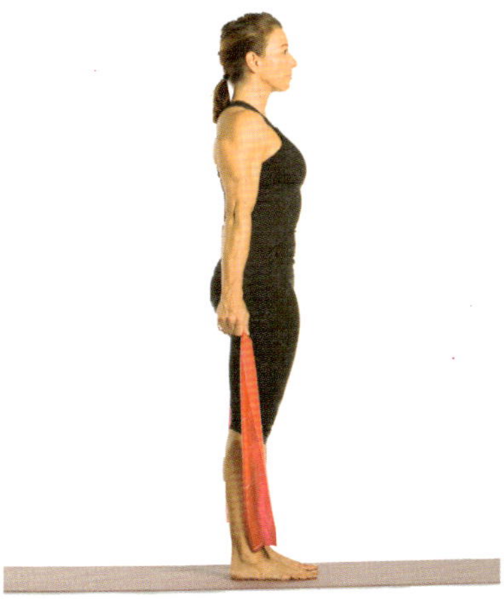

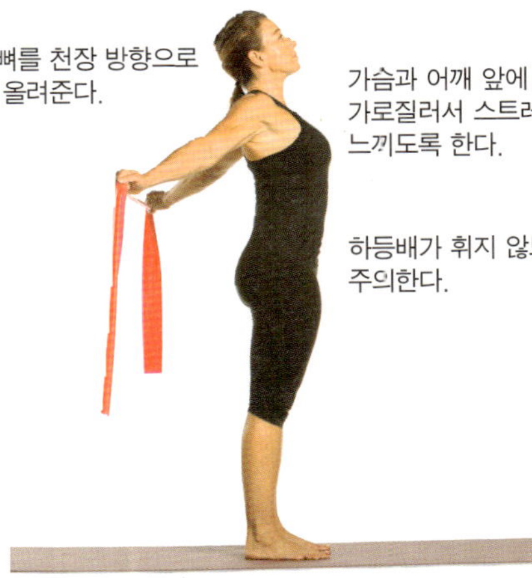

1 양손을 아래로 늘어뜨리고 밴드를 몸 뒤에 늘어지게 하여, 각각 밴드의 끝을 잡는다. 스트레치를 증가시키기 위해서 밴드에 보다 큰 긴장을 가하면서, 양손을 함께 밀착시켜준다.

2 가슴을 들어 올리면서, 숨을 들이쉬고, 양손을 뒤로 들어 올려준다. 시작자세로 되돌아가면서, 숨을 내쉬면서, 4~8회 반복해준다.

팔을 측면으로 당기기 자세
Side Arm Lunge Series

수준

- 초급자에서 상급자까지

금기사항

- 손목, 팔뒤꿈치, 무릎, 둔부 또는 등배의 통증, 부상, 또는 만성질환

초점

- 양팔, 양다리, 둔부 그리고 핵심 근육

이점

- 양팔의 강화
- 양다리의 강화
- 균형과 조절의 교육

초급자
BEGINNER

1 좌골 아래에 양발을 평행으로 하고, 전방을 향하여 마주보고 선다. 왼발 아래에 밴드의 한 쪽 끝을 위치시키고, 오른손으로 허리를 가로지르도록 하고, 준비를 위해 숨을 들이쉰다.

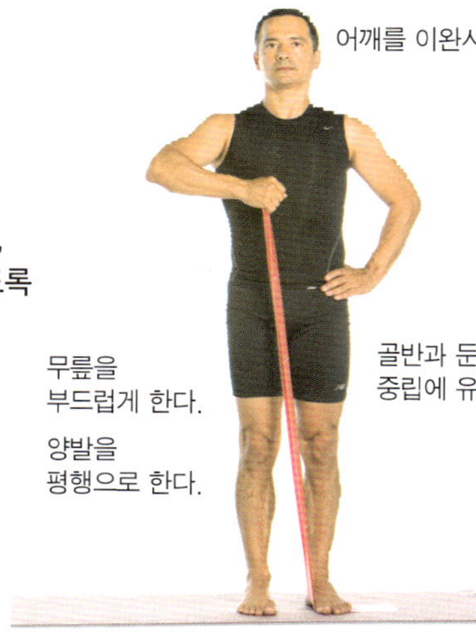
어깨를 이완시켜준다.
무릎을 부드럽게 한다.
양발을 평행으로 한다.
골반과 둔부를 중립에 유지한다.

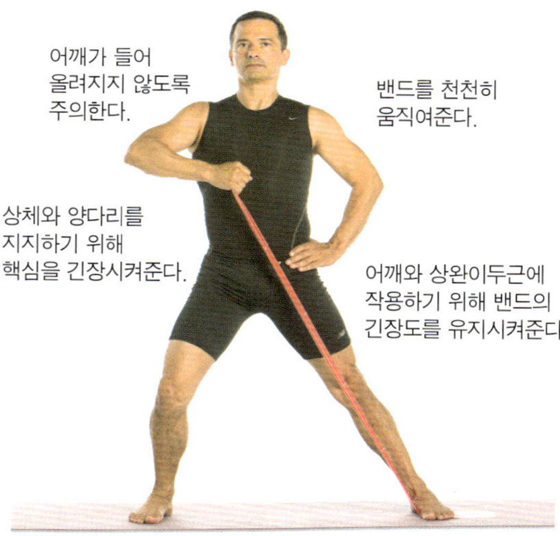
어깨가 들어 올려지지 않도록 주의한다.
밴드를 천천히 움직여준다.
상체와 양다리를 지지하기 위해 핵심을 긴장시켜준다.
어깨와 상완이두근에 작용하기 위해 밴드의 긴장도를 유지시켜준다.

2 오른발을 약간 우전방으로 지르기 자세로 내딛으면서 숨을 내쉰다. 지르기 자세를 취하면서, 팔꿈치를 구부리고, 몸통 오른쪽으로 밴드를 당겨준다. 쉬고 있는 손은 둔부에 위치하여 팔꿈치는 밖으로 향하게 하고, 시선은 정면을 향하게 한다.

3 몸통 앞의 시작자세로 되돌아가면서 숨을 들이쉬고, 오른 발을 둔부 아래에서 평행이 되도록 뒤로 위치시켜준다. 시작자세로 밴드가 되돌아 가는데 저항을 유지하고, 상체를 곧게 세우고, 어깨를 귀 아래로 밀어주며, 8~10회 반복해준다.

중급자
INTERMEDIATE

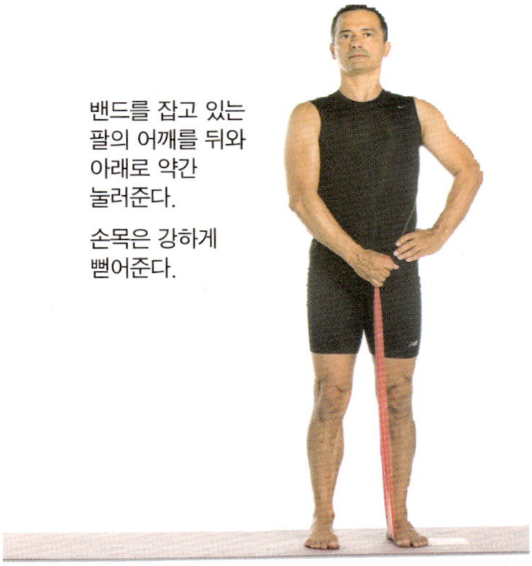

1 양다리는 초급자에서와 동일한 자세에서 시작한다. 이러한 변형자세에서는, 움직이는 팔은 쭉 밴드를 잡고 있는 손의 어깨를 약간 뒤와 아래로 눌러주며, 허리는 강력하게 쭉 뻗어서, 준비를 위해서 숨을 들이쉰다.

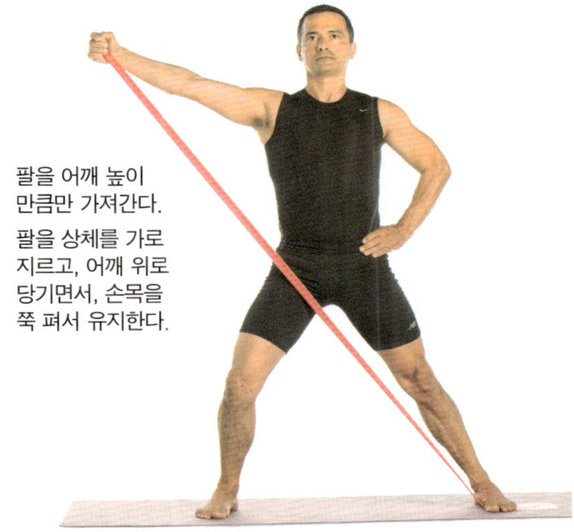

2 옆으로 지르기를 하면서 숨을 내쉬고, 몸을 가로 질러서 길게, 그리고 옆으로 들어서 팔을 쭉 뻗어 올려준다.

3 시작자세로 팔을 천천히 되돌리면서 숨을 들이쉰다. 어깨를 귀 아래로 누르고, 움직이는 팔의 근육을 움직이면서, 강하게 유지하며, 8~10회 반복해준다.

상 급
ADVANCED

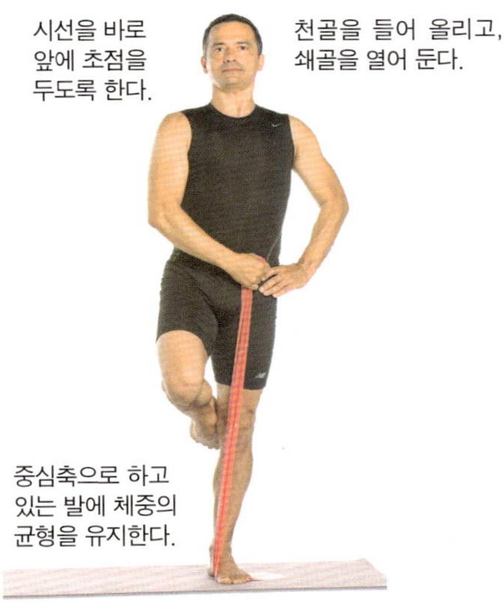

1 초급방법과 동일한 시작 자세에서, 숨을 들이쉬고, 오른쪽 무릎을 둔부 높이로 들어 올려준다.

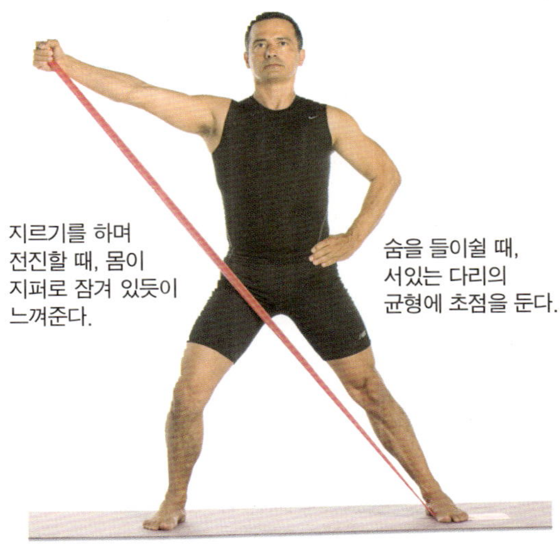

2 오른발로 내지르기를 하며, 초급 또는 중급 어느 방법으로든지 사용하여 팔 동작을 실시하고, 좌 · 우 양측 각각 8~10회 반복해준다.

수준

- 초급자에서 중급자까지

금기사항

- 손목, 팔꿈치, 무릎, 둔부 또는 등배의 부상, 통증, 또는 만성질환

초점

- 양팔, 양다리, 둔부 그리고 핵심 근육

이점

- 양팔의 강화
- 양다리의 강화
- 균형과 조절의 교육

런지하면서 양팔 당기기 자세

Double-Arm Lunge Series

양팔 상완이두근 자세

DOUBLE-ARM BICEPS LUNGE

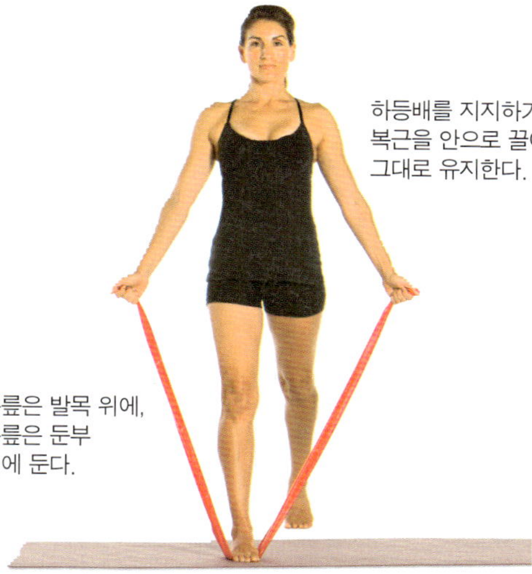
하등배를 지지하기 위해,
복근을 안으로 끌어당겨서
그대로 유지한다.
앞무릎은 발목 위에,
뒷무릎은 둔부
아래에 둔다.

1 정면의 바닥에 가로질러서 밴드를 위치시켜 둔다. 한쪽 발을 밴드의 중간을 밟고, 각각의 손에 밴드의 끝을 잡고, 밴드를 밟지 않은 발로 런지를 한다. 정면의 다리를 약간 구부려서, 무릎이 발목 바로 위에 오도록 하고, 뒷무릎을 구부려서, 둔부 아래에 오도록 하고, 양팔은 어깨로부터 아래로 쭉 뻗어주며 준비를 위해 숨을 들이쉬어준다.

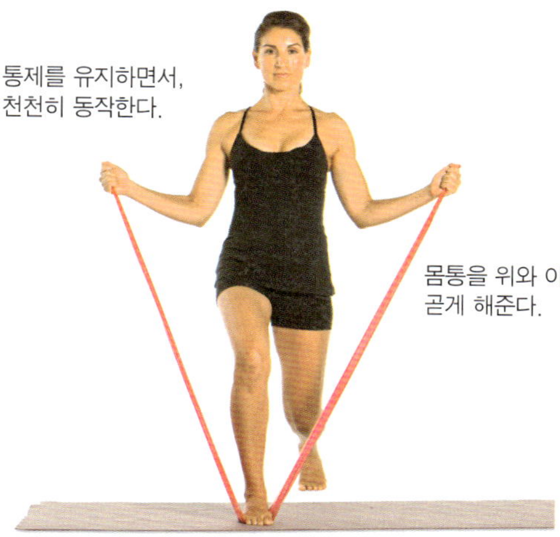
통제를 유지하면서,
천천히 동작한다.
몸통을 위와 아래로
곧게 해준다.

2 양팔을 구부린 무릎 쪽으로 더 깊이 떨어뜨려서 상완이두근의 구부리기를 실시하고, 천장 방향으로 밴드의 양끝을 당기면서, 숨을 내쉬어준다. 밴드를 양끝에서 더 가까이 또는 더 멀리 잡음으로써 밴드의 긴장도를 조절할 수 있다.

3 밴드를 원위치 시키면서 숨을 들이쉬고, 양다리를 시작 자세로 하고, 원위치시키면서, 밴드의 저항을 유지해준다.

양팔 상완삼두근 자세
DOUBLE-ARM TRICEPS LUNGE

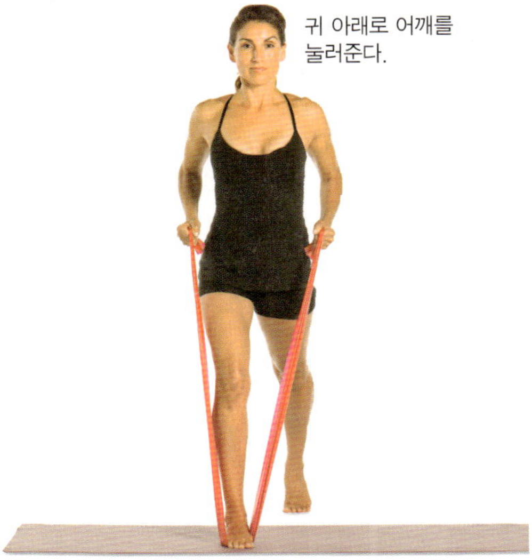

귀 아래로 어깨를
눌러준다.

4 양팔 상완삼두근의 시작 자세로부터, 양 팔꿈치에서 양팔을 구부리면서 숨을 들이쉬고, 뒤에 있는 천장 방향으로 양 팔꿈치를 들어 올려준다. 운동의 난이도를 더 높게 또는 더 낮게 하기 위해서, 밴드에 대해 양손을 위 또는 아래로 움직임으로써 밴드의 긴장도를 조절해준다.

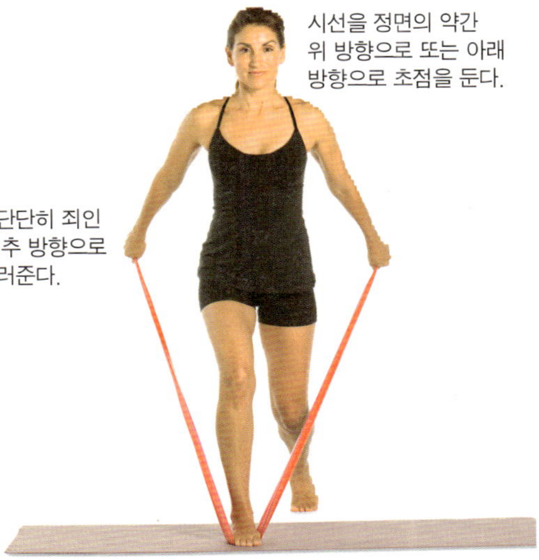

시선을 정면의 약간
위 방향으로 또는 아래
방향으로 초점을 둔다.

코르셋이 단단히 죄인
것처럼, 척추 방향으로
복부를 눌러준다.

5 삼두근 신장(extension)에 있어서, 몸통 뒤에 양팔을 쭉 뻗으면서 숨을 내쉬고, 더 깊이 숙여서 무릎이 굽어지게 해준다.

6 양팔을 시작 자세로 되돌리면서, 숨을 들이쉬고, 8~10회 반복해준다.

밴드로 척추 비틀기 자세
Spine Twist With the Band

수준
- 초급자

금기사항
- 손목, 팔꿈치, 또는 어깨의 부상, 통증, 또는 만성질환

초점
- 양팔, 핵심 및 상체의 근육

이점
- 사선 복근의 강화
- 양팔의 강화
- 균형과 조절의 구축

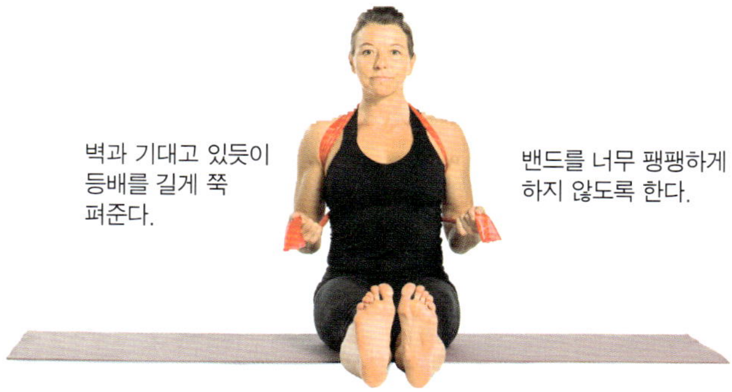

1 멜빵 손잡이(163쪽, 그림 10.2 참조)에 밴드를 두르듯이 한다. 양손으로 밴드의 각각의 끝을 잡고, 몸통으로부터 양팔을 벌려서 길게 뻗을 수 있도록 밴드를 충분히 느슨하게 한다. 양팔은 구부리고, 손목은 90° 각도로 바깥쪽으로 잡으며, 손바닥은 위로 향하게 한다. 준비를 위해 숨을 들이쉰다.

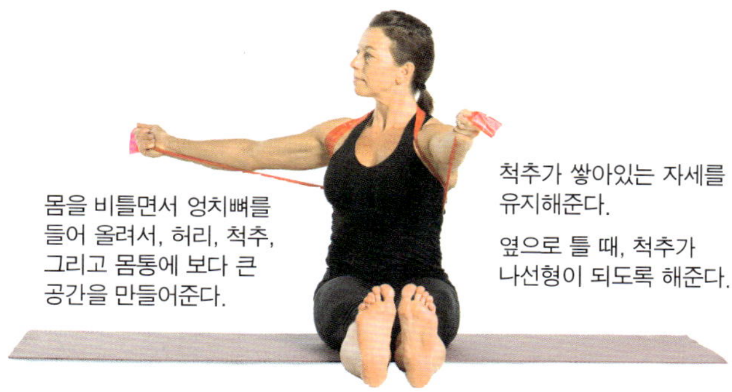

2 한쪽 방향으로 몸통을 비틀면서 숨을 내쉬고, 양팔을 양 옆으로 쭉 뻗으며, 몸통으로부터 밴드를 바깥으로 당겨준다. 머리를 어깨 위로 하여 척추가 위로 쌓아있듯이 유지하고, 어깨는 흉곽 위에, 흉곽은 둔부 위에 오도록 해준다.

3 시작 자세로 되돌아오면서 숨을 들이쉬고, 몸통 쪽으로 팔꿈치를 도로 구부려준다.

4 다른 방향으로 몸을 틀면서 숨을 들이쉬고, 양팔을 측방으로 쭉 뻗는다. 옆구리를 교대하면서, 4~6회 반복해준다.

밴드로 한다리 스트레치 자세
Single-Leg Stretch With the Band

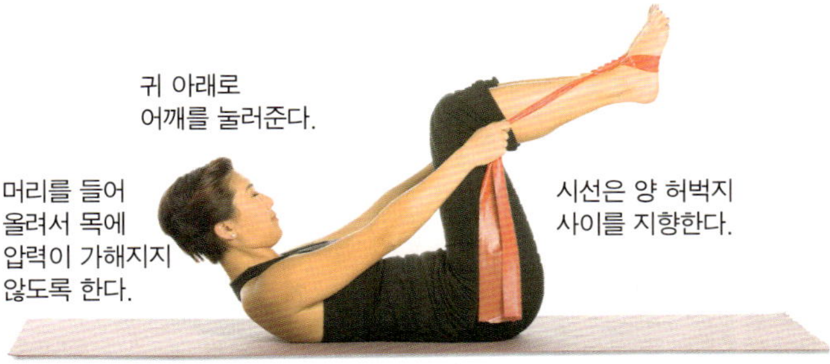
귀 아래로
어깨를 눌러준다.
머리를 들어
올려서 목에
압력이 가해지지
않도록 한다.
시선은 양 허벅지
사이를 지향한다.

1 등을 대고 눕는다. 제6장에서 토의한 지침에 따라(58-59쪽 참조), 요구사항에 가장 부합되는 누운 자세를 선택한다. 발 둘레에 밴드를 감고, 양끝을 양다리 사이에 둔다. 양손으로 각각의 끝을 잡고, 양팔은 양쪽 무릎 옆으로 뻗어준다. 둔부 위로 무릎을 가져가서 책상 자세를 유지한다. 머리와 상체를 바닥에서 떨어지게 들어 올려주고, 준비를 위해 숨을 들이쉰다.

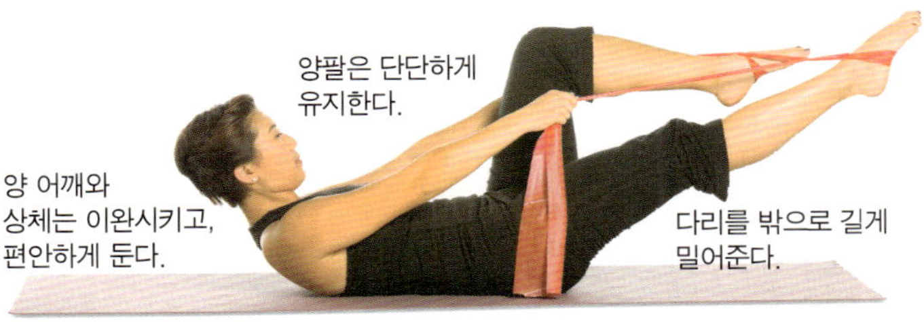
양팔은 단단하게
유지한다.
양 어깨와
상체는 이완시키고,
편안하게 둔다.
다리를 밖으로 길게
밀어준다.
매트 방향으로
복부를 눌러준다.

2 다른 쪽 다리를 책상 자세로 두고, 한 쪽 다리를 바닥 위에 45° 각도로 쭉 뻗으면서 숨을 내쉰다. 양다리를 교대하면서, 계속 숨을 내쉰다.

3 양다리를 두 번 교대하면서 숨을 들이쉬고, 5~8회 숨을 들이쉬어준다.

수준
- 초급자에서 중급자까지

금기사항
- 손목, 팔꿈치, 무릎, 둔부 또는 등배의 부상, 통증, 또는 만성질환

초점
- 양팔, 양다리, 핵심 및 상체의 근육

이점
- 복근과 양팔의 강화
- 양다리의 조율
- 조절과 통제의 구축

밴드로 한다리 뻗어 스트레치 자세
Single Straight-Leg Stretch With the Band

수준

- 초급자에서 중급자까지

금기사항

- 손목, 팔꿈치, 무릎, 둔부 또는 등배의 부상, 통증, 또는 만성질환

초점

- 양팔, 양다리, 핵심 및 상체의 근육

이점

- 복근과 양팔의 강화
- 양다리의 조율
- 조절과 통제의 구축
- 다리의 유연성 구축

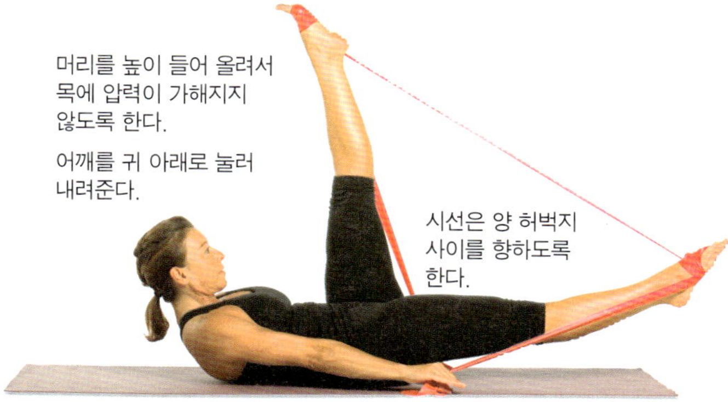

1 등을 대고 눕는다. 제6장(58-59쪽)에서 토의한 지침대로 무릎에 가장 잘 맞는 누운 자세를 한다. 다리 둘레에 밴드를 감고, 양 끝을 양발의 밖으로 향하게 한다. 양발 사이에 밴드를 느슨하게 두어 양다리의 가위 자세를 취할 수 있도록 한다. 양다리를 쭉 뻗고, 한 쪽 다리를 매트에서 45° 각도로 두며, 다른 다리를 둔부 바로 위에 둔다. 양손에 각각 끈의 한 쪽 끝을 잡고, 매트 바로 위의 몸통 옆으로 양팔을 쭉 뻗어서, 준비를 위해 숨을 들이쉰다.

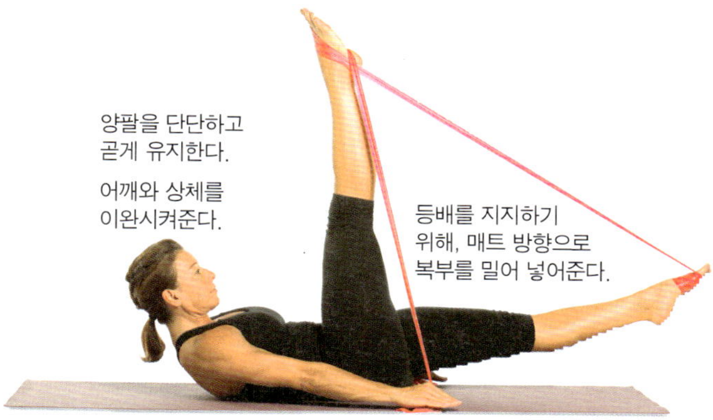

2 양다리를 쭉 뻗어서, 양다리로 가위자세를 두 번 하면서(한 쪽 다리를 내리고, 한 쪽 달리를 들어 올려라) 숨을 내쉰다. 양다리로 가위자세를 하면서, 양팔을 매트 위로 길게 쭉 길게 펴고, 팔의 근력을 증가시키기 위해 밴드를 팽팽하게 한다.

3 양다리를 두 번 다시 교대하면서, 숨을 들이쉬고, 5~8회 반복해준다.

밴드로 양다리 스트레치 자세
Double-Leg Stretch With the Band

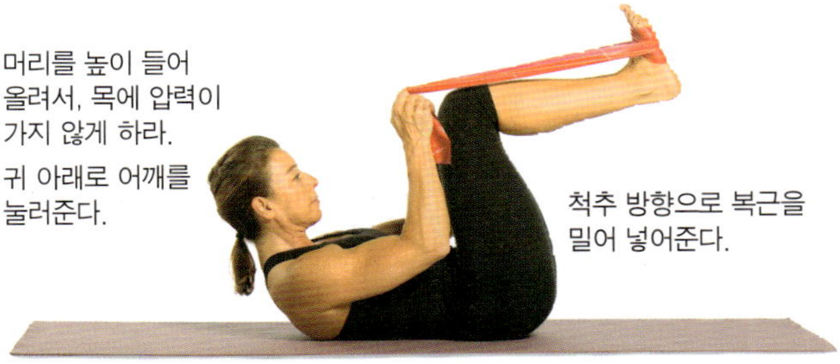
머리를 높이 들어
올려서, 목에 압력이
가지 않게 하라.
귀 아래로 어깨를
눌러준다.
척추 방향으로 복근을
밀어 넣어준다.

1 등을 대고 눕는다. 제6장(58-59쪽)에서 토의한 지침에 따라 필요에 맞는 누운 자세를 선택한다. 양발 둘레에 밴드를 감고, 양끝을 양발 바깥에 둔다. 양손 각각에 끝을 잡고, 팔꿈치를 구부리고, 윗 팔을 매트 바로 위에서 흔들어준다. 밴드를 죄어서 약간의 긴장을 부여하되, 양팔로 당길 때, 약간 더 긴장을 줄 수 있도록 하고, 다리를 구부려서 책상 자세로 둔부 바로 위로 들어 올려주며, 머리와 상체를 매트에서 떨어지게 들어 올려준다.

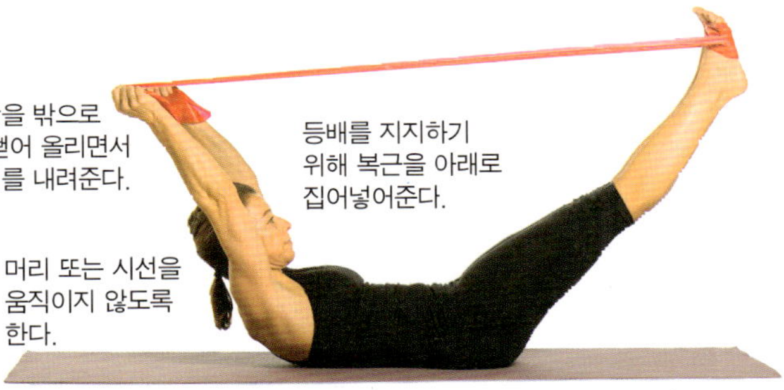
양팔을 밖으로
쭉 뻗어 올리면서
어깨를 내려준다.
등배를 지지하기
위해 복근을 아래로
집어넣어준다.
머리 또는 시선을
움직이지 않도록
한다.

2 매트 위로 양다리를 45° 각도로 쭉 뻗으면서 숨을 들이쉰다. 양팔을 머리 위와 귀 방향으로 쭉 뻗어준다.

3 시작자세로 되돌아 가면서 숨을 세차게 내쉬면서, 세찬 날숨은 복근을 연동시키는데 도움이 된다. 5~8회 반복해준다.

수준
- 초급자에서 중급자까지

금기사항
- 손목, 팔꿈치, 무릎, 둔부 또는 등배의 부상, 통증, 또는 만성질환

초점
- 양팔, 양다리, 핵심 및 상체의 근육

이점
- 복근과 양팔의 강화
- 양다리의 조율
- 조절과 통제의 구축

마름모 모양 다리 누르기 자세
Diamond Leg Press

수준
- 중급자

금기사항
- 손목, 팔꿈치, 무릎, 둔부 또는 등배의 부상, 통증, 또는 만성질환

초점
- 양팔, 양다리, 핵심 및 상체의 근육

이점
- 복근의 강화
- 양다리의 조율
- 양팔의 강화
- 조절과 통제의 구축

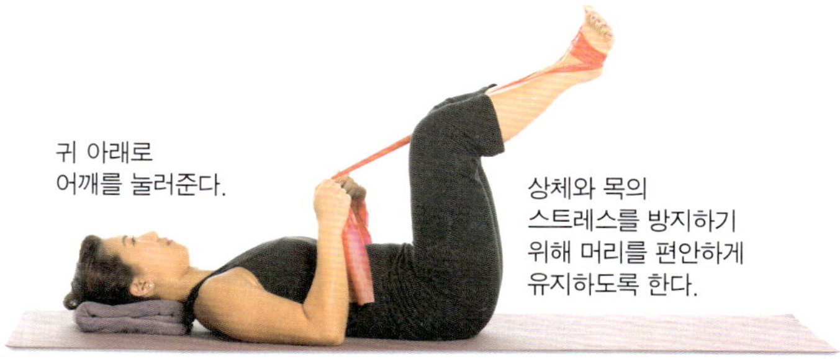

1 등을 대고 눕는다. 제6장(58-59쪽 참조)에서 토의한 지침에 따라서 누운 자세를 선택한다. 양발 주변에 밴드를 감고, 양끝을 양발 바깥에 위치하도록 한다. 양손으로 양끝을 각각 잡고, 팔꿈치를 구부리고, 상완을 매트 위에 올려두고, 밴드를 죄어서 약간의 긴장을 주고, 양팔로 당길 때 긴장도를 더욱 심하게 할 수 있도록 한다. 양다리를 구부리고, 무릎을 둔부 바로 위의 옆구리에 두며, 밖으로 향한 책상자세를 취하도록 하고, 준비를 위해서 숨을 들이쉰다.

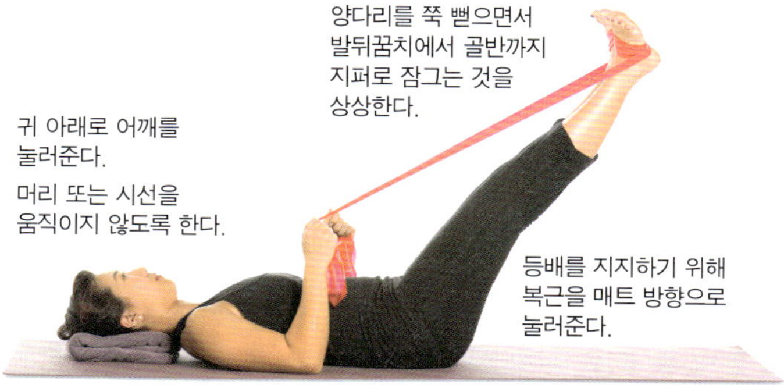

2 매트 위에 45° 각도로 양다리를 쭉 뻗으면서 숨을 내쉰다. 허벅지 내측을 함께 붙이고, 발끝을 바깥으로 향하도록 한다.

3 시작 자세로 되돌아오면서 숨을 들이쉬고, 5~8회 반복해준다.

밴드로 감기 운동 자세
Rollover With the Band

수준
- 중급자

금기사항
- 손목, 팔꿈치, 무릎, 둔부 또는 등배의 부상, 통증, 또는 만성질환

초점
- 양팔, 양다리, 핵심 및 상체의 근육

이점
- 복근과 양팔의 강화
- 상등배의 유연성 구축
- 조절과 통제의 구축

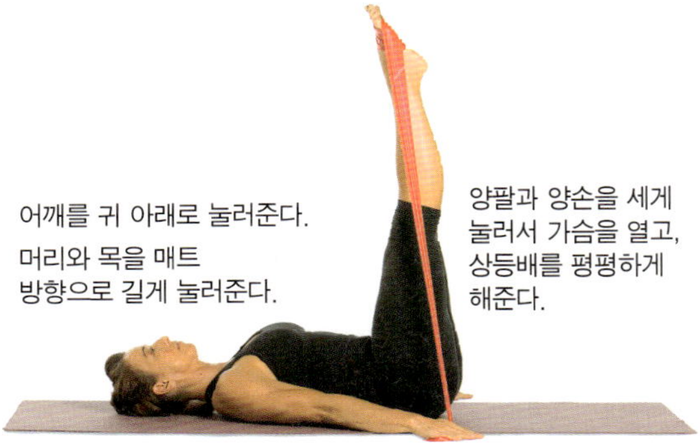
어깨를 귀 아래로 눌러준다.
머리와 목을 매트 방향으로 길게 눌러준다.
양팔과 양손을 세게 눌러서 가슴을 열고, 상등배를 평평하게 해준다.

1 등을 대고 눕는다. 그림 10.4(164쪽 참조)에서 보이는 것처럼 밴드를 감아라. 양팔은 옆구리에서 쭉 뻗어서, 밴드를 죄어서 약간의 긴장도를 주고, 감기를 할 때 더욱 긴장도를 올릴 수 있도록 한다. 긴장도를 더하거나 줄이기 위해 밴드를 잡는 위치를 조절한다. 양다리를 둔부 부위에서 함께 쭉 뻗고, 발끝을 펴도록 하며, 준비를 위해 숨을 들이쉰다.

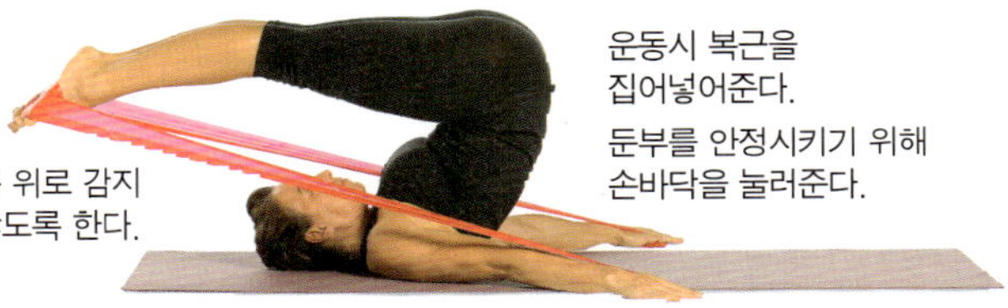
운동시 복근을 집어넣어준다.
둔부를 안정시키기 위해 손바닥을 눌러준다.
목 위로 감지 않도록 한다.

2 양손을 누르면서 숨을 내쉬고, 양다리가 머리 위에 오고 매트에 평행하게 될 때까지 척추 위로 둔부를 감아 올려준다.

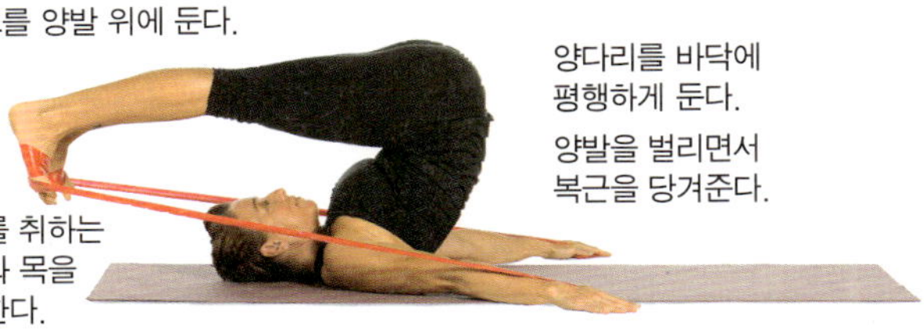
밴드를 양발 위에 둔다.
양다리를 바닥에 평행하게 둔다.
양발을 벌리면서 복근을 당겨준다.
감기 자세를 취하는 동안 머리와 목을 길게 유지한다.

3 양다리를 좌골 넓이만큼 벌리면서 숨을 들이쉬고, 양다리를 구부려준다.

4 양다리가 둔부 바로 위에 올 때까지 척추 아래로 천천히 감기를 하면서 숨을 내쉬어준다.

5 양다리를 다시 모으고 발끝을 펴면서, 숨을 들이쉰다. 4~6회 반복하고, 반대로 한다. 동작을 반대로 하기 위해, 4단계에서 양다리를 벌리고, 발끝을 펴면서 숨을 들이쉰다. 바닥에 평행이 될 때까지 척추 위로 둔부를 되감기 하면서 숨을 내쉰다. 양다리를 다시 모으고, 발끝을 구부리면서 숨을 들이 쉬면서, 둔부 위로 양다리를 가져가고, 척추를 아래로 감으면서 숨을 내쉰다. 4~6회 반복해준다.

밴드로 재크 나이프 자세
Jackknife With the Band

수준
- 중급자에서 상급자까지

금기사항
- 손목, 팔꿈치, 무릎, 둔부 또는 등배의 부상, 통증, 또는 만성질환

초점
- 양팔, 양다리, 핵심 및 상체의 근육

이점
- 복근과 양팔의 강화
- 상등배의 유연성 구축
- 조절과 통제의 구축
- 어깨의 안정 보완

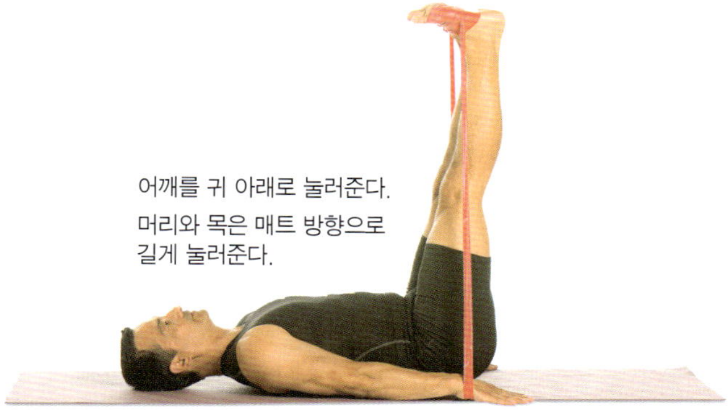
어깨를 귀 아래로 눌러준다.
머리와 목은 매트 방향으로
길게 눌러준다.

1 등을 대고 눕는다. 양다리 둘레에 밴드를 감싸고, 양끝을 양발 바깥에 둔다. 밴드를 양손바닥 아래에 잡고, 양 끝을 손바닥 아래에 있는 엄지손가락 위에 오도록 하며, 새끼손가락 위에서 바깥으로 가도록 하거나, 또는 밴드를 새끼손가락 위와 손바닥 아래에 둔다. 양팔은 옆구리에 쭉 뻗어준다. 밴드를 단단히 매어서 약간의 긴장이 생기도록 하고, 양다리로 감기를 할 때, 더 많은 긴장이 생길 수 있게 한다. 양다리는 둔부 위에 쭉 뻗어두고, 준비를 위해 숨을 들이쉰다.

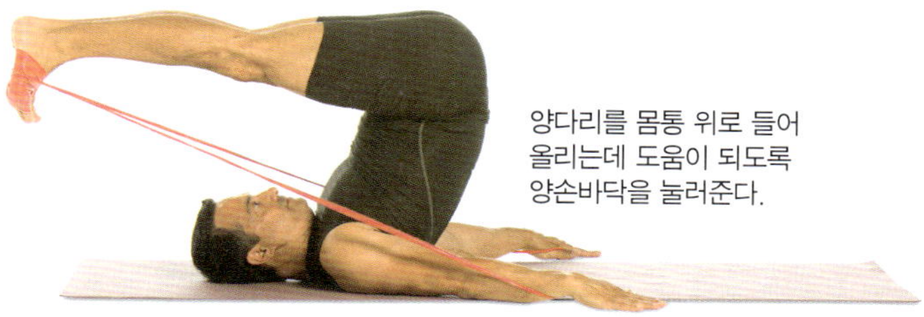
양다리를 쭉 뻗고, 양쪽 허벅지
내측을 눌러서 함께 붙여둔다.
양다리를 몸통 위로 들어
올리는데 도움이 되도록
양손바닥을 눌러준다.

2 하체를 매트에서 떨어져 감으면서 숨을 내어쉬고, 매트에 평행이 될 때까지 양다리를 둔부와 머리 위로 가져가도록 한다.

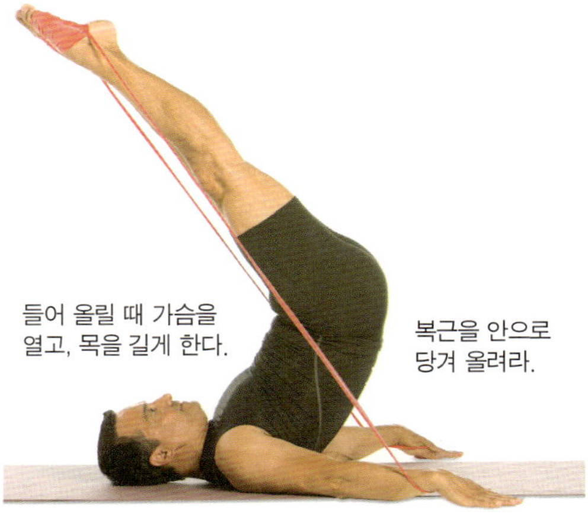

3 양팔과 핵심이 허용하는 한도까지 양다리를 천장방향으로 들어 올리면서 숨을 들이쉬고, 양팔을 사용하여 몸통을 들어올리기 위해 양손을 밀어준다.

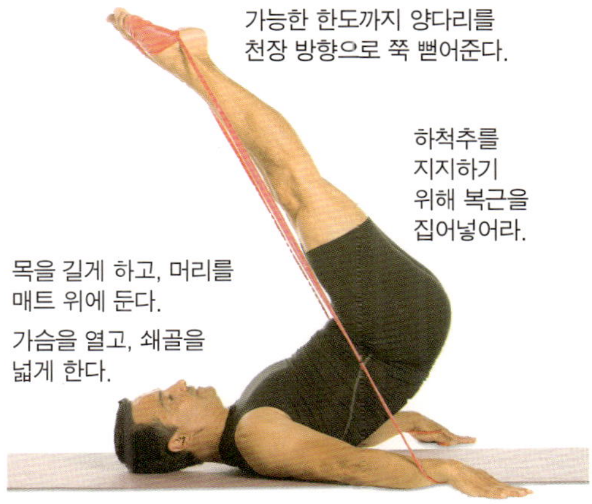

4 한 번에 한 마디씩 몸통을 천천히 조심스럽게 내리면서 숨을 내쉬고, 동작의 통제를 돕기 위해 양팔과 양손을 눌러준다.

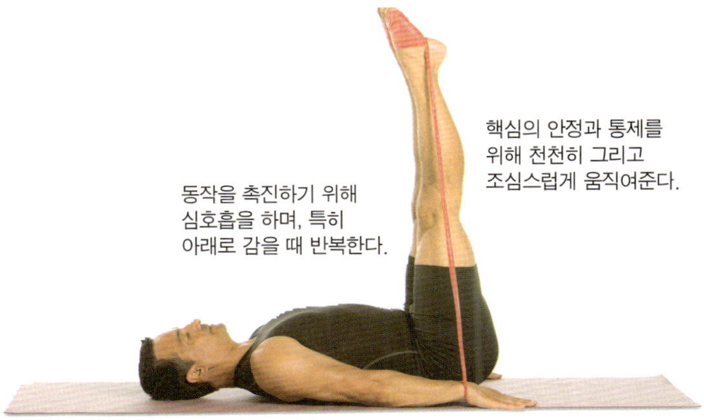

5 시작 자세에서 내쉬는 숨을 마치고, 둔부 위로 양다리를 쭉 뻗고, 척추를 매트에 평평하게 유지하며, 양팔은 몸 옆에 두고, 밴드는 양손바닥 아래와 양발 위에 유지시켜준다.

6 다음의 반복을 위해 준비하면서 숨을 들이쉬고, 4~6회 반복하면서 들이마쉬는 숨을 마친다.

밴드로 균형을 통제하는 자세
Control Balance With the Band

수준

- 상급자

금기사항

- 손목, 팔꿈치, 무릎, 둔부 또는 등배의 부상, 통증, 또는 만성질환

초점

- 양팔, 양다리, 핵심 및 상체의 근육

이점

- 복근과 양팔의 강화
- 상등배의 유연성 구축
- 조절과 통제의 구축
- 어깨의 안정 보조

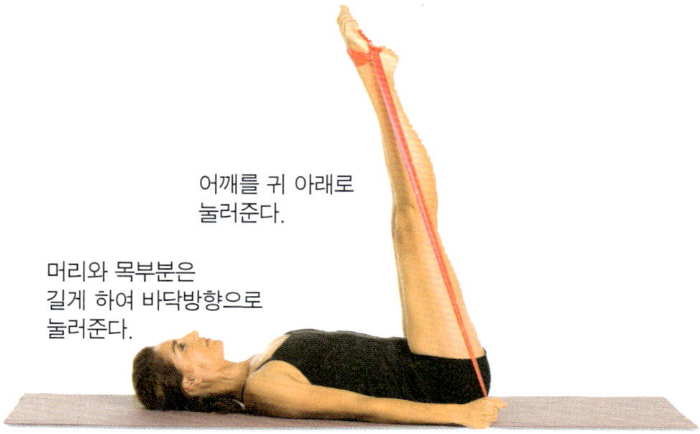
어깨를 귀 아래로
눌러준다.
머리와 목부분은
길게 하여 바닥방향으로
눌러준다.

1 등을 대고 눕는다. 양발 주위를 밴드로 감싸고, 끝을 양 옆으로 내려준다. 양발 사이에 약간의 느슨함을 남겨두어서 양다리를 벌릴 수 있도록 하고, 밴드를 꽉 잡는다. 양팔은 몸통 옆에 두고 쭉 뻗어주고, 밴드를 죄어서 약간 팽팽하도록 하되, 양다리로 감기를 할 때 더욱 팽팽하게 할 수 있도록 한다. 양다리는 둔부 위에 함께 쭉 뻗어주고, 준비를 위해 숨을 들이쉬어준다.

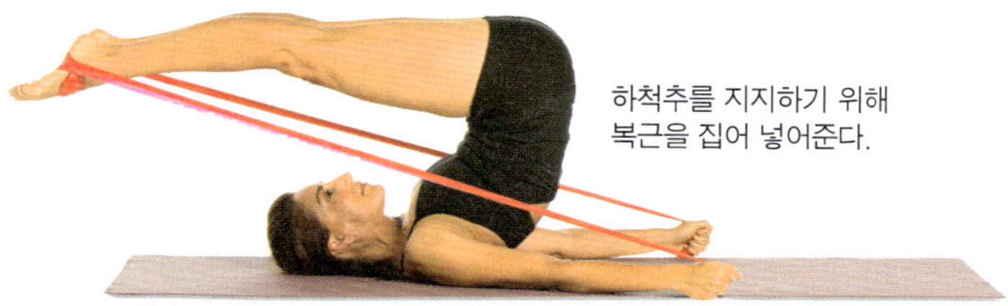
양다리를 쭉 뻗고,
발끝을 펴준다.
하척추를 지지하기 위해
복근을 집어 넣어준다.
몸통 위로 양다리를 들어
올리기 위해 양팔을 눌러준다.

2 매트에서 하체를 떨어지도록 감기를 하면서 숨을 내쉬고, 매트에 평행이 될 때까지 양다리를 둔부와 머리 위로 가져가도록 한다.

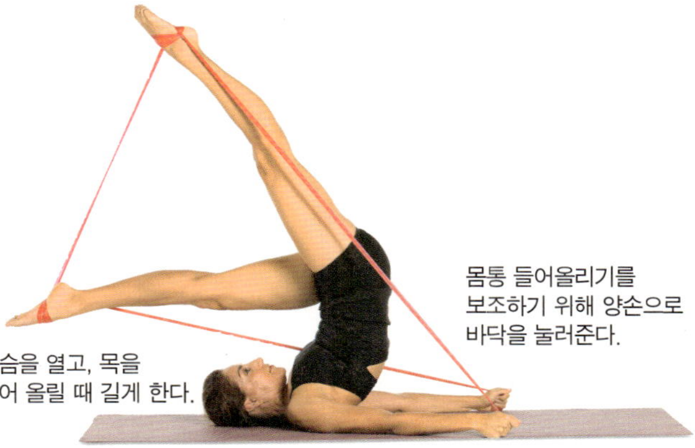

3 양팔, 핵심, 그리고 밴드가 허용하는 한도까지 천장 방향으로 한쪽 다리를 들어 올리면서 숨을 들이쉰 다음, 다른 다리는 고정시켜서, 균형을 잡고, 바닥에 평행하도록 해준다.

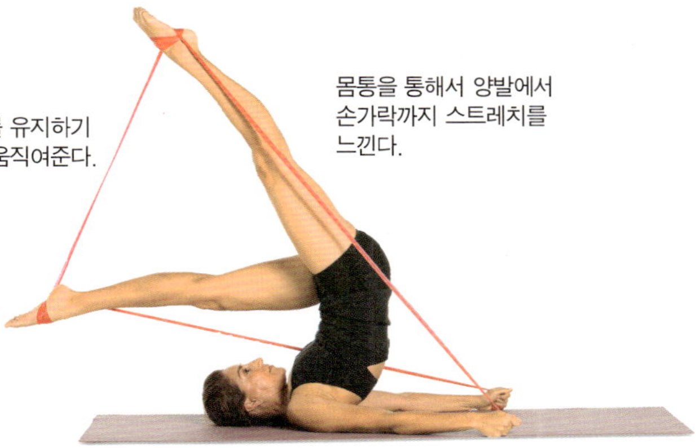

4 숨을 내쉬고, 공중에서 교대하면서, 양다리로 가위 자세를 해준다.

5 숨을 들이쉬고, 양다리를 바닥에 평행되도록 함께 가져가고, 하등배를 지지하기 위해 복근을 집어넣고, 양팔을 쭉 펴준다.

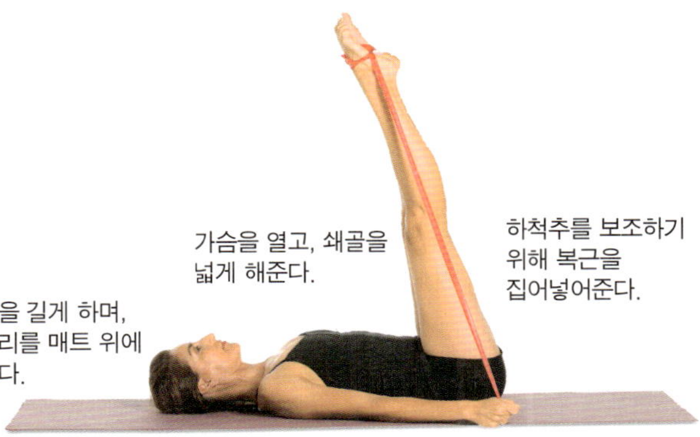

6 척추를 아래로 감으면서 숨을 내쉬고, 양다리를 함께하여 쭉 뻗어준다. 시작자세에서 내쉬는 호흡을 마치고, 양다리를 둔부 위로 쭉 뻗고, 척추를 매트에 닿고 평평하게 하며, 양팔은 몸통 옆에 두고, 밴드를 손바닥 아래와 양발 위에 위치시켜준다.

밴드로 다리 누르기 자세
Leg Press With the Band

수준
- 초급자에서 중급자까지

금기사항
- 하등배, 무릎, 발목, 또는 손목의 부상, 통증, 또는 만성 질환

초점
- 양다리, 둔부 및 하등배의 근육

이점
- 둔부의 근력 증가
- 다리의 근력 증가
- 등배 근력 증가
- 균형과 조절 구축

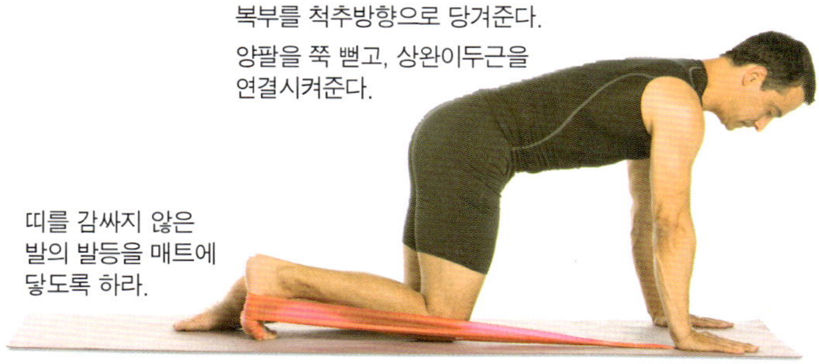
복부를 척추방향으로 당겨준다.
양팔을 쭉 뻗고, 상완이두근을 연결시켜준다.
띠를 감싸지 않은 발의 발등을 매트에 닿도록 하라.

1 한 발 주변에 밴드를 감는다. 발 위에 밴드의 중간으로부터 시작하여 발등과 발아래 그리고 발 옆을 감싸주며, 이렇게 함으로써 밴드가 발에서 미끄러지는 것을 막을 수 있다. 밴드를 감은 발과 같은 쪽의 손으로 밴드의 양끝을 잡아라. 양손과 양다리로 무릎을 꿇고 엎드리면서, 양 무릎은 둔부 바로 아래에, 양 손목은 어깨 아래에 둔다. 밴드는 잡고 있는 손아래에 둔다. 밴드를 감은 발을 들어 올리고, 무릎은 구부리면서 숨을 들이쉬고, 무릎을 둔부 아래에 매달고, 발은 구부리면서 발끝을 아래로 향하도록 해준다.

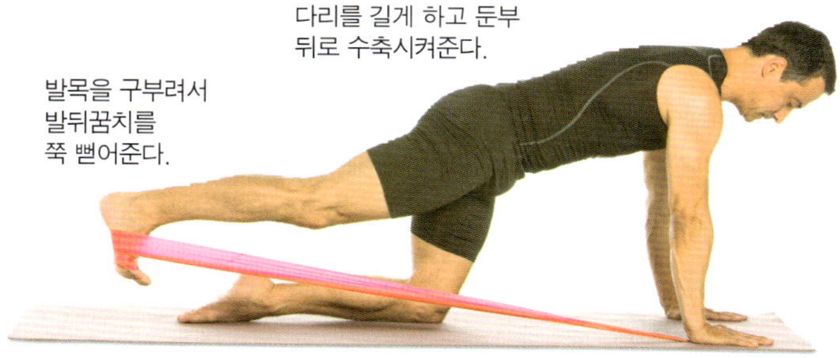
다리를 길게 하고 둔부 뒤로 수축시켜준다.
발목을 구부려서 발뒤꿈치를 쭉 뻗어준다.

2 다리를 뻗으면서 숨을 내쉬고, 밴드로 감싼 다리를 매트 위에 둔부 높이로 뻗어준다. 밴드의 긴장도가 너무 강하다면, 밴드의 가장자리에 더 가까이 하여 끝을 잡아라.

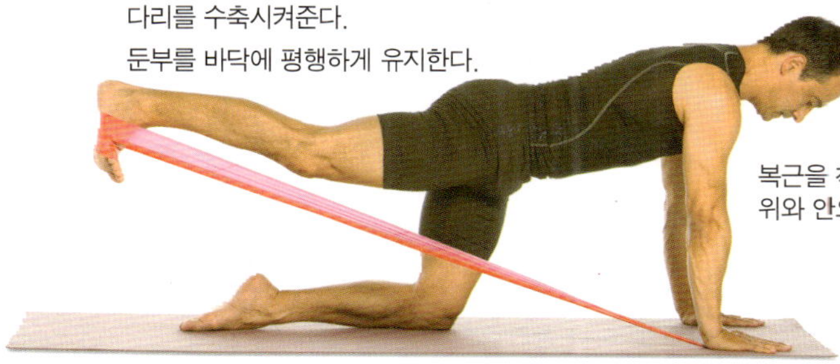

3 쭉 뻗은 다리를 척추 또는 몸통의 자세를 변화시키지 않고 할 수 있는 한도까지 들어 올리면서 숨을 들이쉬어준다.

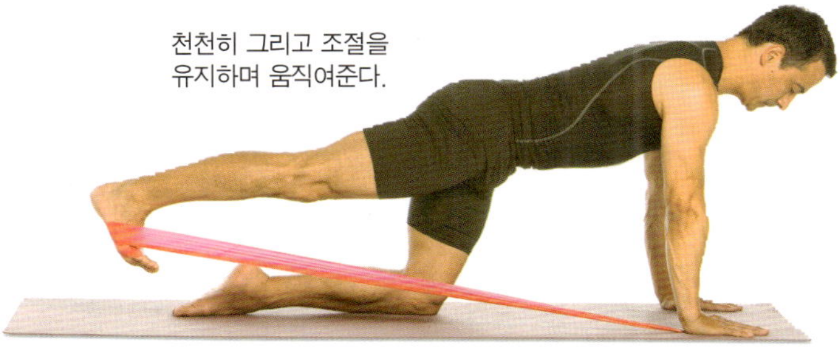

4 쭉 뻗은, 밴드로 감싼 다리를 둔부 위치까지 내리면서 숨을 내쉬어준다.

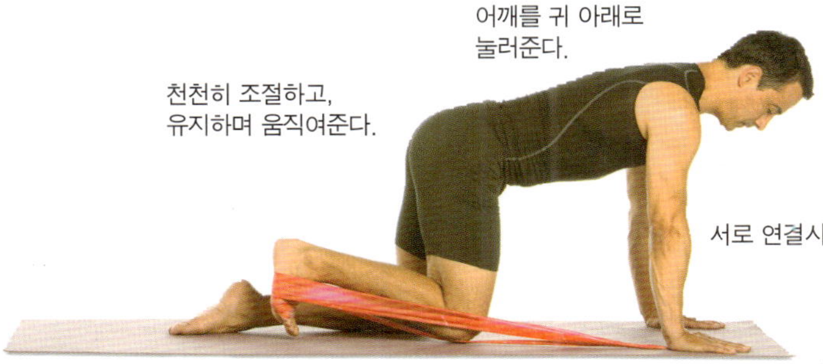

5 시작 자세로 무릎을 뒤로 구부리면서 숨을 들이마시고, 6~10회 반복해준다.

백조와 가슴 스트레치 결합 자세
Swan and Chest Stretch Combo

수준

- 중급자

금기사항

- 하등배, 어깨, 팔꿈치, 또는 손목의 부상, 통증, 또는 만성질환

초점

- 오금과 상등배, 양팔 및 어깨의 근육

이점

- 오금과 등배신근 및 둔부의 강화
- 양팔의 강화
- 복근과 가슴의 강화
- 어깨 안정 및 근력 향상
- 등배의 신전 향상

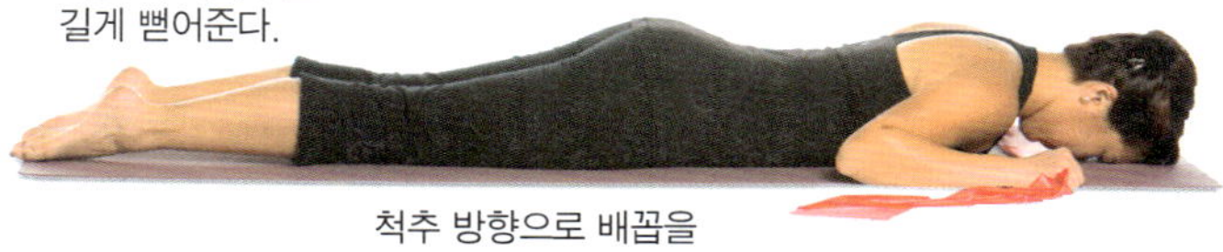
치골을 매트 위로 누르기 위해 엉덩이를 부드럽게 비틀고, 하척추를 길게 뻗어준다.
귀 아래와 등배 아래로 어깨뼈를 눌러준다.
척추 방향으로 배꼽을 당겨 넣어준다.

1 팔꿈치를 구부리고, 양손을 어깨 위의 정면 및 바깥에 있는 매트 위에 배를 대고 엎드린다. 가슴과 목 아래, 그리고 엄지손가락 위와 양손바닥 아래에 밴드를 둔다. 매트 위에 이마를 올려두고, 허벅지 내측은 좌골 넓이만큼 벌리고, 양다리를 수축시키며, 복부를 매트로부터 당겨서 떨어지게 한다.

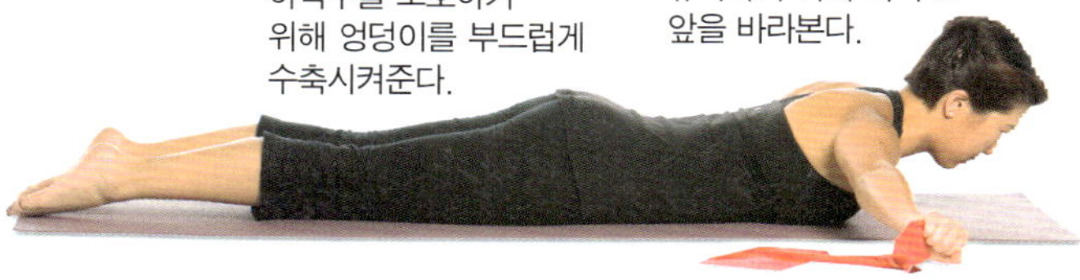

2 양팔을 쭉 펴기 위해 양손을 누르면서 숨을 들이쉬고, 상체를 들어 올려준다. 하척추를 압박하지 않는 한도 내에서 머리와 가슴을 들어 올려준다.

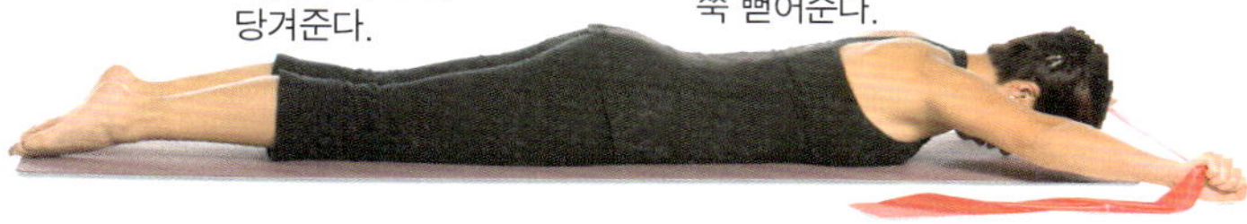
하등배를 지지하면서, 복근을 위와 안으로 당겨준다.
귀 아래로 어깨를 떨어지게 하면서 양팔을 머리 위로 쭉 뻗어준다.

3 상체를 매트 쪽으로 내리면서 숨을 내쉰다. 밴드를 잡고, 양팔을 머리 위와 앞으로 쭉 뻗어준다.

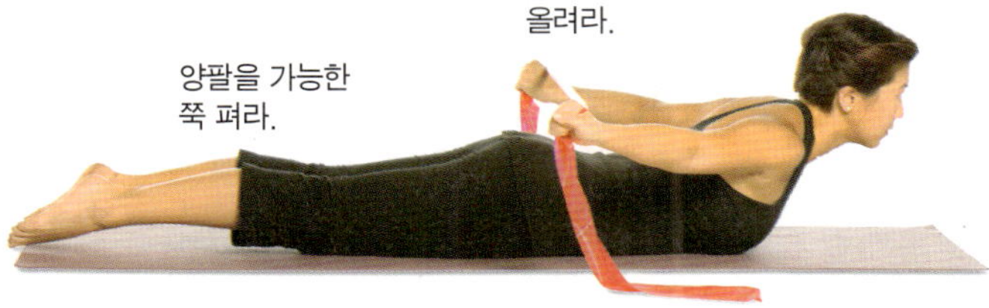

4 상체를 들어 올리고, 머리 위로 양팔로 원을 그리면서 숨을 들이쉰다. 밴드를 몸통 뒤로 가져가라. 손 안의 밴드에 충분한 느슨함을 유지함으로써 팔로 원을 그리는 것이 어깨와 어깨뼈에 편안하고, 동작의 실행이 가능하도록 한다.

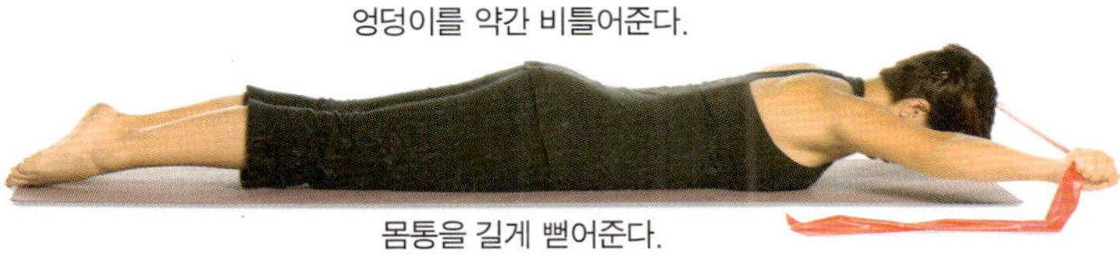

5 매트 방향으로 상체를 감기하고, 양팔을 뒤와 머리 위, 그리고 몸 앞에 있는 매트 방향으로 들어 올리면서 숨을 내쉰다.

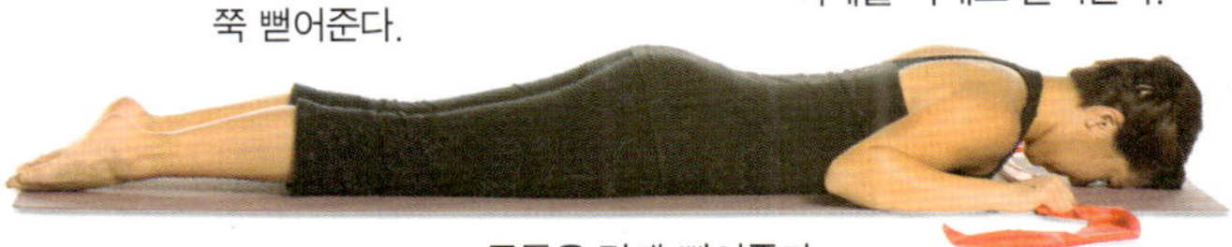

6 팔꿈치를 구부리고 양손을 어깨 아래와 옆으로 가져가면서 숨을 들이쉰다. 다시 연결을 위해 숨을 들이쉬고, 다음 반복을 준비한다. 2단계로부터 4~6회 반복한다.

측면 자세로 밴드 자세
Side-Lying Series With the Band

수준

- 초급자에서 중급자까지

금기사항

- 외둔부 부위[큰돌기(대전자, greater trochanter)]의 민감성
- 둔부, 목, 어깨, 팔꿈치, 또는 양다리의 부상, 통증, 또는 만성질환

초점

- 외측 회전근과 내 · 외측 허벅지의 근육

이점

- 둔부, 골반, 그리고 몸통에서의 통제와 안정성의 증진
- 둔부, 골반, 그리고 몸통의 강화

다리에 관한 전체 시리즈를 완료하고, 다른 측면 자세를 위해, 반대쪽 다리에 대한 전체 시리즈를 반복해 준다.

다리 들어 올리기 자세
LEG LIFT

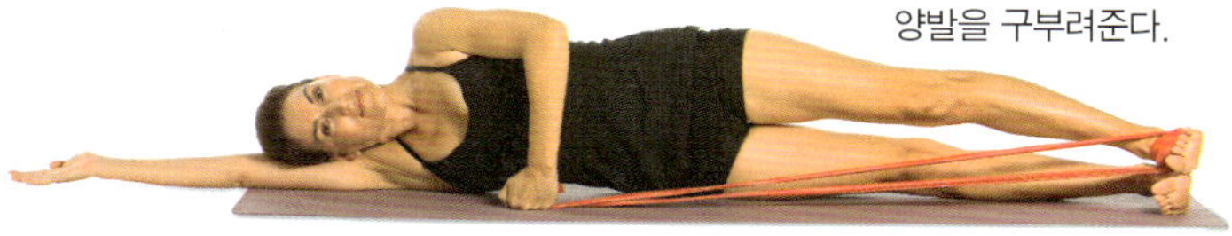
매트로부터 허리를 위로 당기고,
흉곽으로부터 멀어지게 한다.
마치 서 있는 것처럼
양발을 구부려준다.

1 한 발의 발등과 둘레에 밴드를 감싸고, 발 옆에서 끝까지 뻗어준다. 밴드로 감싼 발을 위로 하여 매트의 가장자리 뒤에 몸통을 나란히 하여, 밴드 뒤를 해서 옆으로 눕는다. 둔부를 구부려서 양다리가 몸통 앞으로 약간 나오도록 하고, 한 다리를 다른 다리 위에 길게 쭉 뻗어서, 포개어 올리고, 발목을 앞으로 구부려준다. 머리는 오른팔 위에 두며, 손바닥은 위로 또는 아래로 향하도록 한다. 머리를 받쳐주기 위해서 오른 팔꿈치를 구부릴 수도 있다. 보조하기 위해 몸통 앞에 위 팔꿈치를 구부려서 위치시키고, 밴드를 꽉 잡기 위해 손을 밴드 위에 위치시켜준다.

부드러운 수정 (Gentle modification)

아래에 있는 다리와 큰돌기(대전자, greater trochanter) 부위의 압박을 주지 않기 위해 아래 무릎을 구부려준다. 이 수정 자세는 어떤 측면 누운 운동시 어떤 것에도 사용될 수 있다.

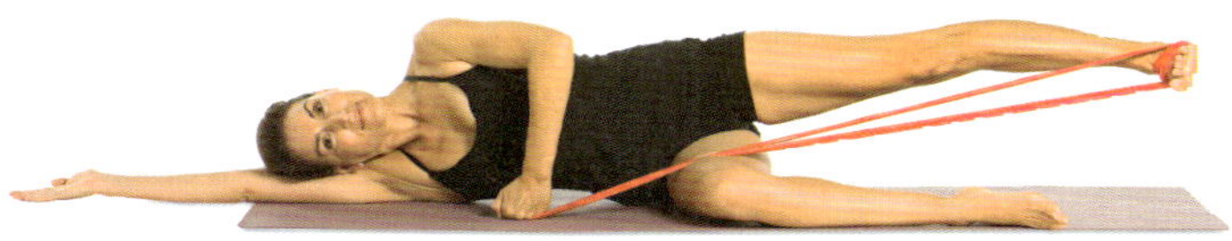

고난이도 (Challenge)

아래 손으로 머리를 위로 지지하고, 아래 흉곽을 매트에서 떨어지도록 약간 들어 올려준다. 만약 목이나 또는 어깨에 긴장을 느끼면, 원래의 시작 자세로 되돌리거나, 또는 부드러운 수정 자세로 되돌아가서 해준다.

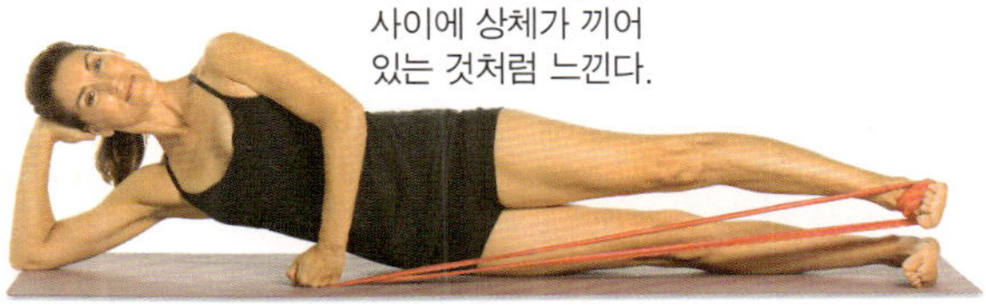

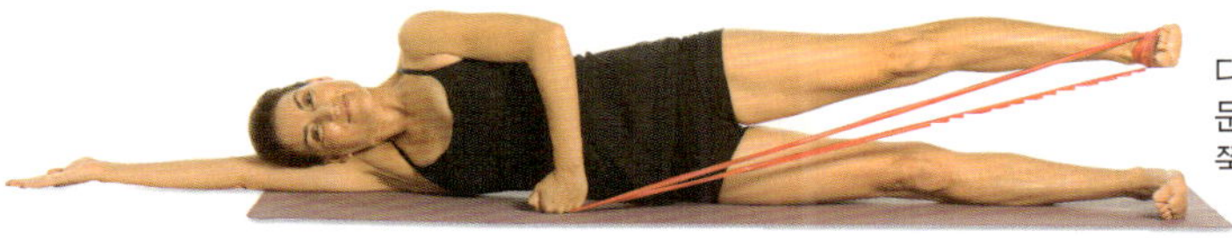

2 위 다리를 아래 다리로부터 떨어져서 둔부 높이만큼 또는 약간 높게 들어 올리면서 숨을 들이쉰다.

3 휴식을 위해 위 다리를 아래 다리 위에 올려놓으면서 숨을 내쉰다. 다리를 들어 올리고 내릴 때 몸통의 길이를 일정하게 유지하고, 양다리 모두 강하고, 활성화 된 상태를 유지하도록 한다. 이 다리에서 8~10회 반복하고, 이 옆구리에서 무릎 누르기 자세로 진행해준다.

무릎 밀기 자세
KNEE PRESS

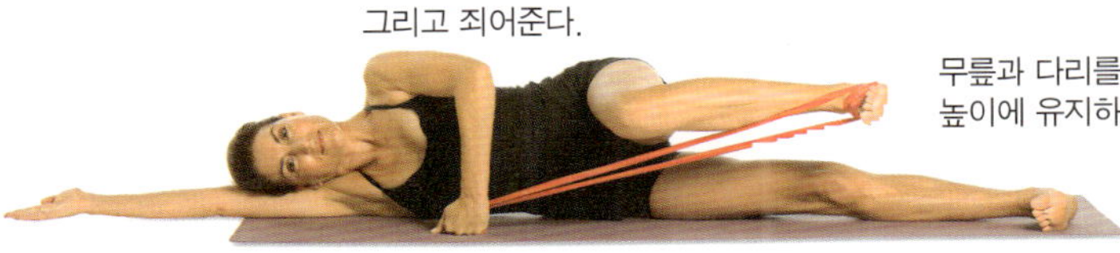

4 둔부까지 위 무릎을 구부리면서 숨을 들이쉬어준다.

5 위 다리를 쭉 뻗으면서 숨을 내쉬고, 아래 다리 바로 위로 가져간다. 이 자세에서 8~10회 반복하고, 같은 편 옆구리에서 원 그리기 자세로 진행해준다.

원 그리기 자세
CIRCLE

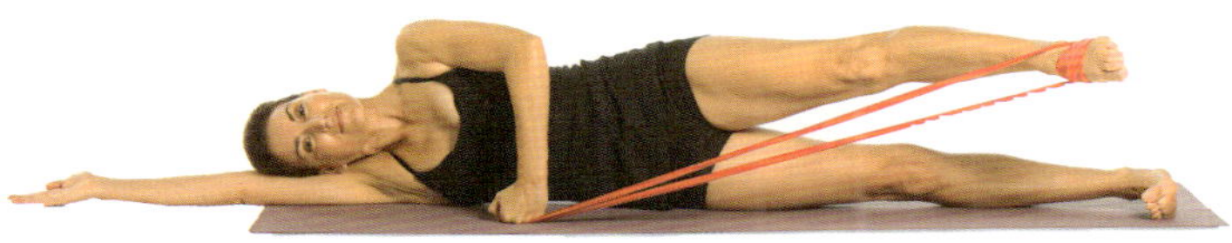

6 위 다리를 앞으로 가져가면서 숨을 들이쉬고, 몸통 앞에서 반원을 그려준다.

7 위 다리를 원위치 시켜 내리면서 숨을 내쉬고, 몸통 뒤에서 반원을 그린다. 원은 작으며, 식사 접시 크기로 제한시켜서 해준다. 어깨, 몸통, 그리고 둔부는 정렬되고, 각각 포개지도록 하고, 8~10회 반복하고, 앞 방향으로 원을 그려준다. 방향을 바꾸어서 8~10회 반복하고, 같은 옆구리에서 다리 차기 자세로 진행해준다.

(계속)

측면 자세로 밴드 자세 *(계속)*

다리 차기 자세
LEG KICK

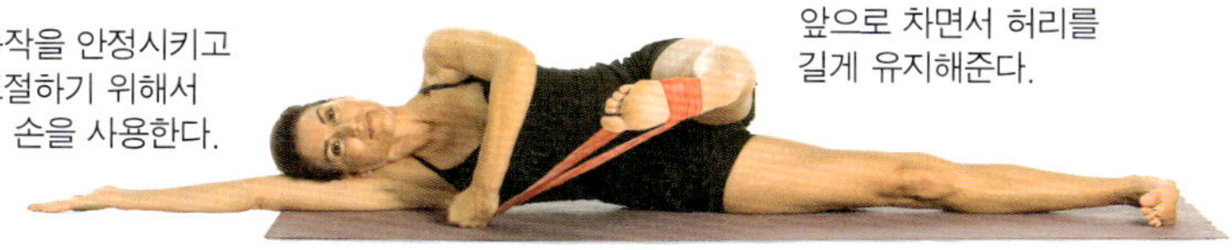

8 몸통과 허리 자세의 변경 없이 가능한 범위까지 앞으로 다리를 차면서 두 번 숨을 내쉬어준다.

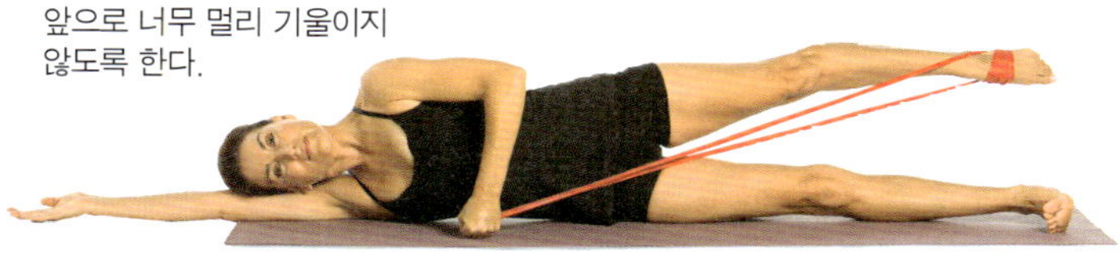

9 뒤로 발차기를 하면서 부드러운 호흡으로 숨을 내쉬고, 8단계로부터 5~7회 반복해준다. 다른 다리로 밴드를 교대하고, '다리 들어올리기 자세' 로부터 시작하여, 다른 다리에 전체 시리즈(연속 운동)를 반복해준다.

제 11 장

필라테스 과정
Pilates Routines

이 장에서 설명하는 필라테스 과정(Pilates Routines)은 제2장으로부터 제10장에 이르기까지 설명한 개별 운동들로부터 가져온 것이다. 이 과정에서 어떤 목표를 달성하는데 도움이 되도록 계획된 개별 프로그램을 만들기 위해 동작들을 결합할 것이다. 과정은 시간 길이에 있어서 10~40분 또는 그 이상으로 다양하다. 개인의 목표와 숙달 수준에 따라, 개인의 필요에 알맞게 과정을 결합하고 싶어할 수 있다. 과정은 요구되는 기술수준으로 명칭이 부여되어 있어서 개인에 따라 맞는 프로그램 또는 프로그램 시리즈를 적절하게 선택할 수 있다.

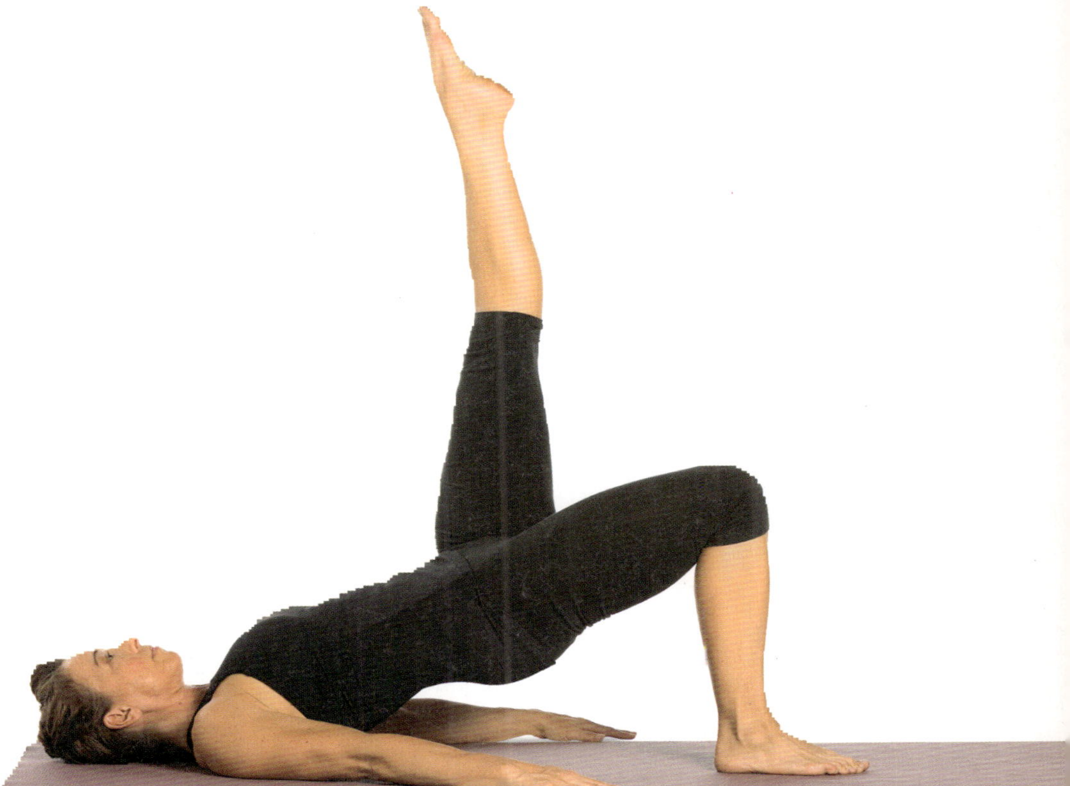

대부분의 과정은 기립자세에서부터 시작한다. 나는 이 자세에서 시작하는데 그 이유는 이 자세가 대부분의 사람들이 시작하는데 가장 쉬운 자세이며, 신체에 가장 적은 스트레스를 주는 자세이기 때문이다(관절문제가 있는 사람들 또는 유연성이 없는 사람들은 매트에 앉거나, 또는 눕는 것에 어려움이 있을 수도 있다). 기립은 사람들이 자신의 신체에 대한 인식능력을 구축하기 시작하며, 만약 필요하다면, 거울 속의 자신을 볼 수 있도록 해주는 데에 있어서 쉬운 자세이다.

이러한 과정들은 계속적인 동작으로 자신에게 호흡을 연결시켜주는 자신의 필라테스 운동에 순서 또는 흐름을 제공한다. 이 리듬은 진정한 필라테스 운동의 필수요소(integral)이며, 그 이유는 이것이 유연하고, 우아하며, 기능적인 동작 모형을 형성하기 때문이다. 이러한 방법으로 실행되는 동작은 관절에 보다 적은 스트레스를 주며, 신체 동작의 가장 효율적인 방법을 제공한다.

처음의 네 가지의 필라테스 과정(191-197쪽 참조)은 몸에 대해 스트레치 하기, 이완시키기, 그리고 길게 하기 등에 초점을 둔다. 이들은 둔부, 양다리, 어깨, 그리고 하등배를 대상 표적으로 한다. 이들은 스트레스가 존재하는 보다 더 공통적인 몇몇 부위들로서, 따라서 일반적으로 신체의 전반적인 동작 범위와 유연성을 감소시키게 하는 부위들이다. 이러한 과정들은 초급자들에게 목표로 하지만, 마찬가지로 숙련된 필라테스 학생을 위한 훌륭한 몸 풀기 운동이기도 하다.

좋은 자세는 좋은 모습과 좋은 느낌의 핵심적인 요소이다. 나쁜 자세는 등배와 목의 통증과 같은 공통적인 병증의 원인이 된다. 자세가 매일의 운동 역학의 가장 필수적인 요소이기 때문에, 이것은 일반 운동요법에서 운동을 시작하는 데에 중요한 위치를 차지하고 있다. 다음의 세 가지의 과정들(198-204쪽 참조)은 좋은 자세를 유지하는 요소로 작용하는 근육을 대상 표적으로 하고 있다. 이 프로그램들은 그들에 의해서 매일 사용될 수 있거나, 또는 더 길거나 보다 완전한 운동들과 연결될 수도 있다.

체중 감량을 위한 신속한 촉진제 또는 초점으로서, 개인 운동에 에너지를 불어 넣고 생기를 불어 넣도록 다음의 두 가지 필라테스 과정(205-210쪽 참조)을 시도해본다. 10~20분 내에 체중을 감소하고, 날씬한 근육을 만드는데 필요한 힘과 활력을 제공한다. 이 운동의 비결은 속도에 있는데, 어떠한 프로그램이든지 활력을 불어 넣는 심장효과를 제공하면서, 운동간에 정지함이 없이 신속하게 움직일 것이다.

다음의 네 가지 과정(211-217쪽 참조)은 핵심, 조절, 유연성, 근력 등에 난이도를 가미하기 위해 전통적인 필라테스 동작과 정지 볼, 필라테스 링, 그리고 스트레치 밴드, 등의 보조기구를 사용한다. 이 과정들은 중급자으로부터 상급 필라테스 실행자들에게 활기 넘치고 강력한 운동을 제공할 것이| 틀림없다.

마지막 네 개의 운동들(218-228쪽 참조)은 상급 운동과 빠른 속도, 그리고 무휴식(無休息) 등과 결합한 것이다. 이들은 매우 힘든 운동들이다. 전신의 강화에 초점을 두고 있는 전신근력(total body strength) 운동으로부터 특정 신체부위를 표적으로 하는 세 가지 과정들이며, 이러한 운동들은 심지어 가장 숙달된 학생들에게도 고난이도의 운동이 될 것이다.

유연성 회복
Restore Flexibility

이 과정에서 제공하는 운동은 신체의 긴장된 부위를 열어주는 방법을 제공한다. 이것은 보다 난이도가 높은 운동을 위한 훌륭한 몸 풀기 방법도 또한 제공하는 전신 유연성 운동이다. 유연성은 모든 범위의 동작과 궁극적으로는 좋은 자세를 유지하는데 도움을 주기 때문에, 이 방법은 신체의 긴장된 부위의 탄력성과 동작 범위를 회복하기 위해서 매일 실시할 수 있다.

수준: 초급자
시간: 10~15분

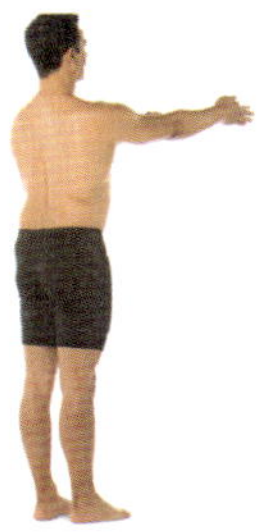

어깨 준비 자세,
13쪽

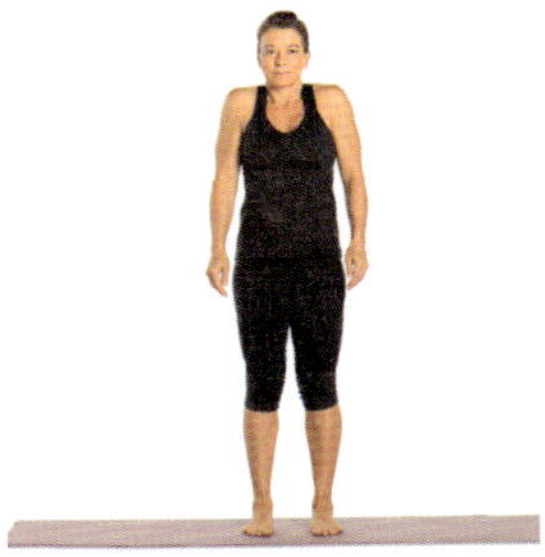

어깨 으쓱이기 자세,
24쪽

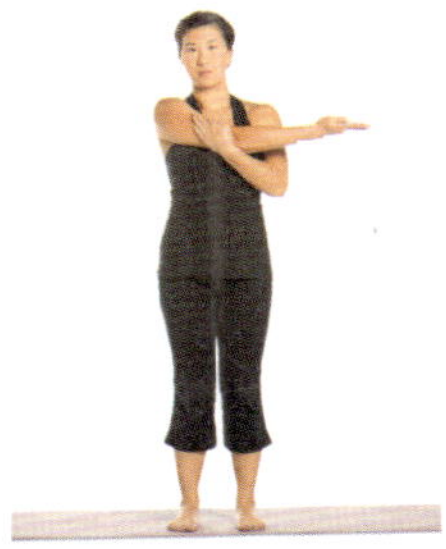

팔 스트레치 자세,
16쪽

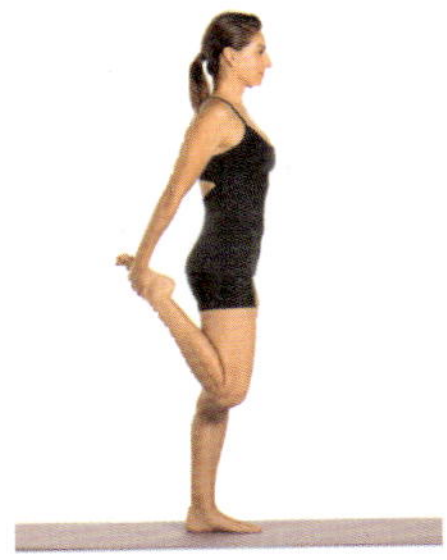

다리 스트레치 자세,
18쪽

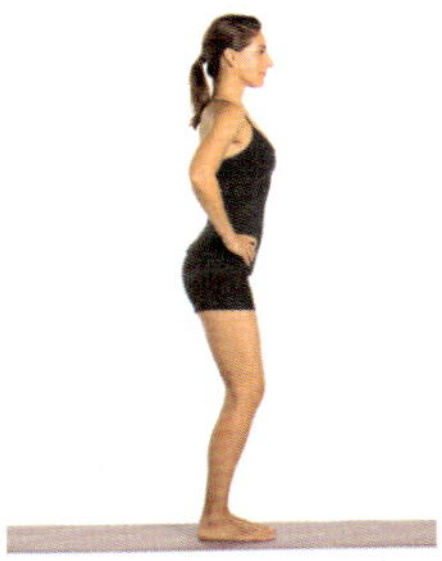

골반 조이기 자세,
20쪽

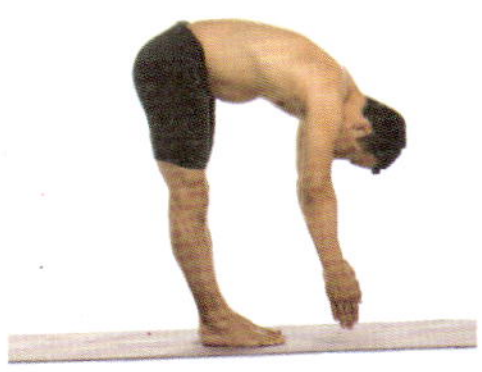

아래로 감기 자세,
22쪽

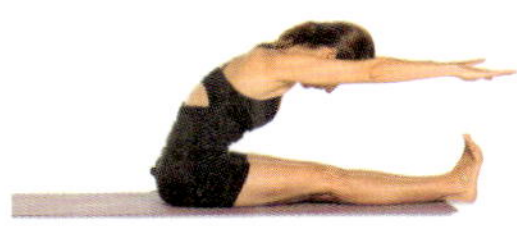

감아올리기 자세,
66쪽

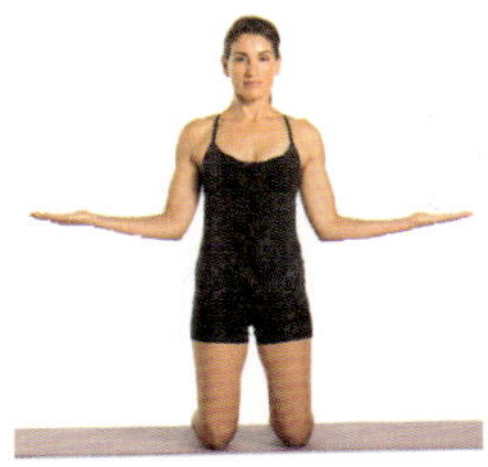

양팔 외전 회선 자세,
27쪽

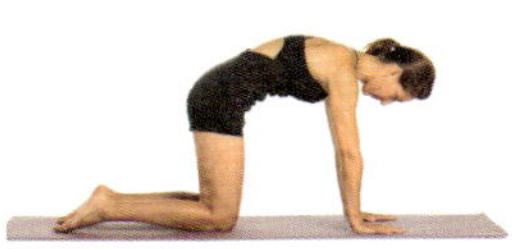

고양이-소 자세,
30쪽

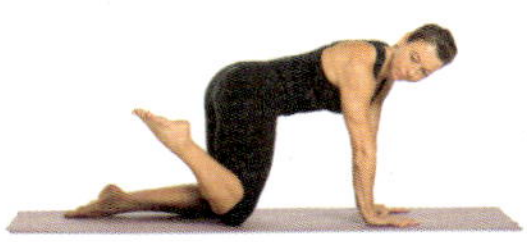

꼬리 흔들기 자세,
31쪽

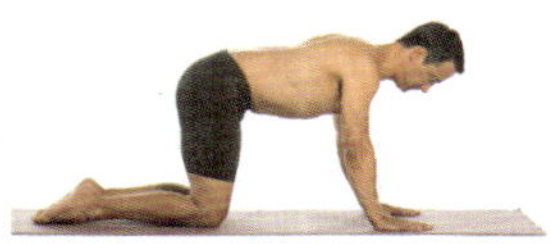

복장뼈(흉골) 떨어뜨리기 자세,
32쪽

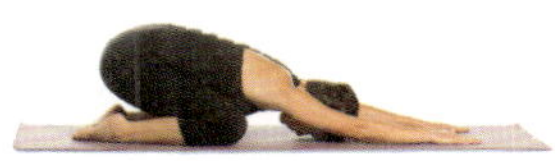

어린아이 자세,
26쪽

(계속)

유연성 회복
Restore Flexibility

(계속)

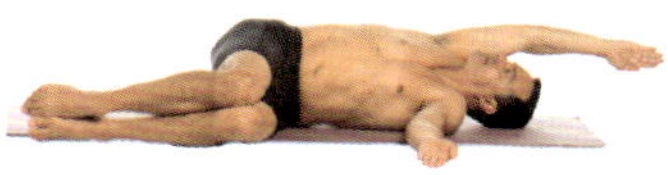

팔랑개비 자세,
38쪽

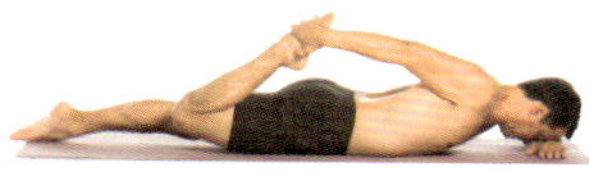

허벅지 스트레치 자세,
49쪽

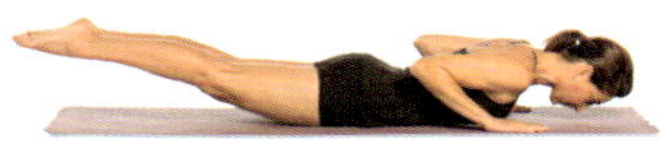

백조 자세,
54쪽

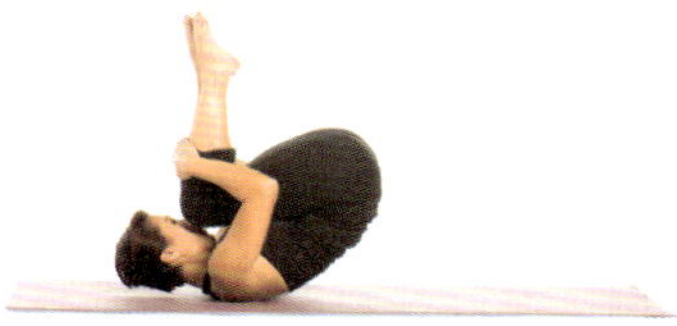

공모양 구르기 자세,
97쪽

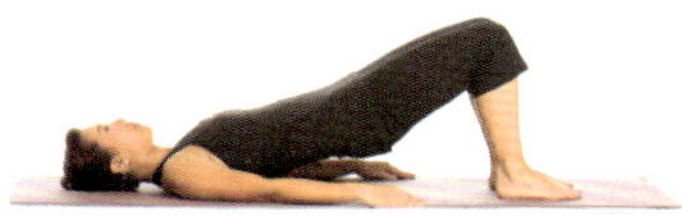

골반 들기 자세,
62쪽

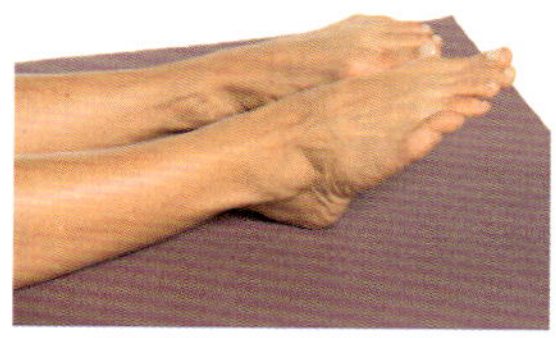

발 동작 자세,
94쪽

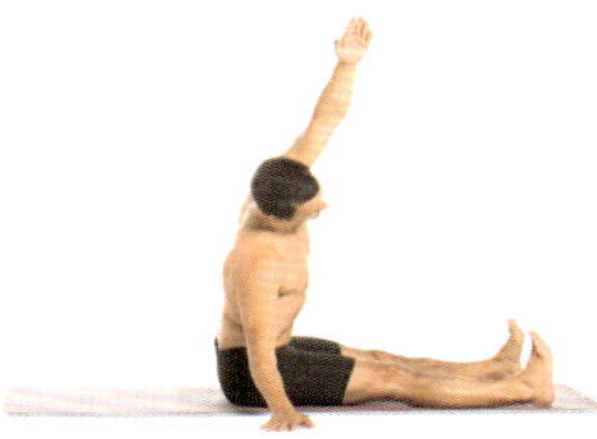

척추 스트레치 자세: 전방 및 측방,
90쪽

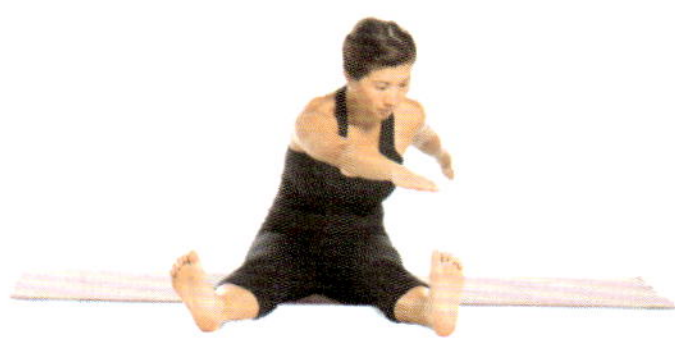

톱 자세,
102쪽

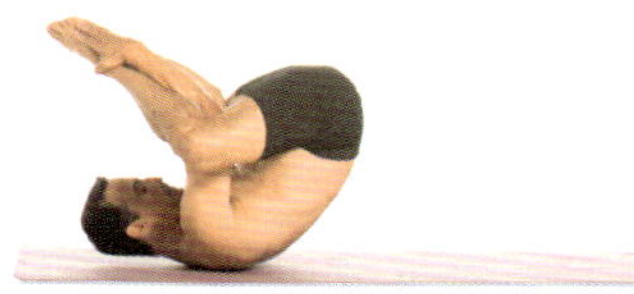

물개 자세,
104쪽

오전의 에너지
Energy in the A.M.

오전의 잠깐 동안의 운동은 당신의 에너지를 고양시키는데 놀라운 역할을 할 수 있다. 이 운동은 단지 10분간의 운동으로 하루 종일 엄청난 에너지를 제공할 것이다. 비록 제목은 오전의 에너지이지만, 이 운동은 나 자신을 각성시키기 위해 하루 동안 어느 때라도 할 수 있다. 운동을 율동적으로 실시하며, 정확성과 집중력을 가지고 한 운동에서 다른 운동으로 이동하여 운동한다. 운동간 휴식을 취하지 않도록 해준다.

수준: 초급자
시간: 10분

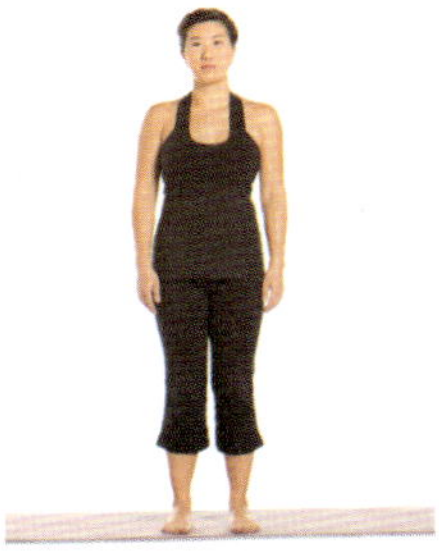

수정된 필라테스 자세,
12쪽

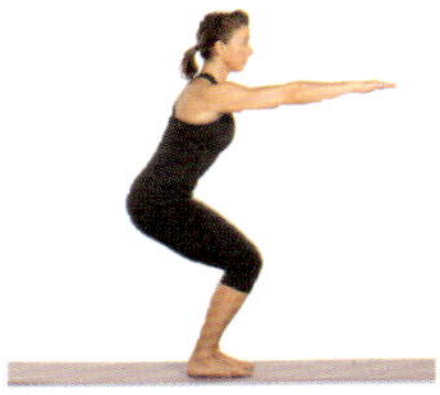

Squat 자세로 발뒤꿈치 들기 자세, 14쪽

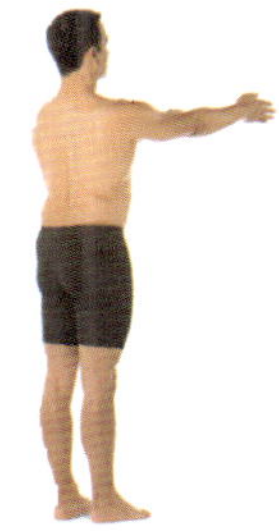

어깨 준비 자세,
13쪽

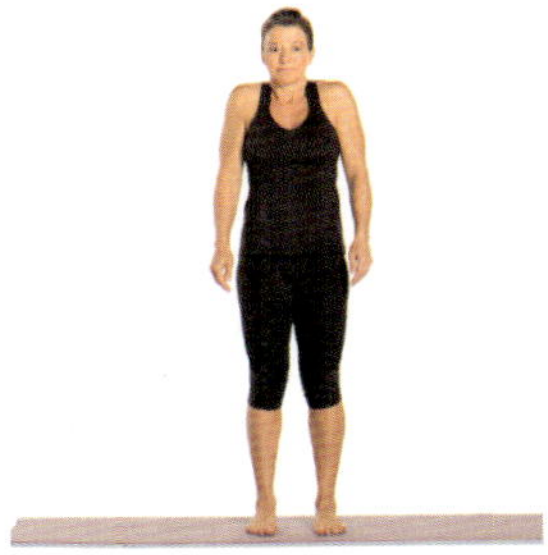

어깨 으쓱이기 자세,
24쪽

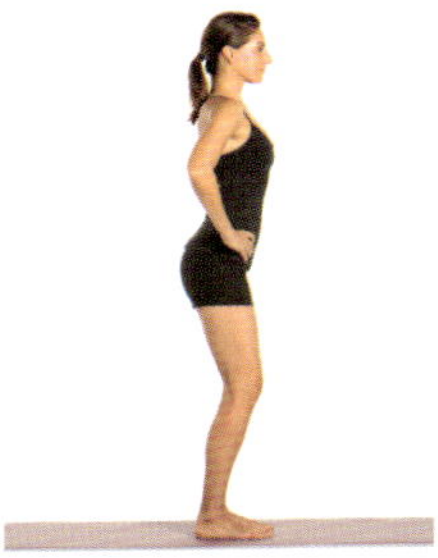

골반 조이기 자세,
20쪽

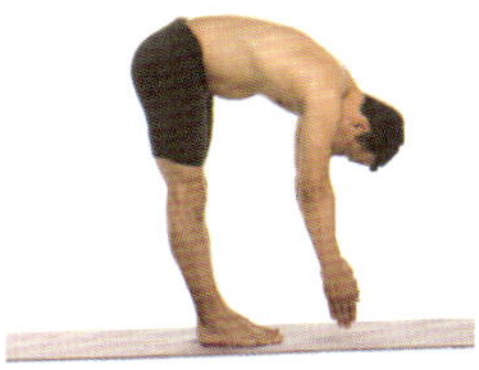

아래로 감기 자세,
22쪽

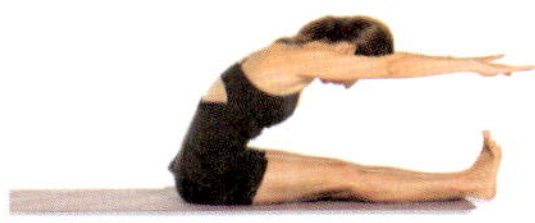

감아올리기 자세,
66쪽

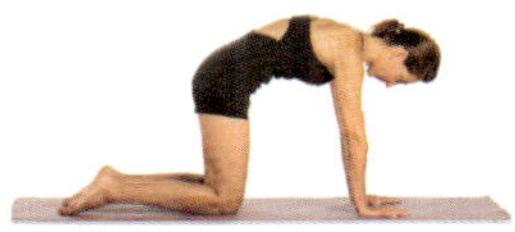

고양이-소 자세,
30쪽

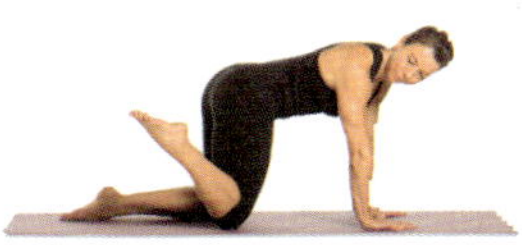

꼬리 흔들기 자세,
31쪽

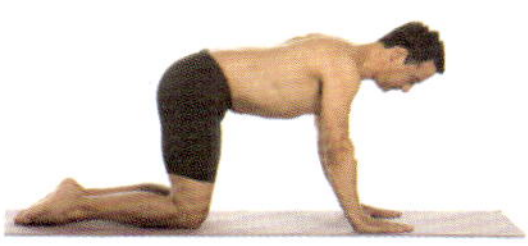

복장뼈(흉골) 떨어뜨리기 자세,
32쪽

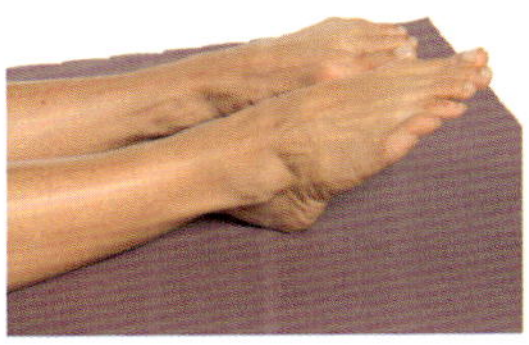

발 동작 자세,
94쪽

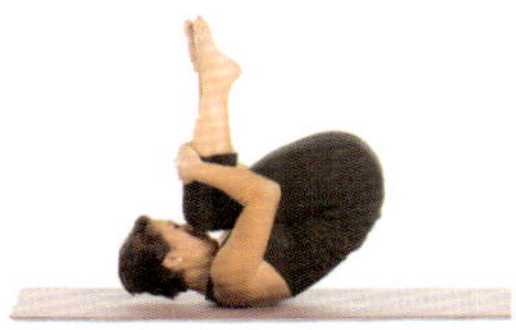

공모양 구르기 자세,
97쪽

(계속)

오전의 에너지
Energy in the A.M.

(계속)

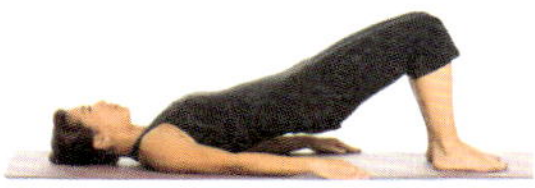

골반 들기 자세,
62쪽

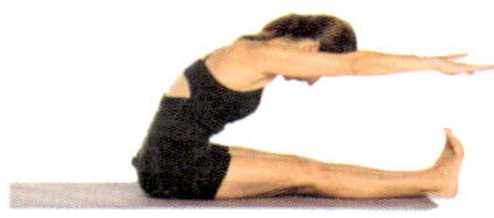

감아올리기 자세,
66쪽

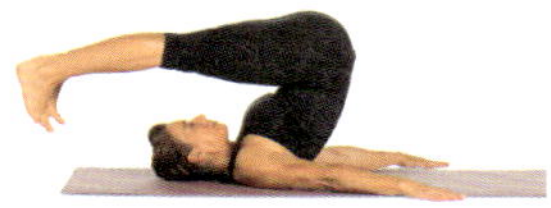

감아 넘기기 자세,
78쪽

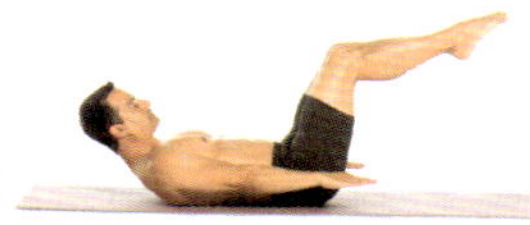

헌드레드 자세,
64쪽

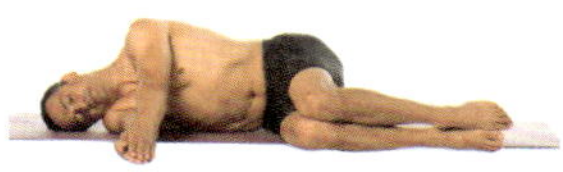

팔랑개비(우) 자세,
38쪽

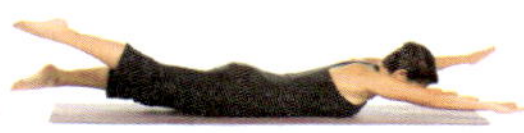

수영 자세,
51쪽

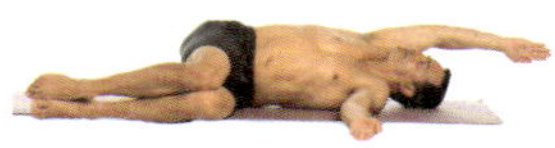

팔랑개비(좌) 자세,
38쪽

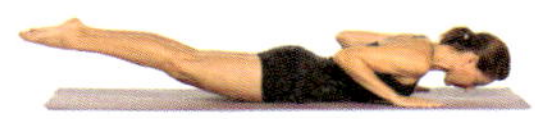

백조 자세,
54쪽

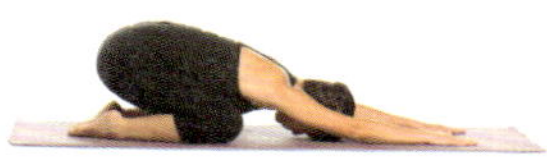

어린아이 자세,
26쪽

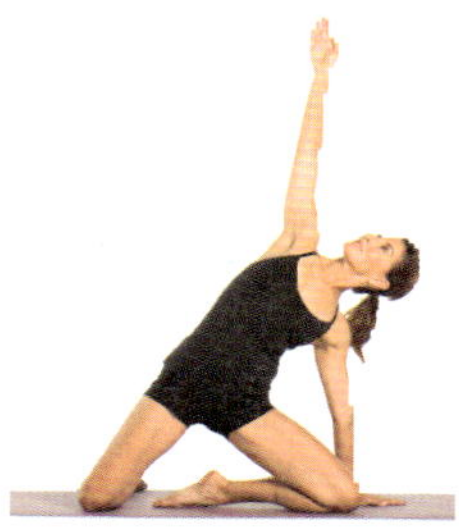

인어 자세,
92쪽

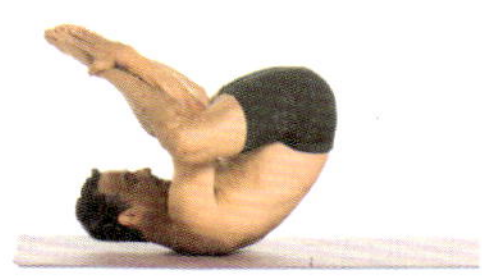

물개 자세,
104쪽

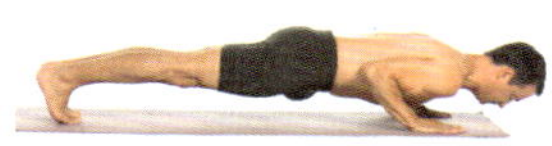

팔굽혀펴기 자세,
55쪽

오후 이완시키기
P.M. Relaxation

이 운동은 오후에 신체를 휴식시키고 이완시키기 위한 준비를 하는데 있어서 매우 좋은 방법이다. 이들은 또한 다른 운동을 하기 전에 몸 풀기를 위하여 사용할 수도 있다. 천천히 근절하여 움직이며, 한 운동에서 다음 운동을 절도 있게 실시해준다. 만약 휴식을 위해서 이 운동을 실시하려고 한다면, 심장 박동 수를 내린 상태에서 실시해준다.

수준: 초급자
시간: 10분

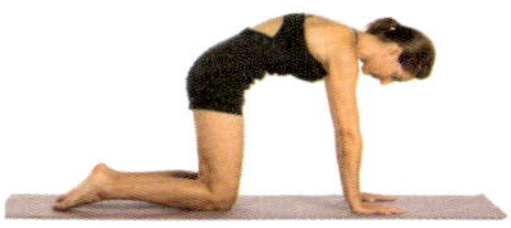

고양이-소 자세,
30쪽

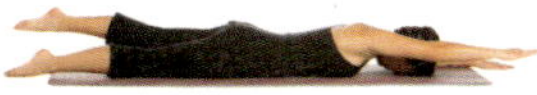

대칭 스트레치 자세,
48쪽

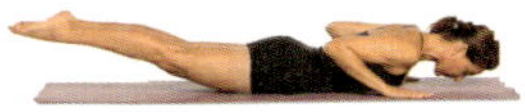

백조 자세,
54쪽

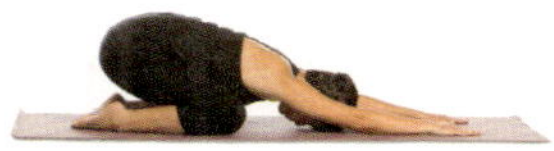

어린아이 자세,
26쪽

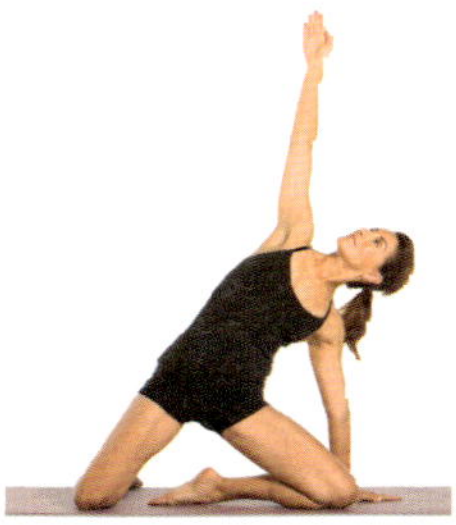

인어 자세,
92쪽

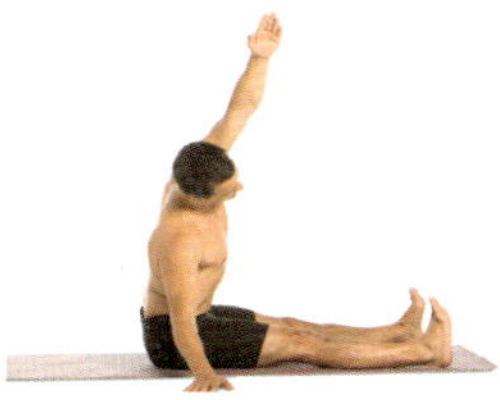

척추 스트레치 자세:
전방 및 측방, 90쪽

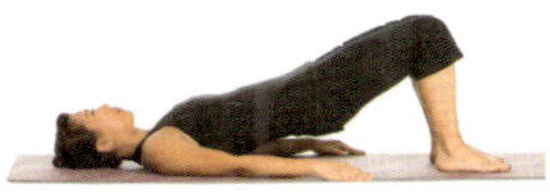

골반 들기 자세,
62쪽

스트레스 풀기
Stress Release

매일 스트레스를 푸는 것은 전반적인 건강과 행복을 위해서 중요하다. 스트레스를 풀고, 심신을 가라앉히기 위해서, 매일 몇 분을 내어서 관절을 열고, 몸을 움직이며, 근육을 스트레치 해준다. 이 운동 방법은 다른 운동 방법 또는 활동을 위한 몸 풀기로서 매일 실시할 수 있다.

수준: 초급자
시간: 15~20분

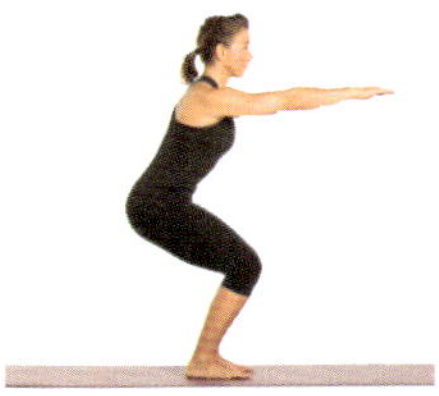

Squat 자세로 발뒤꿈치 들기 자세, 14쪽

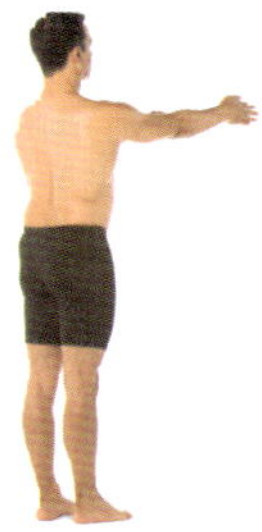

어깨 준비 자세, 13쪽

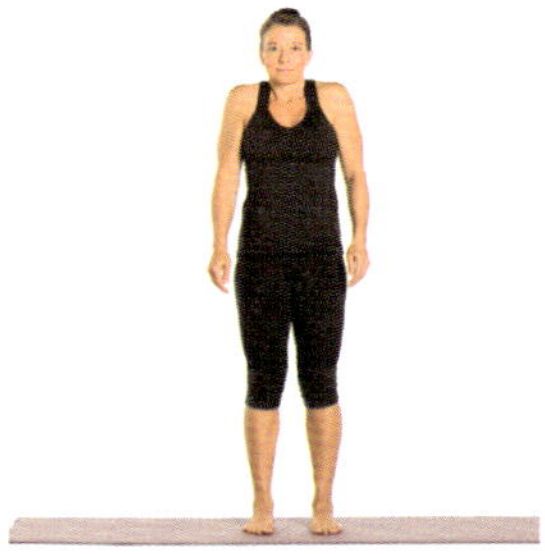

어깨 으쓱이기 자세, 24쪽

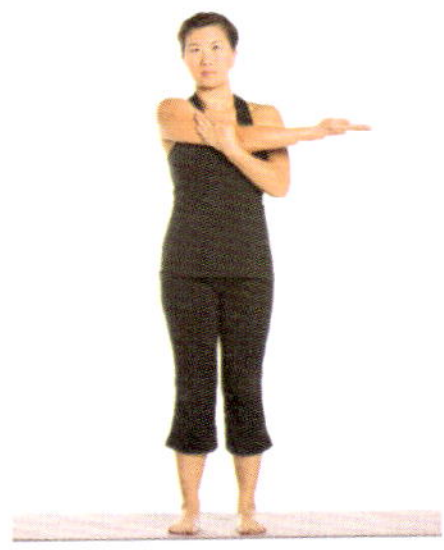

팔 스트레치 자세, 16쪽

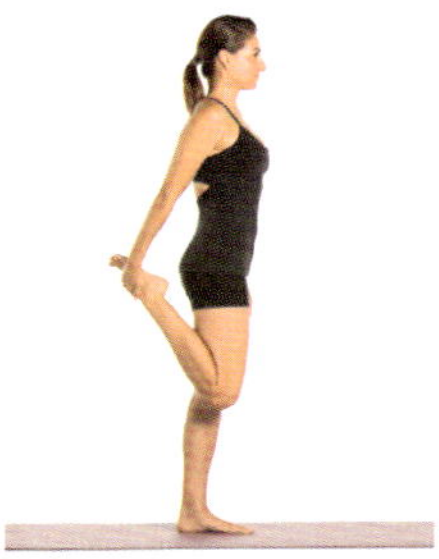

다리 스트레치 자세, 18쪽

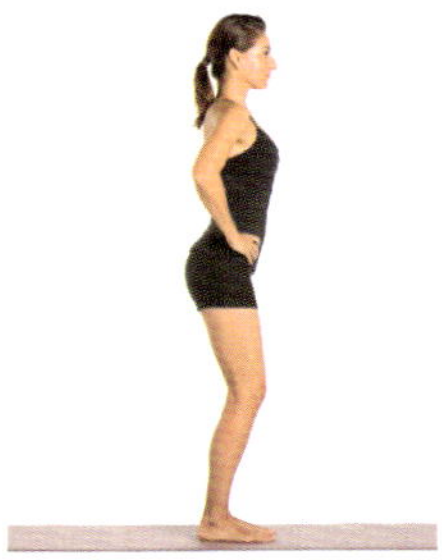

골반 조이기 자세, 20쪽

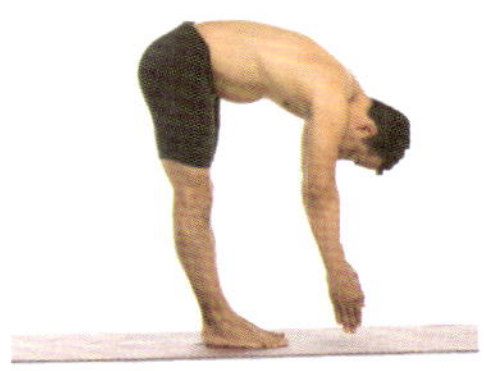

아래 감기 자세, 22쪽

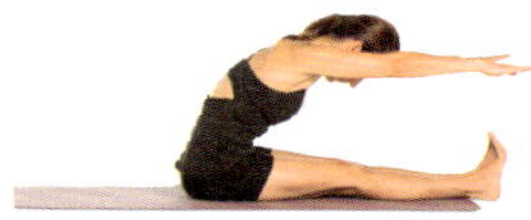

감아올리기 자세, 66쪽

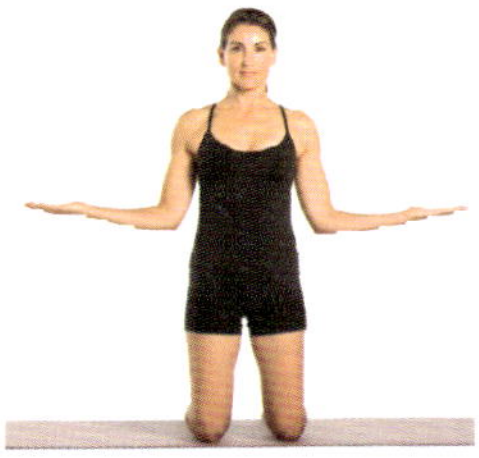

양팔 외전 회선 자세, 27쪽

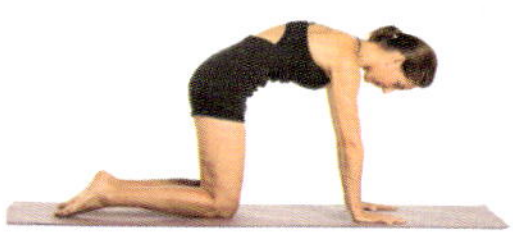

고양이-소 자세, 30쪽

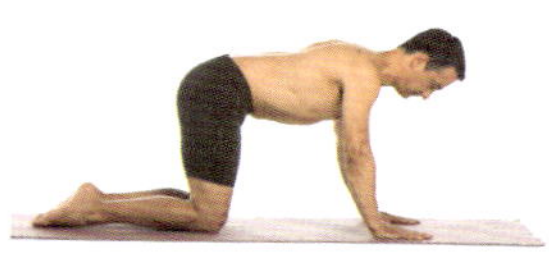

복장뼈(흉골) 떨어뜨리기 자세, 32쪽

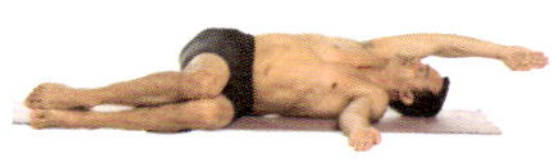

팔랑개비 자세, 38쪽

스트레스 풀기
Stress Release

(계속)

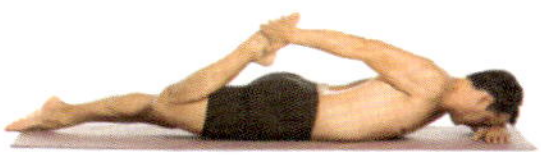
허벅지 스트레치 자세,
49쪽

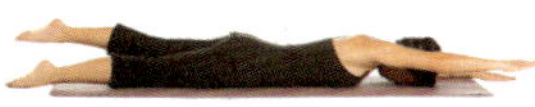
대칭 스트레치 자세,
48쪽

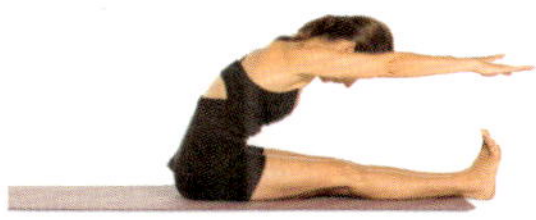
감아올리기 자세,
66쪽

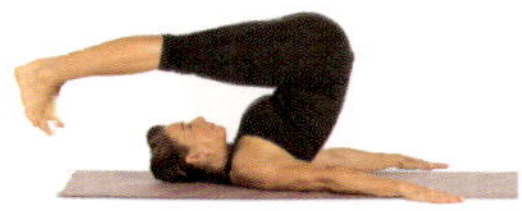
감아 넘기기 자세,
78쪽

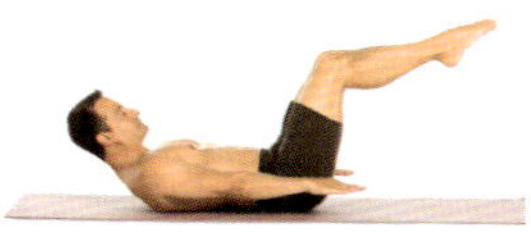
헌드레드 자세,
64쪽

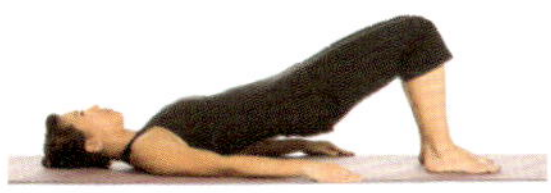
골반 들기 자세,
62쪽

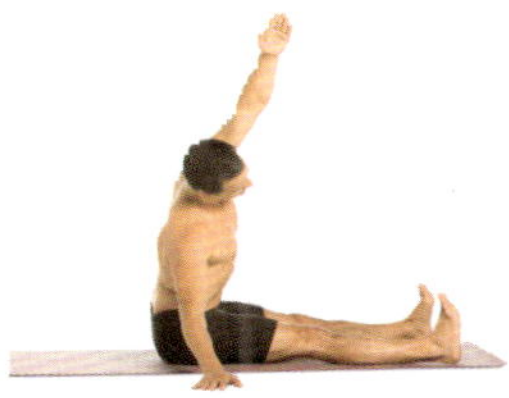
척추 스트레치 자세:
앞과 옆 자세, 90쪽

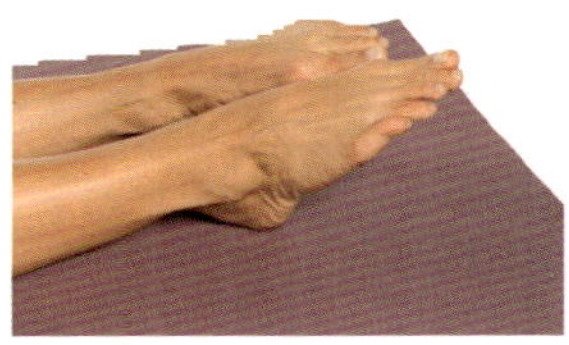
발 동작 자세,
94쪽

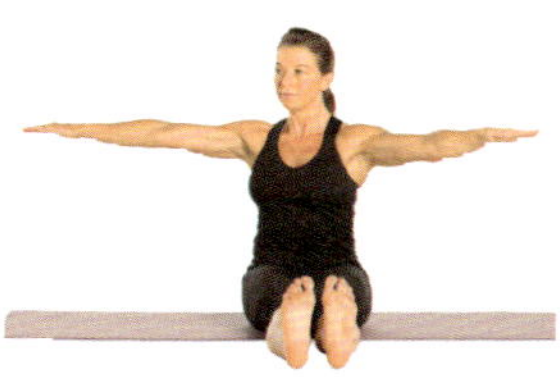
척추 비틀기 자세,
100쪽

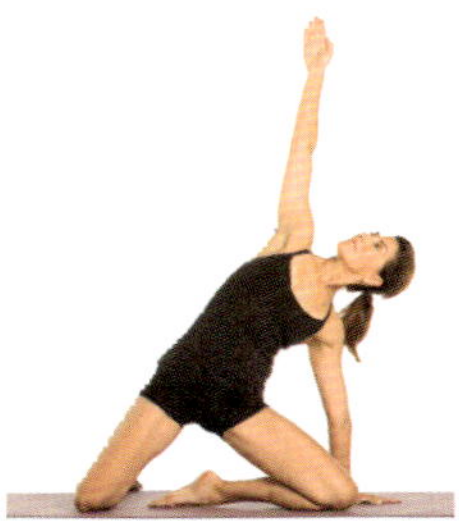
인어 자세,
92쪽

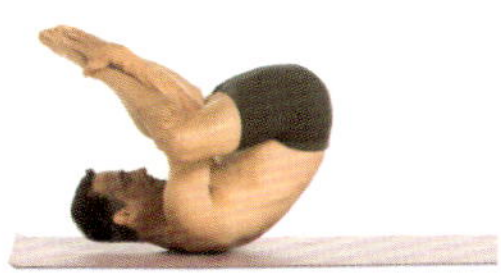
물개 자세,
104쪽

수정된 하등배 핵심 초점
Modified Lower Back Core Focus

이 프로그램은 핵심, 특히 하등배의 근력강화에 초점을 두고 있다. 허약한 하등배는 통증과 빈약한 자세의 원인이 되고 있으며, 근육의 불균형과 다른 문제 또는 통증을 유발한다. 강력한 하등배는 보다 난이도가 높은 운동 또는 운동을 위한 기반을 제공하며, 곧고 길게 설 수 있도록 해준다. 이 프로그램은 다른 프로그램을 위한 몸 풀기로 사용될 수도 있으며, 또는 더 나은 자세와 더 강한 신체로 향상시켜 주는 핵심의 통합 부분인 하등배의 몸 풀기와 강화를 위한 효과적인 방법으로 사용될 수도 있다.

수준: 초급자
시간: 10~15분

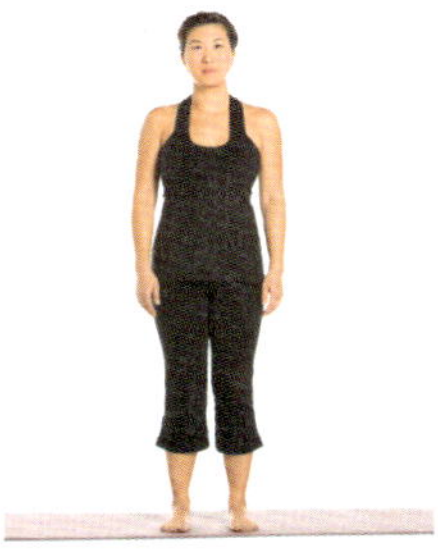

수정된 필라테스 자세, 12쪽

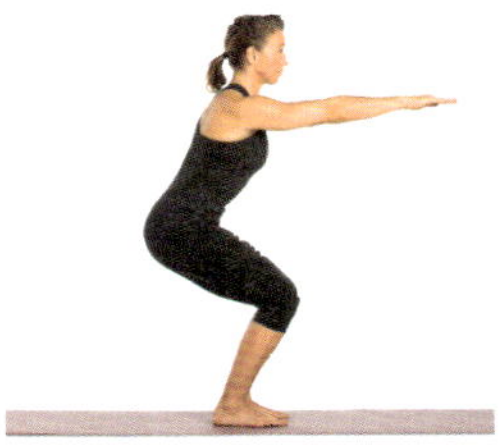

Squat 자세로 발뒤꿈치 들기 자세, 14쪽

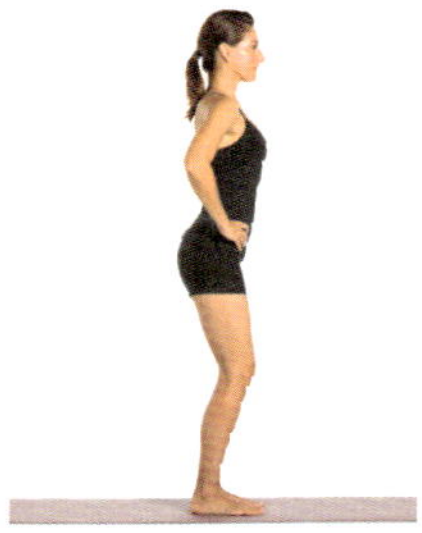

골반 조이기 자세, 20쪽

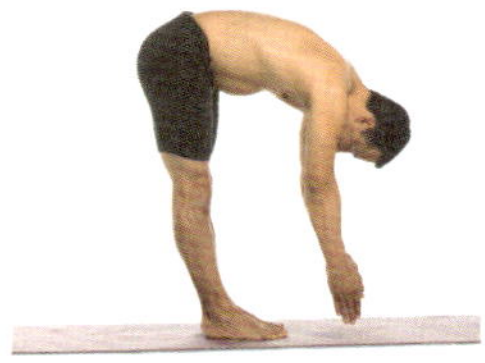

아래로 감기 자세, 22쪽

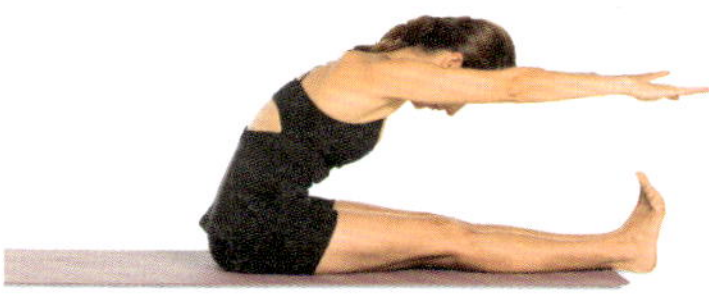

감아올리기 자세, 66쪽

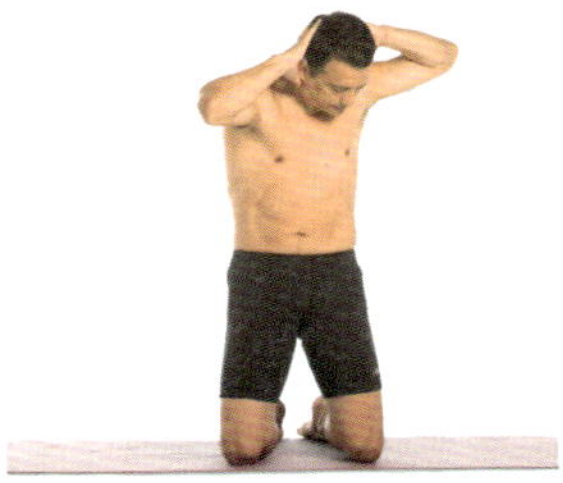

배빗근 크런치 자세, 28쪽

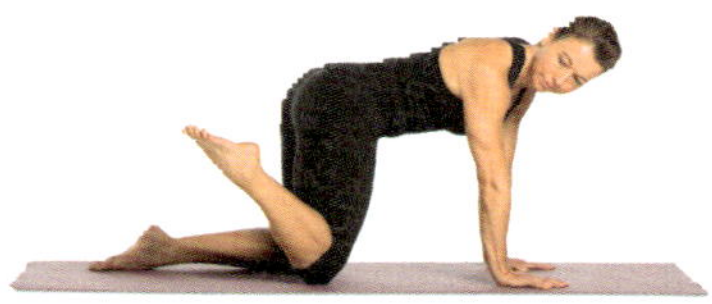

꼬리 흔들기 자세, 31쪽

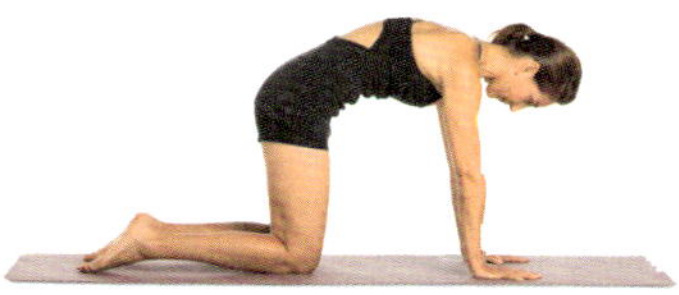

고양이-소 자세, 30쪽

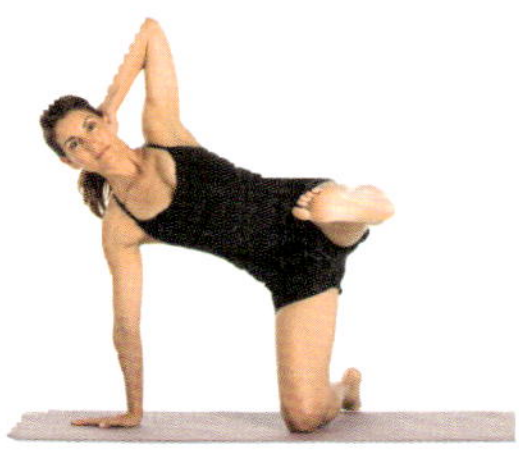

무릎 꿇어 옆차기 자세, 33쪽

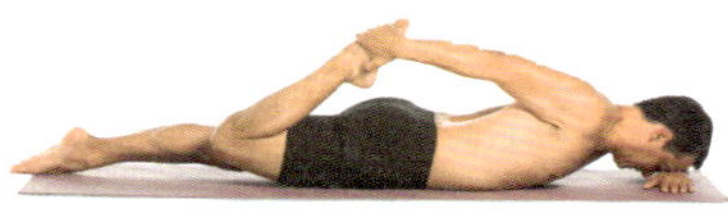

허벅지 스트레치 자세, 49쪽

수정된 하등배 핵심 초점
Modified Lower Back Core Focus

(계속)

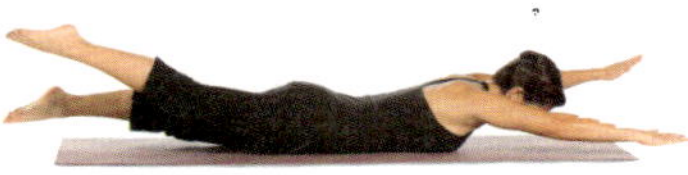

수영 자세, 51쪽

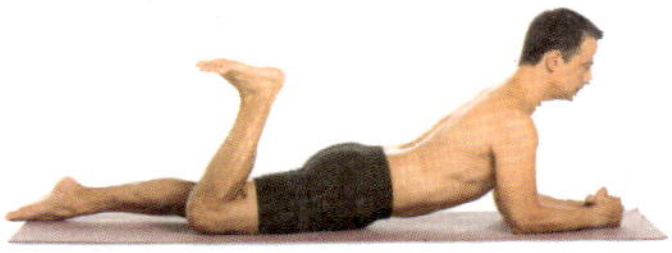

한다리 차기 자세, 50쪽

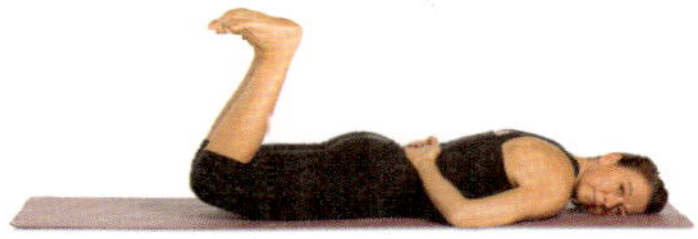

양다리 차기 자세, 52쪽

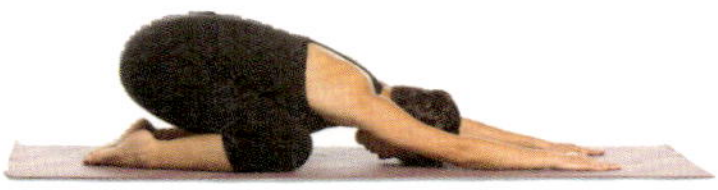

어린아이 자세, 26쪽

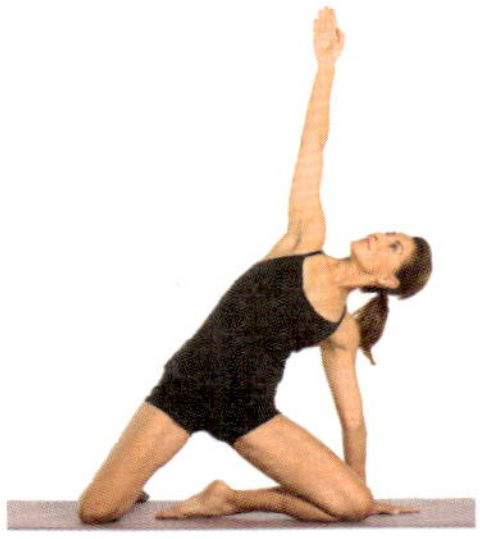

인어 자세, 92쪽

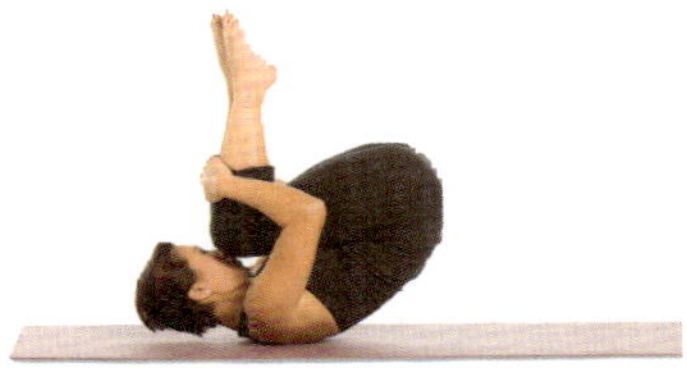

공모양 구르기 자세, 97쪽

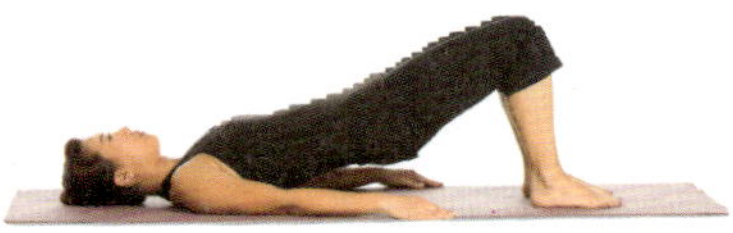

골반 들기 자세, 62쪽

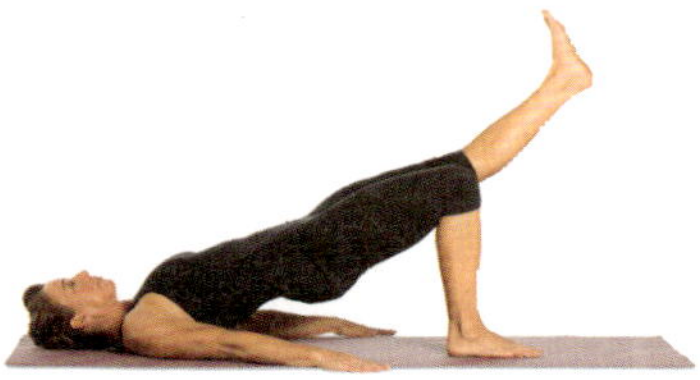

어깨 브리지 자세, 76쪽

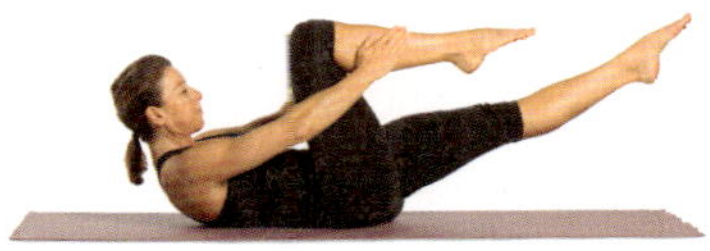

한다리 스트레치 자세, 68쪽

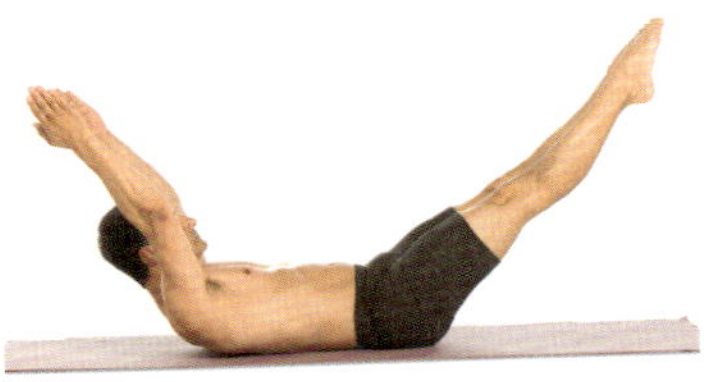

양다리 스트레치 자세, 70쪽

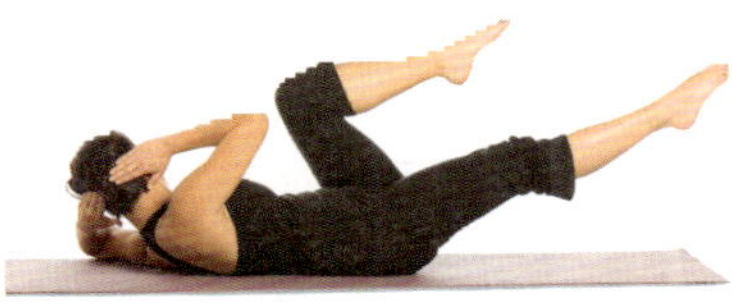

교차 자세, 73쪽

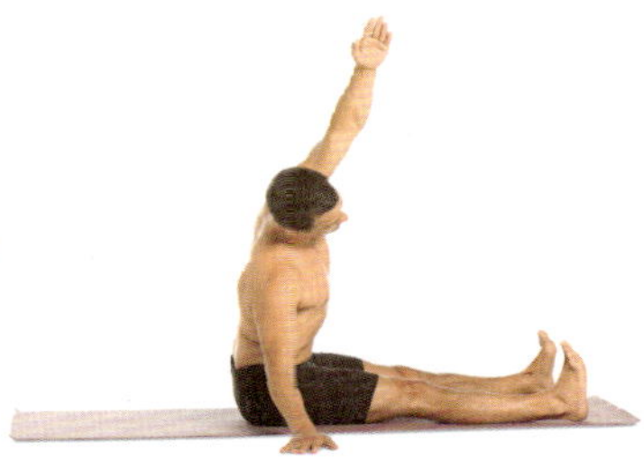

척추 스트레치 자세: 전방 및 측방, 90쪽

핵심 집중
Core Concentration

이 과정은 위로부터 아래까지 그리고 앞에서 뒤로의 전체적인 핵심의 강화에 초점을 두고 있다. 강력한 핵심은 강력한 신체로 이끌며, 이는 곧 건전하고 올바른 자세로 이끈다. 허약한 핵심을 가진 사람은 자신을 정확하게 세울 수 없다. 전체적인 핵심 강화는 관절에 스트레스를 주지 않으면서 근육과 뼈를 지지하는 확고한 바탕을 제공한다. 핵심을 강화하고 자세를 교정하기 위해서 이 프로그램을 매일 사용해준다.

수준: 초급자에서 중급자까지
시간: 15~20분

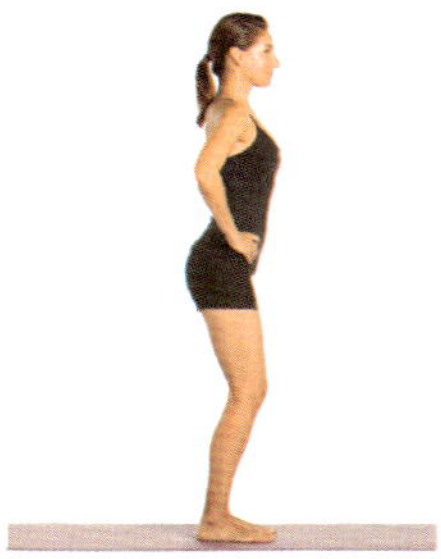

골반 조이기 자세, 20쪽

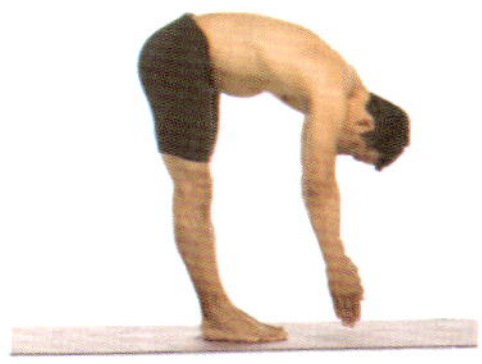

아래로 감기 자세, 22쪽

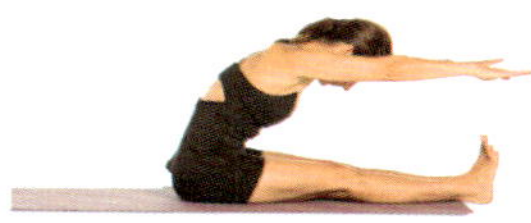

감아올리기 자세, 66쪽

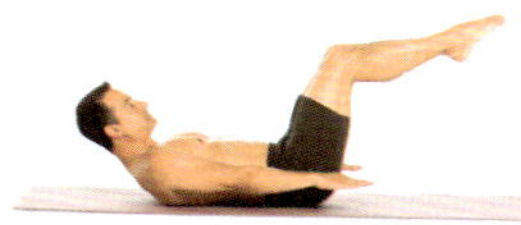

헌드레드 자세, 64쪽

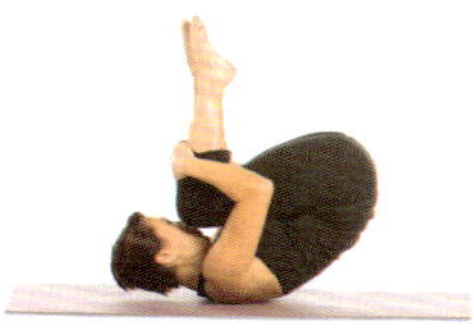

공모양 구르기 자세, 97쪽

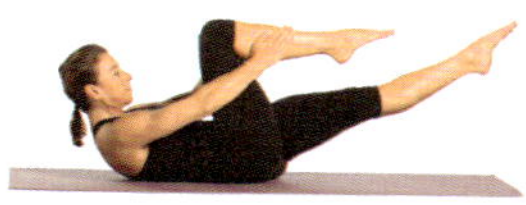

한다리 스트레치 자세, 68쪽

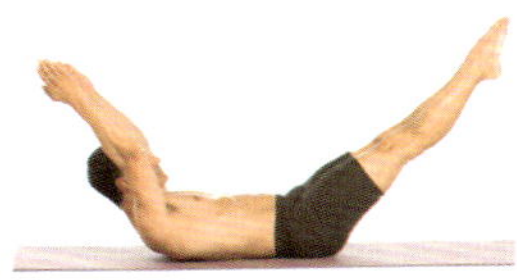

양다리 스트레치 자세, 70쪽

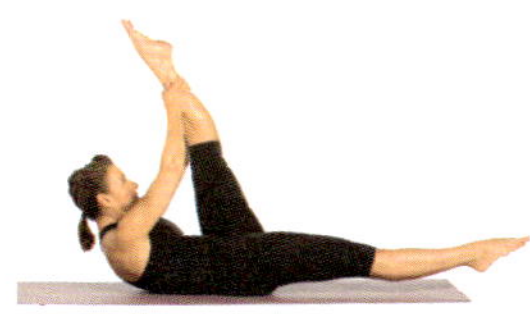

한다리 뻗어 스트레치 자세, 71쪽

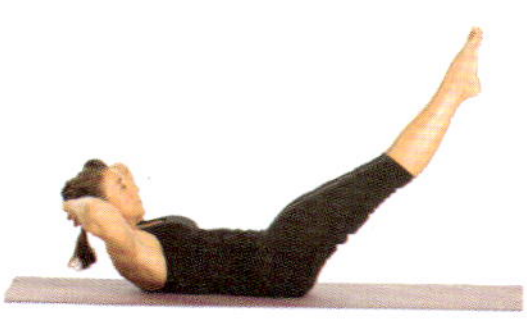

양다리 뻗어 스트레치 자세, 72쪽

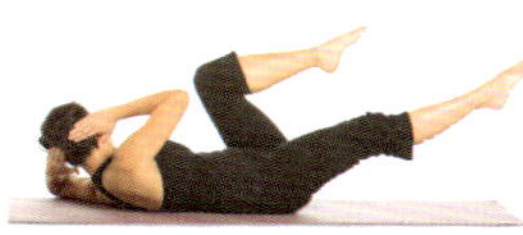

교차 자세, 73쪽

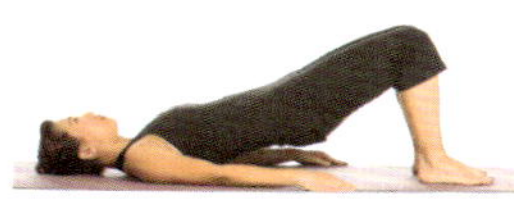

골반 들기 자세, 62쪽

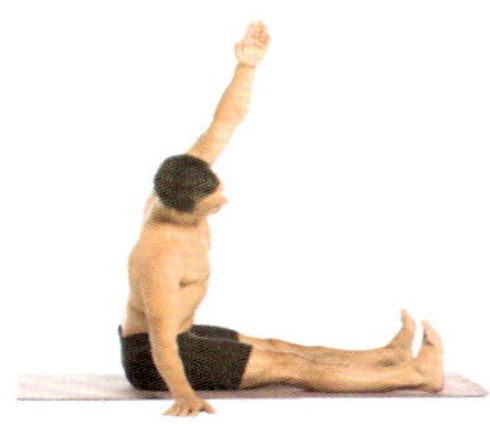

척추 스트레치 자세: 전방 및 측방, 90쪽

핵심 집중
Core Concentration

(계속)

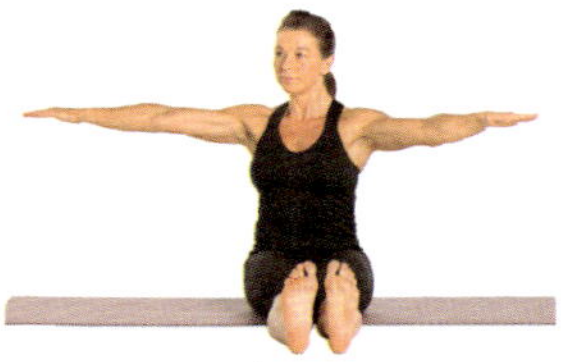

척추 비틀기 자세,
100쪽

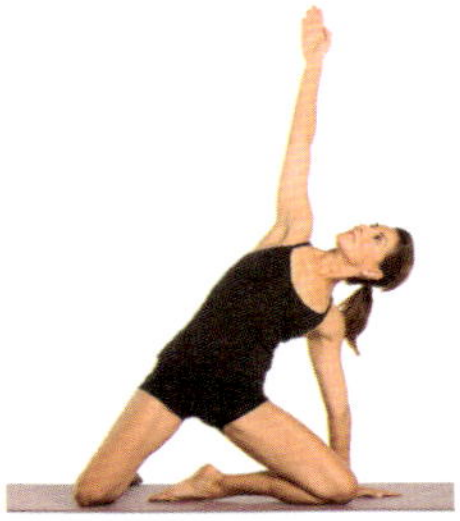

인어 자세,
92쪽

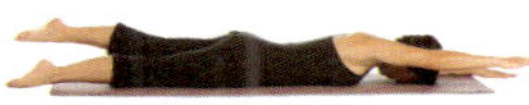

대칭 스트레치 자세,
48쪽

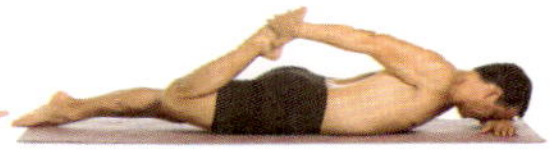

허벅지 스트레치 자세,
49쪽

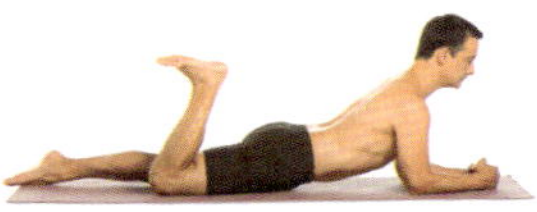

한다리 차기 자세,
50쪽

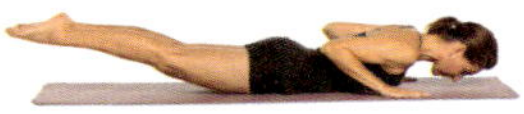

백조 자세,
54쪽

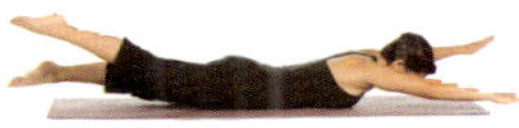

수영 자세,
51쪽

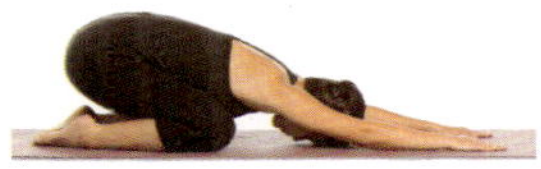

어린아이 자세,
26쪽

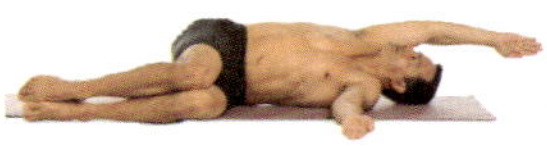

팔랑개비 자세,
38쪽

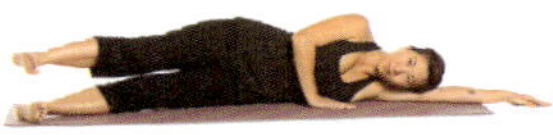

다리 들기 자세,
39쪽

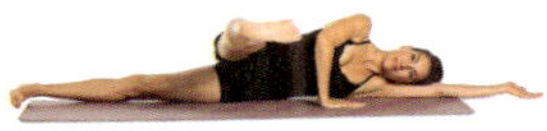

앞차기 자세,
41쪽

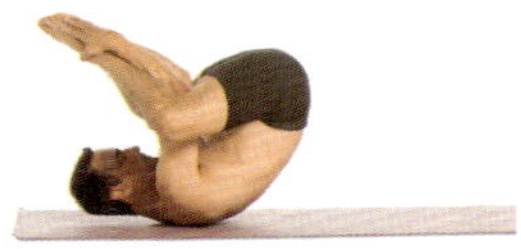

물개 자세,
104쪽

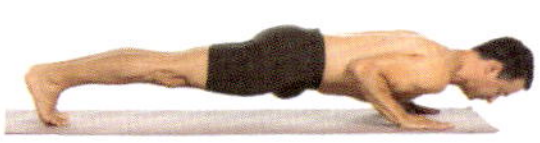

팔굽혀펴기 자세,
55쪽

보다 나은 자세
Better Posture

오늘날에 있어서 자세를 최선의 상태로 유지하는 것은 매우 어려울 수도 있다. 사람들은 가끔 너무 많은 운전, 너무 많은 앉은 생활, 너무 많은 기립생활, 그리고 이러한 것들이 매우 빈약한 자세와 함께 한다. 빈약한 자세는 통증이나 신체 허약으로 이끌 수 있으나. 이들을 교정하는 것은 매우 어려울 수 있다. 이 프로그램은 매일 또는 주마다 사용할 수 있다. 프로그램은 난이도가 높으나, 실행가능하며, 적어도 매 격일마다 실시되어야 한다.

수준: 초급자에서 중급자까지
시간: 15~20분

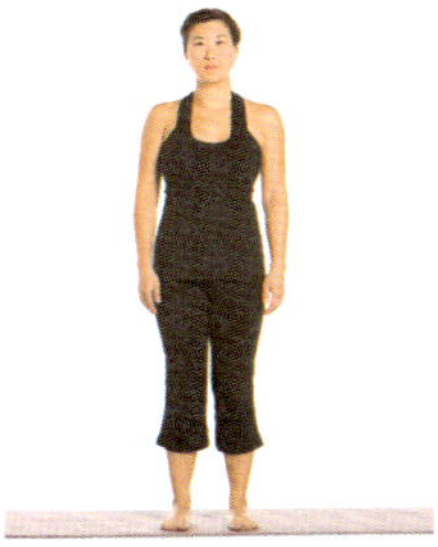

수정된 필라테스 자세, 12쪽

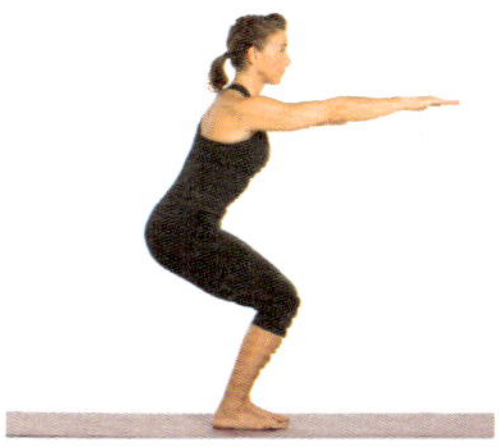

Squat 자세로 발뒤꿈치 들기 자세, 14쪽

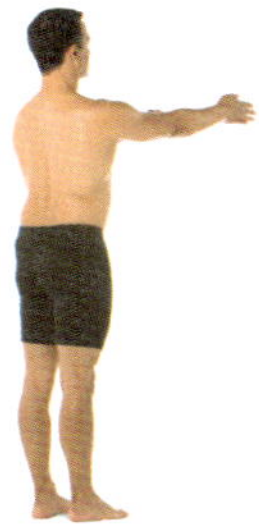

어깨 준비 자세, 13쪽

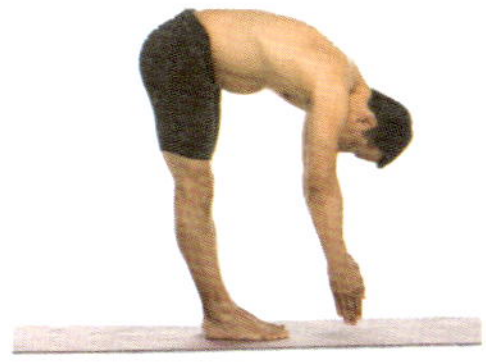

아래로 감기 자세, 22쪽

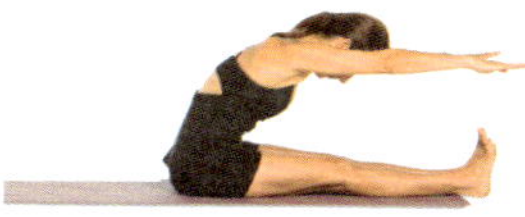

감아올리기 자세, 66쪽

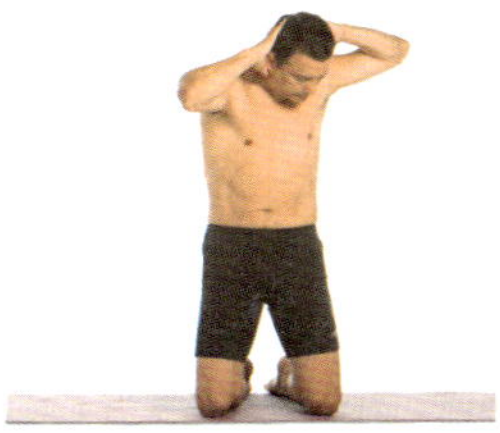

배빗근 크런치 자세, 28쪽

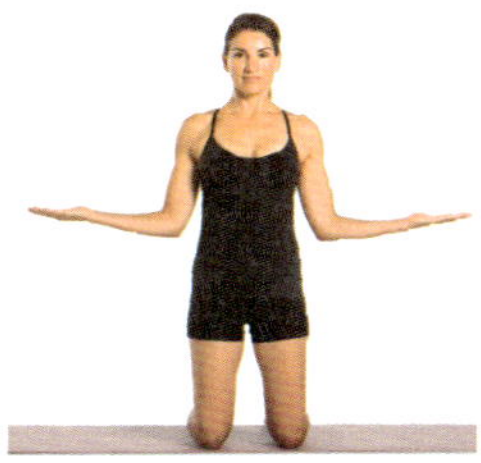

양팔 외전 회선 자세, 27쪽

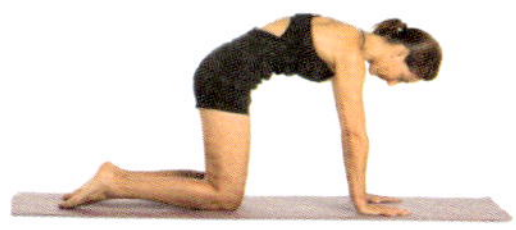

고양이-소 자세, 30쪽

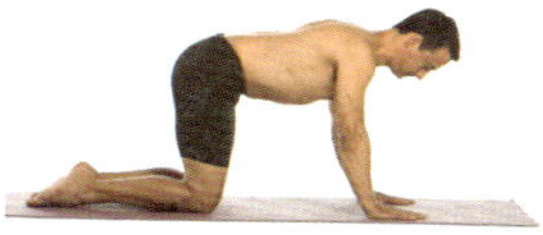

복장뼈(흉골) 떨어뜨리기 자세, 32쪽

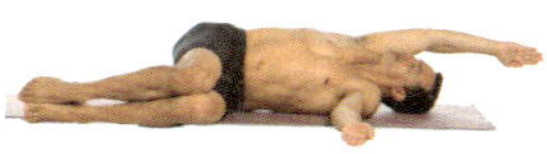

팔랑개비 자세, 38쪽

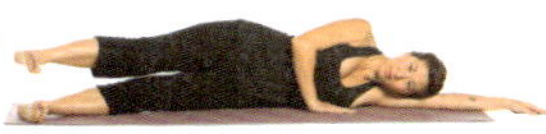

다리 들기 자세, 39쪽

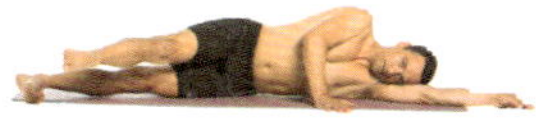

옆 누워 다리 돌리기 자세, 40쪽

보다 나은 자세
Better Posture

(계속)

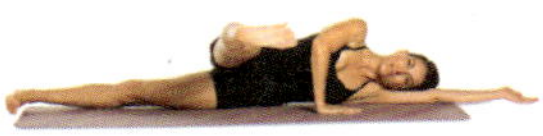

앞차기 자세,
41쪽

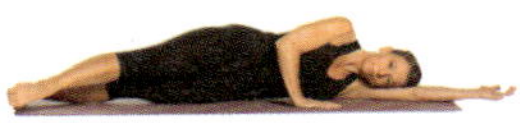

다리 두드리기 자세,
42쪽

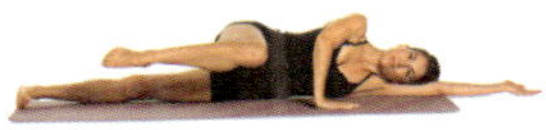

옆 누워 자전거 타기 자세,
44쪽

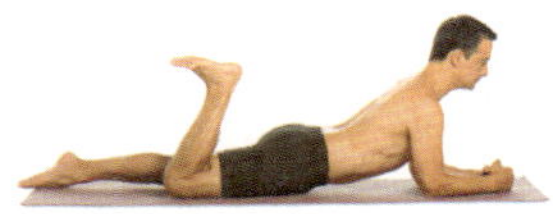

한다리 차기 자세,
50쪽

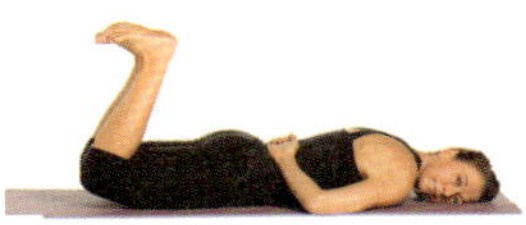

양다리 차기 자세,
52쪽

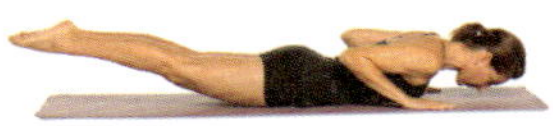

백조 자세,
54쪽

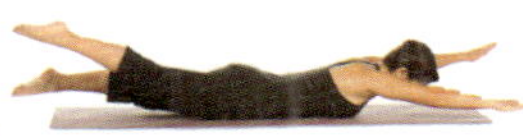

수영 자세,
51쪽

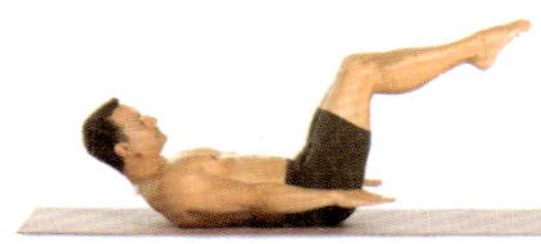

헌드레드 자세,
64쪽

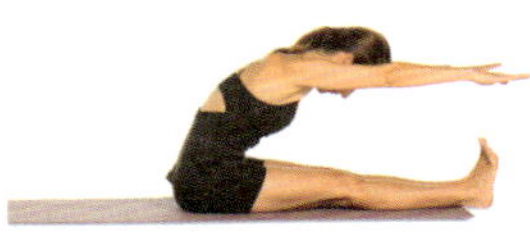

감아올리기 자세,
66쪽

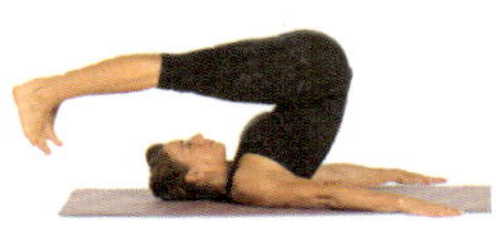

감아 넘기기 자세,
78쪽

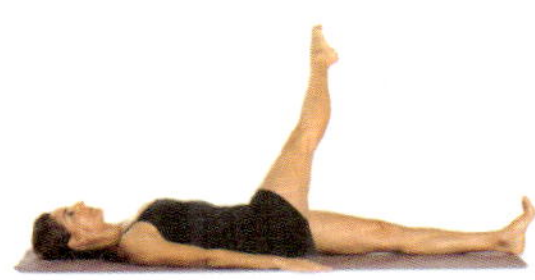

누워 다리 돌리기 자세,
60쪽

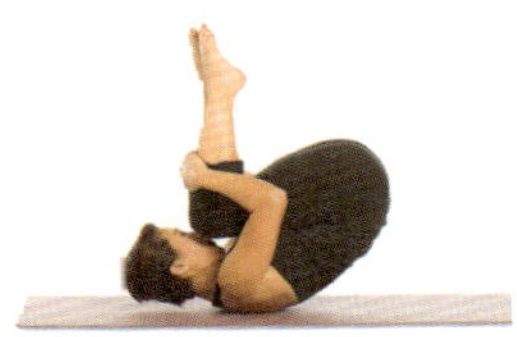

공모양 구르기 자세,
97쪽

(계속)

보다 나은 자세
Better Posture

(계속)

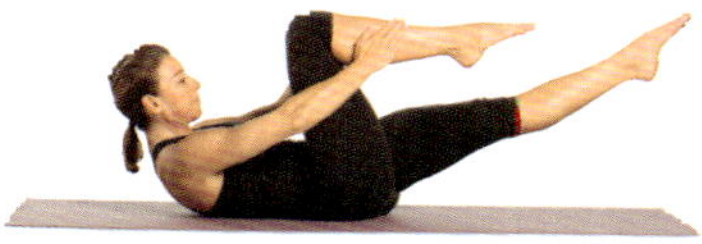

한다리 스트레치 자세,
68쪽

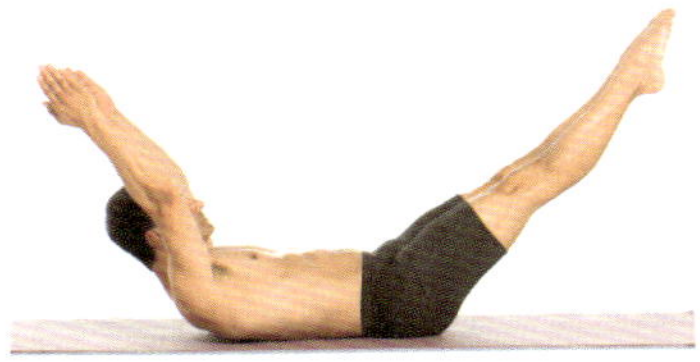

양다리 스트레치 자세,
70쪽

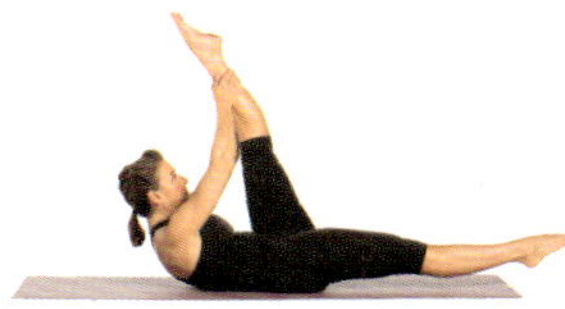

한다리 뻗어 스트레치 자세,
71쪽

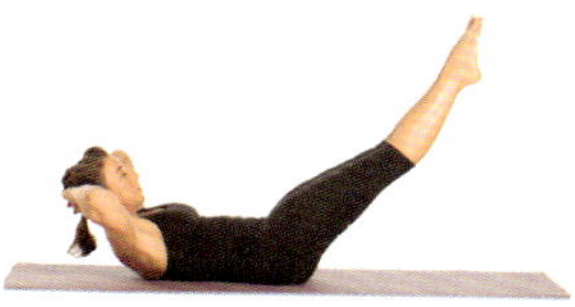

양다리 뻗어 스트레치 자세,
72쪽

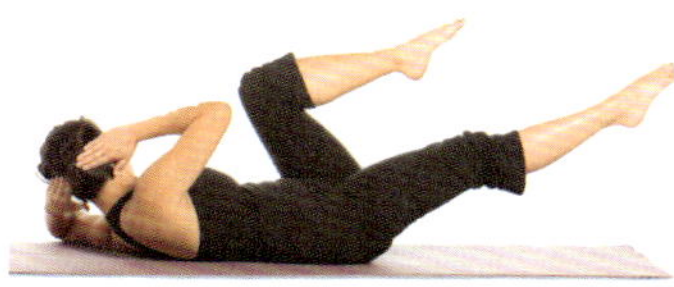

교차 자세,
73쪽

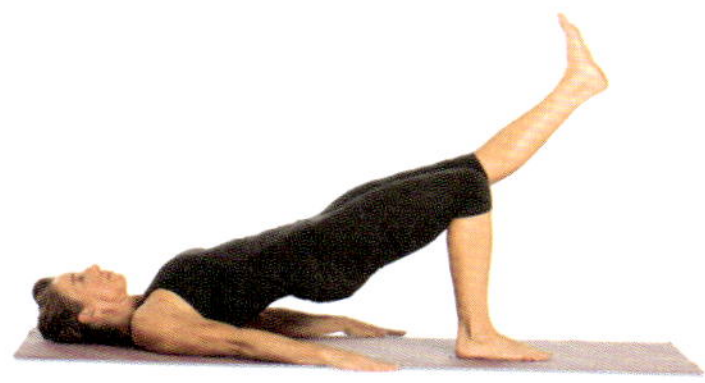

어깨 브리지 자세,
76쪽

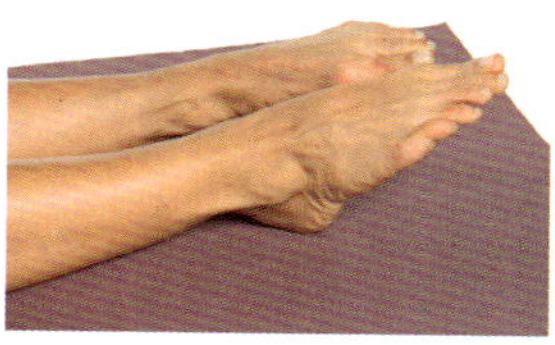

발 동작 자세,
94쪽

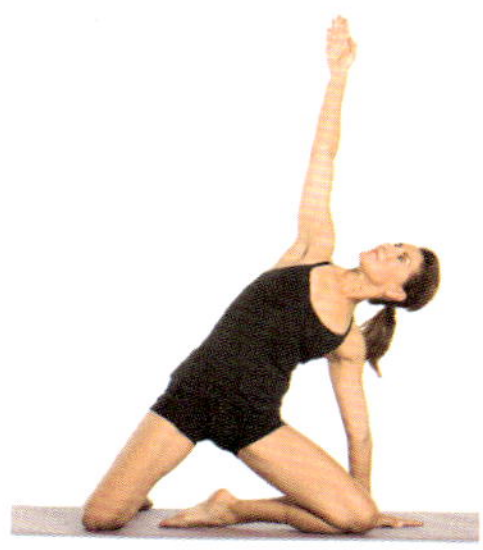

인어 자세,
92쪽

간단한 체중감량 필라테스
Simple Weight-Loss Pilates

이 운동은 체중을 줄이기 위한 칼로리의 연소에 초점을 둔다. 칼로리를 연소시키기 위해서, 율동적으로 운동을 해야 하며, 한 운동에서 다음 운동으로 용이성을 유지하고, 가능하다면 휴식하기 위해서 중단하는 일 없이 움직여야한다. 이것은 될 수 있는 한 빨리 움직여야함을 의미하는 것이 아니다. 이것은 정상적인 속도보다 좀 더 빠른 속도에서 통제, 집중, 그리고 치밀함을 가지고 움직이며, 휴식을 적게 또는 휴식 없이 한 운동에서 다음 운동으로 진행함을 의미한다. 이 운동에서 요망하는 효과를 얻기 위해 형태와 질 대신에 속도와 양에 초점을 두어라.

수준: 초급자에서 중급자까지
시간: 30~45분

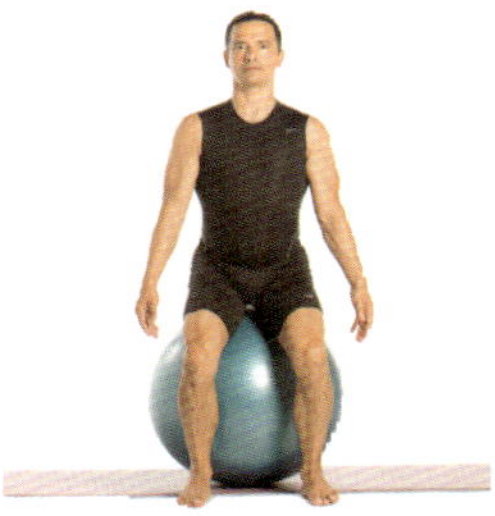

제자리 뛰기 자세, 111쪽

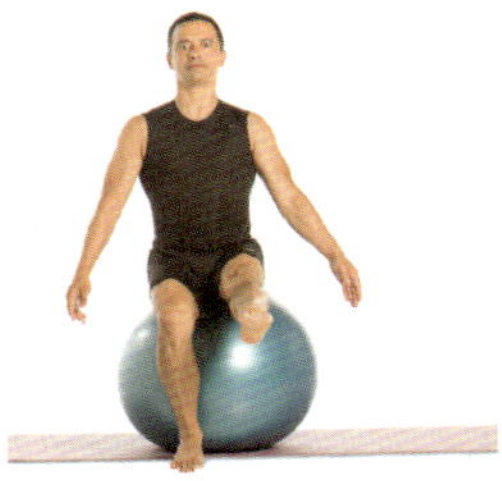

차면서 뛰기 자세, 112쪽

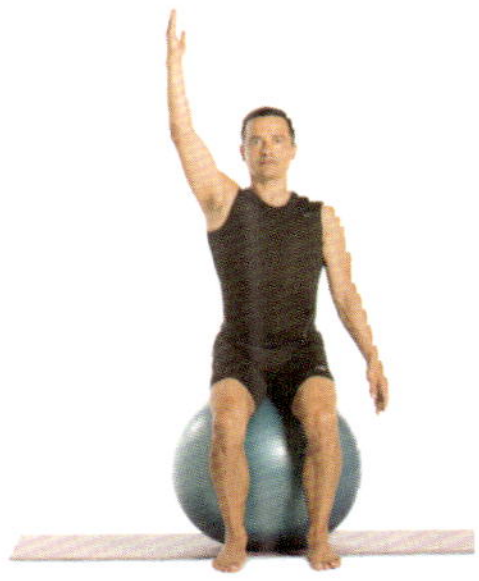

팔 내리고 뛰기 자세, 113쪽

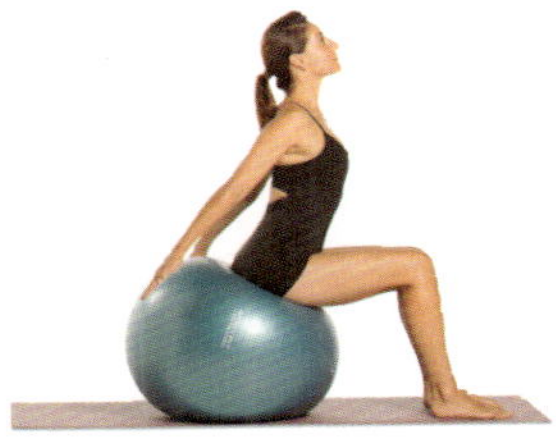

볼 위에서 스트레치하면서 골반 죄기, 114쪽

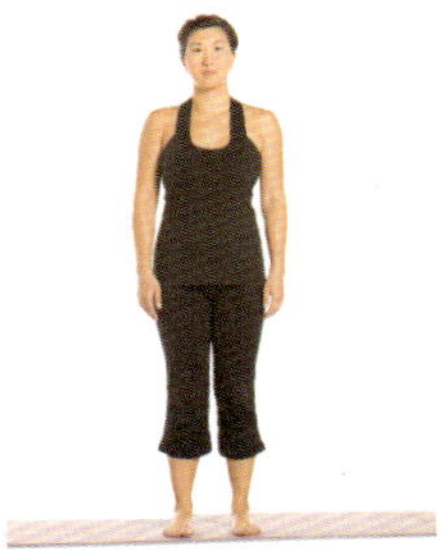

수정된 필라테스 자세, 12쪽

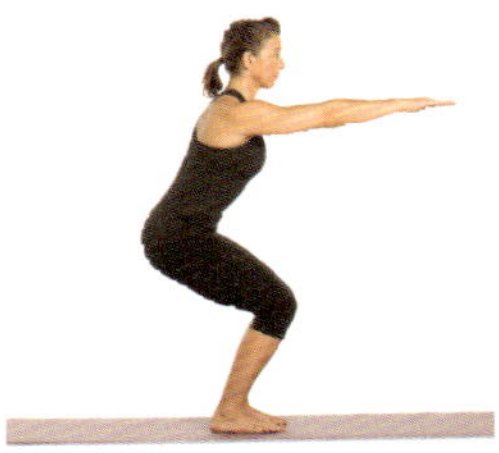

Squat 자세로 발뒤꿈치 들기 자세, 14쪽

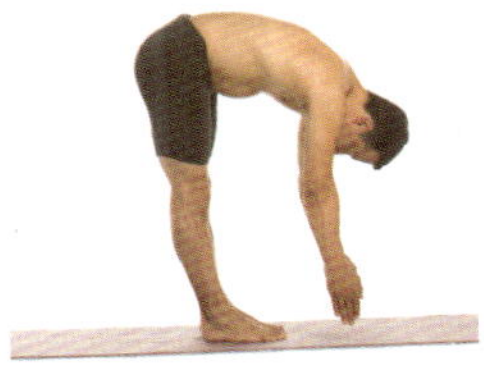

아래로 감기 자세, 22쪽

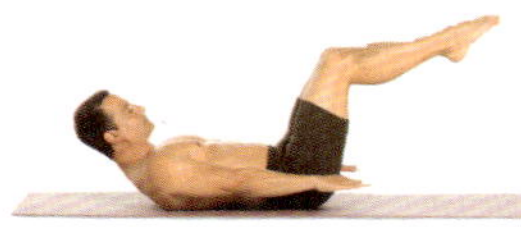

헌드레드 자세, 64쪽

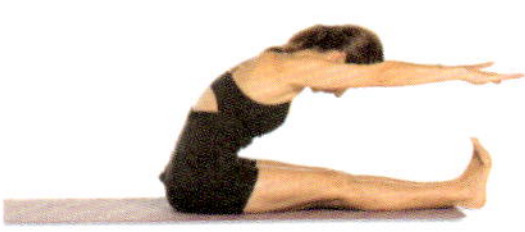

감아올리기 자세, 66쪽

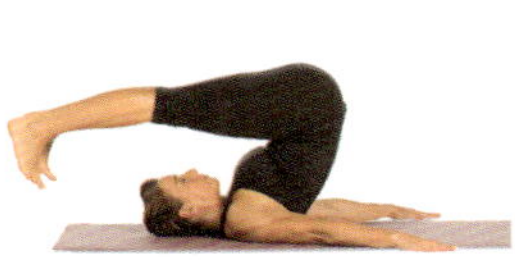

감아 넘기기 자세, 78쪽

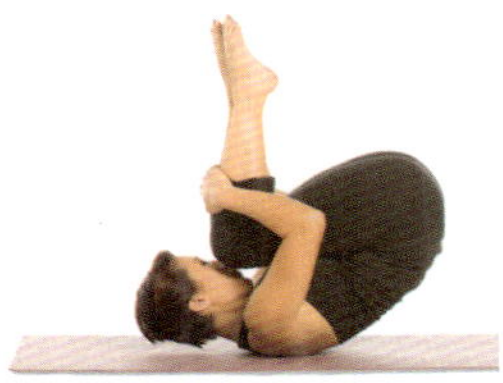

공모양 구르기 자세, 97쪽

(계속)

간단한 체중감량 필라테스
Simple Weight-Loss Pilates

(계속)

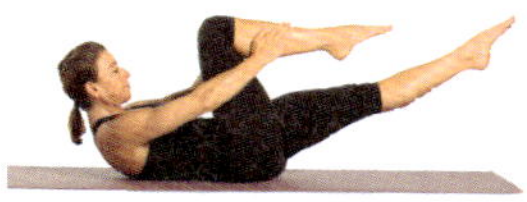

한다리 스트레치 자세,
68쪽

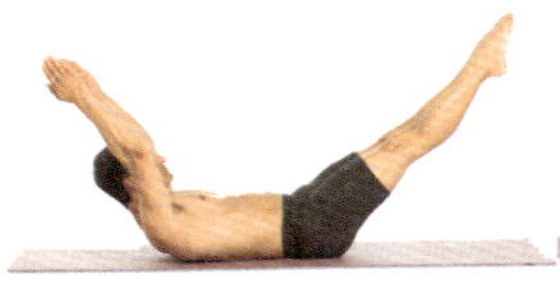

양다리 스트레치 자세,
70쪽

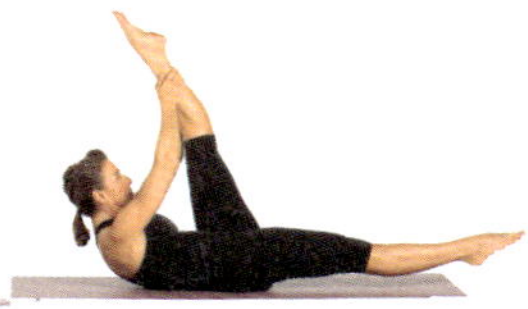

한다리 뻗어 스트레치 자세,
71쪽

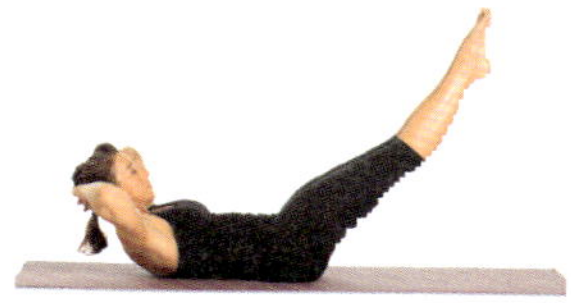

양다리 뻗어 스트레치 자세,
72쪽

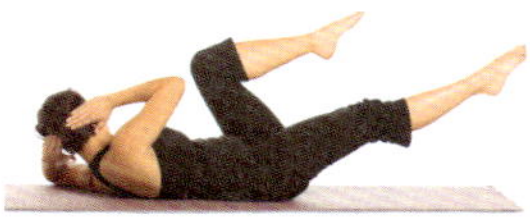

교차 자세,
73쪽

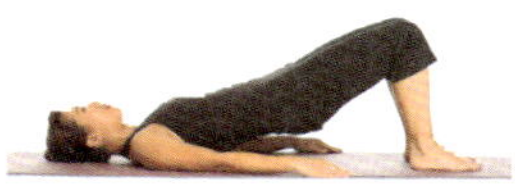

골반 들기 자세,
62쪽

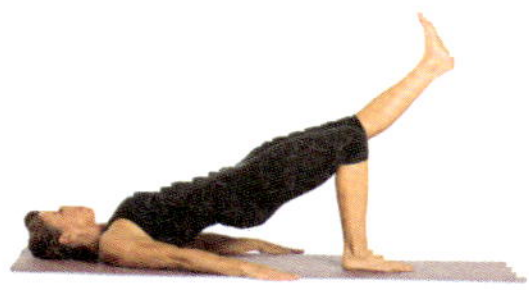

어깨 브리지 자세,
76쪽

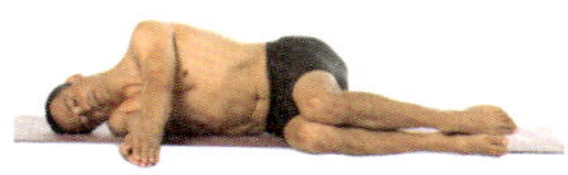

우 팔랑개비(우) 자세,
38쪽

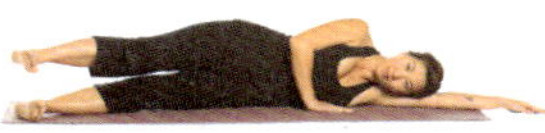

한다리 들기(우) 자세,
39쪽

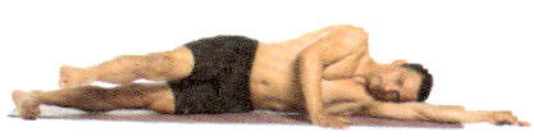

옆 누워 다리돌리기(우) 자세,
40쪽

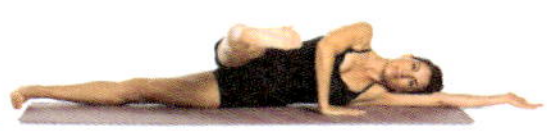

앞차기(우) 자세,
41쪽

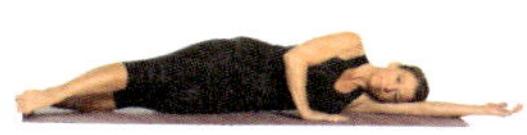

한다리 두드리기(우) 자세,
42쪽

간단한 체중감량 필라테스
Simple Weight-Loss Pilates

(계속)

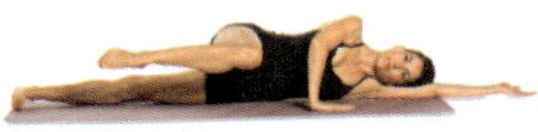

옆 누워 자전거타기(우) 자세,
44쪽

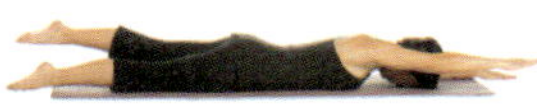

대칭 스트레치 자세,
48쪽

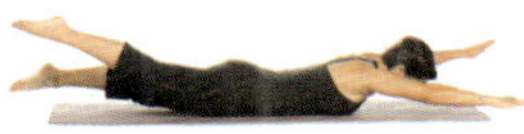

수영 자세,
51쪽

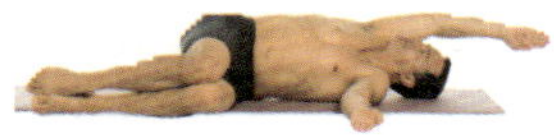

팔랑개비 자세,
38쪽

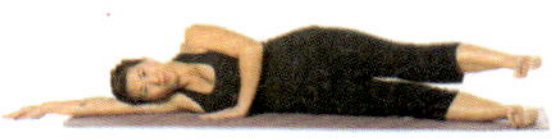

다리 들기(좌) 자세,
39쪽

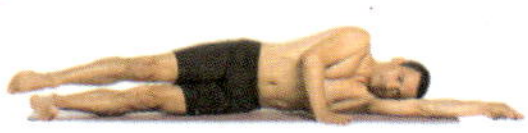

옆누워 다리 돌리기(좌) 자세,
40쪽

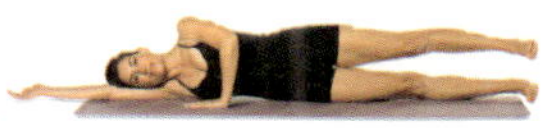

앞차기(좌) 자세,
41쪽

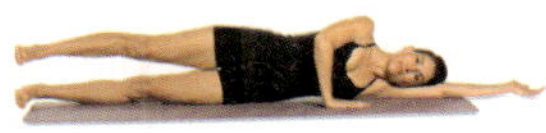

다리 두드리기(좌) 자세,
42쪽

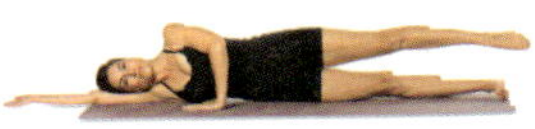

옆 누워 자전거 타기(좌) 자세,
44쪽

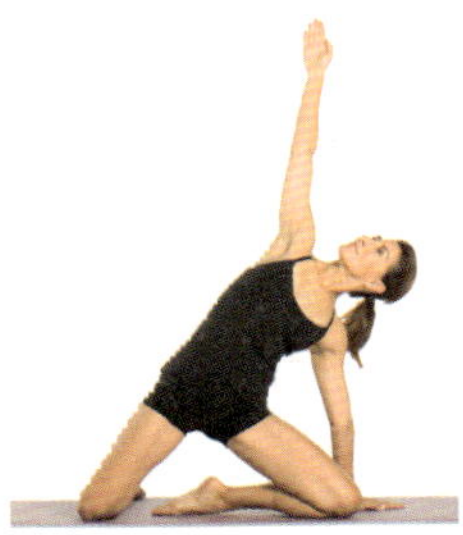

인어 자세,
92쪽

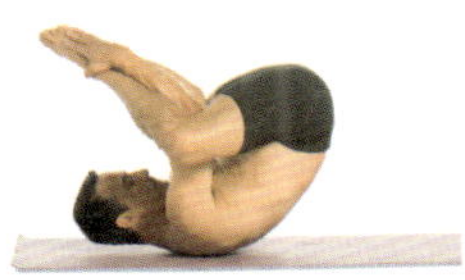

물개 자세,
104쪽

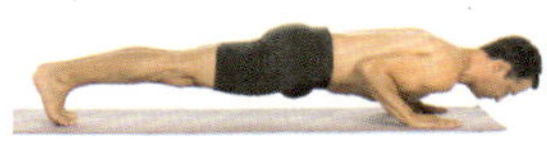

팔굽혀 펴기 자세,
55쪽

길고 마른 근육
Long and Lean Muscles

이 운동은 신속하고 용이하면서도 초점이 있고, 직접적이다. 만약 초점을 가지고 명확한 방법으로 이 운동을 마치며, 중단없이 한 운동에서 다음 운동으로 이동한다면, 목적하는 결과를 달성하게 될 것이다. 각각의 손발과 근육을 움직일 때, 한 끝 지점에서 다른 끝 지점까지 밖으로 길게 뻗는다고 생각한다. 한 운동에서 다른 운동으로 이동할 때, 각 운동의 정확한 동작에 초점을 두어라.

수준: 중급자
시간: 10~15분

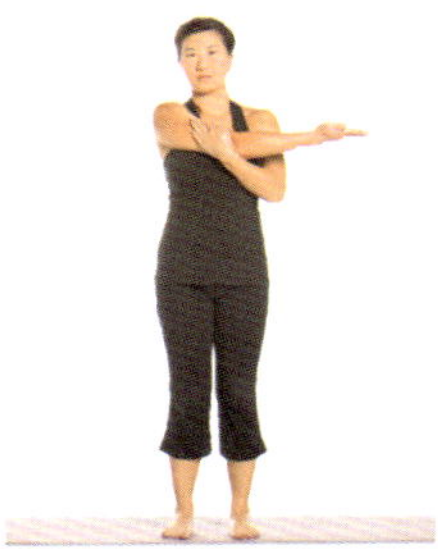

팔 스트레치 자세, 16쪽

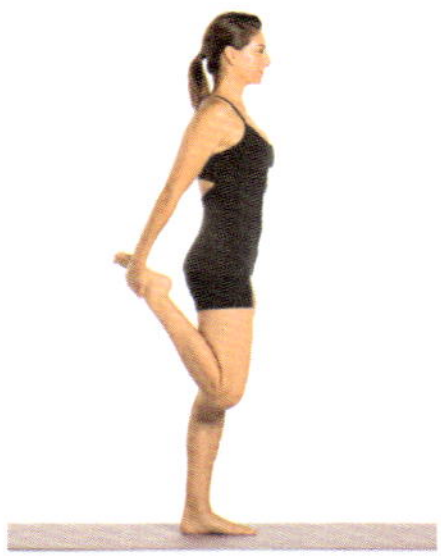

한다리 스트레치 자세, 18쪽

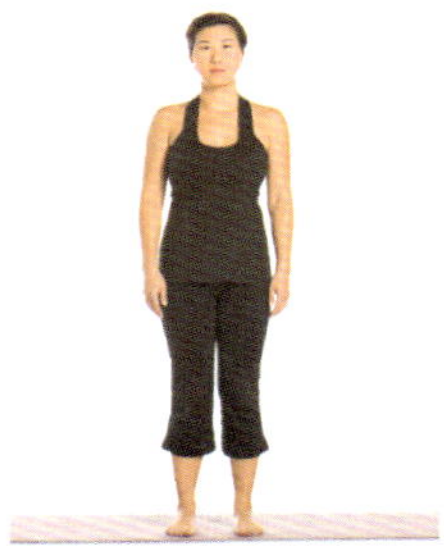

수정된 필라테스 자세, 12쪽

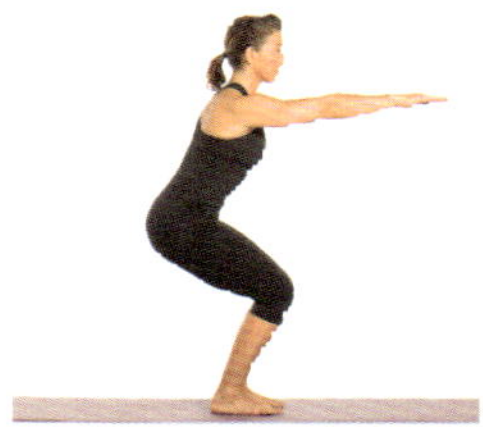

Squat 자세로 발뒤꿈치 들기 자세, 14쪽

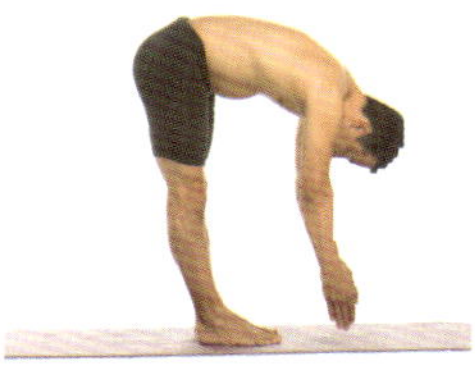

아래로 감기 자세, 22쪽

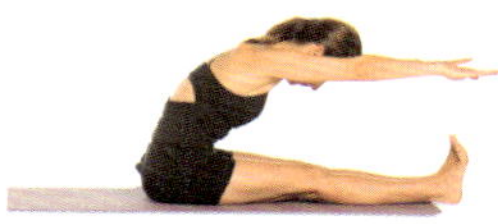

감아올리기 자세, 66쪽

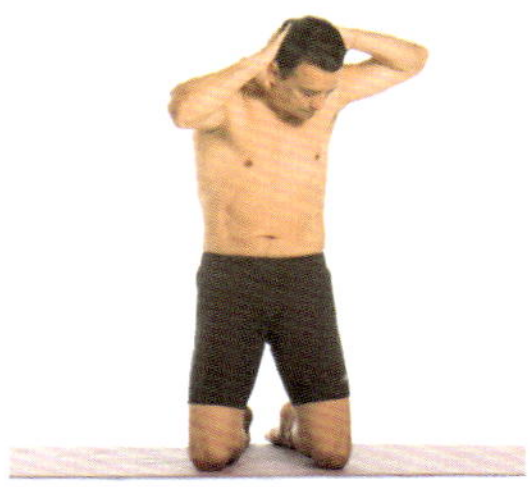

배빗근 크런치 자세, 28쪽

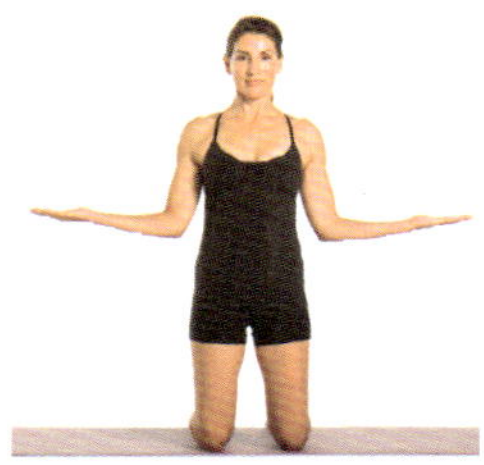

양팔 외전 회전 자세, 27쪽

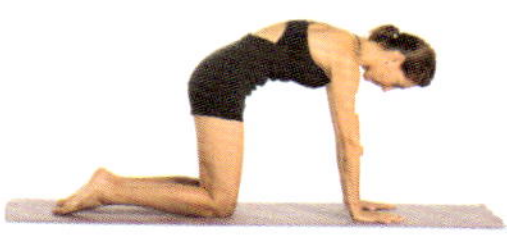

고양이-소 자세, 30쪽

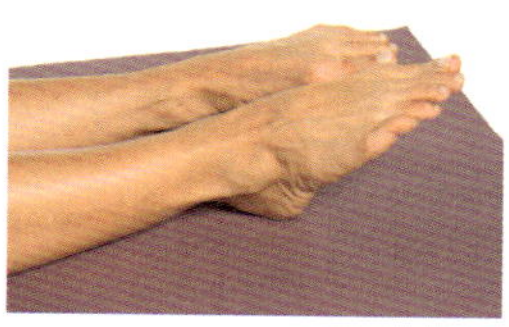

발 동작 자세, 94쪽

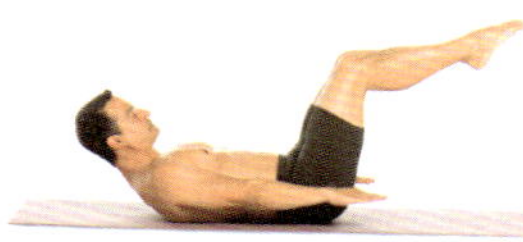

헌드레드 자세, 64쪽

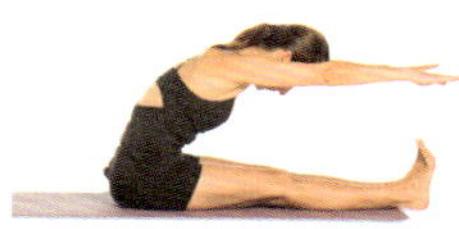

감아올리기 자세, 66쪽

길고 마른 근육
Long and Lean Muscles

(계속)

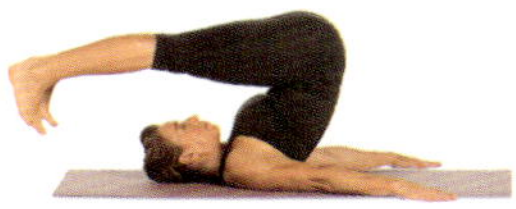

감아 넘기기 자세,
78쪽

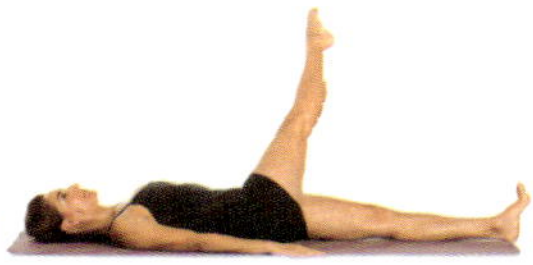

누워 다리돌리기 자세,
60쪽

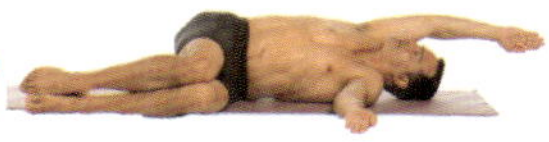

팔랑개비 자세,
38쪽

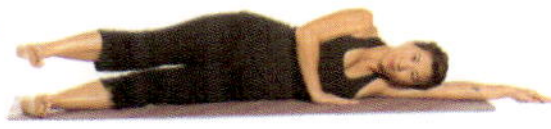

한다리 들기 자세,
39쪽

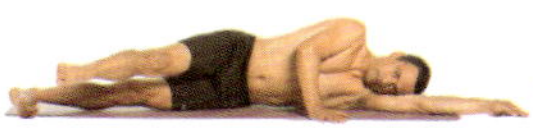

옆 누워 다리돌리기 자세,
40쪽

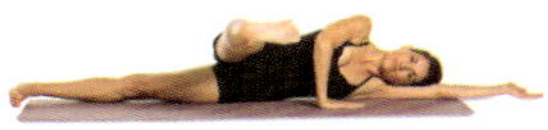

앞차기 자세,
41쪽

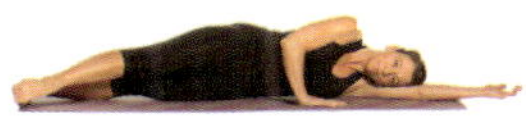

다리 두드리기 자세,
42쪽

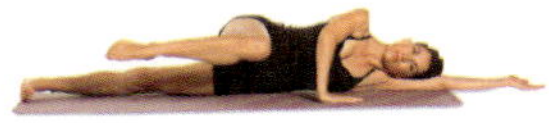

옆 누워 자전거타기 자세,
44쪽

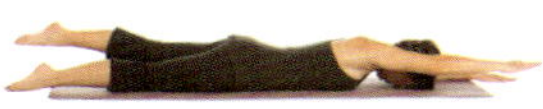

대칭 스트레치 자세,
48쪽

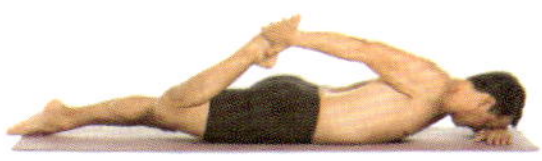

허벅지 스트레치 자세,
49쪽

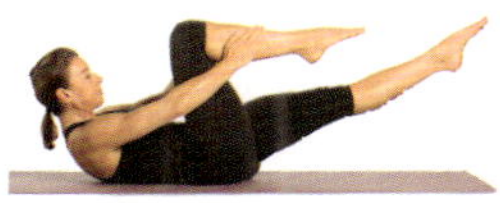

한다리 스트레치 자세,
68쪽

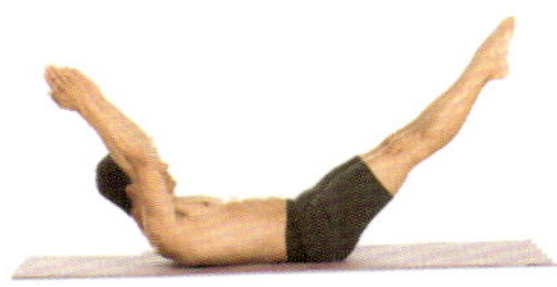

양다리 스트레치 자세,
70쪽

(계속)

길고 마른 근육
Long and Lean Muscles

(계속)

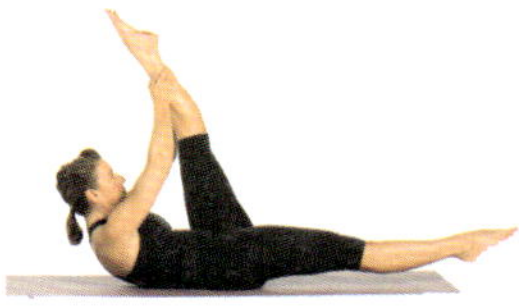

한다리 뻗어 스트레치 자세, 71쪽

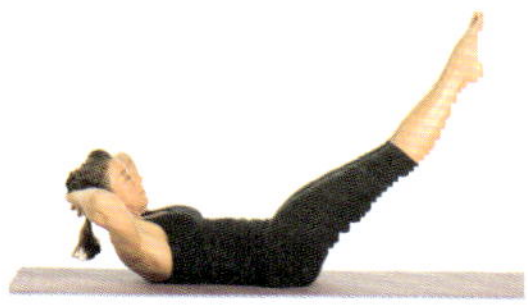

양다리 뻗어 스트레치 자세, 72쪽

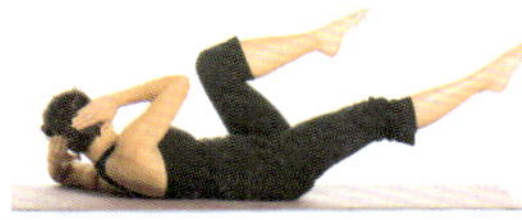

교차 자세, 73쪽

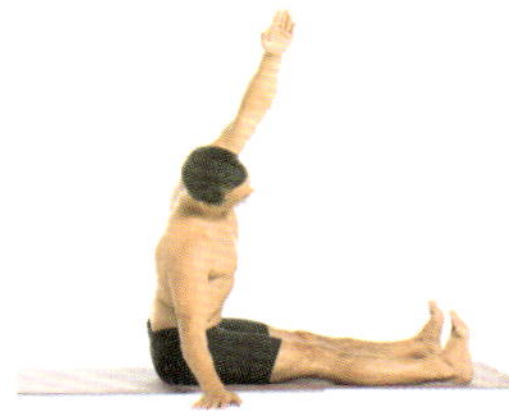

척추 스트레치 자세: 전방과 측방, 90쪽

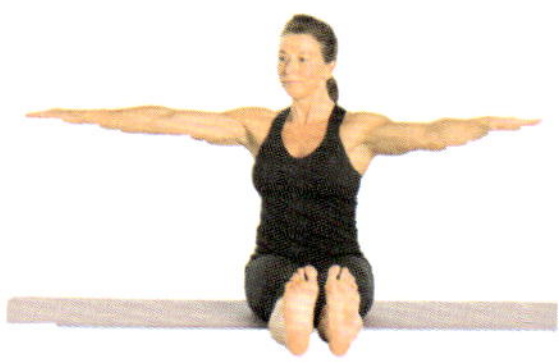

척추 비틀기 자세, 100쪽

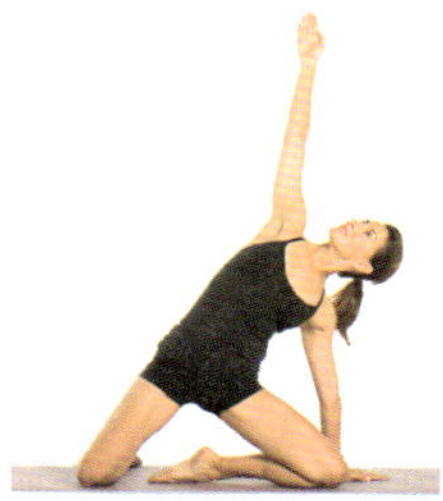

인어 자세, 92쪽

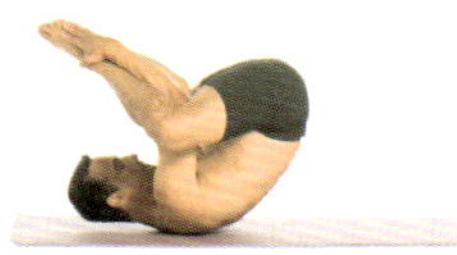

물개 자세, 104쪽

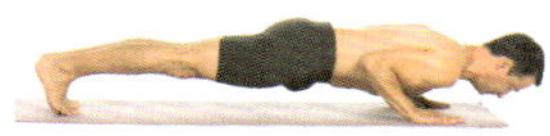

팔굽혀펴기 자세, 55쪽

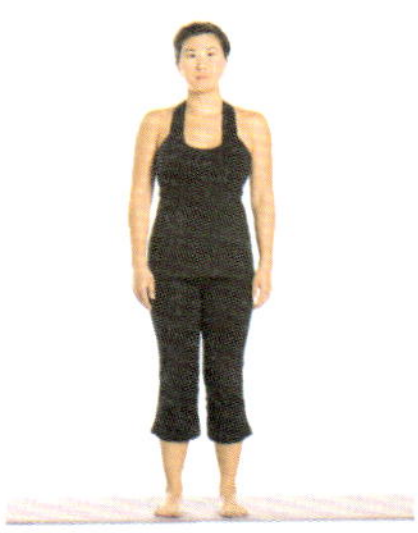

수정된 필라테스 자세, 12쪽

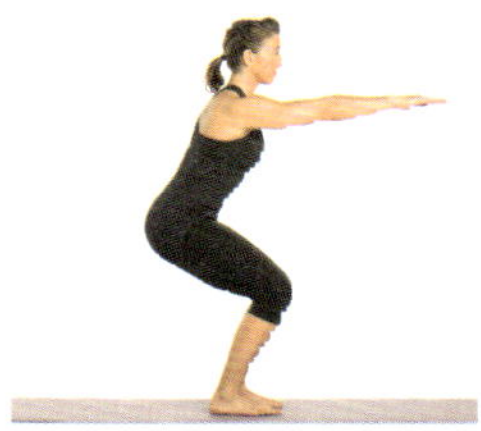

Squat 자세로 발뒤꿈치 들기 자세, 14쪽

볼 위에서 운동
Get on the Ball

이 고정 볼 운동은 난이도가 높으며, 조절 수준과 핵심 근력을 최대로 향상시킬 것을 요구한다. 한 운동에서 다음 운동으로 유동적으로 움직이되, 볼과 당신의 몸을 적절하게 준비하기 위한 시간을 가짐으로써 동작을 정확하게 할 수 있도록 한다.

수준: 초급자에서 중급자까지
시간: 10분

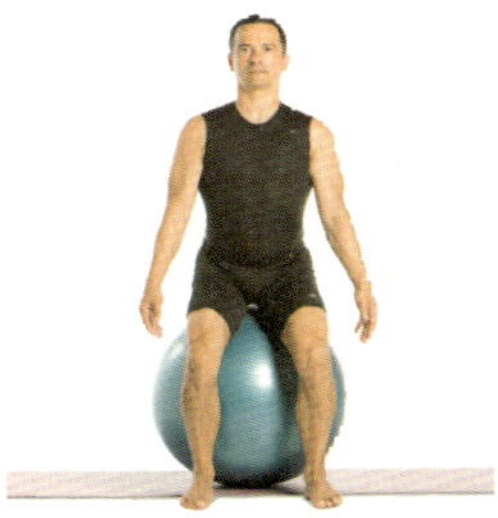

제자리 뛰기 자세,
111쪽

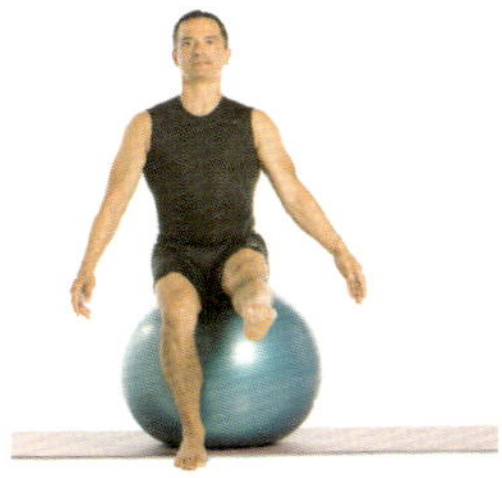

차면서 뛰기 자세,
112쪽

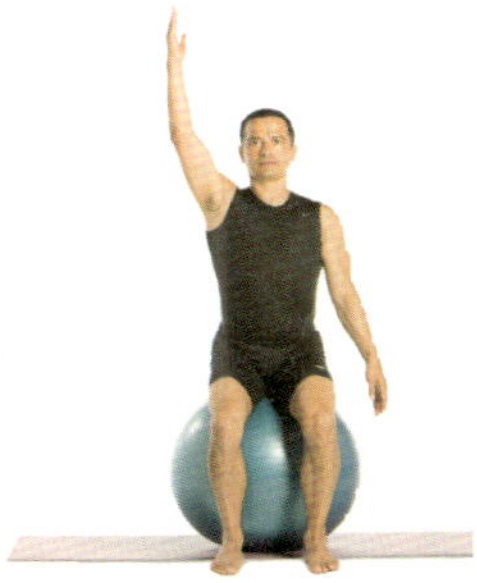

팔 내리고 뛰기 자세,
113쪽

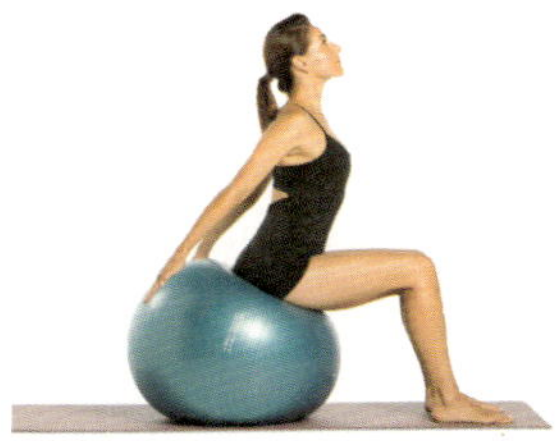

볼 위에서 스트레치하면서 골반죄기 자세, 114쪽

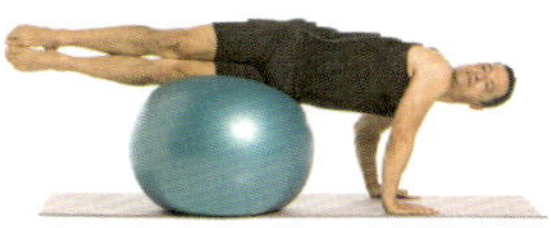

볼 위 측면 감기 자세,
136쪽

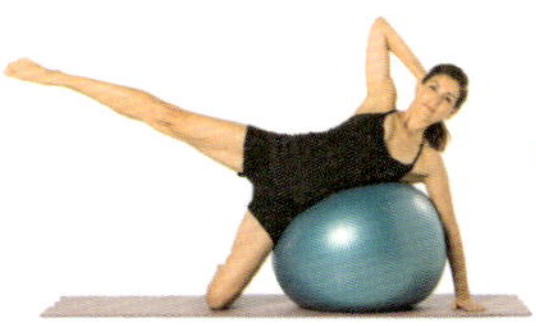

볼 위 측면 누운 다리 들어 올리기 자세(우), 133쪽

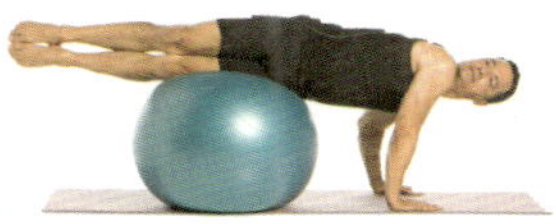

볼 위 측면 감기 자세,
136쪽

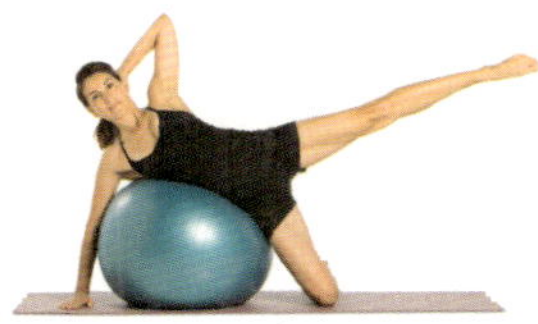

볼 위 측면 누운 다리 들어 올리기 자세(좌), 133쪽

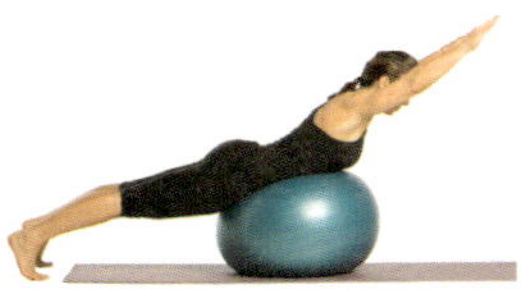

볼 위의 백조 자세,
128쪽

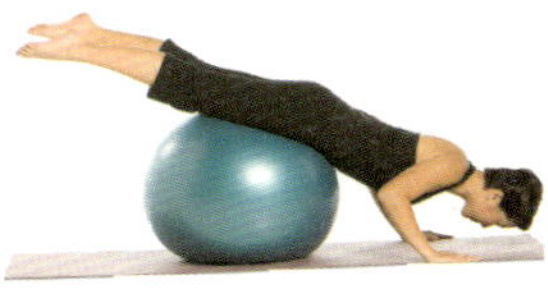

볼 위에서 팔굽혀펴기 자세,
132쪽

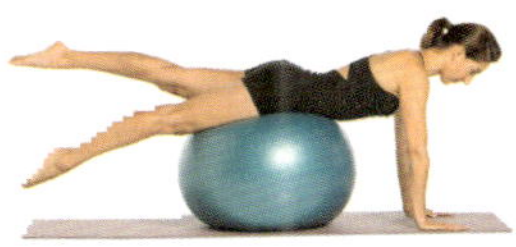

볼 위의 수영 자세,
129쪽

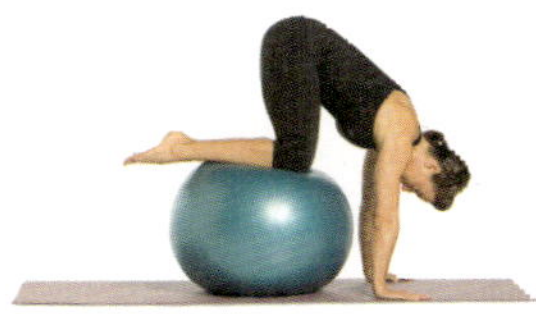

볼 위의 Pike 자세,
130쪽

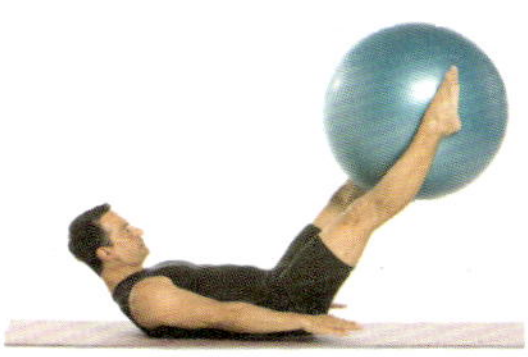

볼로 헌드레드 자세,
122쪽

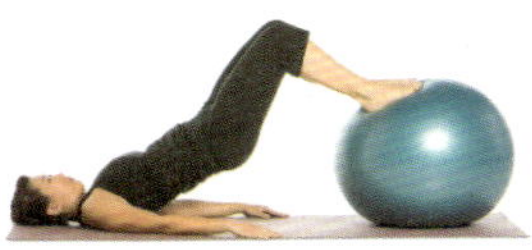

볼 위에서 브리지 변형 자세,
120쪽

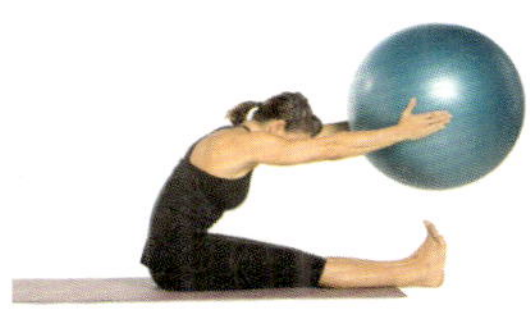

볼로 위로 감기 변형 자세
116쪽

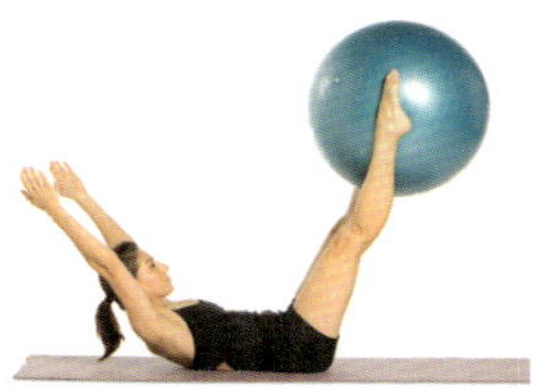

구르면서 볼 패스하기 자세,
118쪽

근육 조절을 위한 필라테스 링
Pilates Ring for Muscle Tone

이 운동을 위해서 필라테스 링을 사용하게 될 것이다. 이 과정은 신체에 난이도와 조절을 제공할 것이다. 각각의 운동을 완전히 마치고, 한 운동에서 다음 운동으로 이동할 때, 운동을 준비하는 데에만 필요한 시간을 가지도록 한다. 이 운동은 짧지만 완전하기도 하다. 이것은 그 자체만으로, 또는 이 책의 다른 어떤 운동과 결합하여도 훌륭한 과정이 된다.

수준: **중급자에서 상급자까지**
시간: **10~15분**

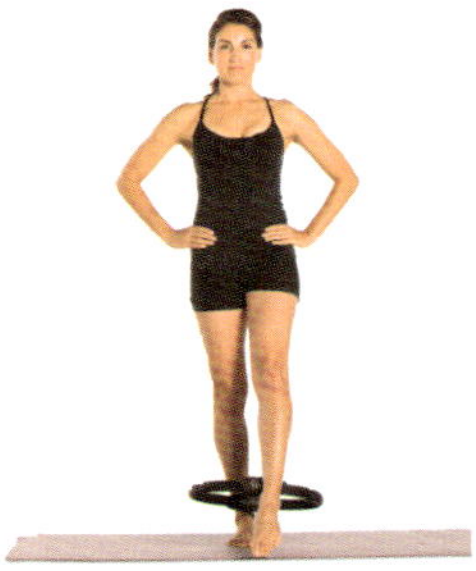

서서 한다리 자세: 정면, 측면, 등배, 140쪽

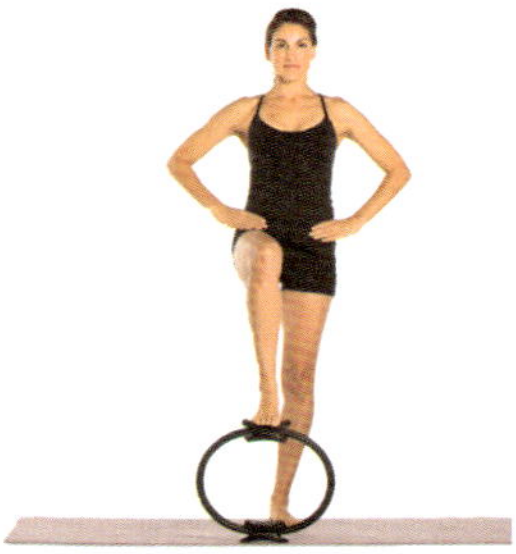

서서 한다리 자세: 균형, 139쪽

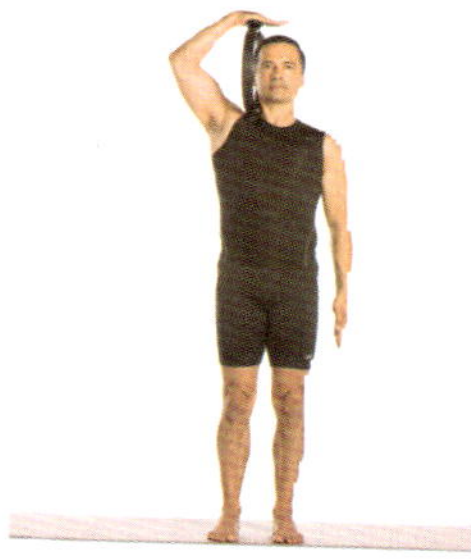

서서 팔 운동 자세 142쪽

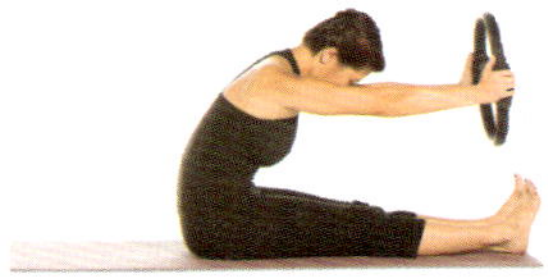

링으로 감기 자세, 144쪽

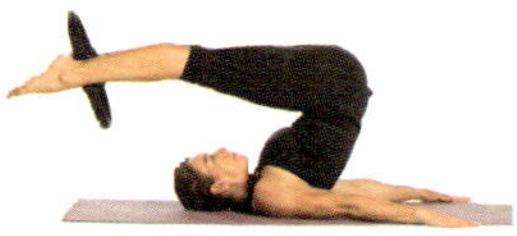

링으로 위로 감기 자세, 146쪽

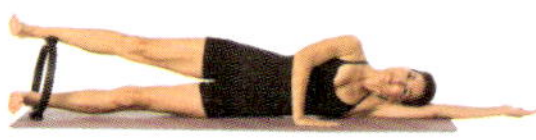

측면자세 링으로 윗다리 아래 누르기 자세(우), 156쪽

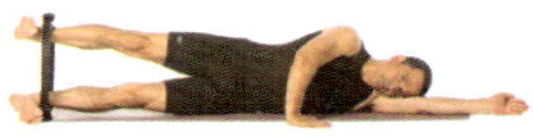

측면자세 링으로 윗다리 밀어 올리기 자세(우), 157쪽

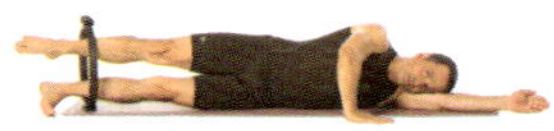

측면자세 링으로 다리 돌리기 자세(우), 158쪽

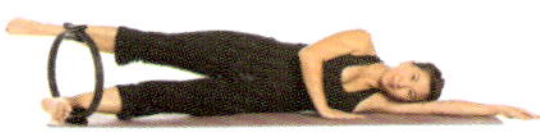

측면자세 링으로 자전거 타기 자세(우), 159쪽

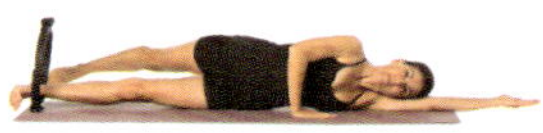

링으로 다리 두드리기 자세(우), 160쪽

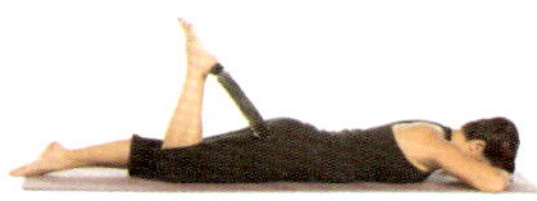

한다리 누르기 자세(좌, 우), 155쪽

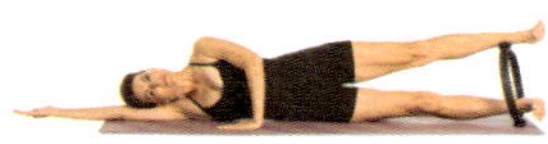

측면자세 링으로 윗다리 아래 누르기 자세(좌), 156쪽

근육 조절을 위한 필라테스 링
Pilates Ring for Muscle Tone

(계속)

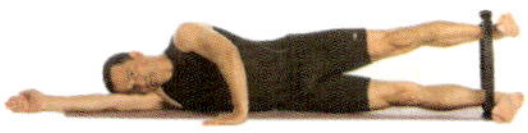

측면자세 링으로 윗다리 밀어 올리기 자세(좌), 157쪽

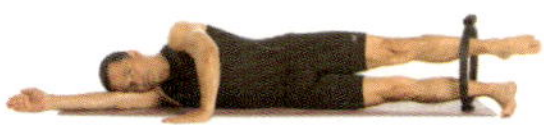

측면자세 링으로 다리 돌리기 자세(좌), 158쪽

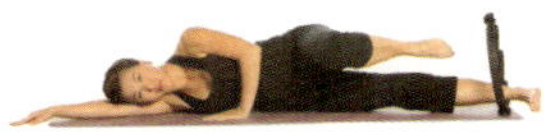

측면자세 링으로 자전거 타기 자세(좌), 159쪽

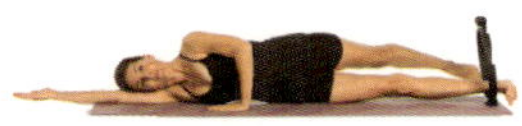

링으로 다리 두드리기 자세(좌), 160쪽

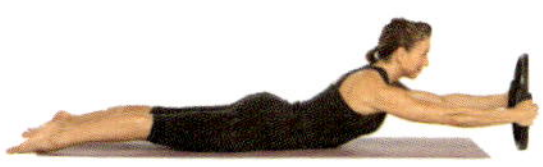

링으로 백조 자세, 154쪽

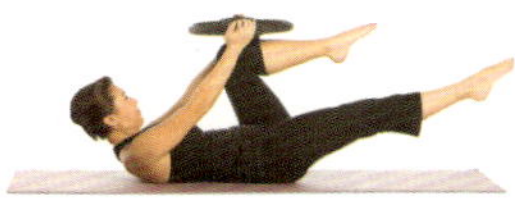

링으로 한다리 스트레치 자세, 148쪽

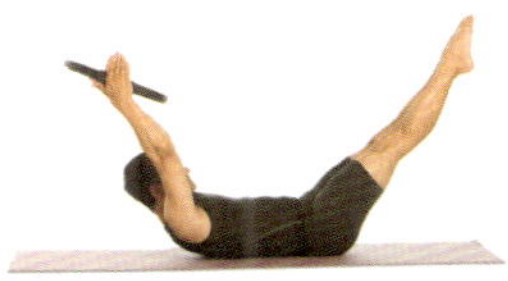

링으로 양다리 스트레치 자세, 149쪽

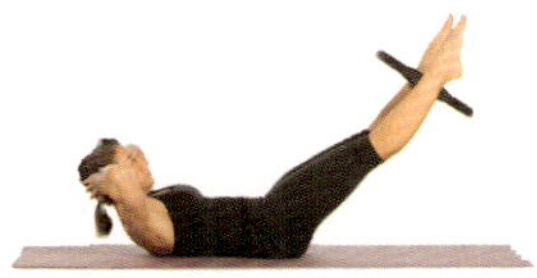

링으로 양다리 뻗어 스트레치 자세, 150쪽

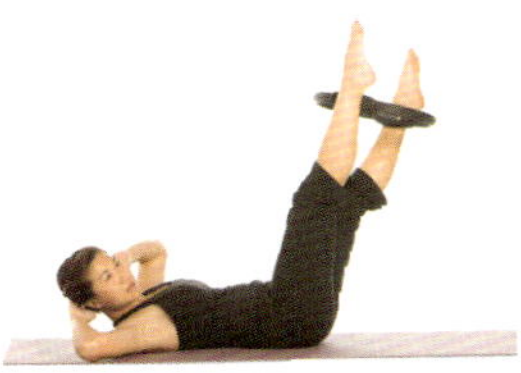

링으로 교차 자세, 151쪽

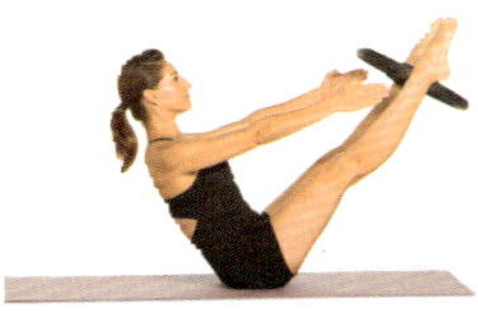

링으로 티저 변형 자세, 152쪽

전신을 위한 밴드 운동
Total Body Band

이 스트레치 밴드 운동은 짧지만 효과적이다. 이것은 그 자체만으로 또는 다른 운동을 위한 부가적인 것으로도 모두 잘 쓰일 수 있다. 운동에서 사용할 때, 밴드를 잡는 지침을 잘 준수하도록 한다. 각 운동을 치밀함과 용이함을 유지하여, 한 운동으로부터 다음 운동으로 이동할 때, 율동적으로 실시할 수 있도록 한다. 이것은 운동을 위한 흐름을 제공하며, 그 효과를 더해 줄 것이다.

수준: 중급자에서 상급자까지
시간: 10분

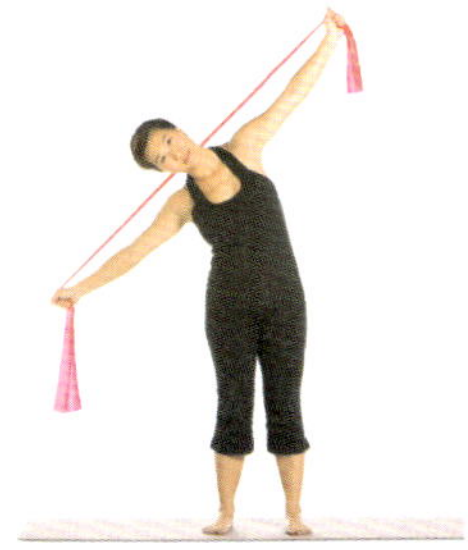

서서 밴드 스트레치 자세, 166쪽

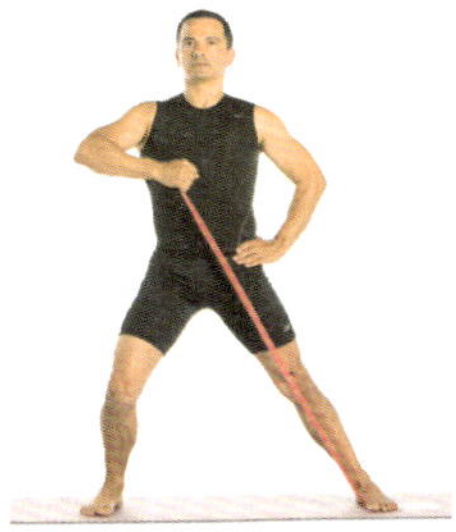

팔을 측면으로 당기기 자세, 168쪽

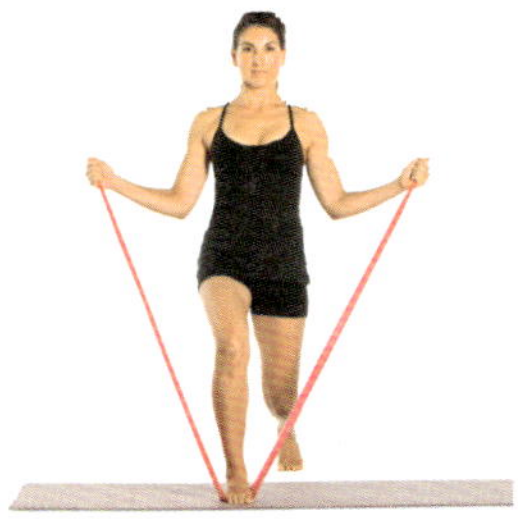

런지하면서 양팔 당기기 자세, 170쪽

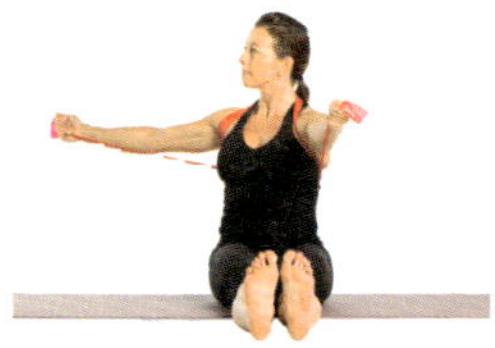

밴드로 척추 비틀기 자세, 172쪽

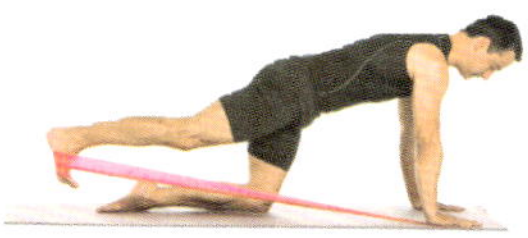

밴드로 다리 누르기 자세, 182쪽

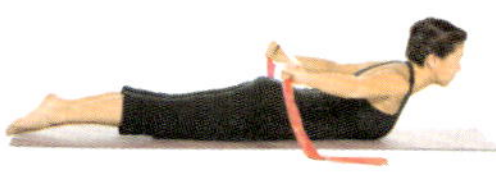

백조와 가슴 스트레치 결합 자세, 184쪽

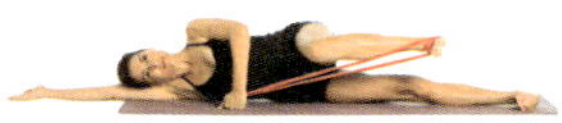

측면 자세로 밴드 자세(좌, 우), 186쪽

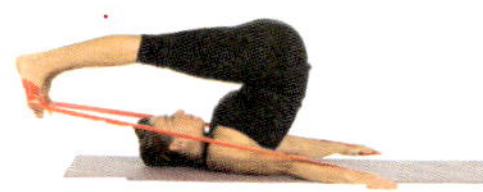

밴드로 감기 운동 자세, 177쪽

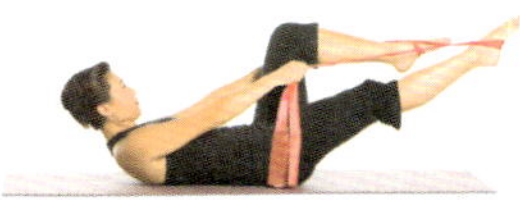

밴드로 한다리 스트레치 자세, 173쪽

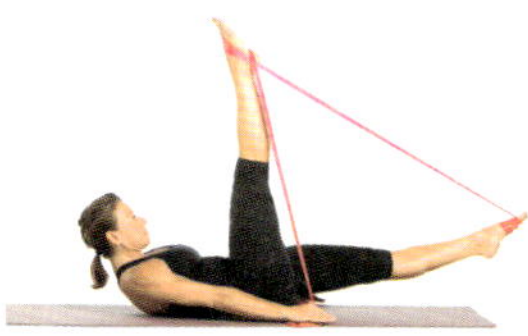

밴드로 한다리 뻗기 자세, 174쪽

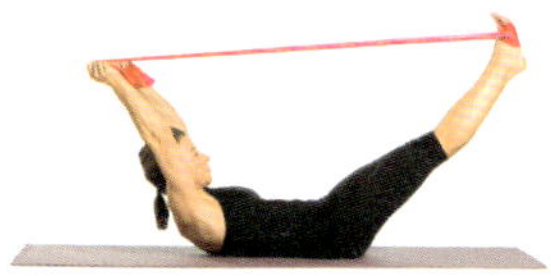

밴드로 양다리 스트레치 자세, 175쪽

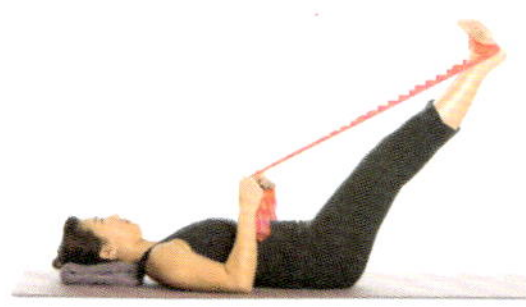

한다리 능형(다이아몬드 형) 누르기, 176쪽

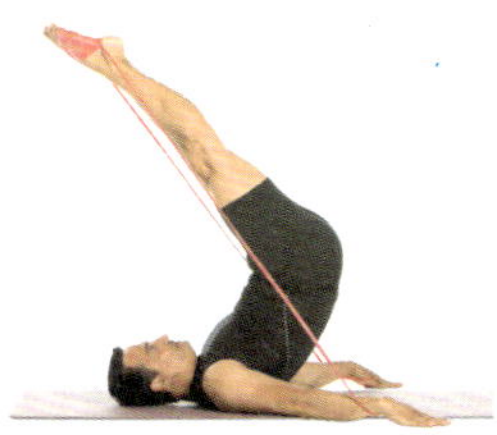

밴드로 재크 나이프 자세, 178쪽

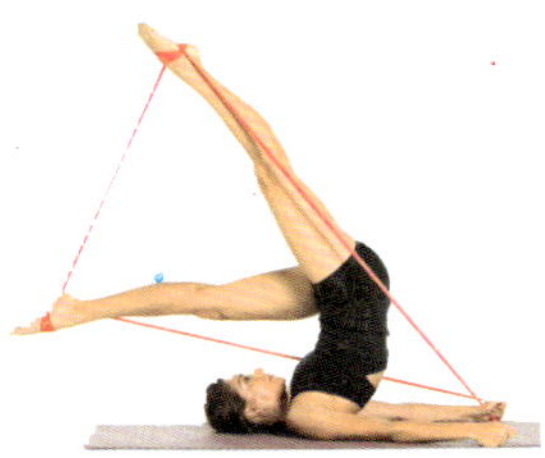

밴드로 균형을 통제하는 자세, 180쪽

근력 향상을 위한 지구력 운동
Props Complete Strength

이 운동은 제8, 9 그리고 10장으로부터 대부분의 운동을 물 흐르듯하며, 유연하고 지적이며, 매우 고난이도의 운동으로 결합한다. 힘들여 운동하고 땀 흘릴 준비를 하라! 온몸을 운동할 것이며, 물 흐르듯이 하며, 율동적인 방법으로 3가지 장비를 모두 사용하게 될 것이다. 장비를 교대하면서, 한 운동에서 다음 운동으로 넘어갈 때에는 천천히 여유를 가지고 한다. 3가지 장비 모두를 몸 가까이 두어서, 한 장비에서 다음 장비로 넘어갈 때 신속히 움직일 수 있도록 한다.

수준: 상급자
시간: 20~30분

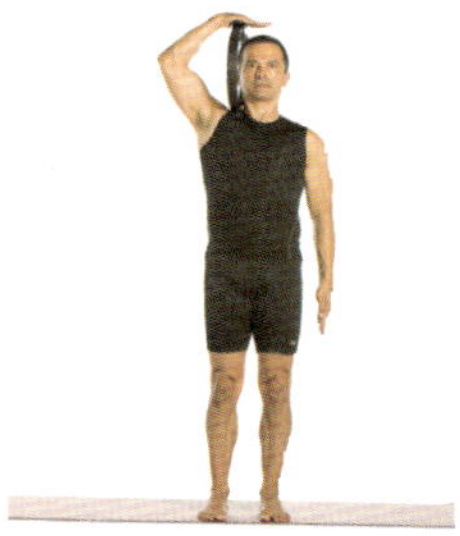

서서 팔 운동 자세
142쪽

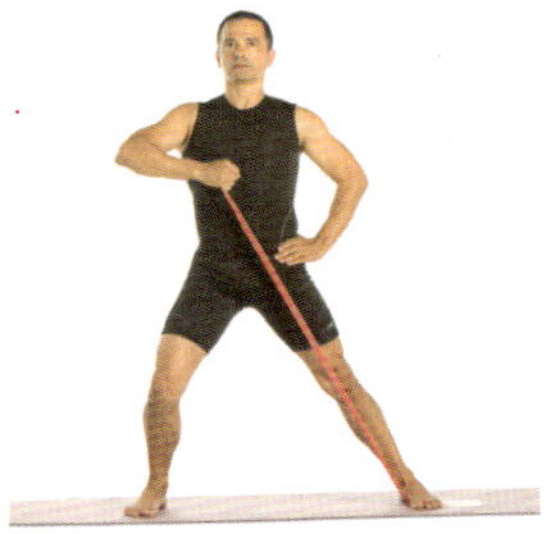

팔을 측면으로 당기기 자세,
168쪽

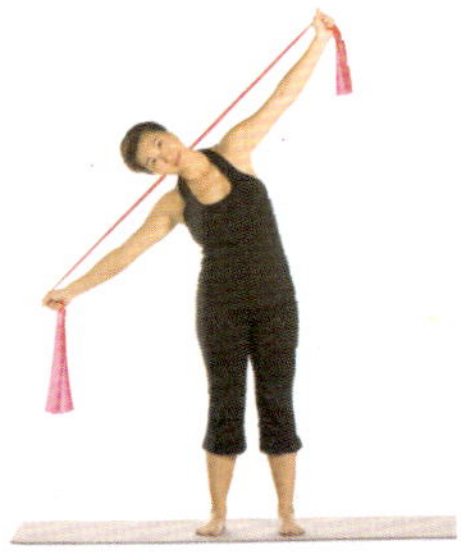

서서 밴드 스트레치 자세,
166쪽

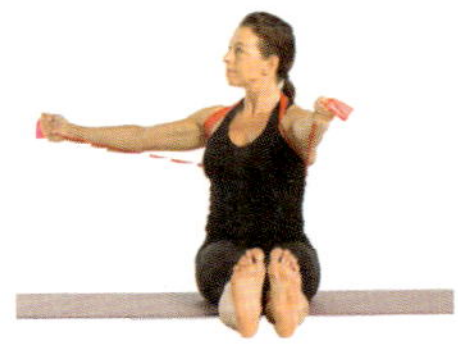

밴드로 척추 비틀기 자세,
172쪽

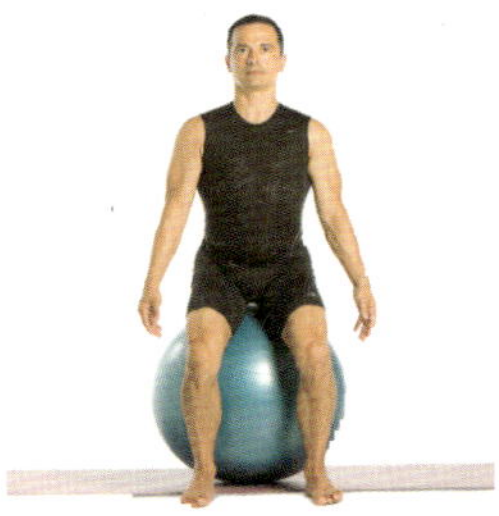

제자리 뛰기 자세,
111쪽

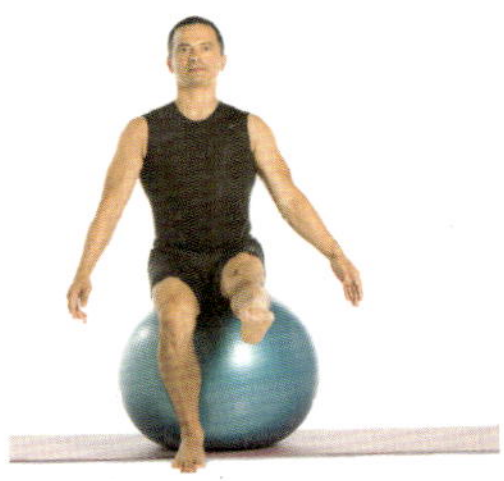

차면서 뛰기 자세,
112쪽

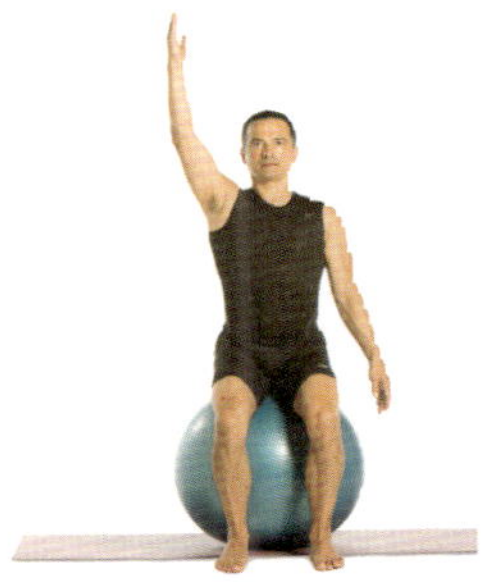

팔 내리고 뛰기 자세,
113쪽

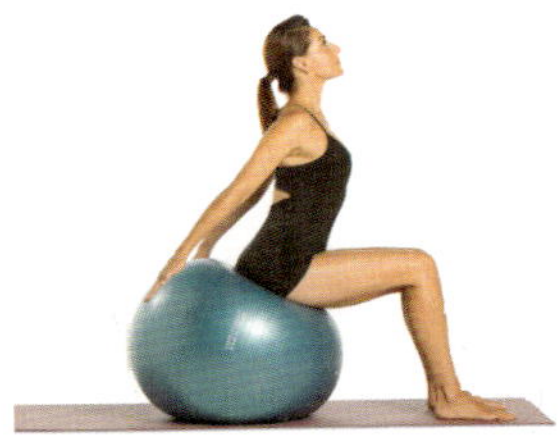

볼 위에서 스트레치하면서 골반 죄기 자세, 114쪽

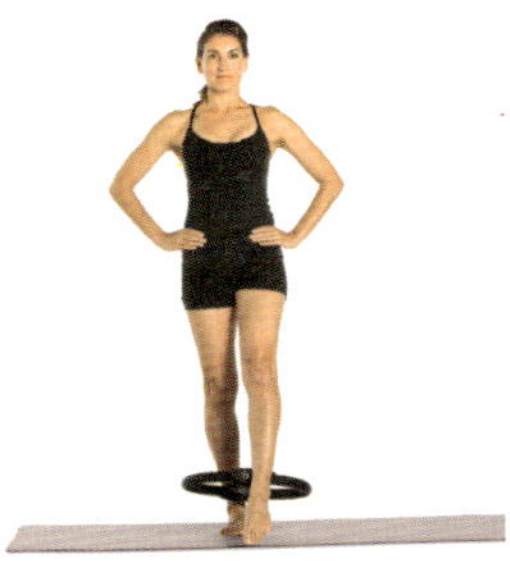

서서 한다리 자세: 정면, 측면, 등배, 140쪽

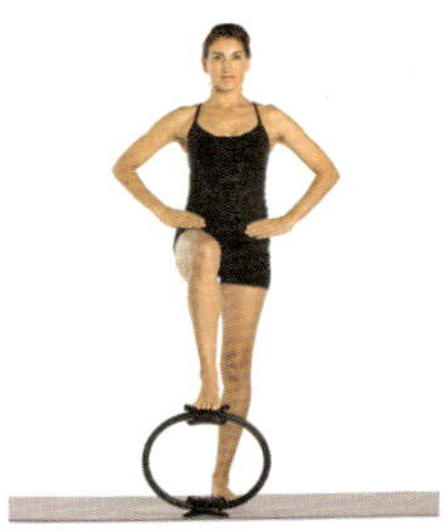

서서 한다리 자세: 균형,
139쪽

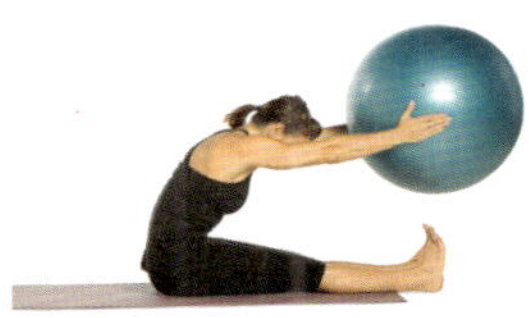

볼로 위로 감기 변형 자세,
116쪽

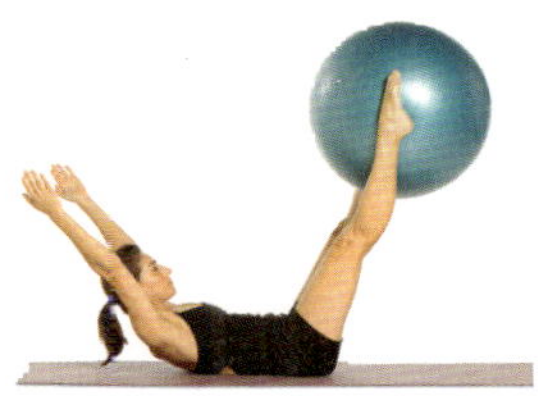

구르면서 볼 패스하기 자세,
118쪽

(계속)

근력 향상을 위한 지구력 운동
Props Complete Strength

(계속)

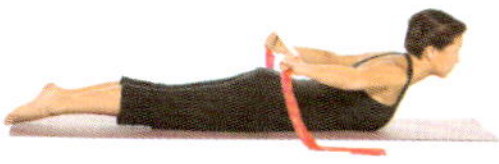

백조와 가슴 스트레치 결합 자세, 184쪽

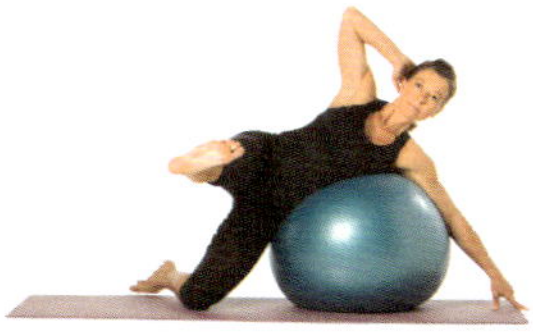

볼 위 측면 누운 다리 차기 자세(우), 135쪽

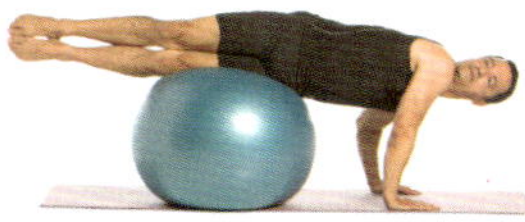

볼 위 측면 감기 자세, 136쪽

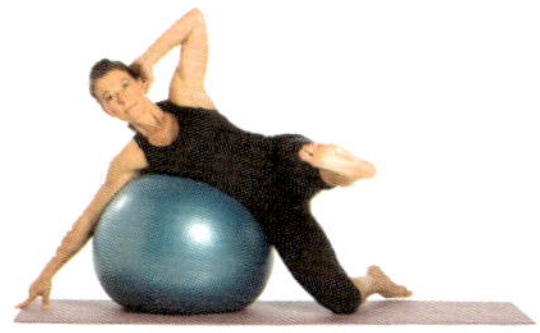

볼 위 측면 누운 다리 차기 자세(좌), 135쪽

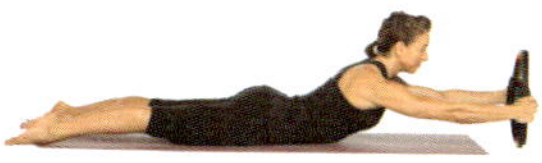

링으로 백조 자세, 154쪽

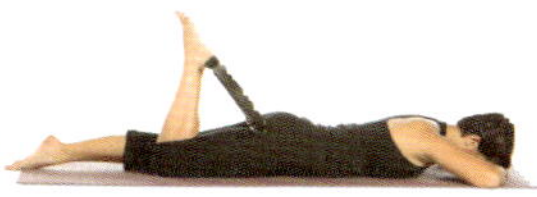

한다리 누르기 자세, 155쪽

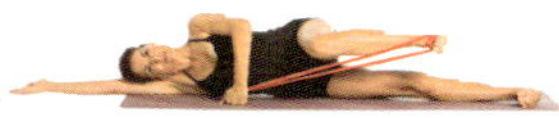

측면 자세로 밴드 자세(좌, 우), 186쪽

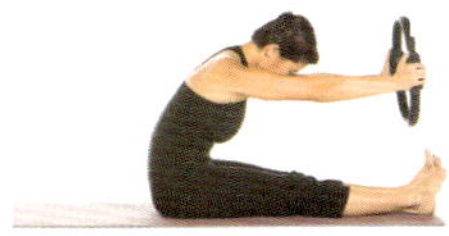

링으로 감기 자세, 144쪽

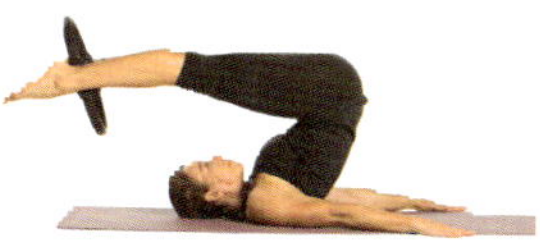

링으로 위로 감기 자세, 146쪽

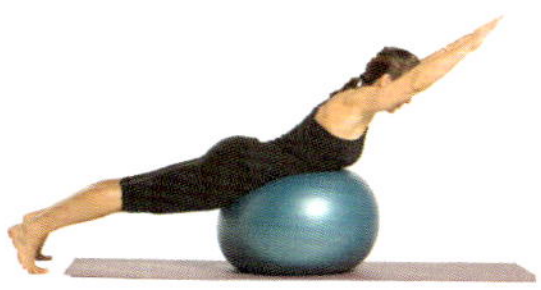

볼 위의 백조 자세, 128쪽

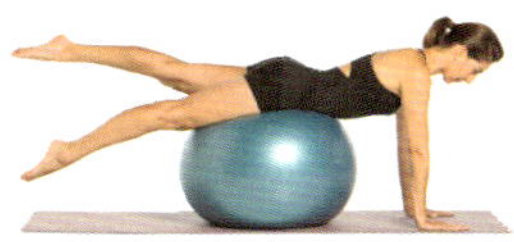

볼 위의 수영 자세, 129쪽

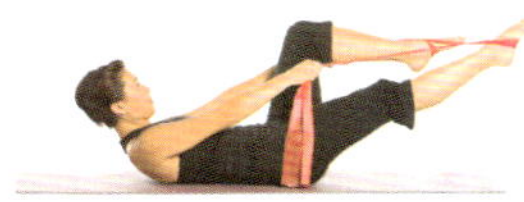

밴드로 한다리 스트레치 자세, 173쪽

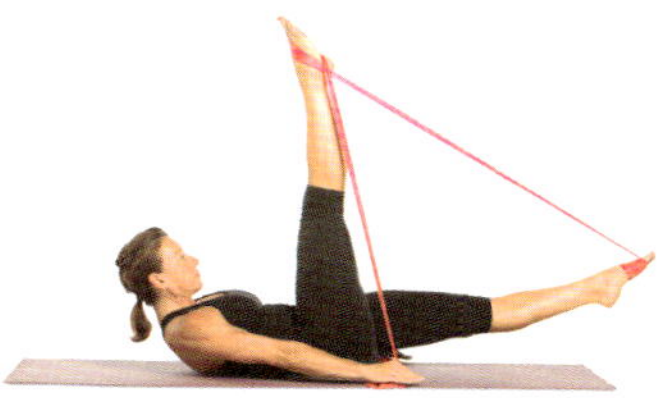

밴드로 한다리 뻗어 스트레치 자세, 174쪽

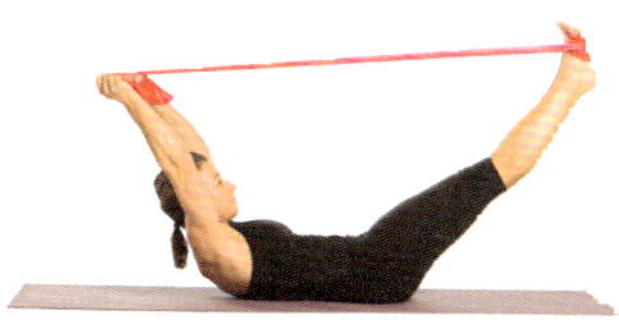

밴드로 양다리 스트레치 자세, 175쪽

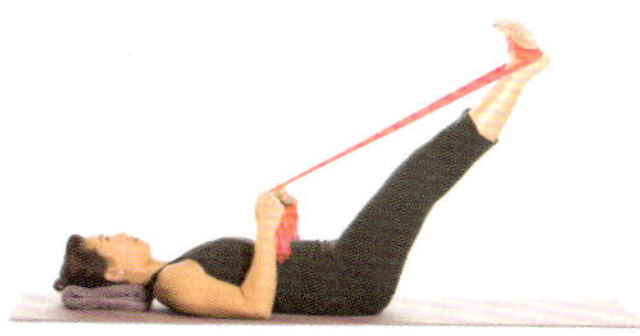

마름모 모양 다리 누르기 자세, 176쪽

근력 향상을 위한 지구력 운동
Props Complete Strength

(계속)

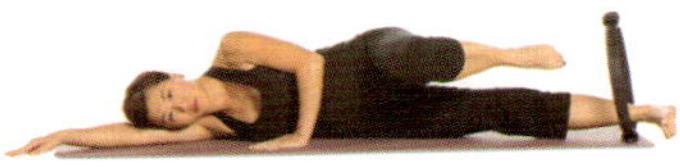

측면자세 링으로 자전거 타기 자세(좌, 우), 159쪽

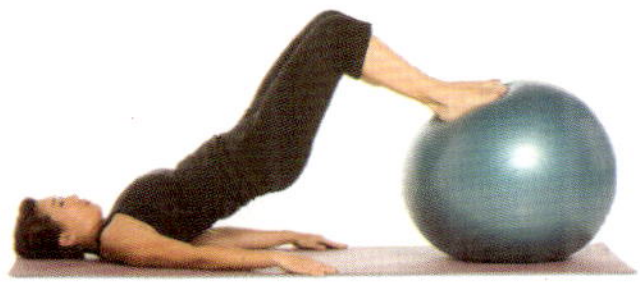

볼 위에서 브리지 변형 자세, 120쪽

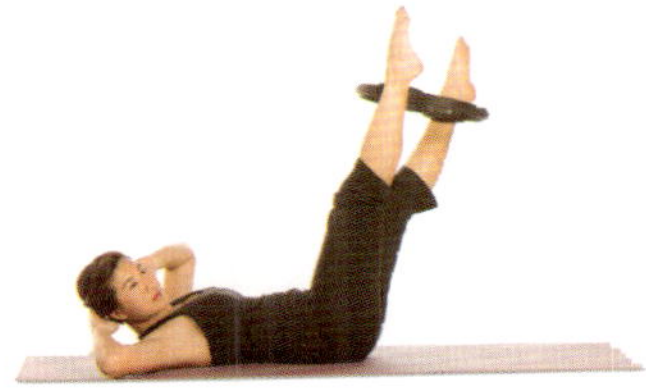

링으로 교차 자세, 151쪽

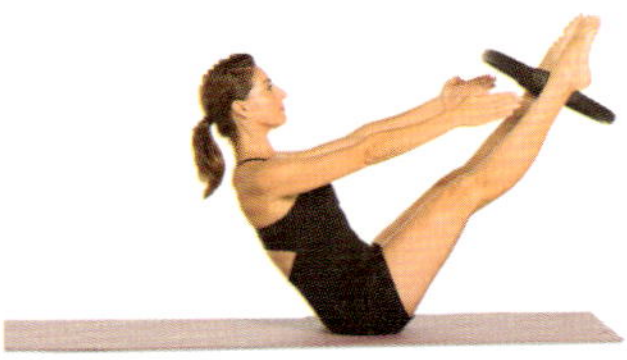

링으로 티저 변형 자세, 152쪽

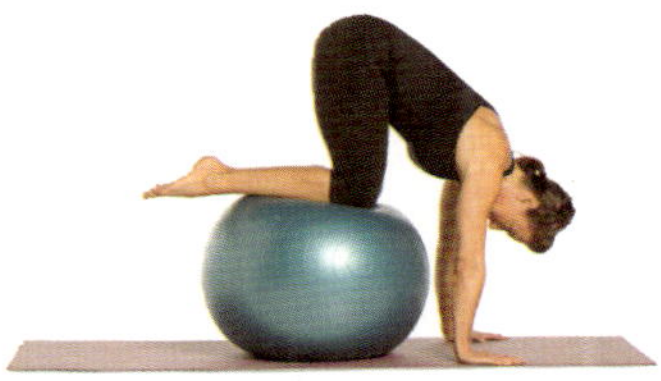

볼 위의 Pike 자세, 130쪽

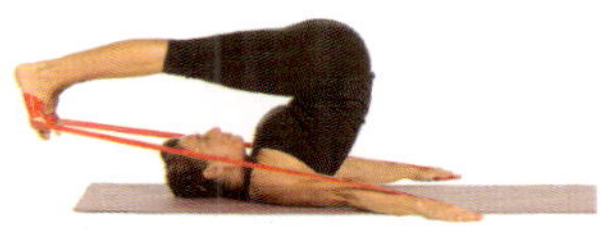

밴드로 감기 운동 자세, 177쪽

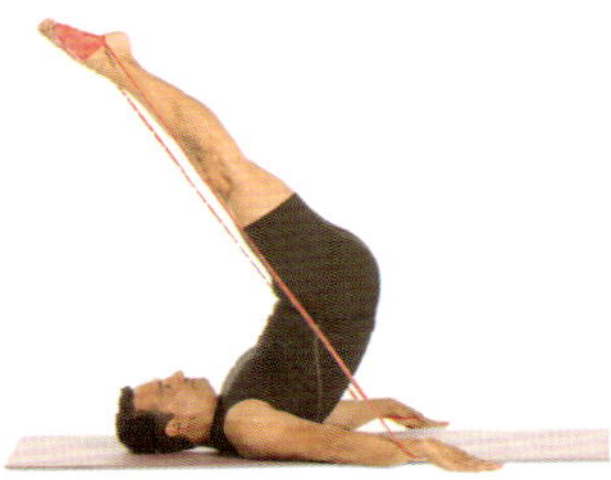

밴드로 재크 나이프 자세, 178쪽

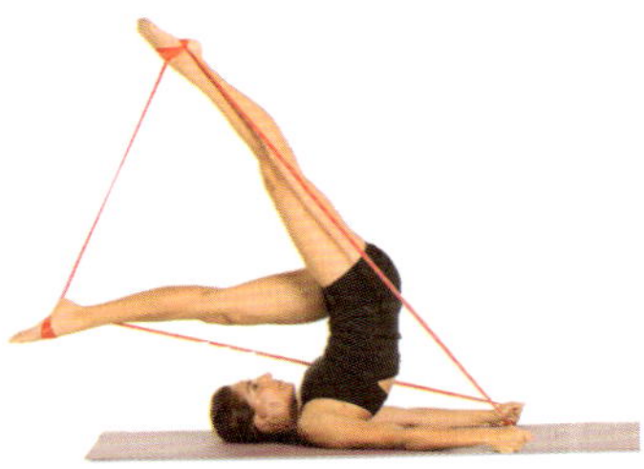

밴드로 균형을 통제하는 자세, 180쪽

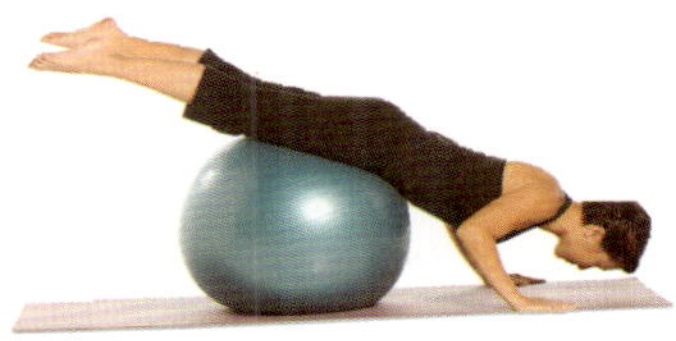

볼 위에서 팔굽혀 펴기 자세, 132쪽

전신 근력
Total Body Strength

이 과정은 머리부터 발끝까지 전신 운동이며, 심지어 가장 상급자를 위한 필라테스로 학생들에게 조차도 난이도가 높을 것이다. 일단 숙달하고 나면, 20분간 실시할 수 있으며, 그때까지는 매 운동을 치밀함과 정확성을 가지고 운동을 하며, 매 운동을 정확하게 완성하기 위해 시간을 가진다. 매번 이 과정을 할 때, 약간 더 빠르게 동작하며, 한 운동으로부터 다음 운동으로 이동할 때 유연하게 흘러가도록 운동과 운동 사이의 휴식 시간을 줄인다.

수준: 중급자에서 상급자까지
시간: 약 20~30분

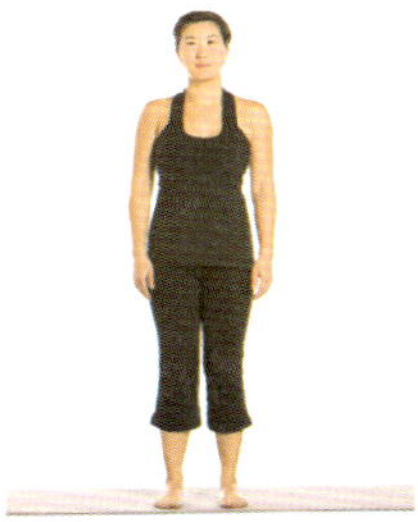

수정된 필라테스 자세,
12쪽

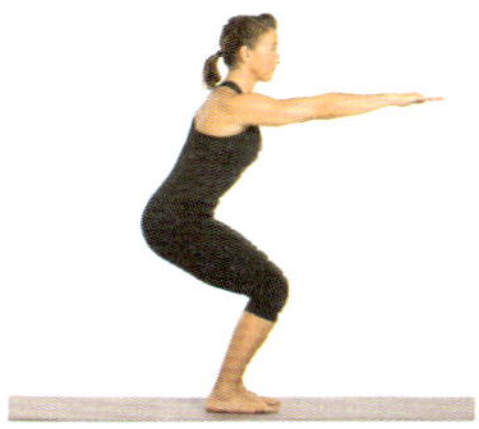

Squat 자세로 발뒤꿈치 들기 자세, 14쪽

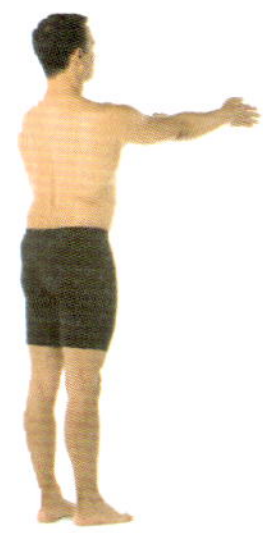

어깨 준비 자세,
13쪽

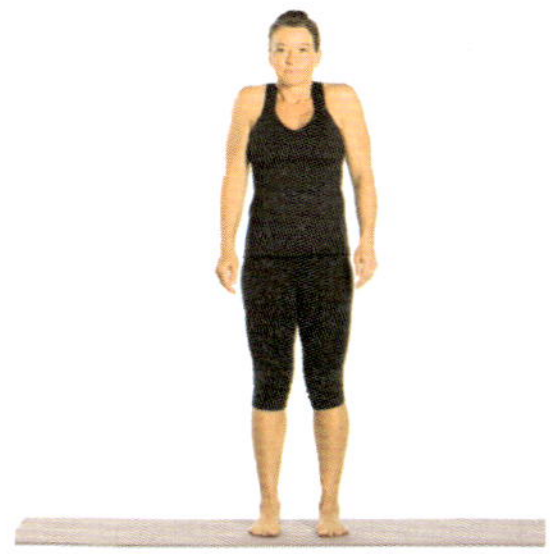

어깨 으쓱이기 자세,
24쪽

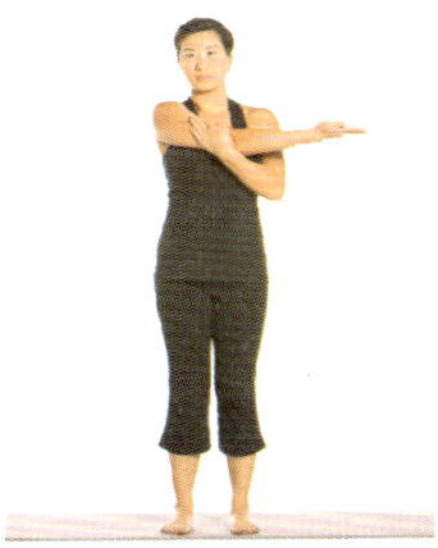

팔 스트레치 자세,
16쪽

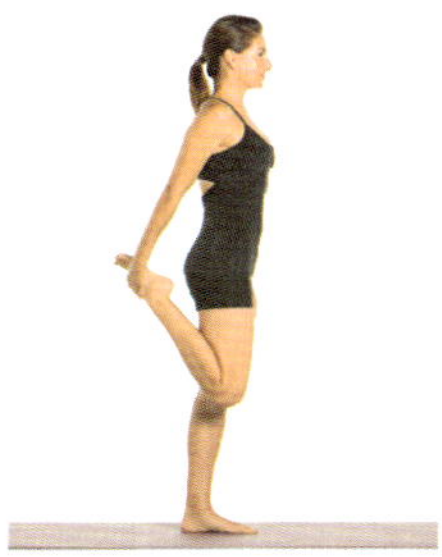

다리 스트레치 자세,
18쪽

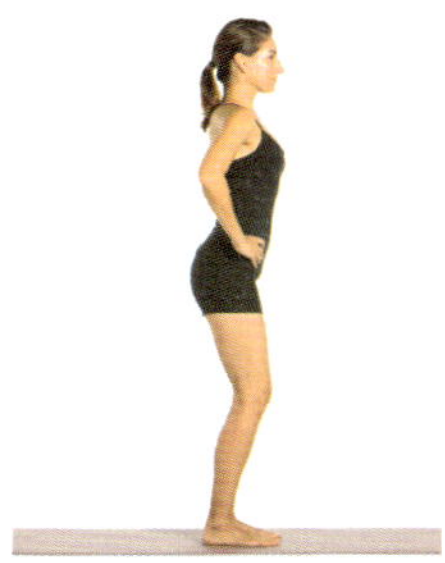

골반 조이기 자세,
20쪽

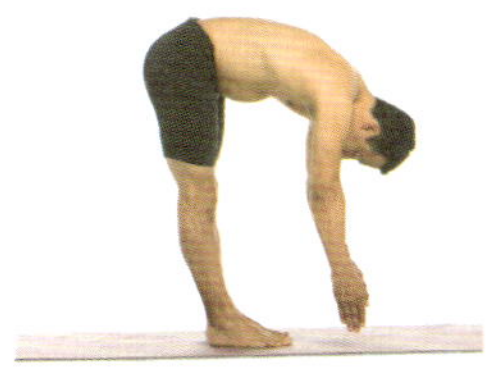

아래 감기 자세,
22쪽

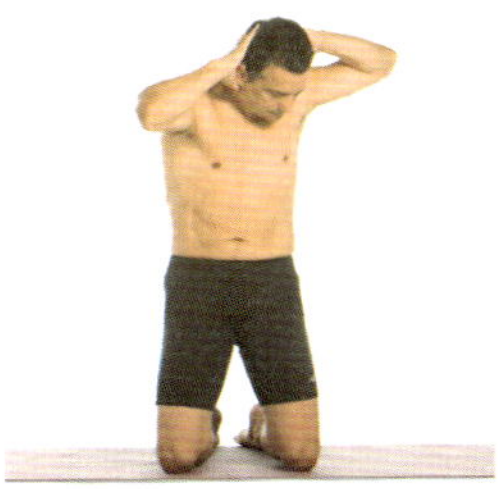

배빗근 크런치 자세,
28쪽

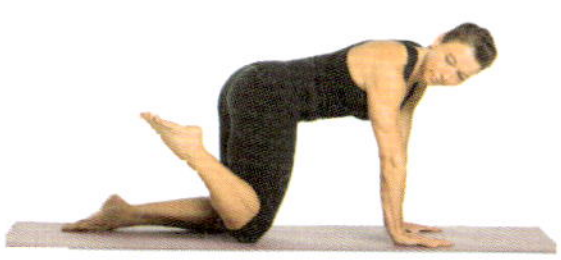

꼬리 흔들기 자세,
31쪽

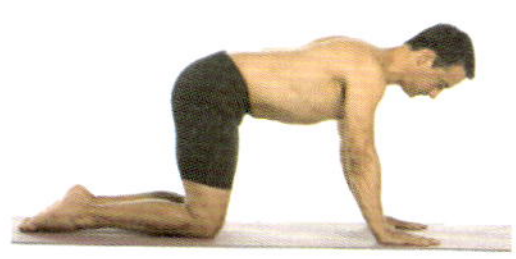

복장뼈(흉골) 떨어뜨리기 자세,
32쪽

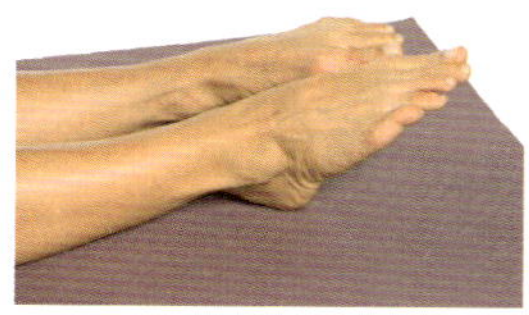

발 동작 자세,
94쪽

전신 근력
Total Body Strength

(계속)

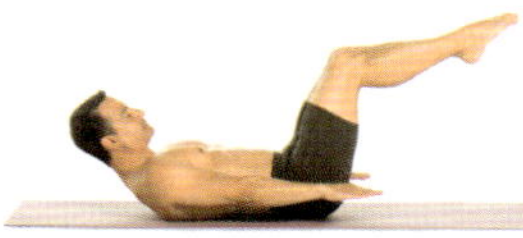

헌드레드 자세,
64쪽

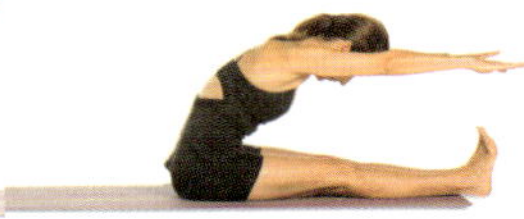

감아올리기 자세,
66쪽

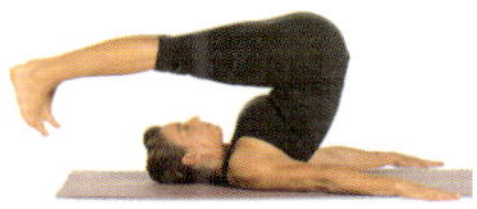

감아 넘기기 자세,
78쪽

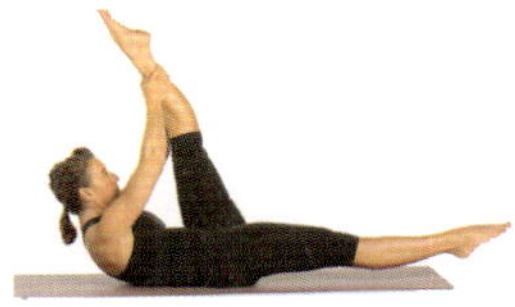

누워 다리돌리기 자세,
60쪽

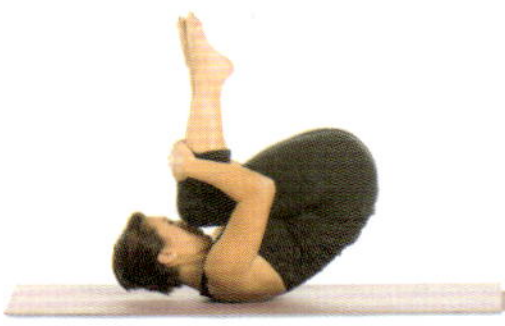

공모양 구르기 자세,
97쪽

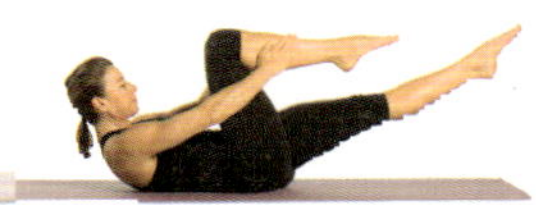

한다리 스트레치 자세,
68쪽

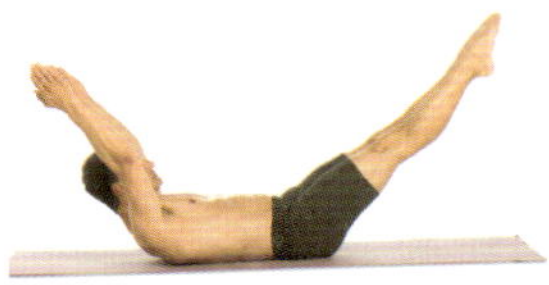

양다리 스트레치 자세,
70쪽

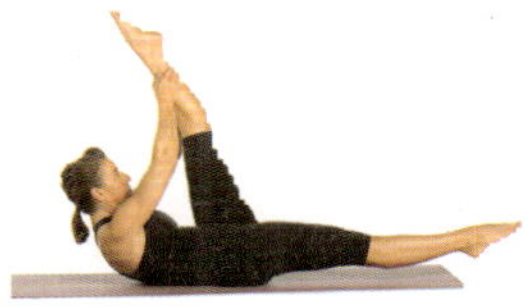

한다리 뻗어 스트레치 자세,
71쪽

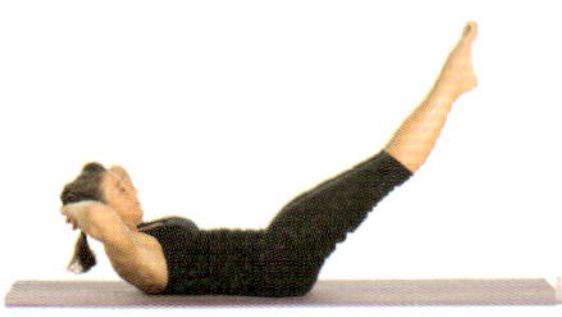

양다리 뻗어 스트레치 자세,
72쪽

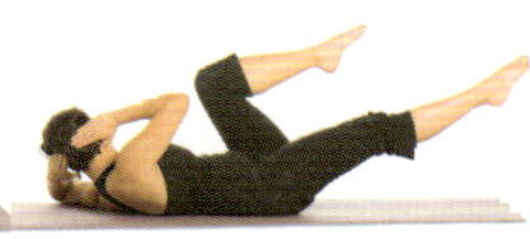

교차 자세,
73쪽

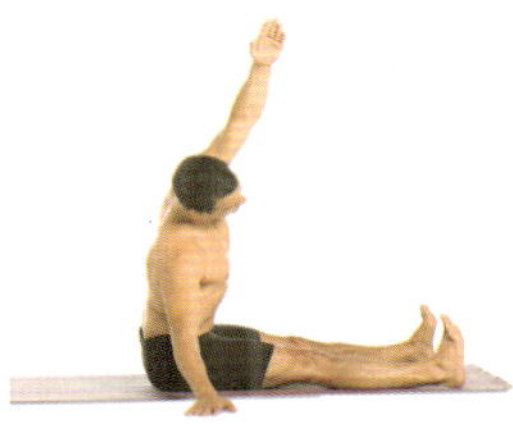

척추 스트레치 자세:
전방 및 측방, 90쪽

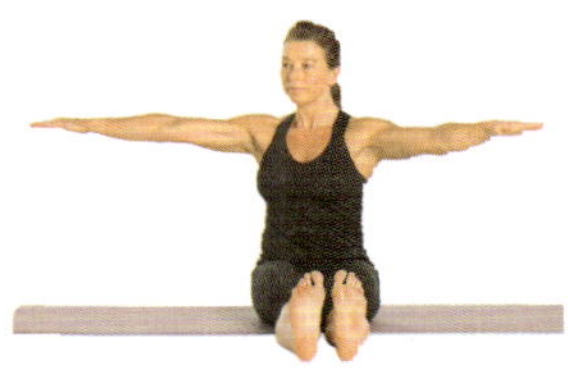

척추 비틀기 자세,
100쪽

(계속)

전신 근력
Total Body Strength

(계속)

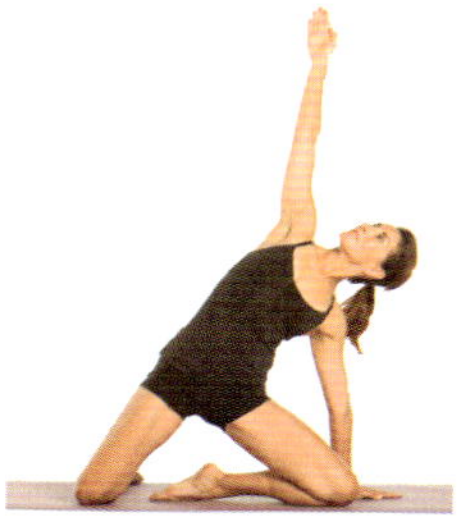

인어 자세(우),
92쪽

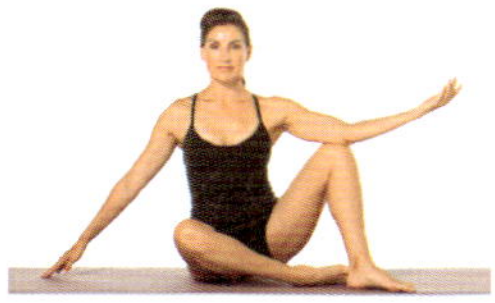

측면 구부리기 자세(우),
98쪽

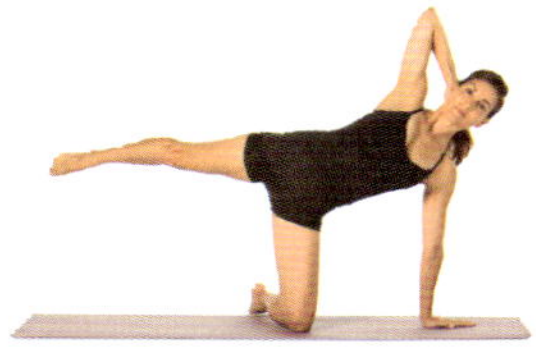

무릎 꿇어 옆차기 자세(우),
33쪽

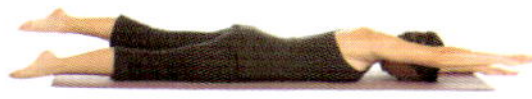

대칭 스트레치 자세,
48쪽

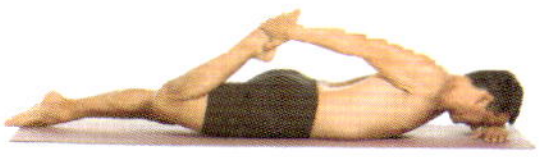

허벅지 스트레치 자세,
49쪽

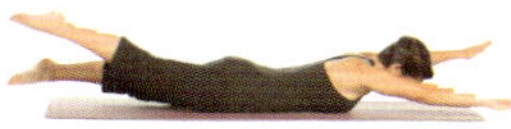

수영 자세,
51쪽

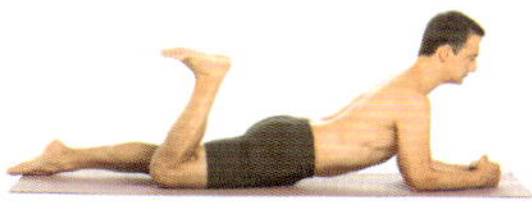

한다리 차기 자세,
50쪽

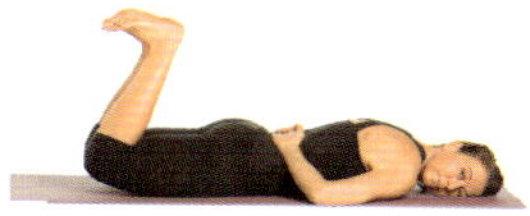

양다리 차기 자세,
52쪽

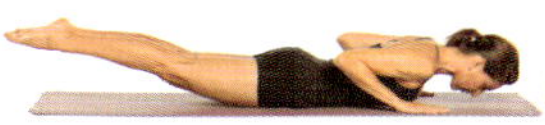

백조 자세,
54쪽

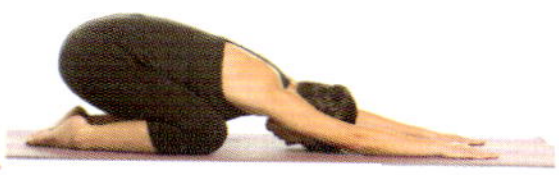

어린아이 자세,
26쪽

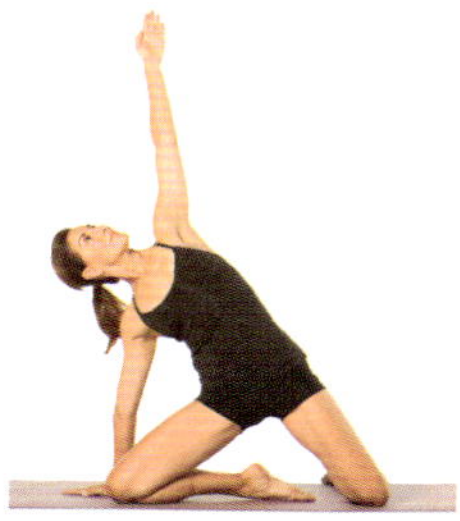

인어 자세(좌),
92쪽

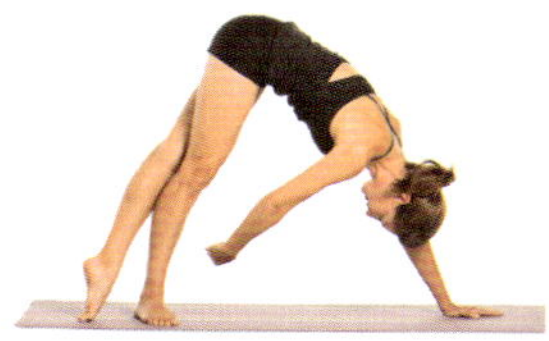

옆 구부리기 자세(좌),
98쪽

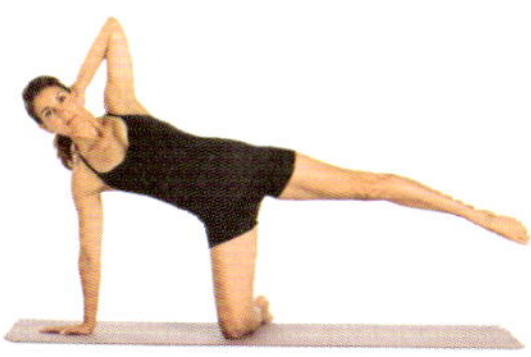

무릎 꿇어 옆차기 자세(좌),
33쪽

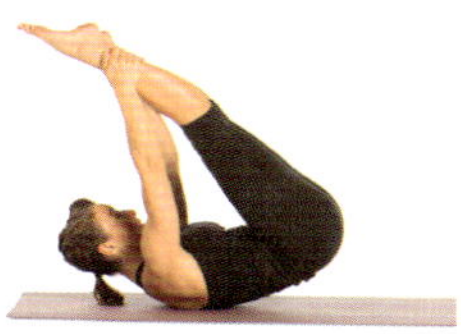

열린 다리 막대 자세,
99쪽

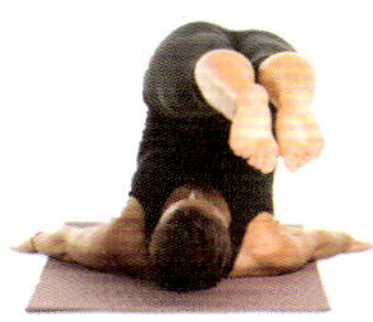

코르크 뽑이 자세,
79쪽

전신 근력
Total Body Strength

(계속)

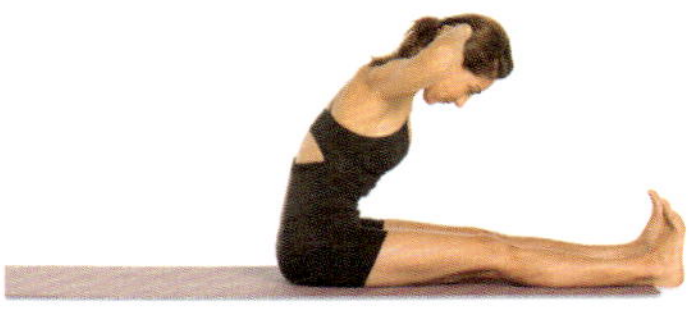

목 당기기 자세,
81쪽

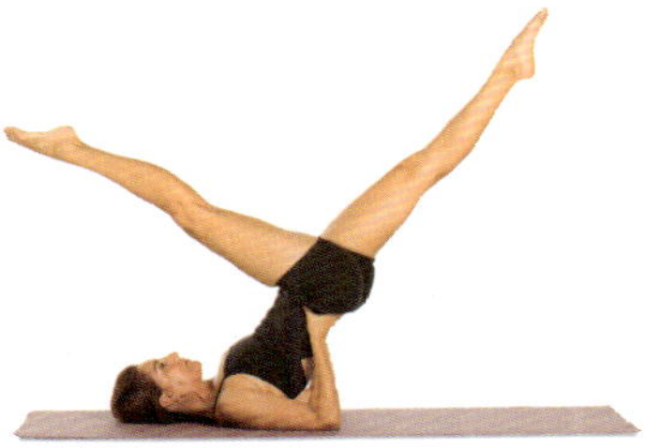

가위 자세,
83쪽

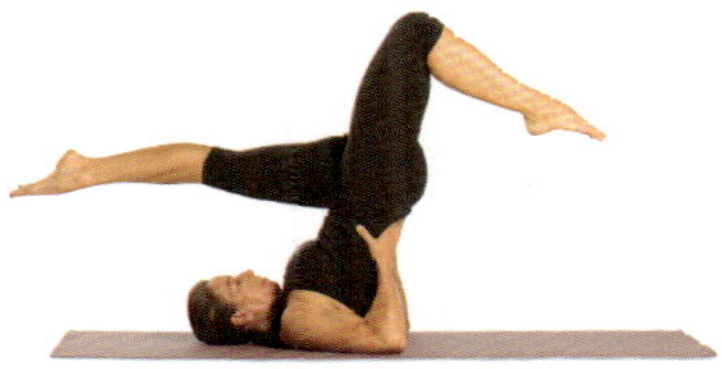

자전거 타기 자세,
85쪽

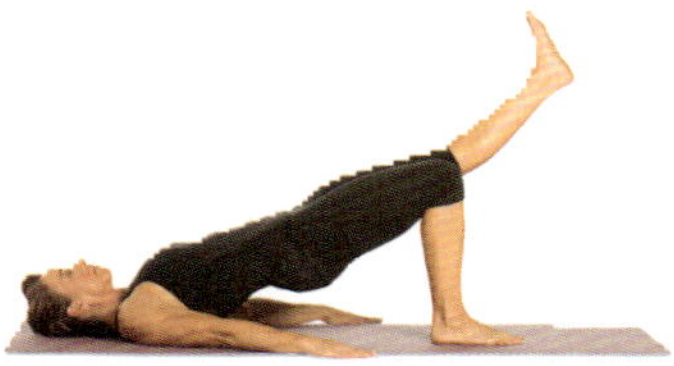

어깨 브리지 자세,
76쪽

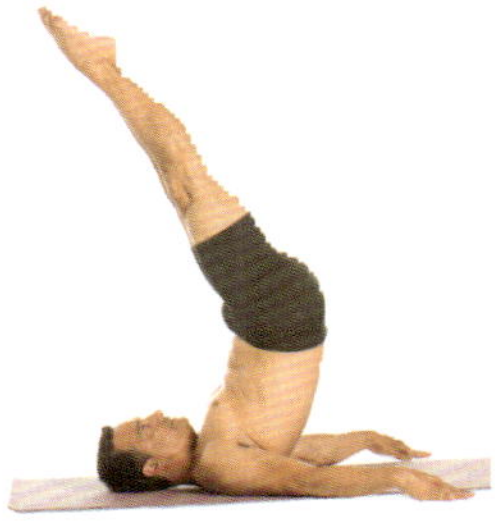

잭나이프 자세,
87쪽

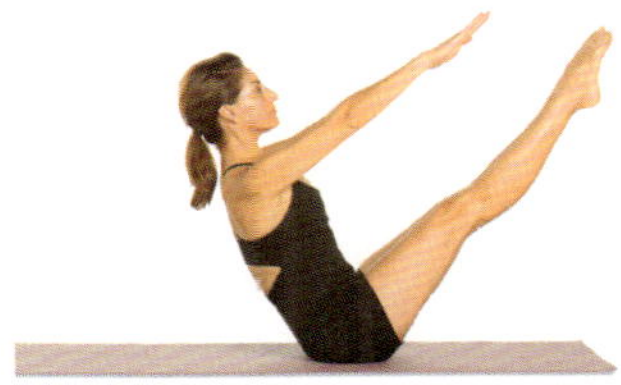

티저 자세,
74쪽

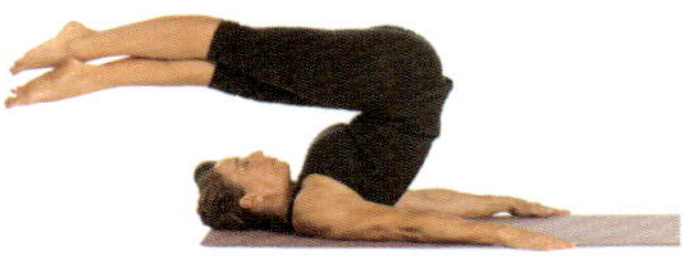

부메랑 자세,
105쪽

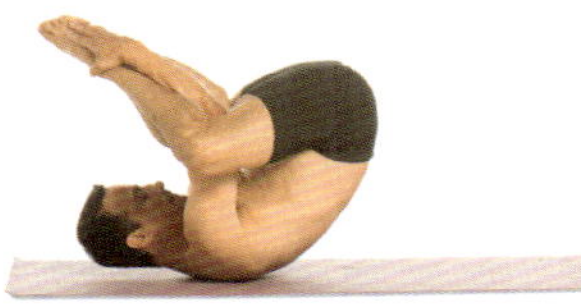

물개 자세,
104쪽

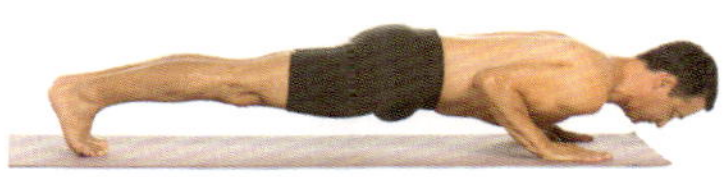

팔굽혀펴기 자세,
55쪽

상체 중심
Upper Body Focus

이 운동은 비록 상체에 초점을 두고 있지만, 이것은 각 동작의 집중에 초점을 둔 정확한 호흡, 핵심 통제를 요구한다. 이것은 독립적인 운동으로 사용되거나, 보다 긴 전신 운동을 형성하기 위해 이 책에 다른 과정을 추가할 수도 있다.

수준: 중급자에서 상급자까지
시간: 15분

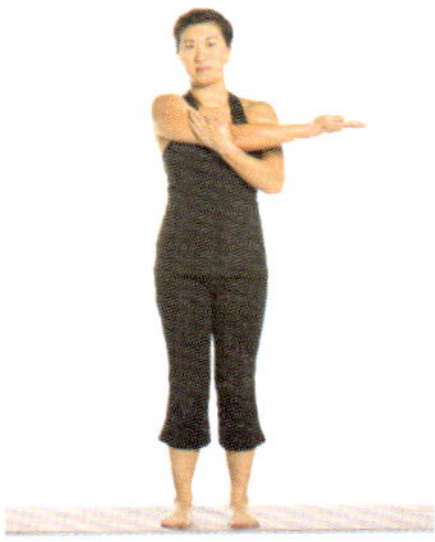
팔 스트레치 자세,
16쪽

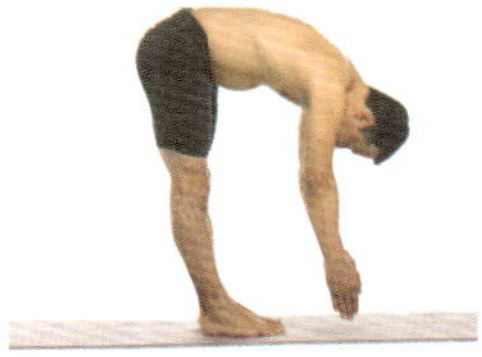
아래로 감기 자세,
22쪽

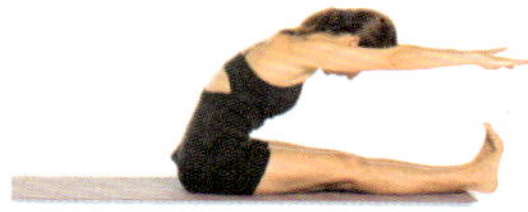
감아올리기 자세,
66쪽

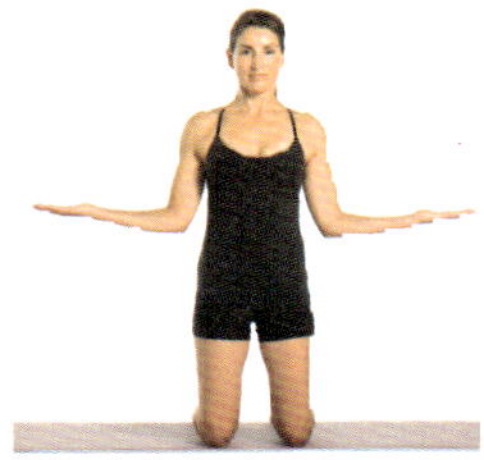
양팔 외전 회선 자세,
27쪽

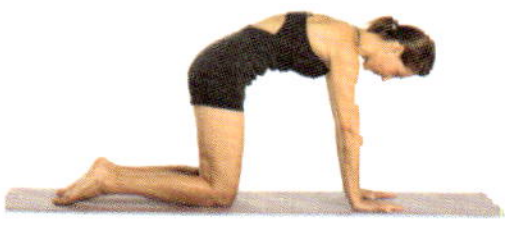
고양이-소 자세,
30쪽

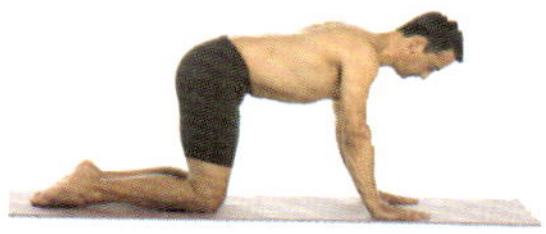
복장뼈(흉골) 떨어뜨리기 자세,
32쪽

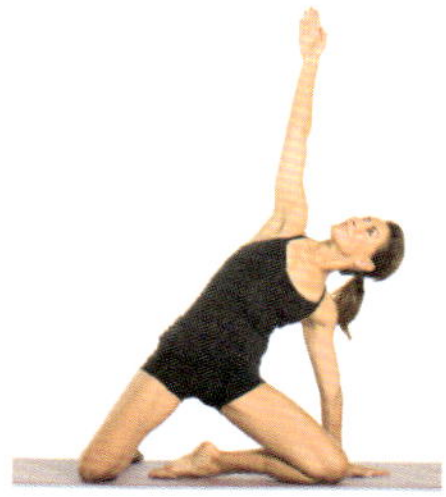
인어 자세,
92쪽

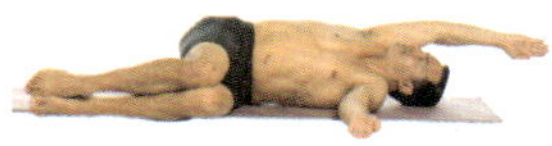
팔랑개비 자세,
38쪽

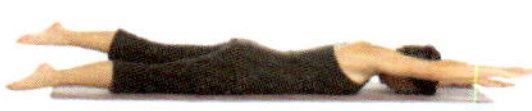
대칭 스트레치 자세,
48쪽

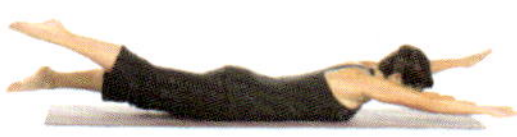
수영 자세,
51쪽

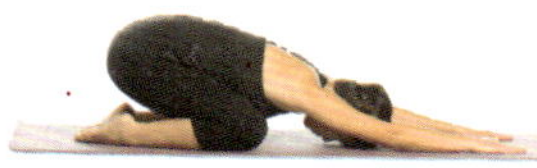
어린아이 자세,
26쪽

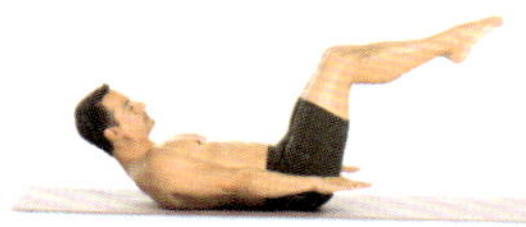
헌드레드 자세,
64쪽

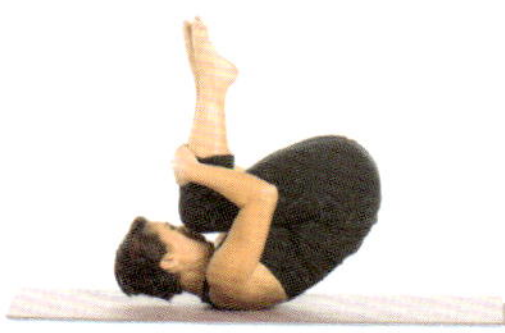
공모양 구르기 자세,
97쪽

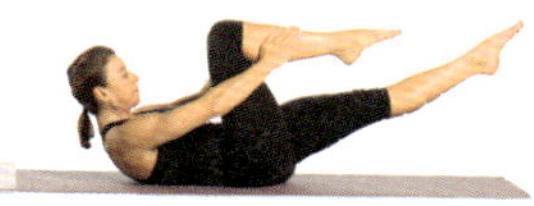
한다리 스트레치 자세,
68쪽

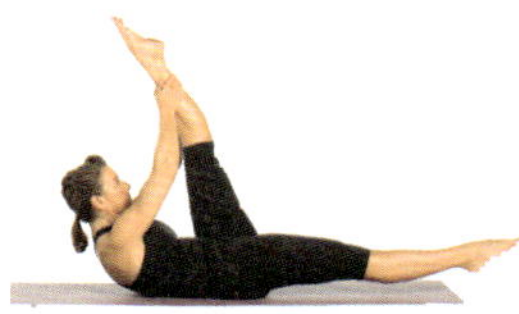
한다리 뻗어 스트레치 자세,
71쪽

상체 중심
Upper Body Focus

(계속)

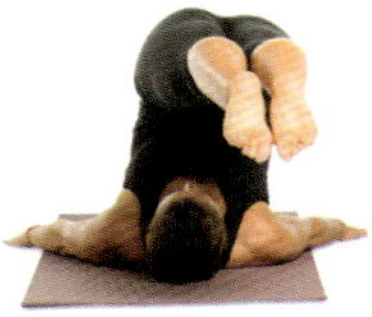

코르크 뽑이 자세,
79쪽

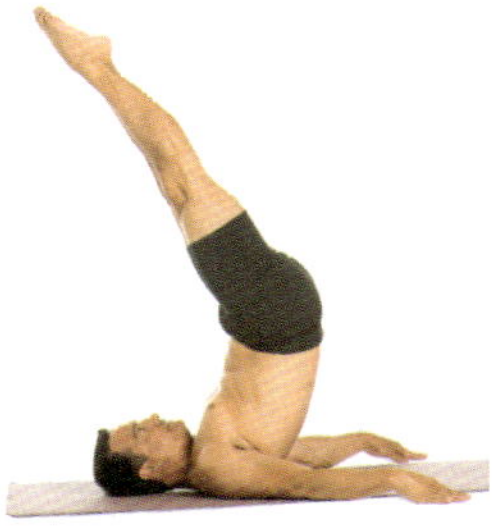

잭나이프 자세,
87쪽

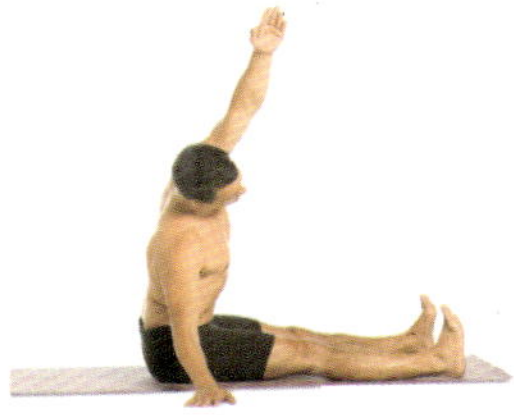

척추 스트레치 자세:
전방과 측방, 90쪽

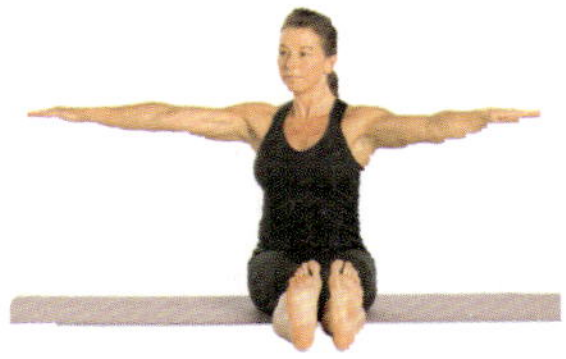

척추 비틀기 자세,
100쪽

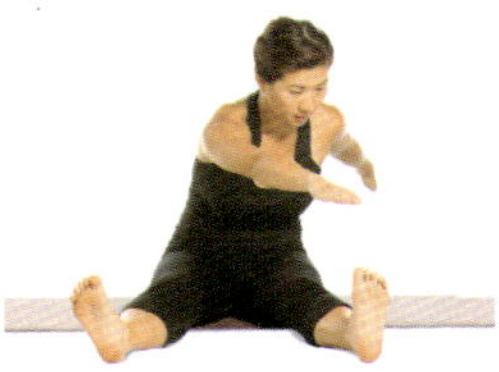

톱 자세,
102쪽

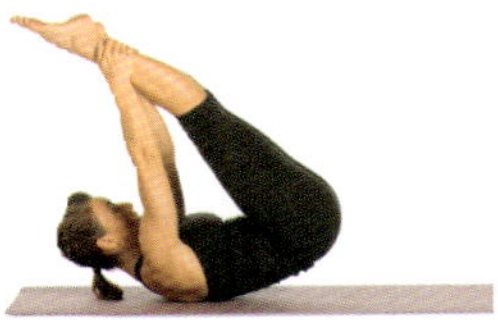

열린 다리 막대 자세,
99쪽

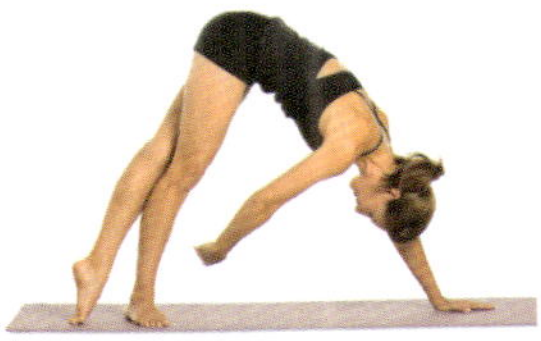

측면 구부리기 자세,
98쪽

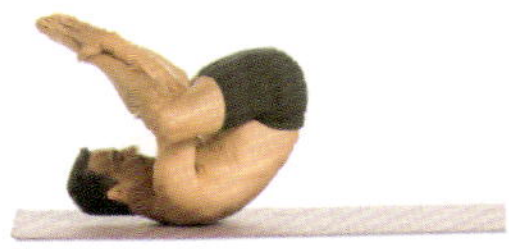

물개 자세,
104쪽

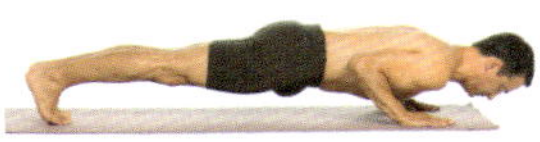

팔굽혀펴기 자세,
55쪽

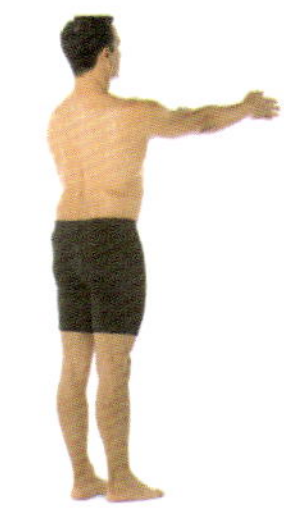

어깨 준비 자세,
13쪽

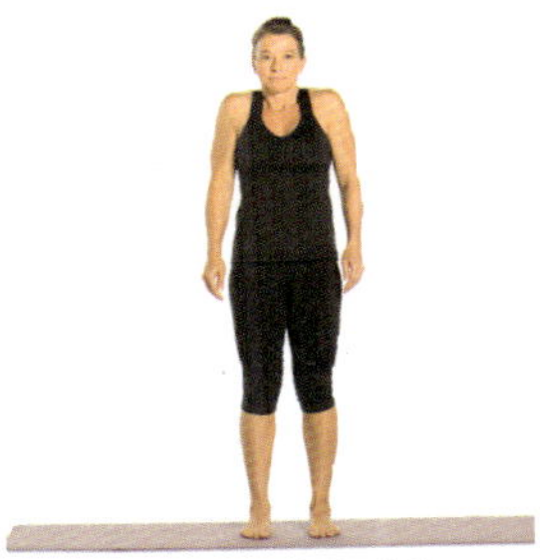

어깨 움찔하기 자세,
24쪽

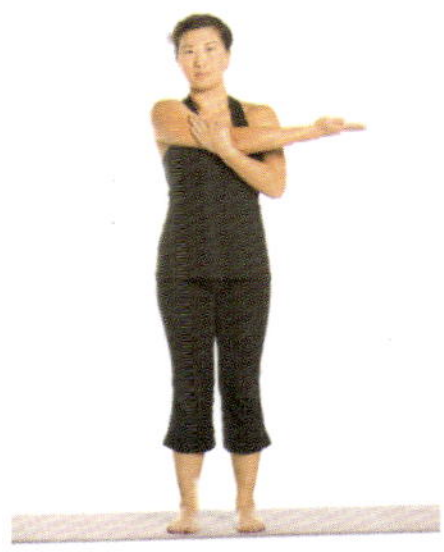

팔 스트레치 자세,
16쪽

하체 중심
Lower Body Focus

이 운동은 하체의 근육에 초점을 두고 있지만, 또한 핵심 근육들과 상체도 결합한다. 이 과정은 독립적으로 사용될 수도 있거나, 더 길고 완전한 운동을 위해 다른 과정들과 결합될 수도 있다. 완전한 이점을 얻기 위해 각 운동간 주의 깊고 절도 있게 동작하고, 율동과 흐름을 더하기 위해 속도를 올려서 운동해준다.

수준: 중급자에서 상급자까지
시간: 15분

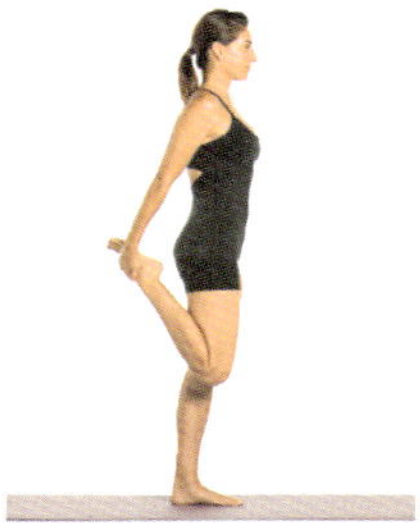

한다리 스트레치 자세, 18쪽

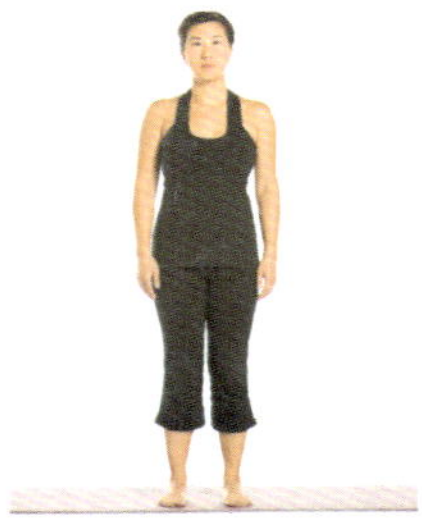

수정된 필라테스 자세, 12쪽

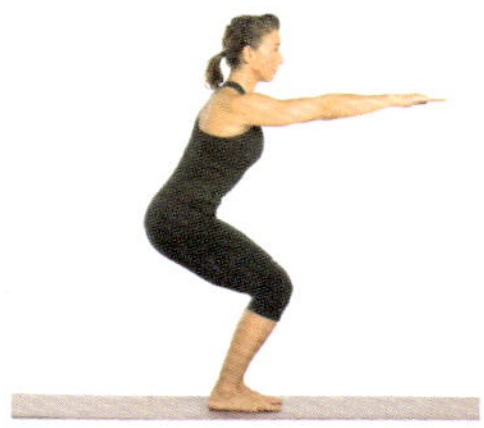

Squat 자세로 발뒤꿈치 들기 자세, 14쪽

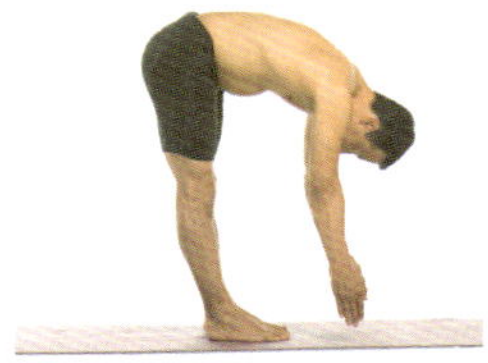

아래로 감기 자세, 22쪽

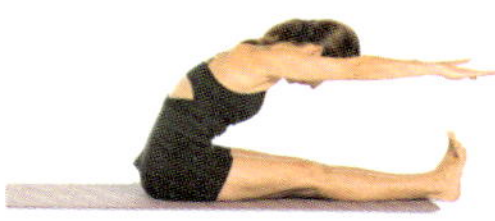

감아올리기 자세, 66쪽

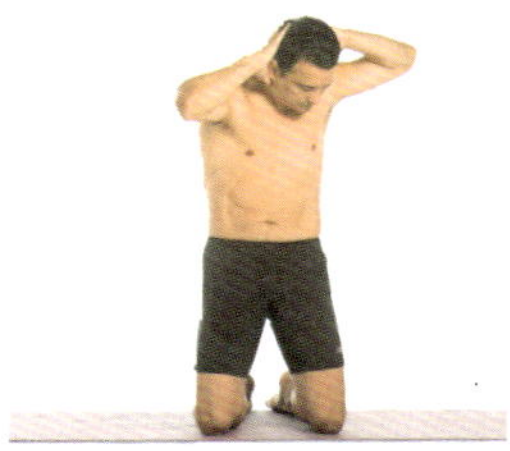

배빗근 크런치 자세, 28쪽

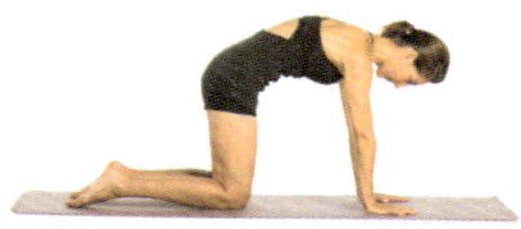

고양이-소 자세, 30쪽

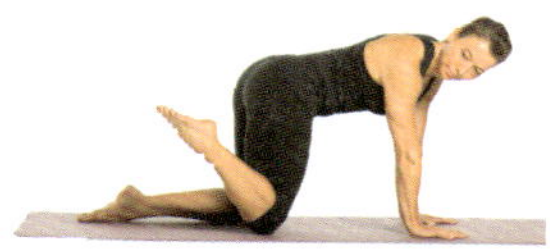

꼬리 흔들기 자세, 31쪽

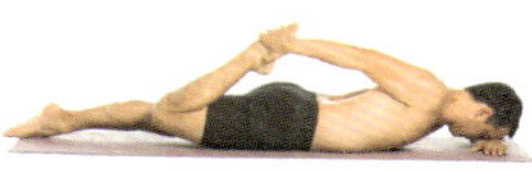

허벅지 스트레치 자세, 49쪽

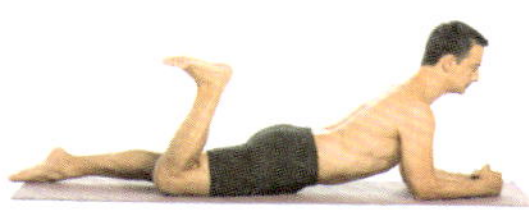

한다리 차기 자세, 50쪽

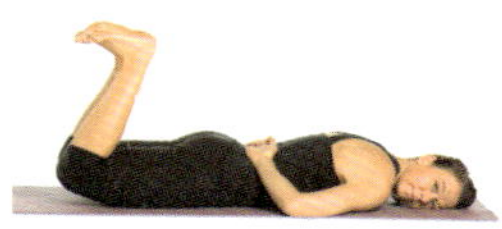

양발차기 자세, 52쪽

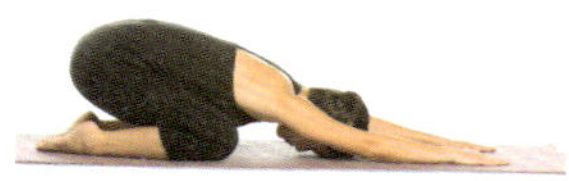

어린아이 자세, 26쪽

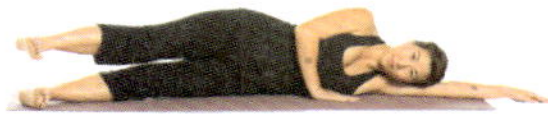

다리 들기 자세, 39쪽

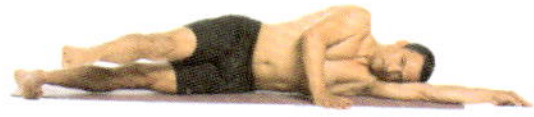

옆 누워 다리 돌리기 자세, 40쪽

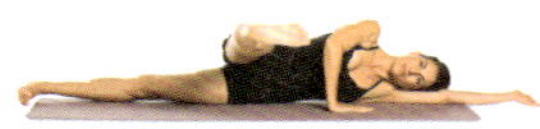

앞차기 자세, 41쪽

하체 중심
Lower Body Focus

(계속)

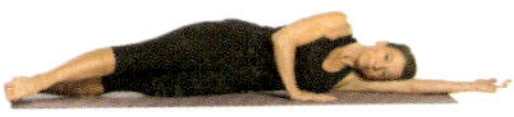
다리 두드리기 자세,
42쪽

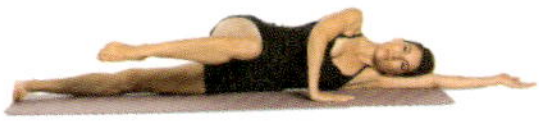
옆 누워 자전거타기 자세,
44쪽

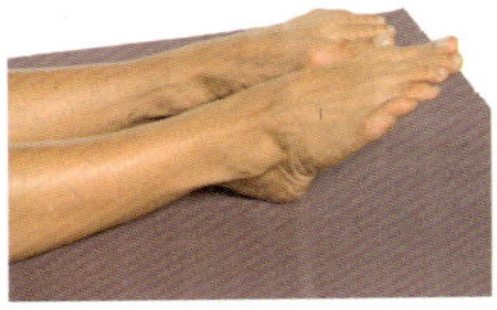
발 동작 자세,
94쪽

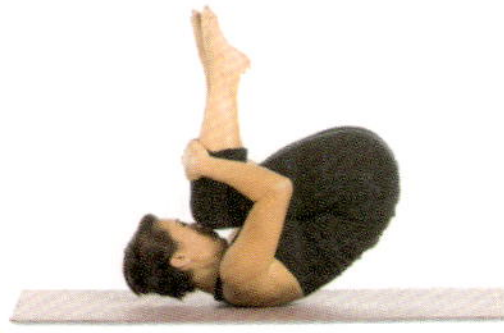
공모양 구르기 자세,
97쪽

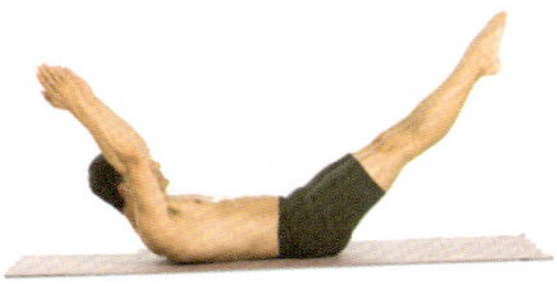
양다리 스트레치 자세,
70쪽

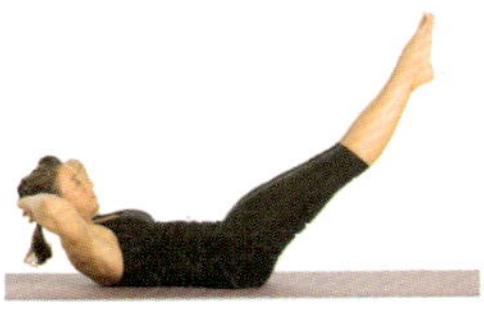
양다리 뻗어 스트레치 자세,
72쪽

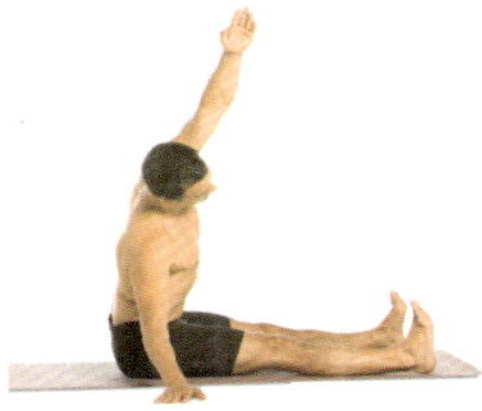
척추 스트레치 자세:
전방 및 측방, 90쪽

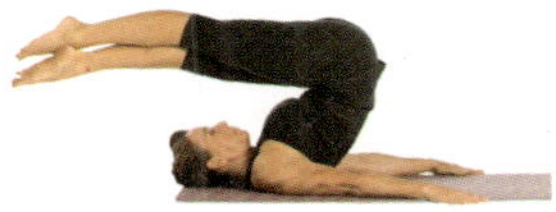
부메랑 자세,
105쪽

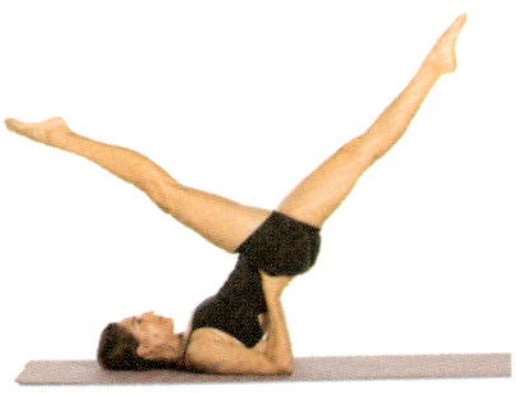
가위 자세,
83쪽

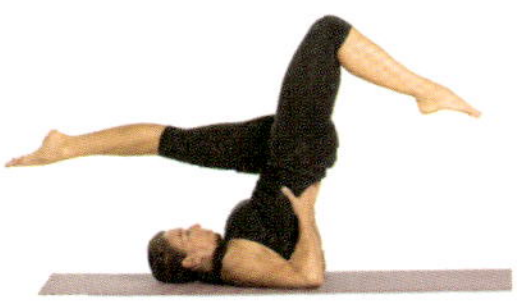
자전거 타기 자세,
85쪽

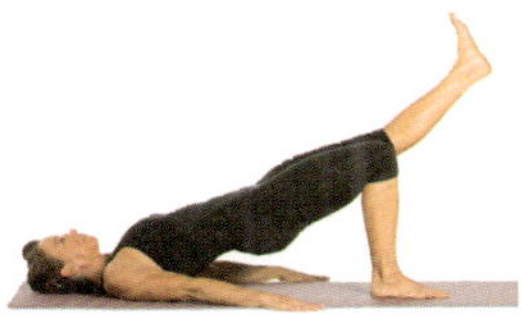
어깨 브리지 자세,
76쪽

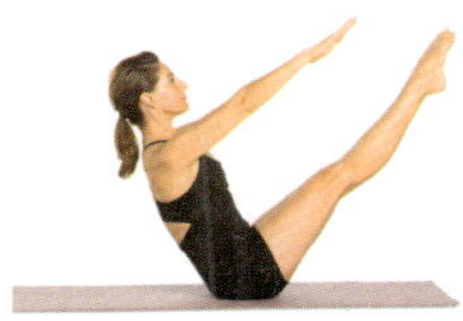
티저 자세,
74쪽

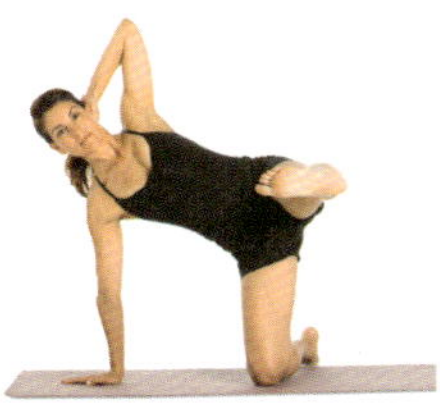
무릎 꿇고 옆차기 자세,
33쪽

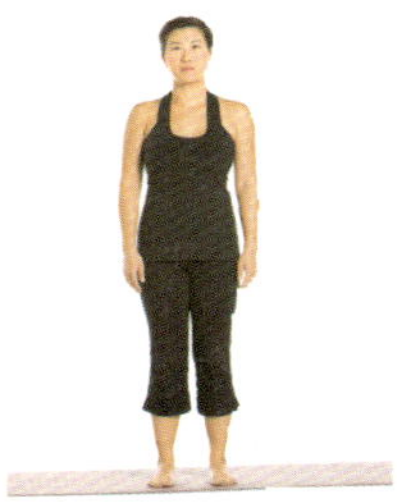
수정된 필라테스 자세,
12쪽

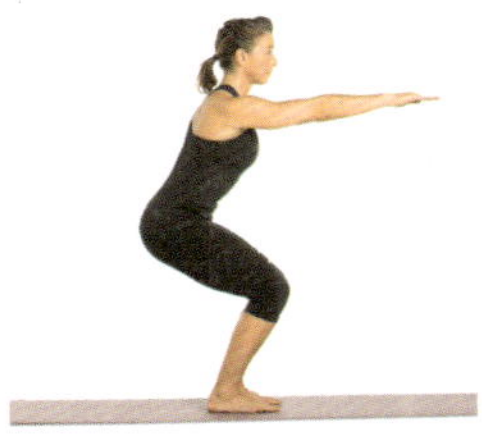
Squat 자세로 발뒤꿈치
들기 자세, 14쪽

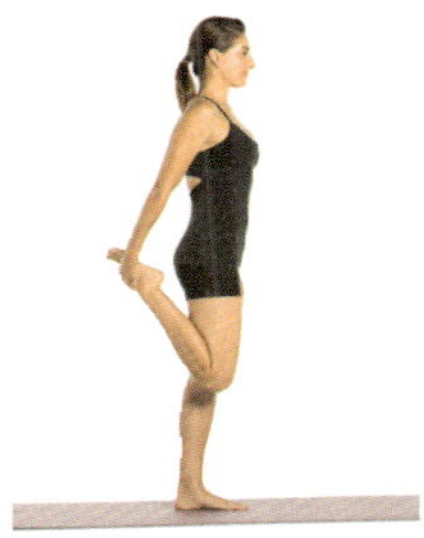
한다리 스트레치 자세,
18쪽

핵심 중심
Core Focus

이 핵심중심 과정은 필라테스에 의해 개발된 원래의 34개 운동에 기초를 둔 것이다. 34개 원래 운동중 모두가 여기에 포함된 것은 아니며, 몇 가지의 운동은 원래의 34개 운동에 포함되지 않은 것들이다. 필라테스가 핵심 효율성의 사용에 기초를 두었기 때문에 이 운동은 그것을 강화시키기 위한 핵심에 초점을 두는데 도움을 줄 것이다. 일단 숙달하고 나면, 이 프로그램은 매일 실시할 수 있으며, 그 자체로 또는 다른 과정과 연결하여 실시할 수도 있다.

수준: 상급자
시간: 20～30분

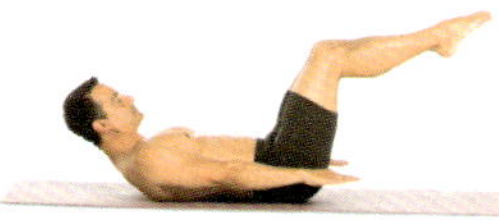

헌드레드 자세, 64쪽

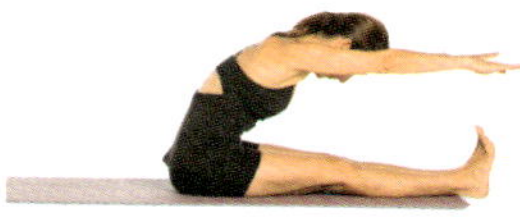

감아올리기 자세, 66쪽

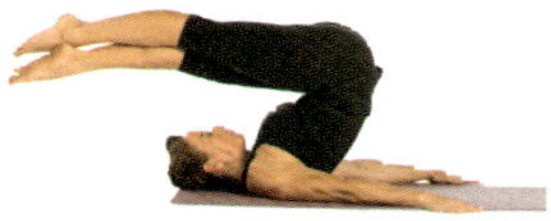

감아 넘기기 자세, 78쪽

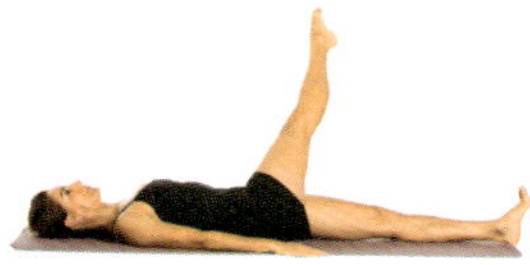

누워 다리 돌리기 자세, 60쪽

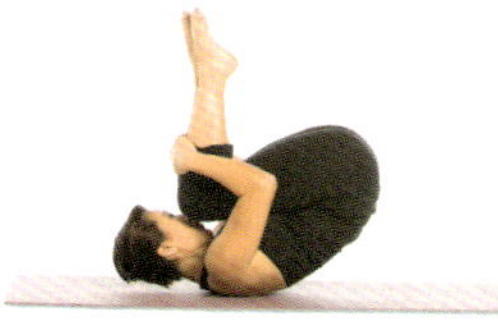

공모양 구르기 자세, 97쪽

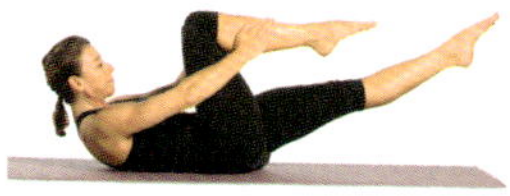

한다리 스트레치 자세, 68쪽

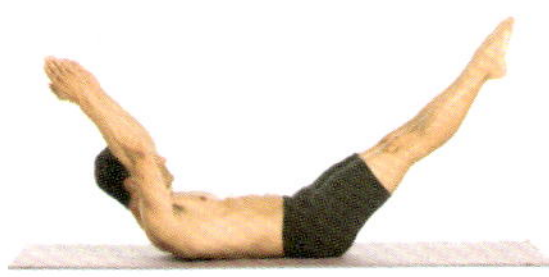

양다리 스트레치 자세, 70쪽

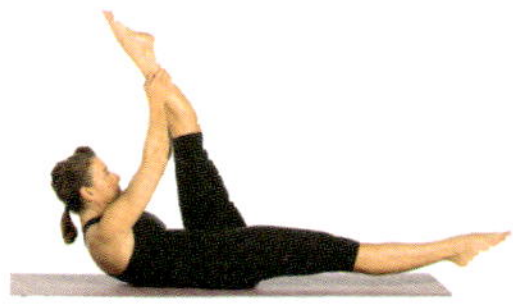

한다리 뻗어 스트레치 자세, 71쪽

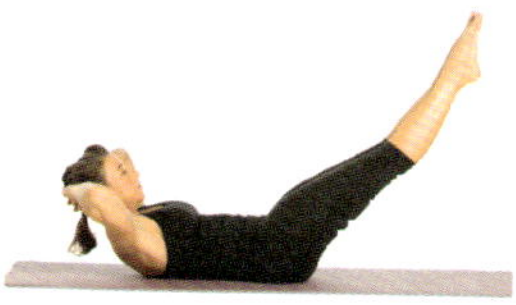

양다리 뻗어 스트레치 자세, 72쪽

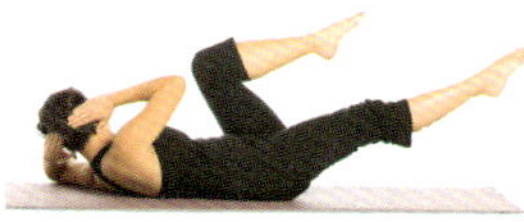

교차 자세, 73쪽

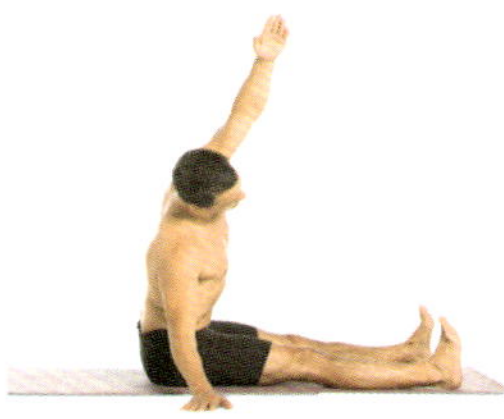

척추 스트레치 자세: 전방 및 측방, 90쪽

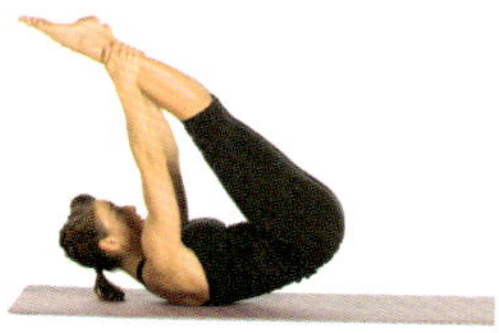

열린 다리 막대 자세, 99쪽

핵심 중심
Core Focus

(계속)

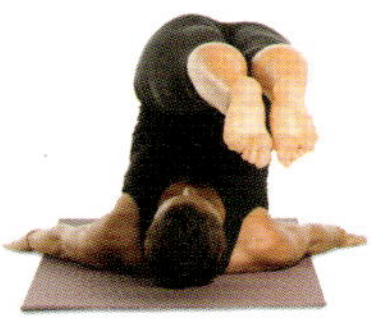

코르크 뽑이 자세,
79쪽

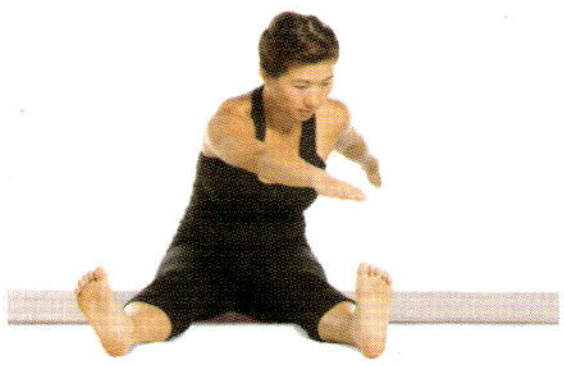

톱 자세,
102쪽

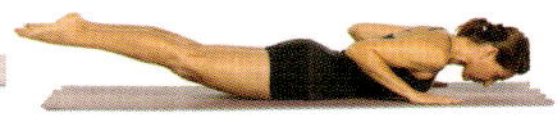

백조 자세,
54쪽

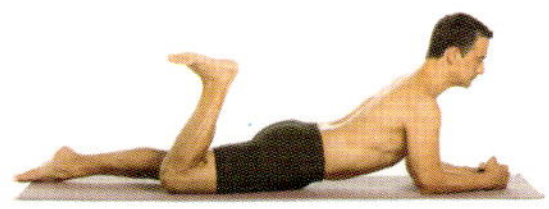

한다리 차기 자세,
50쪽

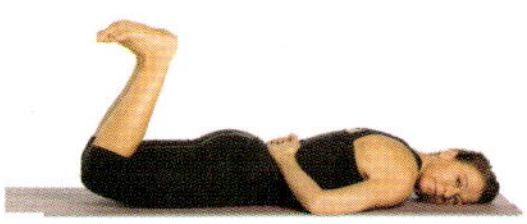

양다리 차기 자세,
52쪽

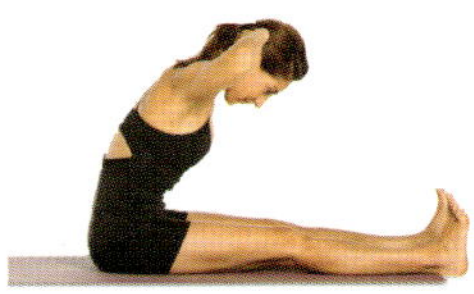

목 당기기 자세,
81쪽

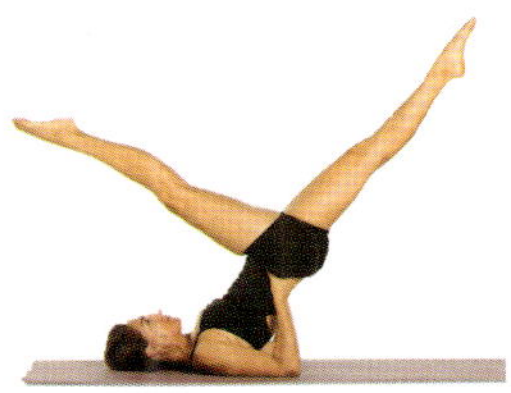

가위 자세,
83쪽

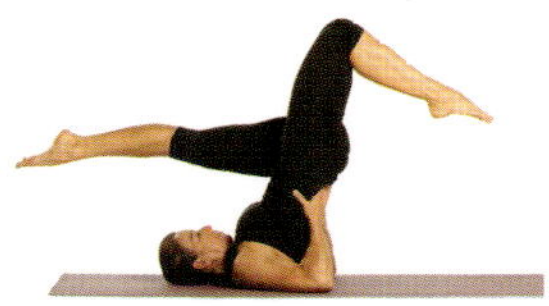

자전거 타기 자세,
85쪽

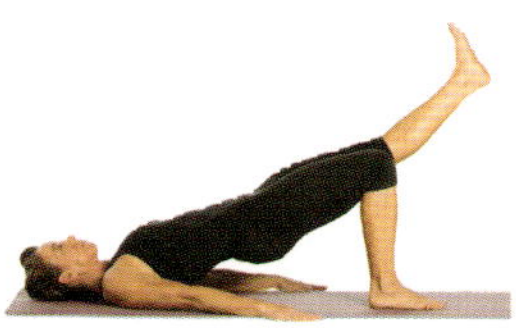

어깨 브리지 자세,
76쪽

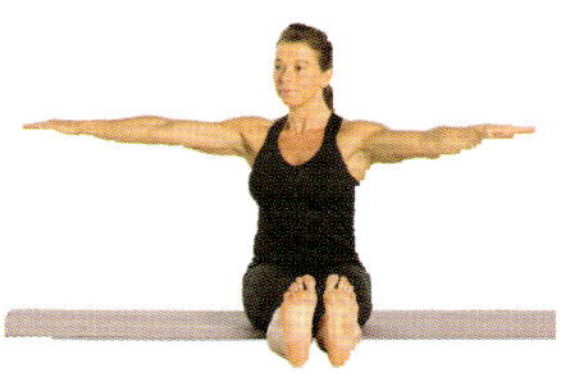

척추 비틀기 자세,
100쪽

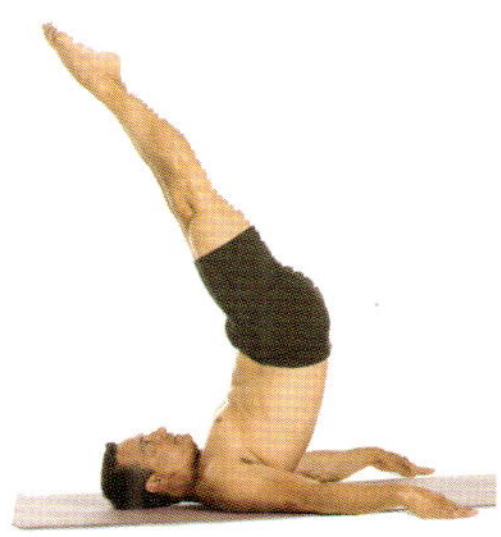

잭나이프 자세,
87쪽

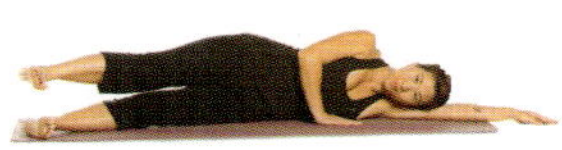

한다리 들기 자세,
39쪽

(계속)

핵심 중심
Core Focus

(계속)

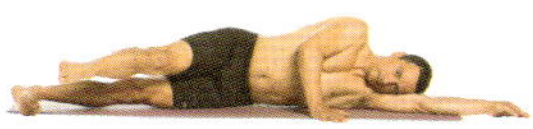

옆 누워 다리돌리기 자세,
40쪽

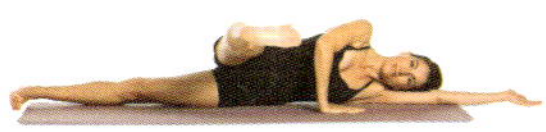

앞 차기 자세,
41쪽

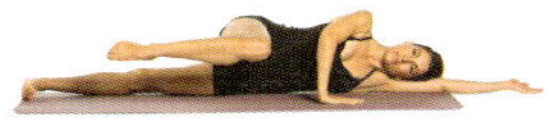

옆 누워 자전거 타기 자세,
44쪽

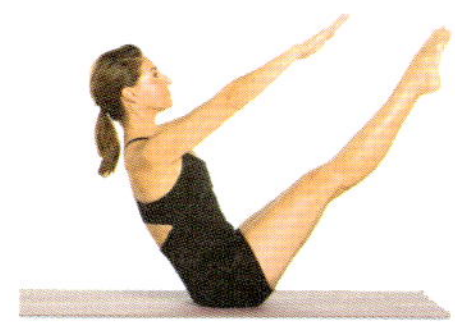

티저 자세,
74쪽

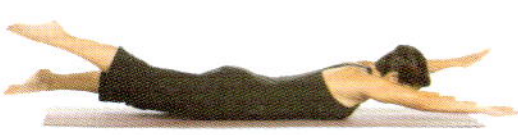

수영 자세,
51쪽

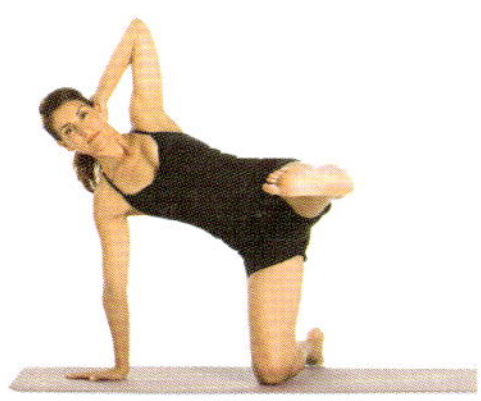

무릎 꿇어 옆차기 자세,
33쪽

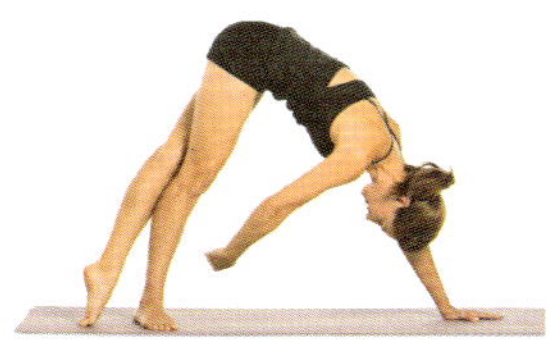

옆 구부리기 자세,
98쪽

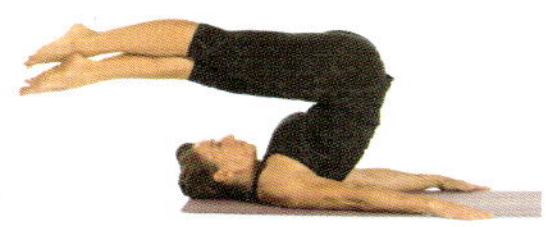

부메랑 자세,
105쪽

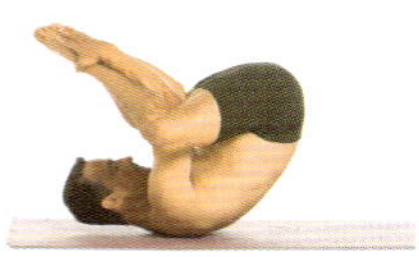

물개 자세,
104쪽

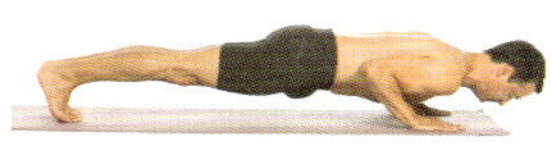

팔굽혀펴기 자세,
55쪽

저자 소개

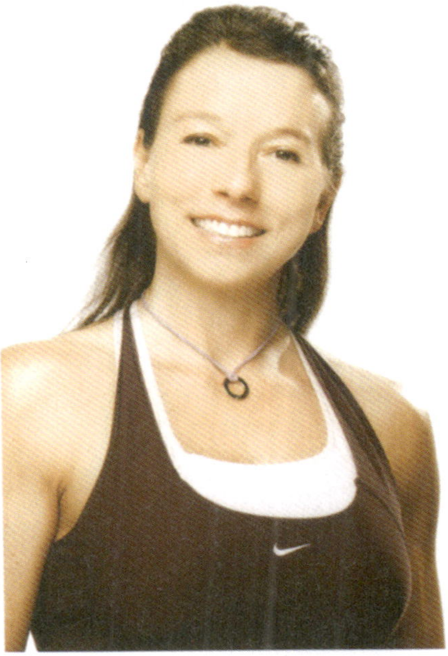

포르샤 페이지(Portia Page)는 캘리포니아주 란초 베르나르도에 있는 프로펠 필라테스 및 휘트니스 단체의 필라테스 지도자이다. 그녀는 필라테스 방법연구 연합으로부터 황금 자격증을 취득한 필라테스 교사이며, 밸런스드 바디 대학(BBU) 교수요원이며, 스토트 필라테스 자격증을 보유한 1-2급 수준의 지도자이다. 그녀는 또한 24시간 휘트니스 단체의 주임 지도자이며, 거기에서 그녀는 그룹운동 프로그램 개발을 지원하였으며, 전 미국에 걸쳐 설명회를 가졌고, 자격증 과정을 이끌었다. 그녀는 San Diego county에서, 그리고 가끔씩은 California에서 특별행사로서 24시간 휘트니스 과정을 가르쳤다. **Page**는 또한 그룹 운동을 위한 ACE와 AFAA, 그리고 PMA과정을 가르쳤다. Page는 또한 그룹 운동을 위한 ACE와 AFAA, 그리고 PMA 자격증을 보유하고 있다.

Page는 태국과 한국에서 5개의 캘리포니아 WOW Xperience 휘트니스 클럽 스튜디오를 개발했으며, 완전한 매트 및 기구 목록에서 (in the full mat and appratus repertorie) 150명 이상의 지도자를 이 클럽에서 양성했다. Page는 또한 지역 그룹 운동 매니저로서 태국의 5개 클럽과 한국의 3개 클럽을 관리하고 있고, 매주 거의 1,000여 그룹 운동 클래스를 감독하고 있다.

그녀는 그룹 운동 지도자를 위한 4개의 비디오에서 24시간 휘트니스의 주역으로 출연하고 있으며, 켈리 로버츠(Kelly Roberts)의 '필라테스 퀵 픽스' 비디오의 주연을 담당하기도 했다. 그녀는 또한 'Shape' 매거진의 휘트니스 비디오 기술자로서 근무하고 있기도 하다.